カラーアトラス
咬合・咀嚼障害の臨床
―症例別にみた歯科補綴学的対応―

■編集
鶴見大学名誉教授　昭和大学名誉教授　北海道医療大学名誉教授/客員教授　東京医科歯科大学元教授
細井 紀雄　川和 忠治　平井 敏博　五十嵐 順正

医歯薬出版株式会社

This book was originally published in Japanese
under the title of :

KARA ATORASU KOUGOU・SOSHAKU SHOUGAI NO RINSHOU
—Shoureibetu ni mita shika hotetugaku teki taiou—

(Color Atlas : Occlusal and Masticatory Dysfunction
—Case presentations of prosthodontic treatnent—)

Editor :
HOSOI, Toshio et al.
HOSOI, Toshio
Emeritus Professor Tsurumi University

© 2001   1st ed.

ISHIYAKU PUBLISHERS, INC.
　7－10, Honkomagome 1 chome, Bunkyo－ku,
　Tokyo 113-8612, Japan

執筆者

北海道医療大学名誉教授／客員教授	平井敏博	岩手医科大学名誉教授	石橋寬二
奥羽大学学長	清野和夫	愛知学院大学歯学部元教授	伊藤　裕
日本歯科大学名誉教授	小林義典	福岡歯科大学客員教授	佐藤博信
鶴見大学名誉教授	福島俊士	昭和大学名誉教授	芝　燁彦
日本大学名誉教授	松本敏彦	東京歯科大学名誉教授	岸　正孝
鶴見大学名誉教授	石橋克禮	福岡歯科大学名誉教授	羽生哲也
大阪歯科大学名誉教授	川添堯彬	日本歯科大学新潟生命歯学部教授	小出　馨
昭和大学名誉教授	古屋良一	朝日大学歯学部元教授	長澤　亨
鶴見大学名誉教授	森戸光彦	九州歯科大学名誉教授	守川雅男
東京歯科大学教授	櫻井　薫	大阪歯科大学名誉教授	井上　宏
鶴見大学名誉教授	細井紀雄	朝日大学教授	山内六男
大阪歯科大学客員教授・東京医科歯科大学元教授	五十嵐順正	神奈川歯科大学元教授	豊田　實
昭和大学名誉教授	川和忠治	愛知学院大学名誉教授	田中貴信
北海道医療大学名誉教授	坂口邦彦	大阪歯科大学名誉教授	權田悦通
明海大学名誉教授	天野秀雄	昭和大学名誉教授	山縣健佑
日本歯科大学名誉教授	畑　好昭	日本大学名誉教授	森谷良彦
松本歯科大学名誉教授	甘利光治	日本歯科大学名誉教授	森田修己
朝日大学教授	倉知正和	東京歯科大学名誉教授	腰原　好
奥羽大学歯学部元教授	嶋倉道郎	朝日大学名誉教授	藤井輝久
日本大学総合歯学研究所元教授	五十嵐孝義	愛知学院大学名誉教授	川口豊造

（執筆順）

共同執筆者・執筆協力者

北海道医療大学歯学部元教授	田中　收	奥羽大学教授	関根秀志
北海道医療大学病院元教授	石島　勉	東京歯科大学教授	山下秀一郎
元准教授	池田和博	松本歯科大学教授	黒岩昭弘
北海道医療大学歯学部教授	越野　寿	講師	土屋総一郎
元講師	横山雄一	元講師	酒匂充夫
准教授	廣瀬由紀人	元助手	緒方　彰
鶴見大学歯学部准教授	尾口仁志	元助手	高井智之
臨床教授	阿部　實	明海大学歯学部非常勤講師	猪野照夫
元臨床教授	椎名順朗	元講師	岡部良博
臨床教授	滝新典生	元助手	田中茂之
臨床教授	大貫昌理	日本歯科大学新潟生命歯学部元准教授	小司利昭
元講師	吉川建美	元准教授	多和田泰之
教授	小川　匠	日本歯科大学新潟短期大学教授	浅沼直樹
助教	豊田長隆	日本歯科大学新潟病院准教授	清水公夫
元助手	細田　裕	朝日大学歯学部教授	都尾元宣
元助教	坪田有史	日本大学歯学部特任教授	石上友彦
助教	米山喜一	特任教授	祇園白信仁
助教	小野寺進二	元助教授	山本克之
大阪歯科大学客員教授	末瀬一彦	岩手医科大学歯学部元助教授	塩山　司
教授	小正　裕	講師	古川良俊
教授	田中昌博	愛知学院大学歯学部教授	村上　弘
非常勤講師	柏木宏介	福岡歯科大学学長	髙橋　裕
非常勤講師	上田直克	元助教授	右近晋一
元助手	安田俊治	教授	城戸寛史
昭和大学歯学部元准教授	割田研司	九州歯科大学教授	清水博史
客員教授	福永秀樹	元講師	小栁進祐
非常勤講師	塚崎弘明	神奈川歯科大学特任教授	荒川秀樹
非常勤講師	古谷彰伸		
講師	樋口大輔		
非常勤講師	丸谷善彦		

（執筆順）

序　文

　咬合・咀嚼機能の全身の機能へ及ぼす影響が注目され，いくつかのEvidenceが提示されているとおり，"咬合・咀嚼障害"は，単にエネルギー源や栄養摂取の低下のみばかりではなく，全身の健康に大きな影響をもたらすことになります．また，厚生省が本年から開始した"健康日本21"と命名した健康づくり運動のなかでは，"改善目標対象分野"の一つに"歯の健康"が含まれており，咬合・咀嚼機能の重要性が強調されています．

　歯科補綴学は"顎口腔系組織・器官の先天的欠如，後天的欠損，喪失や異常を人工的装置によって修復し，喪失または障害された形態，機能と外観を回復するとともに経発疾病の予防をはかるために必要な理論と技術を考究する学問"とも定義されますが，さらには，"顎口腔系を中心に据えた全人的観点からの健康の維持・増進をはかることに関連する学問の一分野"ともいうことができます．周知のように近年の社会は，量から質へと変化し，QOLの維持・向上の必要性や積極的健康（positive health）の意識が高まってきています．これらのことから，咬合・咀嚼障害の回復を担う歯科補綴臨床は，健康保持やQOLの確保の観点からも非常に重要な役割を演じているといえます．

　一方，医療は医科，歯科を問わず，疾患中心の分析的医療から全人的な包括的医療への変換と，治療偏重の医療から生活自然環境をも包括した予防・保健の援助を提供する医療への転換が求められております．また教育面では，従来の知識伝授型（DOS）に加えて，問題解決型（POS）の導入が強く叫ばれております．臨床教育におけるPOSでは，患者が抱えている問題点の情報を可能な限り多く収集し（subjective dataとobjective data），それらを分析し（assessment），治療などの計画を立案すること（plan）が必要となります（SOAP）．さらに，歯科医学教育においては，ヒトの身体の"正常"と"異常"とを見極めること，"健康を創る"ために必要な知識に基づく実践ができること，"患者の診かた"と"患者の治しかた"についての知識と技能を修得することが必要であるとされています．歯科補綴学および歯科補綴臨床においてもまったく同様であり，患者を全人的見地からとらえて診療すること，さらに，疾患のcureのみならず，careについても考慮することが必要です．

　本書は，「咬合・咀嚼障害の臨床─症例別にみた歯科補綴学的対応─」としましたが，1990年代初頭に発行された「歯科補綴の臨床　〔Ⅰ〕クラウン・ブリッジ編，〔Ⅱ〕パーシャルデンチャー編，〔Ⅲ〕コンプリートデンチャー編」の3冊を単に1冊にまとめたものではなく，"異常"が認められる顎口腔系を"正常"な状態に回復し，"全身の健康維持"に寄与できる咬合・咀嚼機能を営みうる"歯や歯列などを修復・再建するための処置"について，"歯質・歯の欠損"，"歯列の欠損"など，症例別に編集しました．

また，記載方法については，装着された補綴装置が残存組織に為害作用をもたらさずに，かつ可及的長期にわたって機能するためには，"診査・診断"，"治療計画"および"経過観察"が重要であることから，ご執筆の方がたには，これらに重点をおいて記載していただきました．

　"咬合・咀嚼障害"を主訴として来院する患者のなかには，単に歯冠の崩壊の修復や歯列の欠損の再建のみによって問題が解決されるのではなく，咬合関係や粘膜に加えて，生活習慣や食習慣などの改善が必要な例も少なくありません．すなわち，機能的にも形態的にも望ましい補綴が行なえうるような口腔内環境や生活環境を整えることが必要です．そこで，最初に，"基本治療（初期治療）"の項を設け，"いわゆる顎関節症"への対応を記載していただきました．21世紀においては，個々人が自分自身の身体についての正しい理解を深め，外部環境の変化と自分自身の身体の経時的な変化（加齢変化）を正しく認識することが必要です．歯科医師にとっては，顎口腔系の機能や形態に関する正しい知識を提供し，患者の同意を得ることが大きな使命と考えられ，この項は参考になると考えられます．

　最後になりましたが，貴重な症例と解説をいただきました諸先生に対して，心から感謝申し上げます．

2000年11月

編集者一同

目　次

I編　基本（初期）治療

総　説 ……………………………………………………………………………………平井敏博● 1

1　生活習慣に関する指導を行って治療した症例

- **症例1**　頰づえなど，姿勢に関連する悪習癖を改善することによって
治癒した症例……………………………………………………石島勉・平井敏博● 2
- **症例2**　咀嚼に関連する悪習癖を改善することによって治癒した症例①
……………………………………………………………………石島勉・平井敏博● 4
- **症例3**　咀嚼に関連する悪習癖を改善することによって治癒した症例②
………………………………………………………………………………清野和夫● 6
- **症例4**　異常咬合癖を改善することによって治癒した症例……………………小林義典● 8
- **症例5**　ブラキシズムに対する処置を行った症例………………………………小林義典● 10

2　スプリント療法により治療した症例

- **症例1**　スタビリゼーション型スプリントにより治療した症例…小川匠・福島俊士● 12
- **症例2**　リポジショニング型スプリントにより治療した症例…………………松本敏彦● 14
- **症例3**　薬物療法を併用して治療した症例……………………………石橋克禮・豊田長隆● 16
- **症例4**　咬合調整により治療した症例………………………………柏木宏介・川添堯彬● 18
- **症例5**　理学療法を併用して治療した症例…………………………柏木宏介・川添堯彬● 20
- **症例6**　関節腔パンピング療法を併用して治療した症例…………細田裕・福島俊士● 22

3　咬合調整により治療した症例

- **症例1**　咬合調整のみによって治療した症例……………………………………古屋良一● 24
- **症例2**　スプリント療法を併用して治療した症例………………………………古屋良一● 26
- **症例3**　心身医学的療法を併用して治療した症例………………………尾口仁志・森戸光彦● 28

4　治療用義歯による咬合治療を行った症例

- **症例1**　パーシャルデンチャーによる咬合治療を行った症例…横山雄一・平井敏博● 30
- **症例2**　コンプリートデンチャーによる咬合治療を行った症例①……………櫻井薫● 32

| 症例3 | コンプリートデンチャーによる咬合治療を行った症例② ……………………………………………………………椎名順朗・細井紀雄 ● 34 |
| 症例4 | コンプリートデンチャーによる咬合治療を行った症例③ ……………………………………………………………石島勉・平井敏博 ● 36 |

5 開口障害を主訴とした症例

| 症例1 | 咬合支持の喪失による開口障害の症例……………山下秀一郎・五十嵐順正 ● 38 |
| 症例2 | 咀嚼筋障害による開口障害の症例………………………………古屋良一 ● 40 |

Ⅱ編 歯冠・歯の欠損に対する治療 ── クラウン・ブリッジ

総　説……………………………………………………………………川和忠治 ● 43

1 歯冠の欠損に対する治療

1）前歯に対する治療

症例1	唇面に着色がみられた症例……………………………古谷彰伸・川和忠治 ● 44
症例2	捻転がみられた症例………………………………広瀬由紀人・坂口邦彦 ● 46
症例3	正中離開がみられた症例…………………………広瀬由紀人・坂口邦彦 ● 48
症例4	矮小歯の症例…………………………………………天野秀雄・猪野照夫 ● 50
症例5	歯頸部の位置が異なる症例………………………………上田直克・川添堯彬 ● 52
症例6	切縁に破折がみられた症例……………………………………………畑好昭 ● 54
症例7	歯冠高径が短い症例………………………………甘利光治・末瀬一彦 ● 56
症例8	歯根の短い症例……………………………………………………福島俊士 ● 58
症例9	ポストの形態が漏斗状になってしまった症例……………坪田有史・福島俊士 ● 60

2）臼歯に対する治療

症例1	歯冠歯質の大部分が崩壊した症例…………………………………倉知正和 ● 62
症例2	歯冠の大部分が崩壊した症例………………………甘利光治・土屋総一郎 ● 64
症例3	歯根分割歯を支台とした症例……………………………………福島俊士 ● 66
症例4	食片圧入が生じた症例……………………………………………嶋倉道郎 ● 68

2 歯の欠損に対する治療

1）前歯の欠損に対する治療

症例1	一部被覆冠を支台装置とした症例………………………………五十嵐孝義 ● 70
症例2	全部被覆冠を支台装置とした症例………………………割田研司・川和忠治 ● 72
症例3	接着ブリッジにより対応した症例………………………安田俊治・川添堯彬 ● 74

症例 4	両側中切歯と右側側切歯欠損の症例 ……………………………………塩山司・石橋寛二 ● 76
症例 5	中間支台歯を含む欠損症例 ………………………………………………畑好昭・多和田泰之 ● 78
症例 6	欠損部顎堤の形態が問題となった症例 ………………………………………………嶋倉道郎 ● 80
症例 7	シングルトゥース・インプラントの症例 …………………………………福永秀樹・川和忠治 ● 82

2）臼歯の欠損に対する治療

症例 1	一部被覆冠を支台装置とした症例 ………………………………………………………伊藤裕 ● 84
症例 2	全部被覆冠を支台装置とした症例 ………………………………………………………伊藤裕 ● 86
症例 3	接着ブリッジにより対応した症例 …………………………………………………………畑好昭 ● 88
症例 4	支台歯が頬舌的に傾斜した症例 …………………………………………樋口大輔・川和忠治 ● 90
症例 5	第三大臼歯を支台歯とした症例 ……………………………………………………………川和忠治 ● 92
症例 6	中間支台歯を含んだ欠損症例 ……………………………………………天野秀雄・田中茂之 ● 94
症例 7	分割抜去歯を支台歯とした症例 …………………………………………右近晋一・佐藤博信 ● 96
症例 8	欠損部の顎間距離の少ない症例 …………………………………………古川良俊・石橋寛二 ● 98
症例 9	支台歯の萌出が十分でない症例 …………………………………………………………倉知正和 ● 100
症例 10	下顎第二大臼歯欠損症例 ……………………………………………………村上弘・伊藤裕 ● 102
症例 11	下顎臼歯部欠損にインプラントで対応した症例 ………………………福永秀樹・川和忠治 ● 106

3）前歯・臼歯の広範な欠損に対する治療

………………………………………………………………………………………………………五十嵐孝義 ● 108

Ⅲ編　歯列の欠損に対する治療 ── パーシャルデンチャー

総　説 ……………………………………………………………………………………………五十嵐順正 ● 115

1 少数歯欠損に対する治療

1）中間欠損に対する治療

症例 1	前歯部欠損の症例 ── 中切歯 1〜3 歯欠損症例 …………………………………清野和夫 ● 116
症例 2	前歯部欠損の症例 ── 2ǀ1ǀ123 欠損症例 ………………………………緒方彰・五十嵐順正 ● 118
症例 3	臼歯部欠損の症例① …………………………………………………………………………松本敏彦 ● 120
症例 4	臼歯部欠損の症例② …………………………………………………高井智之・五十嵐順正 ● 122
症例 5	多隙性中間欠損の症例 ── 歯周病が原因となった症例
	……………………………………………………………………………芝燁彦・塚崎弘明 ● 124

2）遊離端欠損に対する治療

	大臼歯のみが欠損した場合の考え方 ── 咬合支持の重要性
	………………………………………………………………………五十嵐順正・山下秀一郎 ● 126
症例 1	大臼歯のみが欠損した症例 ……………………………………………黒岩昭弘・五十嵐順正 ● 128

	症例1	片側性遊離端欠損症例の設計方針	岸正孝 ● 130
	症例2	片側性遊離端欠損の症例	関根秀志・岸正孝 ● 134
	症例3	臼歯欠損の症例 ── 765|67 欠損症例	羽生哲也 ● 136

3) 複合（前歯・臼歯）欠損に対する治療

	症例1	前歯欠損をブリッジで治療した症例	芝燁彦・丸谷善彦 ● 138
	症例2	臼歯欠損をブリッジで治療した症例	岡部良博・天野秀雄 ● 140
	症例3	臼歯複合欠損の症例	小出馨・淺沼直樹 ● 142
	症例4	前歯・臼歯欠損を義歯で治療した症例 ── 歯間空隙のメインテナンス，清掃性と設計	長澤亨・都尾元宣 ● 144

② 多数歯欠損に対する治療

1) 中間欠損に対する治療

	症例1	前歯欠損の症例 ── いわゆる前方遊離端症例	城戸寛史・守川雅男 ● 146
	症例2	多隙性中間欠損の症例 ── 齲蝕が原因となった症例	松本敏彦 ● 148
	症例3	前歯・臼歯欠損への対応	松本敏彦 ● 150

2) 遊離端欠損に対する治療

	症例1	両側性遊離端欠損の症例	阿部實・細井紀雄 ● 152
	症例2	前歯・臼歯欠損の症例 ── 3|3 残存の歯周組織を考慮したオーバーデンチャーの症例	井上宏 ● 156
	症例3	前歯・臼歯欠損に対する治療 ── 5|4 残存の症例	山下秀一郎・五十嵐順正 ● 158
	症例4	いわゆる側方遊離端欠損の症例	酒匂充夫・五十嵐順正 ● 160

③ すれ違い咬合に対する治療

	症例1	前後的すれ違い咬合に対する治療	滝新典生・細井紀雄 ● 162
	症例2	左右的すれ違い咬合に対する治療	山内六男 ● 164
	症例3	複合的すれ違い咬合に対する治療 ── 支台歯の保存と金属構造義歯がすれ違い咬合を回避した症例	阿部實・細井紀雄 ● 166

④ オーバーデンチャーにより対応した症例

豊田實 ● 168

⑤ 顎欠損に対する治療

	症例1	腫瘍による上顎欠損症例の顎義歯	石上友彦・田中貴信 ● 170
	症例2	腫瘍による下顎欠損症例の顎義歯	石上友彦・田中貴信 ● 172
	症例3	口蓋裂に対する顎義歯	石上友彦・田中貴信 ● 174

Ⅳ編　無歯顎に対する治療 — コンプリートデンチャー

総　説 ……………………………………………………………………………………細井紀雄 ● 177

1　前処置を必要とした症例

症例1	義歯の圧痕が認められた症例 …………………………………権田悦通 ● 178
症例2	フラビーガムの症例 …………………………………………………山縣健佑 ● 182
症例3	義歯性線維腫の症例 ……………………………………森谷良彦・祇園白信仁 ● 184

2　顎堤に問題があった症例

1）高度な吸収が認められた症例

症例1	フレンジテクニックを用いた症例 ……………………城戸寛史・守川雅男 ● 186
症例2	リンガライズドオクルージョンを付与した症例 ………森田修己・清水公夫 ● 188
症例3	無咬頭歯を排列した症例 ………………………………平井敏博・越野寿 ● 190

2）骨隆起が認められた症例

| 症例1 | 口蓋隆起 ………………………………………………………小正裕・権田悦通 ● 192 |
| 症例2 | 下顎隆起 ……………………………………………………………………細井紀雄 ● 194 |

3　上下顎顎堤の位置関係に問題があった症例

| 症例1 | 上顎前突の症例（Ⅱ級関係）……………………………大貫昌理・細井紀雄 ● 196 |
| 症例2 | 下顎前突の症例（Ⅲ級関係）………………………………田中収・平井敏博 ● 200 |

4　顎間関係に問題があった症例

| 症例1 | 下顎位が不安定な症例 …………………………………椎名順朗・細井紀雄 ● 202 |
| 症例2 | オーラルディスキネジアの症例 …………………………………………腰原好 ● 204 |

5　義歯装着後に問題が生じた症例

症例1	床下粘膜に疼痛が生じた症例 ……………………………荒川秀樹・豊田實 ● 206
症例2	褥瘡性潰瘍が生じた症例 …………………………………荒川秀樹・豊田實 ● 208
症例3	咬傷が生じた症例 …………………………………………………………藤井輝久 ● 210
症例4	上顎義歯の維持・安定不良が認められた症例 …………………………櫻井薫 ● 212
症例5	発音障害を訴えた症例 ……………………………………………………山縣健佑 ● 216
症例6	嘔吐反射が認められた症例 ………………………………………………櫻井薫 ● 218
症例7	大きく開口すると義歯が脱落した症例 ………………池田和博・平井敏博 ● 220
症例8	大きく開口すると義歯が浮き上がった症例 ……………………………川口豊造 ● 222

症例 9	審美的不満を訴えた症例①	森谷良彦・山本克之 ● 224
症例 10	審美的不満を訴えた症例②	森谷良彦・祇園白信仁 ● 226
症例 11	粘膜の灼熱感を訴えた症例	尾口仁志・森戸光彦 ● 228
症例 12	下口唇のしびれ感を訴えた症例	権田悦通・小正裕 ● 230
症例 13	義歯性口内炎が生じた症例	森戸光彦 ● 232
症例 14	義歯床下に食片が挟まることを訴えた症例	羽生哲也・小柳進祐 ● 234
症例 15	レジンアレルギーが認められた症例	羽生哲也 ● 236
症例 16	義歯の破折が生じた症例	羽生哲也・清水博史 ● 238
症例 17	リラインの必要があった症例	羽生哲也・髙橋裕 ● 240

6 すべての歯の抜去が必要になった症例
細井紀雄 ● 242

7 リベースが必要になった症例
細井紀雄・吉川建美 ● 244

8 移行義歯により治療した症例
森田修己・小司利昭 ● 246

9 片顎無歯顎（シングルデンチャー）の症例
細井紀雄・米山喜一 ● 248

10 金属床義歯により治療した症例
細井紀雄・小野寺進二 ● 250

11 インプラントにより治療した症例
黒岩昭弘・五十嵐順正 ● 252

12 デンチャープラークコントロール
長澤亨 ● 254

索　引 ……………………………………………………………………………………………256

I編

基本（初期）治療

総説

　歯冠補綴物や固定性ブリッジあるいは有床義歯が，正常にかつ長期間にわたって機能するためには，当該歯や残存歯あるいは歯の欠損顎堤部に認められる異常や不具合などを改善する必要があることは当然である．また，筋および顎関節，咬合位，咬合平面や咬合彎曲などに異常もしくは改善すべき点が認められる場合，それらを正常な状態に戻し，機能的にも形態的にも望ましい補綴が行えうるような口腔内環境を作り上げることが必要である．両者を併せて，このような処置を"前処置"とよぶ．なお，これらのほかに，補綴治療にかかわる一般的な前処置としては，歯内療法や歯周療法による保存的前処置，抜歯や歯槽骨整形などの観血処置による外科的前処置，矯正処置による矯正的前処置がある．また，これらのすべての前処置は，患者との合意で決定された治療計画に沿って行われなければならない．

　ここで取り上げる"基本治療（初期治療）"とは，歯冠修復治療，欠損補綴治療，無歯顎補綴治療の前処置の一つであり，咬合・咀嚼・嚥下・発音障害と審美障害を主訴とする患者のなかで，顎関節・筋症状を緩解することを目的とした治療，あるいは不適切な咬合関係を是正することを目的とした治療など，いい換えると，補綴的前処置のうち，支台歯や欠損部顎堤に関する前処置を除く，"咬合"に関する前処置を意味している．

　咬合に関する前処置には，通常，スプリントや治療用義歯が用いられる．これらは，治療用としてばかりではなく，診断用としても用いられる．すなわち，咬合の異常に起因する疼痛などに対して，これらを装着することによって症状を緩解させる目的と，現症に対する診断結果の正否をこれらの装着によって確認する目的に使用される．たとえば，有歯顎者において，筋の圧痛が，ある部位の咬頭干渉に起因していると診断した場合，スタビリゼーションタイプスプリントを装着することは，干渉を取り除くことによって疼痛を除去する目的と同時に，干渉の有無とその部位を確認する目的がある．なお，通常，スプリント療法には，咬合調整，薬物療法，理学療法などが併用される．また，たとえば，無歯顎患者において，顎関節部の疼痛が低位咬合に起因していると診断した場合，治療用義歯を装着することは，疼痛を除去することを目的とすると同時に，咬合挙上量の適否などを確認する目的がある．

　なお，ここでは，咬合治療や補綴治療を行うことなく，日常の生活習慣を改善するための指導によって，主訴の改善が可能であった症例をも含めることとする．また，開口障害を主訴とした2症例をここに記載した．

1 生活習慣に関する指導を行って治療した症例

症例1 頬づえなど，姿勢に関連する悪習癖を改善することによって治癒した症例

◆症例の概要

主　訴：咀嚼時ならびに開閉口時の右側顎関節部の疼痛（22歳，男性）．

既往歴および現病歴：約2年前に一度だけ，疼痛を伴わない開口障害を自覚したことがあった．しかし，そのまま放置したところ数日で開口障害は解消したが，その後から右側顎関節部に開閉口時の雑音を自覚するようになったという．また，来院日の1週間前から，開閉口時に右側顎関節部周囲に違和感を自覚するようになり，当日の朝からは，右側顎関節部に咀嚼時ならびに開閉口時の疼痛を自覚していたという．なお，既往歴に特記すべき事項はなかった．

◆診査および診断

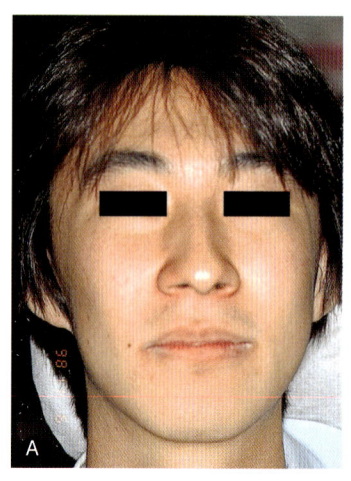

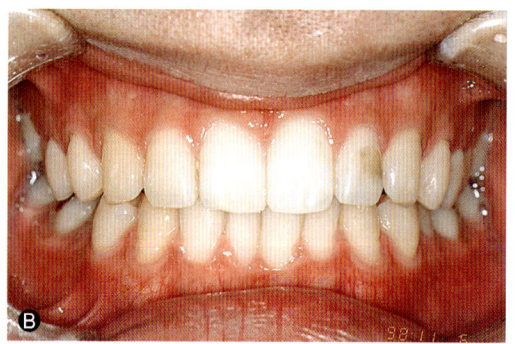

顔貌はほぼ左右対称であり（**A**），歯および歯列には特記すべき異常は認められなかった（**B**）．咬合関係を診査したところ，咬頭嵌合位では左右側臼歯部に均等な咬合接触が認められ，側方運動は左右側とも作業側の犬歯ならびに第一小臼歯によりガイドがなされており，咬合様式はグループファンクションドオクルージョンであった．

触診により，右側顎関節部に圧痛を認めたが，顎口腔系諸筋群に圧痛は認めなかった．また，開閉口時の左右側下顎頭の運動はほぼスムーズであったが，右側下顎頭の滑走時にクリック音が認められた．また，最大開口位ならびに咬頭嵌合位における左右側顎関節の単純X線写真を撮影したところ，左右側とも下顎頭の形態およびその関節窩内での位置に問題は認められなかった．なお，問診により，日中，咀嚼時以外にも上下顎の歯を接触させている，すなわちクレンチングが高頻度に発現していること，頬づえを頻繁に行うこと，とくにテレビをみるときにはいつも横臥位で頬づえの姿勢をとることが判明した．

以上の診査結果から，右側顎関節の病態は復位性関節円板前方転位の状態であると診断した．また，今回の来院時の主訴は，日中の上下顎歯の接触や頬づえなどによる負荷が顎関節部を慢性的に刺激していることに起因するものであると診断した．

◆治療計画および処置

診断に基づき，まず，患者に対して右側顎関節の病態ならびに右側顎関節部の疼痛の原因および誘因について十分に説明を行った．そして，右側顎関節部の安静をはかるために，日常生活に関する改善点についての指導を行った．具体的には，頬づえ（**C**）を中止すること，また，日中の上下顎歯の接触を自覚した場合にはこれを回避することを指導した．さらに，これらに加えて，車の運転時やコンピュータの操作時などには，下顎を前方に突き出すような姿勢

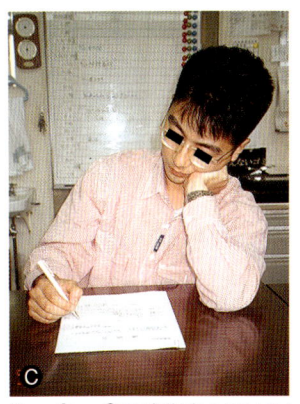
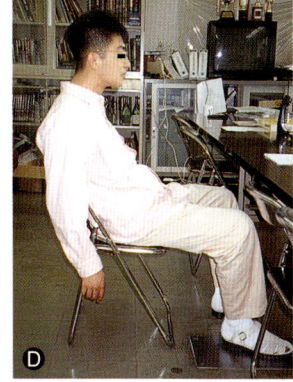
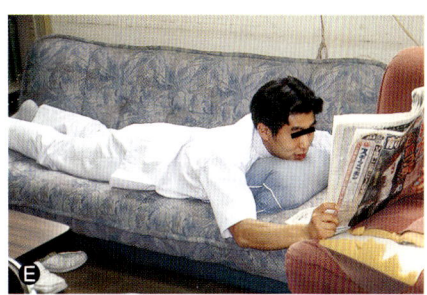

注：ⓒ～ⒺはⒸ～Ⓔは患者本人ではない

（head forward posture）（**D**）をとらないこと，さらに，あご枕の姿勢（**E**）を避けること，また，あくびなどによる大きな開口を避けること，硬固物の咀嚼を避けることを指導した．

なお，日常生活における悪習癖の改善によっても臨床症状の改善が認められない場合には，スプリント療法や薬物療法を併用していくこととした．

◆経過観察

1週間後の再来時には，クレンチング時に右側顎関節部に若干の違和感を自覚するものの，主訴であった咀嚼時ならびに開閉口時の右側顎関節部の疼痛は緩解していた．なお，右側顎関節部のクリック音は残存していたが，初発から2年経過しており，関節円板の整位は困難であると考え，治療対象とはせずに，経過を観察することとした．なお，患者に対しては，右側顎関節の状態とともに，同部の臨床症状の再発あるいは病態の悪化（非復位性関節円板前方転位への移行）の可能性があることを十分に説明し，再度，初診時に行った日常生活指導を行うと同時に，セルフケア（**表1**）の有効性と意義についても理解させた．

2週間後に再度経過を観察したが，右側顎関節のクリックを除いては自覚症状を認めなかった．このため，セルフケアの継続と症状再発時の来院を指示し，経過を観察していくこととした．

本症例から，顎関節症状を主訴に来院した患者における問診の重要性を再確認した．すなわち，顎関節症状の発症，永続化あるいは増悪に関与する患者の日常生活における悪習癖や不良

表1 temporomandibular disorders のセルフケア
（NOHIC, 1995 より改変）

1. 筋肉と顎関節を安静にする
 (1) 硬くて噛みごたえのある食物を避け，軟らかい食物を摂取する
 (2) チューインガムを噛まない
 (3) 食いしばりや過度な緊張を避ける
 (4) 上下の歯を離して顔や顎をリラックスさせる
2. 大開口を避ける
 (1) あくびをコントロールする
 (2) 食べ物は小さく切って食べる
 (3) 長時間の歯科治療は避ける
3. 痛みの激しい急性期は冷やす
4. 軽度，中程度の痛みのときは，血液循環をよくするため温める
5. 顎やこめかみの筋肉をマッサージする
6. よい姿勢を保つ（頭を前方に突き出すような姿勢は避ける）
7. 電話の受話器は手で持つ（受話器を顎と肩の間に挟まない）
8. うつ伏せ寝は避け，横向きか仰向けに寝る
9. 定期的に運動する（顎に負担がかからないような運動）
10. ストレスを減らすよう心がける
11. 栄養を十分にとる

姿勢の有無を探り出すことがきわめて重要なことである．また，悪習癖や不良姿勢がある場合には，これらを中止させる指導が必要である．さらに，顎関節部の臨床症状や不快症状を消退させるためには，顎関節部を安静にさせる必要がある．

顎関節症状が認められる場合には，歯冠あるいは歯列，さらには咬合の修復処置に先立って，顎関節部の基本あるいは初期治療として，日常の生活習慣に関する指導が有効である．

症例 2 咀嚼に関連する悪習癖を改善することによって治癒した症例①

◆症例の概要

主　訴：左側顎関節部周囲の疼痛ならびに左側咬筋部の筋痛（68歳，男性）(**A**)．

既往歴および現病歴：1カ月ほど前から左側顎関節部周囲に違和感を自覚するようになり，3日前から同部に疼痛を自覚するようになったという．なお，7 6|は半年前に他院にて抜去し，同欠損部には5 4|を支台歯とするパーシャルデンチャーが装着されていたが（**B**，**C**），1カ月前から同義歯が咀嚼時に動揺するようになってきたという．なお，全身的には特記すべき事項はなかった．

◆診査および診断

口腔内を診査したところ，5|は動揺が著しく保存不可能な状態であった．また，下顎の臼歯部咬合面には顕著な咬耗が観察された（**D**）．

触診の結果，左側咬筋に圧痛が認められ，また，左側臼歯部咬合面間にてロールワッテを強く咬合させたところ，左側顎関節部ならびに咬筋部に疼痛が誘発された．

顎関節を診査したところ，開閉口時における左右側下顎頭の運動はスムーズであり，クリック音も認められなかった．また，最大開口位ならびに咬頭嵌合位における左右側顎関節の単純X線写真から，左右側下顎頭とも，形態および関節窩内での下顎頭位には問題のないことが判明した（**E**）．

問診から，不良姿勢などについての自覚はないとのこと，また，従前から硬い食品を好んで摂取する傾向にあることが判明した．なお，使用中の義歯が動揺しはじめた1カ月前から，右側での咀嚼がしづらくなったため，とくに左側で咀嚼するようになったとのことであった．さらに，日中，上下顎歯を接触させていることが多く，咬合接触がないと不安定な感じがするとのことであった．

以上の診査結果から，5|の動揺による義歯の不安定が左右側臼歯部の咬合接触関係のアンバ

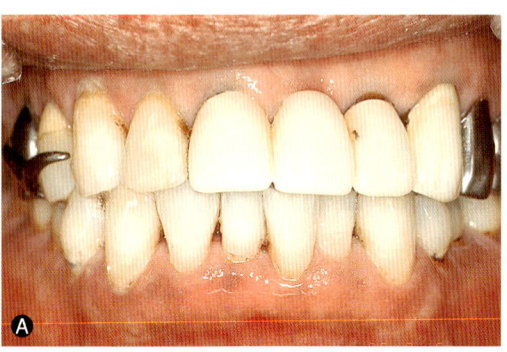

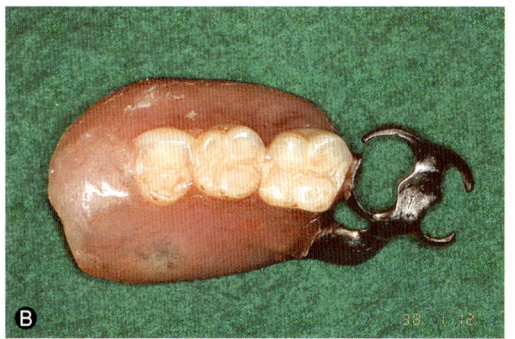

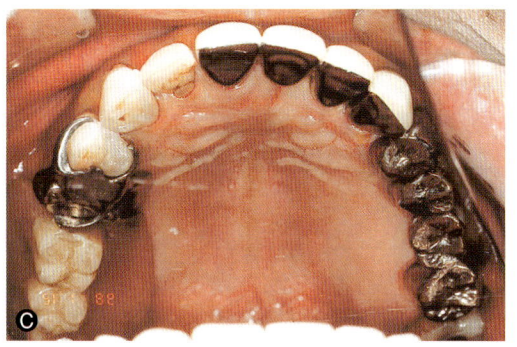

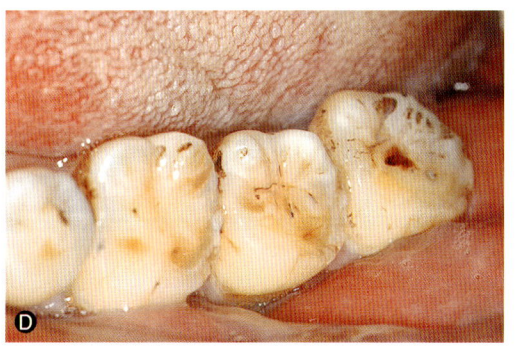

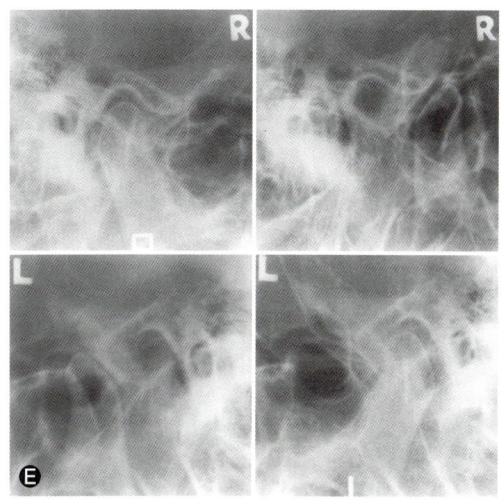

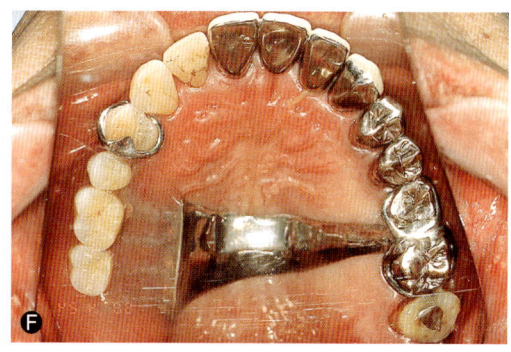

ランスをもたらすとともに，左側での偏咀嚼をさらに増長させ，これに硬固物を嗜好する食生活も相まって，左側咬筋ならびに顎関節部の症状を発症させたと推測された．このため，左側顎関節症状に対する治療とともに，欠損部に対する補綴処置による左右側臼歯部の咬合接触バランスの改善が必要であると診断した．

◆治療計画および処置

まず，主訴である左側顎関節部ならびに咬筋部の疼痛に対する治療を試みることとした．

患者に対しては，診査・診断結果ならびに治療計画について十分に説明し，顎関節症状の発症原因についての理解を得たうえで，咀嚼習慣の改善に関する指導を行った．すなわち，現状では左側での咀嚼はやむをえないものの，しばらく硬い食品の摂取を控え，軟らかい食品の摂取を続けることを指示した．また，5|の抜去後，新たに上顎右側欠損部に対してパーシャルデンチャーを製作・装着するが，硬固物の咀嚼習慣を改善する必要があることを説明した．さらに，上下顎歯のくいしばり（クレンチング）の歯，歯周組織，咀嚼筋，顎関節に対する為害作用についても説明して理解を求めたうえで，"唇を閉じて，上下顎の歯を離開させ，顎や顔の筋肉をリラックスさせることを意識すること"，"咀嚼時以外に上下顎歯の接触を自覚したときには，これを回避するよう心がけること"を指導した．

◆経過観察

1週間後の2回目の来院時には，左側顎関節部ならびに咬筋部の臨床症状に軽減傾向が認められた．また，患者の同意を得たうえで，5|の抜去を行った．

さらに1週間後の3回目の来院時には，左側顎関節部ならびに咬筋部の臨床症状はさらに軽減し，咀嚼時にもほとんど気にならない程度になったとのことであった．このため，硬固物の摂取をもうしばらく避けることを再度指示するとともに，可及的早期に両側臼歯部での咬合バランスの安定化をはかる必要があると判断し，抜歯窩の治癒過程による顎堤形態の変化は予測されたが，上顎右側欠損部に対するパーシャルデンチャーによる補綴処置に着手することとし，パーシャルデンチャーを装着した（F）．なお，新義歯装着後も，残存歯ならびに顎堤の保全，さらには顎関節症状の再発を防止するために，多量の，また，長時間の硬固物の摂取は控えること，可及的に咀嚼時以外の上下顎歯の咬合接触を回避することを継続して心がけること，残存歯ならびに義歯の定期的な点検が必要であることを指導した．

咀嚼に関連する悪習癖には片側咀嚼癖，嗜好食品（硬固物嗜好，ガム咀嚼など）があげられるが，いずれも咀嚼筋や顎関節に症状をもたらす因子となりうる．したがって，患者がこれらの食習慣あるいは習癖をもっているか否かを判断する必要がある．とくに，片側の臼歯が欠損している場合などには，偏咀嚼がやむをえない状況に陥っている．そして，この状況に硬固物嗜好やガム咀嚼などが加わると，顎関節症状を発症，増悪，永続化する因子となることが少なくない．

症例3 咀嚼に関連する悪習癖を改善することによって治癒した症例②

◆症例の概要

主　訴：左側顎関節部の疼痛（27歳，女性）．

現病歴：1年前から咀嚼時に左側顎関節部の疼痛が出現していたが，軽度であったため放置していたという．最近になり，あくびをしたときにも左側顎関節部に疼痛が頻繁に生じるようになったため近所の歯科を受診したところ，閉口時に$\overline{2|}$が早期接触し，下顎が左側へ偏位して咬合することが原因といわれた．

◆診査および診断

顔面は非対称性で，左側の鼻唇溝が深く刻み込まれていた（**A**）．開口域は上下顎中切歯間で，自力無痛開口域が30mm，自力有痛開口域が38mm，強制開口域が40mmであった．開口時には軽度の左側偏位がみられ，開閉口運動路の30mm付近で疼痛を伴わない軽度のクリック音が認められた．触診では左側の顎関節外側，咬筋浅部，側頭筋前部筋束，側頭筋停止部，顎二腹筋後腹，外側翼突筋前縁に圧痛がみられた．口腔内は$\overline{6|}$が欠損し，$\overline{|78}$は近心へ傾斜していた．閉口時には$\overline{2|}$が早期接触し左側に偏位しながら咬合する様相を呈し（**B**），左側臼歯部における咬合接触状態はルーズであった（**C**）．顎関節のX線診査では，咬頭嵌合位における左側下顎頭が右側に比較し後方位にあった．

以上の所見から，左側顎関節症と診断した．

◆治療計画および処置

顔面の非対称性は偏咀嚼と関連し，噛み癖側で鼻唇溝が深くなるといわれている．その理由として，噛み癖側では下顎頭の動きがわるく，頬部の筋群が収縮しやすい状態にあるためと考えられている．そこで，石幡ら[1]の方法に準じて，噛み癖の診査を行った．簡易防湿に使用するロール綿を舌背にのせ，食事をするときと同じように噛むよう指示したところ，ロール綿を左側へ運び噛みはじめた（**D**）．石幡らは，咀嚼の第1ストロークを左右側のどちらで噛むかによって噛み癖側を診断している．本症例では第1ストロークを左側で噛み，なおかつ数度のストロークにおいても左側で噛んでいたことから，噛み癖側が偏咀嚼側であると思われた．このような噛み癖は咬頭嵌合位から最大開口位までの下顎頭の運動距離の小さい側，前方へ出にくい側，側方へ出にくい側，すなわち下顎頭

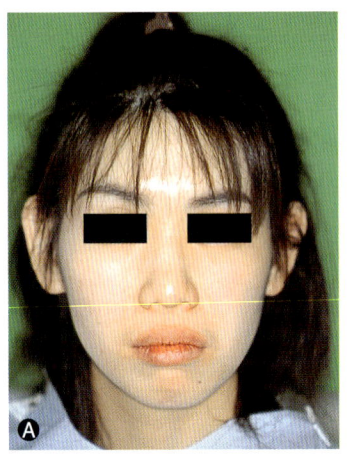

A

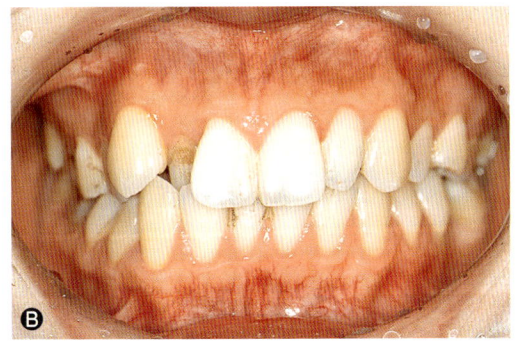

B

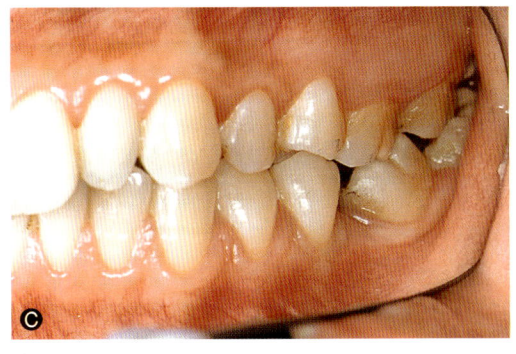

C

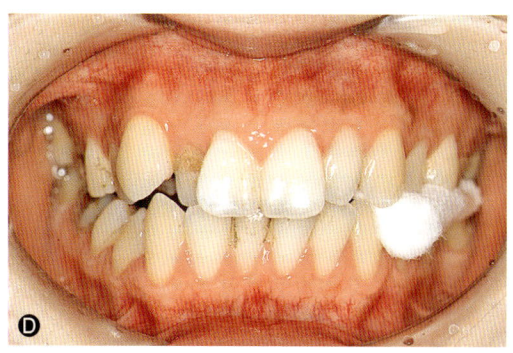

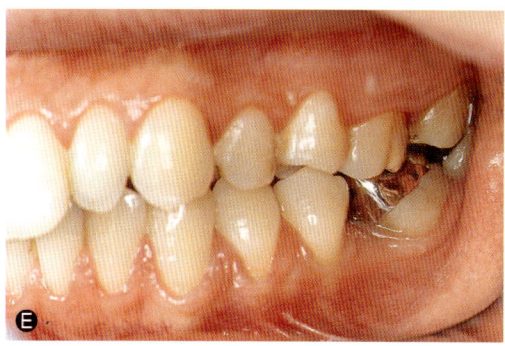

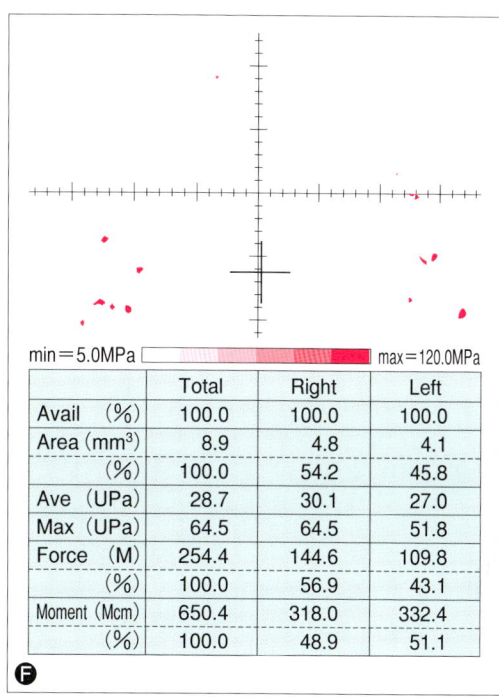

	Total	Right	Left
Avail (%)	100.0	100.0	100.0
Area (mm³)	8.9	4.8	4.1
(%)	100.0	54.2	45.8
Ave (UPa)	28.7	30.1	27.0
Max (UPa)	64.5	64.5	51.8
Force (M)	254.4	144.6	109.8
(%)	100.0	56.9	43.1
Moment (Mcm)	650.4	318.0	332.4
(%)	100.0	48.9	51.1

min＝5.0MPa　　max＝120.0MPa

の動きのわるい側に一致するといわれている．本症例の場合，下顎安静位付近からの閉口運動路で|2の近心切縁部で初期接触し，左側へスライドしながら咬合する様相を呈していた．また，左側大臼歯部では|6欠損部に|78が近心傾斜していることから，咬頭嵌合位における咬合接触状態がルーズとなり，噛みしめ時には下顎が左側へわずかに偏位することが，左側の下顎頭の偏位をもたらし，症状の発現につながったものと思われた．そこで，処置方針としては，日常の食生活における注意事項として左側のみならず右側でも噛むように指示するとともに，閉口時の下顎偏位を防止するため，|2の早期接触部位の咬合調整を行い，さらに|7の歯冠修復により左側臼歯部における咬合支持を確保した．

◆経過観察

日常の食生活において右側でも噛むことを意識的に実行するよう指示してから1週間後の診査では，左側顎関節部の疼痛が和らぎ，自力無痛開口域が40mmに増加した．そこで，|2の早期接触部位を咬合調整し，閉口時の左側偏位を是正した．この時点で左側臼歯部における咬合接触状態を診査したところ，|7の咬合接触がみられなかった．そこで，|7に歯冠修復を施すこ

とにし，アンレーを装着した（E）．噛みしめ時，咬合力の左右均等性を評価するため，デンタルプレスケールとオクルーザを使用して，咬合接触状態を検討した．その結果，咬合力の左右バランスはわずかに右側に傾き，左側への負担は軽減していることが示された（F）．

噛み癖は顎口腔系に破壊的作用を及ぼし，歯冠修復物の脱落，歯冠・歯根の破折，歯周疾患のほか，顎関節症状の発現にまで影響するといわれている．石幡らによると，その診断には顔面の非対称性，噛み癖側の判定，第一小臼歯の動揺，舌背の傾斜，下顎頭の動き，鼻唇溝の深さやオトガイ部の緊張を診査することが必要で，噛み癖の矯正方法として，視線を噛み癖とは反対側（矯正方向）へ向ける，首を矯正方向へ曲げる，などの注意事項をあげている．

日常生活の注意事項のみで症状の改善がみられない場合は，スプリントを使用した噛み癖の矯正が行われるのが一般的といえる．

文献
1) 石幡伸雄ほか：かみ癖について 2．日本歯科評論，**662**：153-162，1997．
2) 石幡伸雄ほか：かみ癖について 4．日本歯科評論，**664**：135-144，1998．

症例 4　異常咬合癖を改善することによって治癒した症例

◆ 症例の概要

主　訴：開口障害，両側側頭筋前部痛，ときどきの左側顎関節痛（26歳，女性）．

既往歴および現病歴：全身的既往は，小学生時の小児喘息以外に特記すべき事項はなかった．局所的既往は，3年前に歯科治療後，両側こめかみに疼痛が生じ，以後再発を繰り返し，2年前にスルメ咀嚼時に疼痛が強度となり，某ペインクリニックで注射療法を受けたところ，少し鎮静化した．しかし，薬剤師の仕事で疲労が重なると，両側側頭筋前部痛と強度な両側肩こりが発現するようになり，再度ペインクリニックを受診したが，あくまで対症療法であるといわれ，歯科専門医の受診を勧められたという．起床時の強度なくいしばり，顎のこわばり，また昼間の仕事中の咬みしめ癖を明確に自覚していた．

◆ 診査および診断

臨床的な炎症性疾患，中枢の器質的疾患を疑う所見，リウマチ家族歴，四肢関節痛経験は認められなかった．一方，ガム咀嚼時とクレンチング時の筋電図診査では，咬筋と側頭筋の咀嚼リズムの乱れ，非協調性，左右側のアンバランスが認められ，咀嚼系46部位の5点法による触診では，圧痛スコアが43で，顎関節症患者の平均値27.7を大きく上回り，とくに左側の外側翼突筋と側頭筋腱部で高かった．最大開口量は29 mmで，MKGによる下顎切歯点運動診査では，2 mm以上の開閉口路の差異，ガム咀嚼時の運動経路の下顎前方偏位様相と大きな乱れ，また下顎頭位を評価する顎関節部X線写真診査では，咬頭嵌合位の左側下顎頭の前下方偏位（**B**）がそれぞれ認められた．口腔内所見は，上下顎前歯の一部に叢生があり，$\underline{2}$が舌側に転位したクロスバイトを呈し，$\underline{2}$の切縁と$\overline{3}$切縁に明らかな咬耗面が認められた（**A**矢印部）．

$\dfrac{41}{6}\Big|\dfrac{1256}{67}$ は根管処置歯で，また $\dfrac{65}{75}\Big|\dfrac{47}{4}$ は

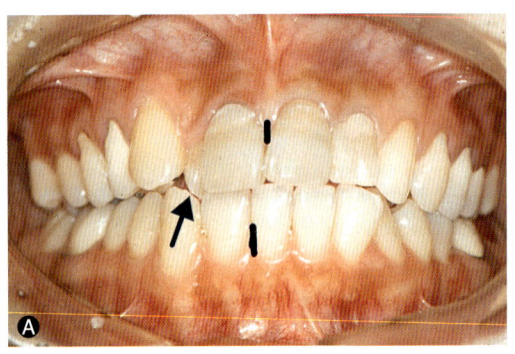

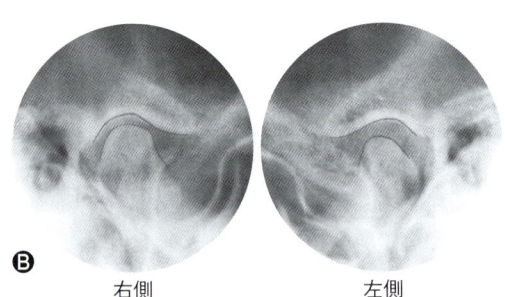

　　　右側　　　　　左側

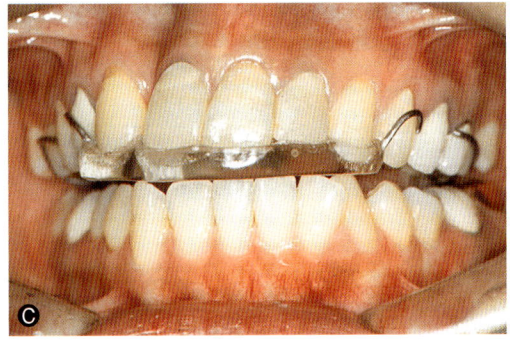

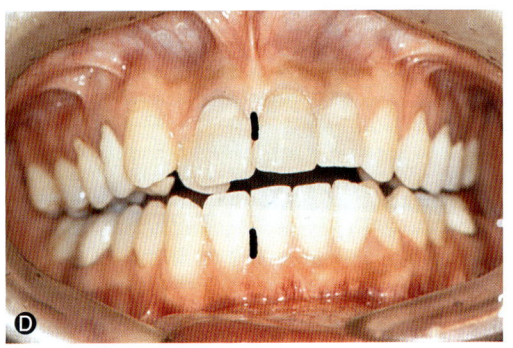

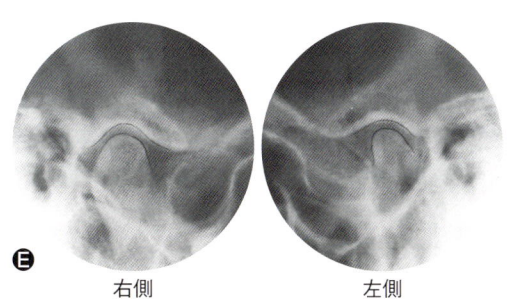
右側　　　左側
Ⓔ

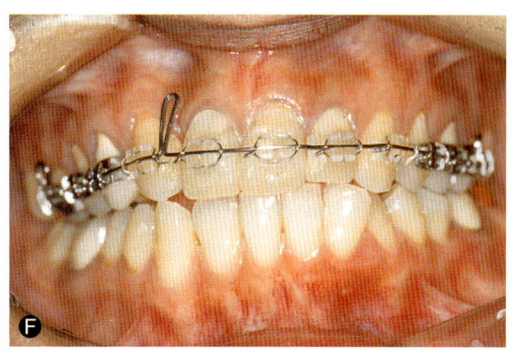
Ⓕ

咬合面の修復処置がされていた．下顎を左側前方へ約0.6 mm 移動させると，2|と 3|の咬耗面がほぼ一致し，この顎位での昼間の常時クレンチングを自覚していた．

以上の各所見から，中枢の器質的変化，リウマチを含む炎症性疾患を除外できるので，本症例は，舌房侵害と咬合問題に起因する異常咬合癖としてのクレンチング習癖から下顎偏位を惹起した機能障害と診断した．

◆治療計画および処置

治療計画は，はじめに下顎偏位を修正し，咀嚼系の不正な機能を是正し，その後に咬合問題を修正することにした．下顎偏位に対する処置は，習癖時のリラクゼーションを指示し，舌房侵害を助長しない前歯接触型バイトプレーンを食事時以外，昼夜連続応用した（C）．按頭台を使用せずに眼耳平面を水平にさせた毎秒3回の頻度のタッピング（10回）と按頭台を使用した中心位で，下顎前歯切縁が平坦面に点で接触するように2週間隔で調整を行った．6週間後，すべての症状は消退し，最大開口量は47 mmとなり，触診による圧痛スコアは正常者の平均値に近似する7を示した．上下顎歯を接触させずに数回開閉口を行わせたのちの初期接触では，2/2|のみが接触し，下顎切歯部が左側へ約1.5 mm 移動した（D）．このときの顎関節部X線写真診査では，左側下顎頭偏位が修正され，両側下顎頭が中心性かつ左右均等性，すなわち下顎頭安定位を示した（E）．そこで，下顎頭安定位で咬合採得した模型を咬合器に付着後，2|を削除し，セットアップモデルを製作した結果，2|を抜去後，7—3|部を矯正移動することにより，不正排列を是正できることが確認できた．夫が歯科医師であるため，インフォームドコンセントが容易であり，直ちに2|を抜去し，7—4|部のMTMを行った．約3カ月後，不正排列が是正された（F）ので，咬合器上での診断用咬合調整結果に基づいて，犬歯誘導咬合となるように3週間隔で4回，1カ月間隔で2回の咬合調整を行った．術後の前述の臨床検査は，いずれも正常レベルを示し，患者もきわめて満足していることを報告した．

◆経過観察

現在，術後約15年を経過するが，きわめて良好な状態を保っている．

文　献

1) 小林義典：咀嚼系機能障害，補綴臨床の立場から (3)．日本歯科評論，**412**：35-50，1977．
2) 小林義典：顎関節症．保母須弥也監著，羽賀通夫，高山寿夫著，咬合学，第1版，クインテッセンス出版，東京，1995，p.520-562．
3) 石川　忠，小林義典：顎関節部側方位Ｘ線規格写真による顆頭位の診断に関する臨床的研究．歯学，**72**：493-540，1984．
4) 小林義典：咬合採得にあたっての必須な診査と診断．歯科ジャーナル，**37**：919-927，1993．

1 生活習慣に関する指導を行って治療した症例

症例5 ブラキシズムに対する処置を行った症例

◆症例の概要

　主　訴：強い歯ぎしり（23歳，女性）．

　既往歴および現病歴：高校生時より家族や友人から"歯ぎしりをしていた"とよくいわれ，また起床時の顎のこわばりや疲労感を強く感じており，しばしば夜間睡眠中にブラキシズムで目が醒めるという．全身的既往には特記すべき事項がなく，その他の症状は，ときどきの両側胸鎖乳突筋停止部の疼痛であった．

◆診査および診断

　問診では，中枢の器質的疾患と情緒的問題を疑う所見は見出せなかった．咀嚼系46部位の5点法による触診では，圧痛スコアが24で，顎関節症患者の平均値27.7に近似し，外側翼突筋と胸鎖乳突筋停止部で高かった．咬筋と側頭筋の筋電図診査では，咀嚼リズムの乱れ，非協調性，左右側のアンバランス，またガム咀嚼時の下顎切歯点運動診査では，運動経路の下顎前方偏位様相とブラキシズムを表す典型的なブラキシングサイクルがそれぞれ認められた．口腔内所見では，$\frac{6|6}{75|6}$咬合面にインレーが施されていたが，二次齲蝕や歯周疾患の徴候は認められなかった．他方，長期のブラキシズムによると思われる外骨症（**A**），また上顎犬歯舌面と臼歯頬側咬頭の相当明確な咬耗面，舌と頬粘膜の歯の圧痕がそれぞれ認められた．咬頭嵌合位で下顎歯の正中は，左側へ約2mm偏位しており（**A**），下顎頭位を評価する顎関節部X線写真診査では両側下顎頭の前下方偏位，とくに右側でより明確な偏位が認められた（**B**）．さらに，模型診査では，左右側方位で上下顎歯の咬耗面がほぼ一致した．

　以上の各所見から，咬合問題に起因する下顎偏位がブラキシズムを増大し，さらにそれが下顎偏位を増大させて悪循環を形成したブラキシズムと診断した．

◆治療計画および処置

　処置方針は，ブラキシズムの防止，口腔と周

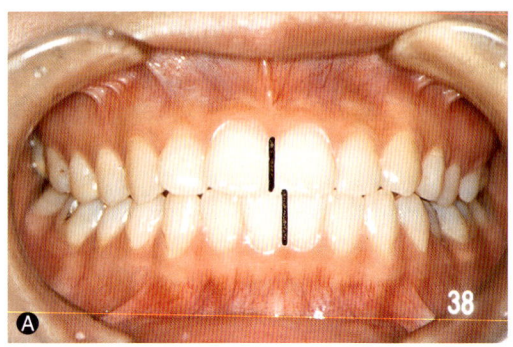

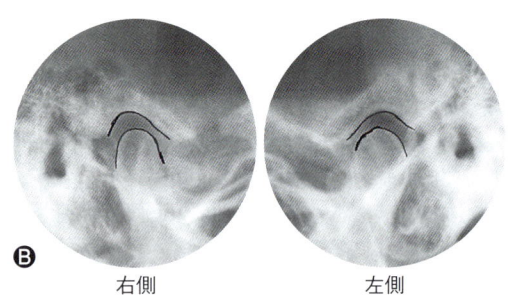

　　　　右側　　　　　　　左側

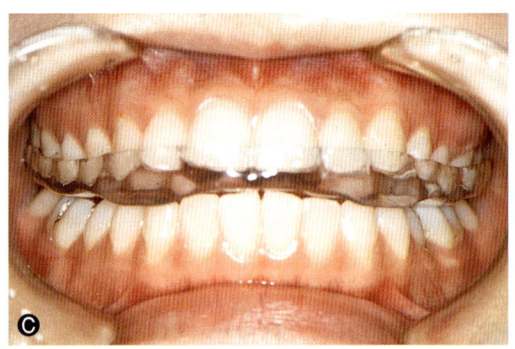

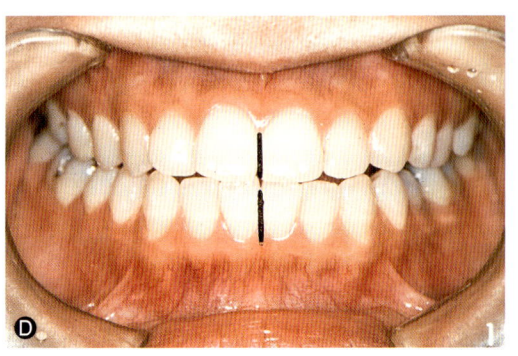

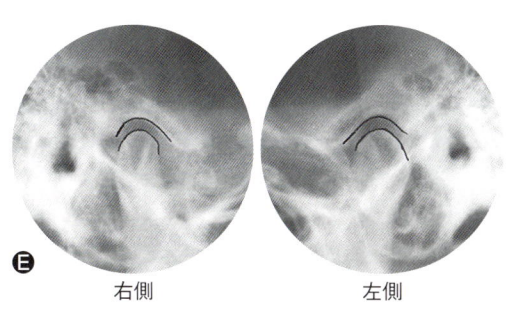
右側　　　　　左側

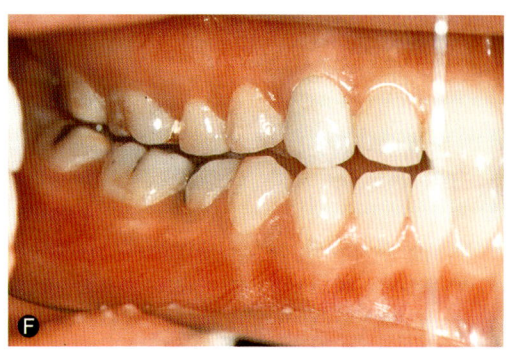

囲組織の保護とともに，下顎偏位の修正をはかり，咀嚼系にリラキゼーションを喚起し，その後に健康な機能を営める咬合を付与することにした．この方針に従って，処置として，はじめにオクルーザルバイトプレーンスプリントを装着した（C）．按頭台を使用せずに眼耳平面を水平にさせたときの毎秒3回の頻度のタッピング（10回）と按頭台を使用したときの中心位で，下顎臼歯の頬側咬頭頂と前歯切縁の最高点をスプリントの平坦面に点接触させる調整を2週間隔で行い，その間，反射性筋弛緩訓練を10回の動作を1単位として，日に5〜6単位行うよう指示した．

スプリント上の歯の圧痕が全くみられなくなり，自覚症状が消失した3カ月後，歯を接触させずに数回開閉口させたのちの閉口位は，咬頭嵌合位とは異なり，左側臼歯部が離開し，下顎歯の正中が上顎歯のそれにほぼ一致した（D）．この閉口位での顎関節部X線写真診査では，両側下顎頭は中心性かつ左右均等性，すなわち下顎頭安定位を示した（E）．また，このときの触診では，圧痛スコアは6となり，正常者の平均値の範囲を示した．

この下顎頭安定位で模型による診断用咬合調整を行い，この記録に基づき，口腔内で形態修正と咬合調整を3週間隔で3回，さらに1カ月間隔で2回行った．この間，スプリントは，夜間のみ装着させた．次いで，両側犬歯尖頭が歯列内の頬側咬頭頂よりも低位にあり，また両側犬歯舌面が咬耗していたので，犬歯誘導咬合を付与するため歯冠形成し，硬質レジンで暫間修復を行った．アンテリアガイダンスは，矢状面で矢状顆路の25％増，前頭面で矢状顆路の20％増，さらに水平的に2mm以上の部分から尖頭にかけて凹面を形成して47％増にした．

2週間隔で1カ月半の間，咬合調整を行い，全く異常が認められなかったので，陶材焼付鋳造冠に置換した（F）．術後の各種検査では，いずれも正常レベルへの回復が認められた．

◆経過観察

現在，術後約8年を経過し，半年ごとにリコールをしているが，自覚的，他覚的症状はなく，きわめて安定した状態を保っている．

文献

1) 小林義典：咀嚼系機能障害，補綴臨床の立場から(3)．日本歯科評論，**412**：35-50，1977．
2) 小林義典：顎関節症，保母須弥也監著，羽賀通夫，高山寿夫著，咬合学，第1版，クインテッセンス出版，東京，1995，p.520-562．
3) Lundeen HC：Occlusal morphologic considerations for fixed restorations. Dent Clin North Am, **15**：649-661, 1971.
4) 石川 忠，小林義典：顎関節部側方位X線規格写真による顆頭位の診断に関する臨床的研究．歯学，**72**：493-540，1984．
5) 小林義典：咬合採得にあたっての必須な診査と診断．歯科ジャーナル，**37**：919-927，1993．
6) Bell WH：Nonsurgical management of the pain-dysfunction syndrome. J Am Dent Assoc, **79**：161-170, 1969.
7) 小林義典：日常臨床で咬合をどのように治療すべきか．北海道歯会誌，**49**：7-20，1994．

2 スプリント療法により治療した症例

症例1 スタビリゼーション型スプリントにより治療した症例

◆**症例の概要**

主 訴：普段は右側顎関節部に違和感がある程度だが，咀嚼時に同部に強い痛みを感じる（23歳，女性）．

現病歴：16歳ごろから右側顎関節部に関節音がしていたが，約1カ月前に同部に開口および咀嚼時に強い疼痛が発現した．

◆**診査および診断**

触診により右側の顎関節部，咬筋深部，顎二腹筋後腹に圧痛を認めた．また，開口および咀嚼時に運動時痛を認めた．さらに，左右側顎関節に開閉口時にクレピタス音を認めた．無痛最大開口量は30mm，有痛最大開口量は32mmであった（**A**）．

以上の診査結果から，右側顎関節の非復位性関節円板転位を疑ったが，さらに画像検査を施行した．すなわち，顎関節パノラマX線撮影，パノラマ四分割撮影およびMR画像検査を行った．その結果，左右側顎関節，とくに下顎頭に著しい変形がみられ，関節円板にも形態変化が認められた．さらに，関節円板は閉口時に下顎頭の前方に位置し，開口しても転位した状態であった．すなわち，左右側顎関節症Ⅳ型，非復位性関節円板転位症例と診断した．

一方，口腔内については，歯の欠損はなく，歯冠修復物は少なく，$\frac{76|67}{76|67}$にインレーが装着されているのみであった．ただし，側方運動時のガイドは前歯部で行われておらず，左右側の第一・第二小臼歯であった．また，その部分に著しい咬耗が認められ，夜間睡眠時のブラキシズムが疑われた．

◆**治療計画**

本症例は下顎頭の変形を伴う非復位性関節円板転位の症例であるが，疼痛の程度が強いため，外科的療法を含め，いくつかの治療法が考えられた．すなわち，保存療法としては薬物療法，スプリント療法，温熱療法や開口訓練などの理学療法，また，外科的療法としては顎関節腔剥

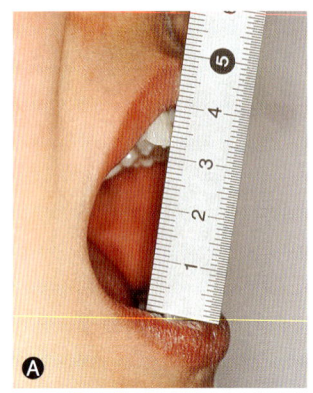

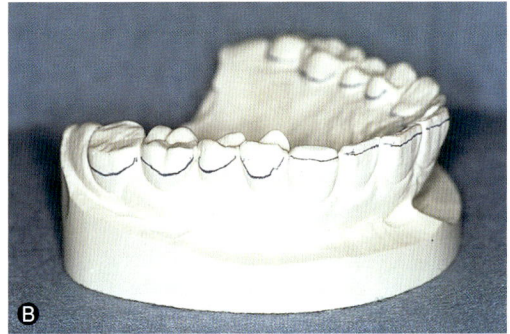

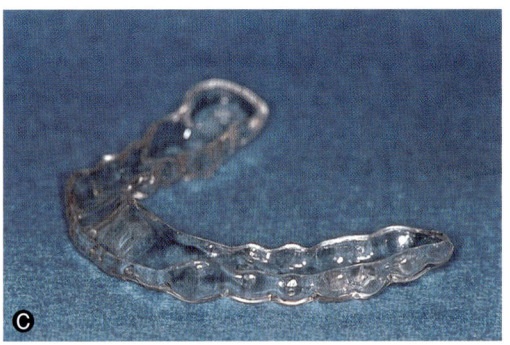

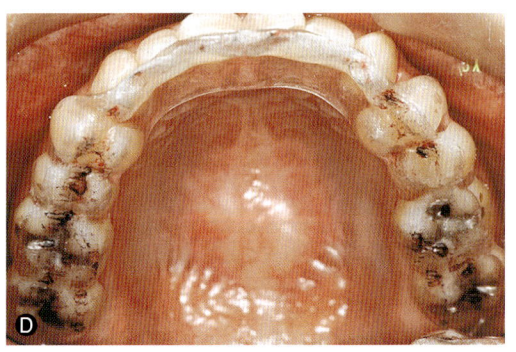

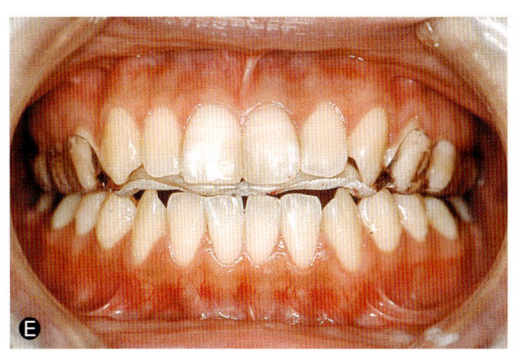

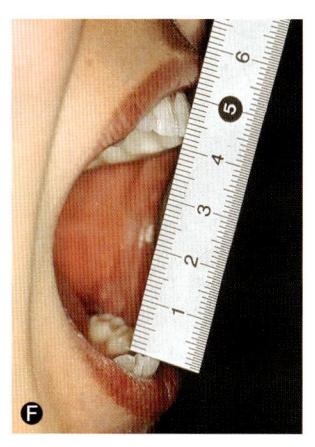

離授動術，関節腔内洗浄療法，さらには下顎頭骨整形術が考えられた．そこで，これらの治療法について，患者に術式，予想できる経過，費用などについて説明したところ，患者は可及的に保存的な治療を希望した．ただし，保存的な療法によって奏功しなかった場合には，外科的療法もやむをえないとの意見であった．また，保存療法の期間として約3カ月を目安とすることをお互いに了解した．

そこで，以下の治療方針を立てた．
(1) 薬物療法（消炎鎮痛薬，筋弛緩薬の投与）
(2) スプリント療法（スタビリゼーション型）
(3) 開口訓練（朝夕15回ずつ）．ただし，開口訓練の開始は疼痛の軽減が得られた後とする．

なお，スタビリゼーション型スプリントは，咬合異常や外傷などから，歯，顎関節および咀嚼筋群を保護するために用いるスプリントの一種で，歯周疾患，ブラキシズム，顎関節症などさまざまな疾患に適用される．その頻度は各種スプリントのなかで最も高い．

使用目的として，一般に，①顎関節を安定させる，②歯を保護する，③力を再配分する，④閉口筋の緊張を緩和する，⑤ブラキシズムを減少させる，などの事項があげられている[1]．

ただし，この装置の作用機序については必ずしも明らかでない．

◆処置および経過観察

投薬によって疼痛の緩和をはかるとともに，スプリントを装着して，咬合の安定を目指した．

なお，スプリント装着の基本事項としては，外形線はおよそ歯冠の最大豊隆部とし（B，C），異物感を少なくするためできるかぎり粘膜上には置かないこと，咬合接触は，まず咬頭嵌合位で左右側の臼歯部が均等接触することなどがあげられる（D）．そのために，開口量の少ない習慣性開閉口運動であるタッピング運動を利用して咬合の調整を行うこと，習慣性開閉口運動は頭位や開口量あるいは精神的な緊張度の影響を受けるので，自然な頭位，すなわちフランクフルト平面が床とおよそ平行となる位置で，少ない開口量で，リラックスした雰囲気のなかで調整することなどを心がける．なお，側方運動様式はグループファンクション・オクルージョンあるいは犬歯誘導咬合にするが，本症例では後者となるよう調整した．また，装着は夜間はもちろん，日中も生活の支障にならない範囲で使用するよう指導した（E）．

週1回の調整を繰り返したところ，約1カ月後に無痛最大開口量が42mmまで回復した(F)．そのまま3カ月後まで経過を観察したが，さらに臨床症状の改善が認められたのでスプリントの使用を中止した．その後，1カ月ごとの経過観察を6カ月後まで行い，治療を終了した．

リコールは1年ごとに行い，3年後のリコール時にも変化なく良好に経過していた．

文献
1) McNeill C編（杉崎正志，藤井弘之監訳）：TMD治療の最新ガイドライン．クインテッセンス出版，東京，1993, p.92-94.

症例2 リポジショニング型スプリントにより治療した症例

◆症例の概要

主　訴：開口障害，耳鳴りと耳痛（45歳，女性）．

既往歴および現病歴：全身的には，特記すべき事項はない．4～5年前から関節雑音を自覚し，時折，開口制限があったという．歯科を受診したが，"何でもない歯を削られて余計にひどくなった"といい，転医を繰り返した．約3年前から開口量の減少と開口痛，高音の間欠的耳鳴りが発現した．半年ほど前から耳鳴りが持続的となり，耳痛が発現し，某医科大学付属病院耳鼻咽喉科を受診した．原因は特定されず，顎関節症を推定した担当医師から紹介された．

現　症：開口量は24 mm（上下顎中切歯切縁間距離），顎関節後部の強い疼痛と耳鳴りおよび耳痛がある．下顎は右側に偏位している．⑤⑥7の延長ブリッジ，76|，|56，|7は歯冠修復がなされ，5，6年になるという．

◆診査および診断

外耳道および開口時の右側下顎頭後部の触診に強い疼痛を訴えた．

顎関節X線写真診査（Schüller法側方規格写真）（**A**）では，わずかに下顎窩空隙の不均衡と非対称性傾向を認め，体軸方向写真（**B**）では下顎の左側へのシフトが示されたことから，下顎の捻転が推測された．

耳鳴りは8,000 Hz（pitch match法），45 dBHL（loudness balance法），ティンパノグラムは右側が「C型」，左側が「AS型」，音響性耳小骨筋反射は左側がconventional reflex，右側は検出されなかった．蝸牛機能は耳音響放射で左右側の非対称性が示され，右側の4,375 Hz，5,500 HzのDPレベルの急墜を認めた．

以上の所見および検査結果から，咬合関係を主因とする顎関節症と診断した．なお，問診から，残存歯の削除に強い拒否を示す心身症傾向が推察された．

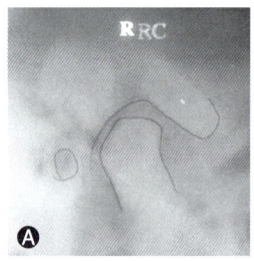
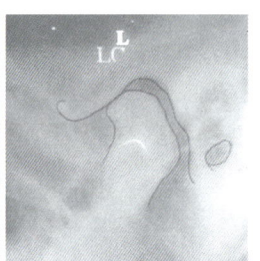

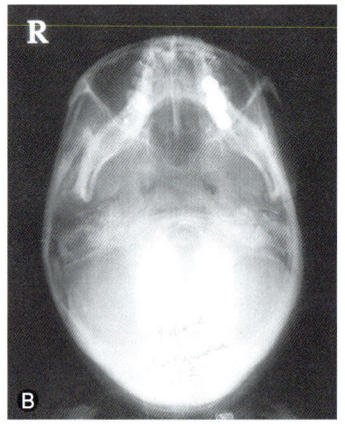

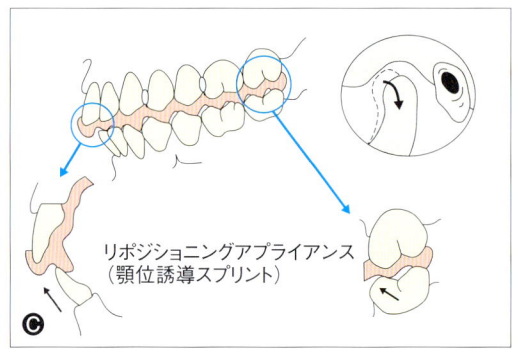

リポジショニングアプライアンス（顎位誘導スプリント）

◆治療計画および処置

患者の耳鳴りや耳痛が歯科治療に起因するとは断定できないこと，強い疼痛や開口障害が必ずしも保存療法のみで治癒するとは保証できないこと，バイトプレーンによる診査の必要性，保存的療法が不成功の場合には外科的治療を行うことを説明し，"歯を削らない"条件で治療の同意を得た．

開口量が24 mmと少なく強い開口痛を訴えた

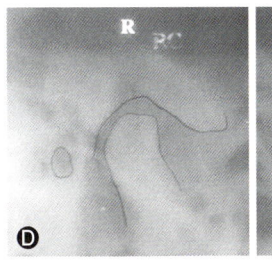
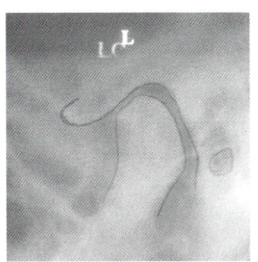
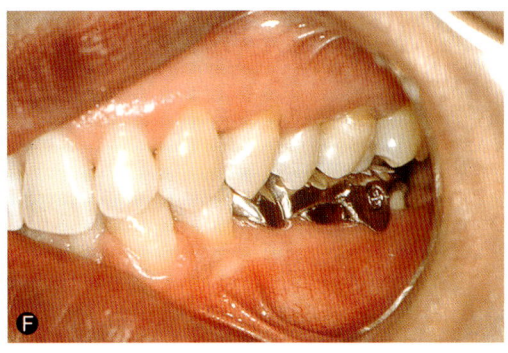
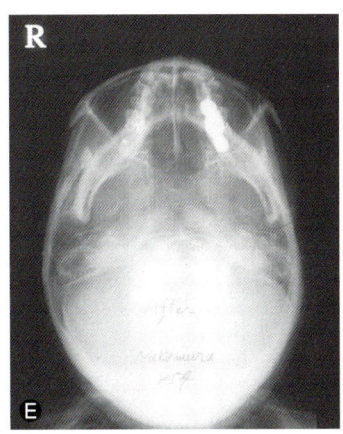

ため，直接法でバイトプレーンを製作し装着した．

装着後，2週間で開口量は38mmと増加し，疼痛を徐々に緩和した．2週間ごとの調整を1カ月継続して開口量は46mmとなったが，相反性クリックの出現と最大開口付近の疼痛は消失しなかった．耳鳴りは低音化し音量も低下したが，依然として自覚された．

そこで，上下顎2組の模型をキネマチックボウとチェックバイトにより咬合器付着し，1組は咬合分析用に保存，他の1組でリポジショニング アプライアンス（顎位誘導スプリント）（C）を製作した．

下顎誘導位は以下の手順で設定した．すなわち，咬合器上で成型した両側臼歯部にまたがる即時重合レジンのジグを上顎歯列に装着し，患者に最大開口から前方突出の下顎位を保持しつつ閉口させた．この位置をジグに記録しておき，順次，下顎を後退させながら開閉口させ，クリック出現位をジグに記録した．これにより前方限界位とクリック出現下顎位との前後的距離がジグ上に明示される．この帯域で中耳コンプライアンスが前後的，側方的に最も高く，かつ左右側の差が最小の下顎位をリポジショニングアプライアンスの設定下顎位とした（impedance meterがない場合には，クリック音の消失顎位を試行錯誤的に求める）．通常，前歯舌側部に滑走誘導するための誘導部（突起）を付与するが（C），本症例ではティンパノグラムの結果から下顎頭の下方誘導のピボット効果を意図した凹陥面を付与した（C）．装着後は3週間に1回の調整と蝸牛神経機能検査を行った．

◆経過観察

蝸牛神経の検査値の好転に呼応して耳鳴りは低周波数音化し，自覚されなくなった．装着3カ月後にクリック音も消失した．MKGによる開口運動偏位が偏位量4mmとなった．顎関節X線写真（D），体軸方向（E）の撮影を行い，ヒンジアキシスを測定して咬合分析を行った．

左側下顎臼歯列にネジ留め固定方式の金属スプリントを製作した（F）．

以後，月1回の予後観察を継続して1年8カ月が経過し，予後は良好で，ティンパノグラム，耳小骨筋反射，耳音響放射の測定値は健常者レベルに維持されている．

文 献
1) 松本敏彦ほか：耳音響放射（OAE）による咬合性蝸牛神経機能異常の客観的評価．全身咬合誌，4：82-92, 1998.

症例3 薬物療法を併用して治療した症例

症例 I
◆症例の概要

　主　訴：口を開けると左の顎関節部に痛みを感じる（42歳，男性）．

　既往歴：特記事項なし．

　現病歴：約3年前より開口時に左側顎関節雑音を自覚していたが，疼痛がないため放置していた．1週間前から，大開口時および咀嚼時に左側顎関節痛が発現し，改善傾向を認めないため来院した．

　現　症：最大開口量は46mm，開口時の疼痛を伴う．開口時の著しい下顎偏位はみられないが，開閉口運動時に左側顎関節痛を伴う開口末期の関節雑音（クリッキング）と左側咬筋浅層相当部に圧痛および重圧感を認める．

　口腔内所見では左側上顎第二大臼歯の欠損と左右側上下顎犬歯の咬耗を認めたが，歯列不正，上下顎の対合関係に異常は認められない（**A**）．

◆診査および診断

　パノラマ顎関節分割X線写真（**B**）において，閉口位（習慣性咬頭嵌合位）の左側下顎頭は下顎窩内のやや前方に位置しているものの，下顎頭，下顎窩，関節結節に形態変化は認められなかった．また，開口位における左右側下顎頭は，関節結節最下点部を越える位置まで移動していることが確認された．

　以上から，左側顎関節症Ⅲ型（復位性関節円板転位）と診断した．

◆治療計画および処置

　閉口時に前方転位した関節円板が復位する際に，関節包あるいは円板後方の付着部の牽引や圧迫によって生じると思われる一過性の疼痛に対し，鎮痛消炎薬（ロキソプロフェンナトリウム，商品名；ロキソニン®）180mg/dayの投与を考慮した．また，咀嚼筋（咬筋浅層相当部）の圧痛はこれらの疼痛に対して生じる咀嚼筋の緊張に起因する反応と考えられるので，中枢性筋弛緩薬（塩酸トルペリゾン，商品名；ムスカ

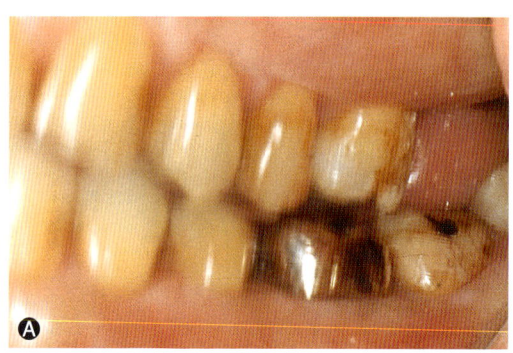

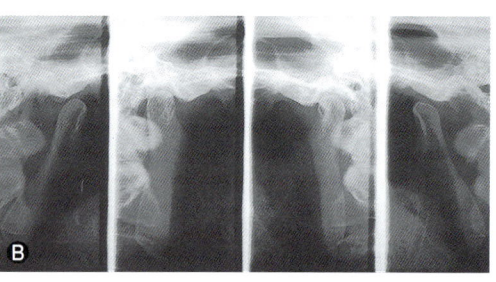

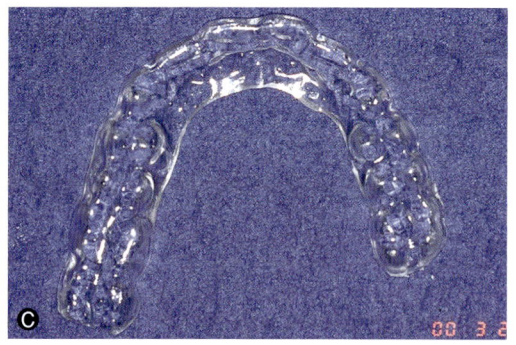

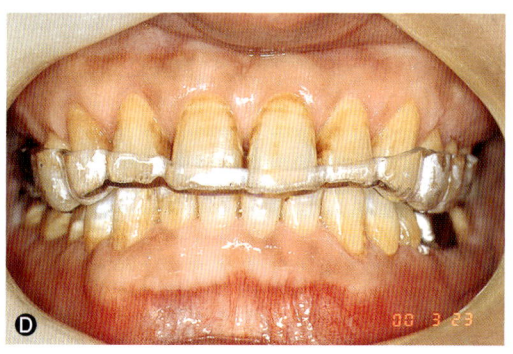

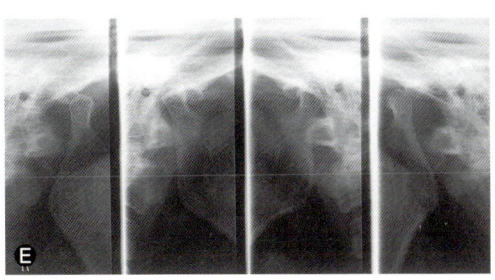

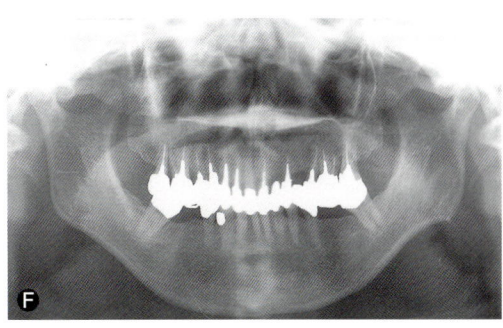

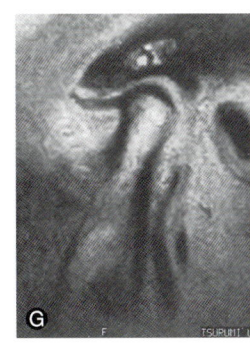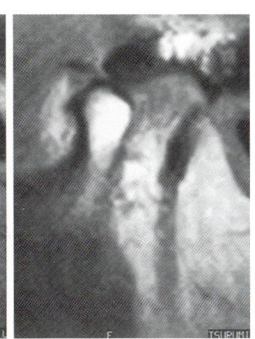

ルム®）150mg/dayの投与を考慮することとした．これらの薬物投与は初期治療として疼痛に対するさまざまな反応を抑制することにより治療の契機をつくろうとするもので，治療の全期間にわたって投与するものではなく，スプリント療法などと併用して行うことや，これに移行する際に限定的な用い方をすべきであろう．

◆経過観察

本症例では上顎にスタビリゼーション型スプリント装着（**C，D**）を併用するまでの期間，約2週間の薬物療法を行っている．さらにスプリント療法を併用することで関節雑音はなお残存するものの，スプリントの作用と相まって開口，咀嚼時の左側顎関節痛，咬筋部の圧痛は消失して初診当初の訴えの大きな部分は解消しており，治療の導入と移行が適切に行われたものと思われる．

症例Ⅱ

◆症例の概要

主　訴：あくび，食事時に左側顎関節痛と雑音を感じる（62歳，男性）．

既往歴：10年前から糖尿病を患っている．

現病歴：20年前からときどき左側顎関節痛を認めることがあった．約10日前の朝食中に再び顎関節痛が発現し，以後，顎関節痛の改善傾向を認めないため来院した．

現　症：開口時の上下顎切歯間距離は35mm，開口時の下顎偏位はみられないが，開閉口運動時に左側顎関節に関節雑音（可触性クレピタス音）と運動時に痛みを認めた．触診による顎関節部の圧痛は認められない．

◆診査および診断

パノラマ顎関節分割X線（**E**）およびパノラマX線所見（**F**）で，左側下顎頭に増殖性骨変化（骨棘）を認めた．MRI所見（**G**）では，左側顎関節円板の変形を伴う非復位性転位を認め，下顎頭と側頭骨の無信号域が下顎窩と連続し，関節円板穿孔が疑われた．

以上から，左側顎関節症Ⅳ型と診断した．

◆治療計画および処置

変形性顎関節症による骨変化と関節症状で，咀嚼などの顎関節への一過性の負荷によって急性症状を生じたと考えられた．

骨変化，円板穿孔に対しては，スプリントなどにより関節への負荷を低減させ，骨のremodelingやadaptationを期待するために，上顎にスタビリゼーション型スプリントを装着した．さらに，当面の疼痛に対して抗炎症薬（ロキソプロフェンナトリウム）180mg/dayの投与を行った．

◆経過観察

約2週間の薬物療法およびスプリント療法によって，関節雑音は残存するものの，あくびおよび咀嚼時の左側顎関節痛は消失し，開口域は45mmに増加し，日常的には支障を訴えなくなった．

症例 4　咬合調整により治療した症例

◆ 症例の概要

　主　訴：左側咬筋部の違和感ならびに疼痛（32歳，女性）．

　既往歴および現症：7年ほど前，交通事故による頸部打撲が原因となり開口障害が発現した．その後放置し，徐々に開口障害は消失したが，開口時左側顎関節雑音（クリック）が残存していた．現在は左側顎関節症状は緩解しており，筋症状が主体となっている．

◆ 診査および診断

　まず，臨床診査として下顎運動診査と筋の触診を含むCraniomandibular Index（CMI）を採得した．これは0～1の値で表され，1に近づくほど症状が重篤である．咬頭嵌合位における咬合接触診査は，シリコーンブラックによる画像解析診査を行った．顎関節画像診査として断層撮影ならびに核磁気共鳴画像(MRI)を撮像した．

　初診時のCMIの項目では，最大開口量は39 mmであった．下顎運動については，左側側方運動時痛を有していた．顎関節雑音は再現性のある左側顎関節開口時クリックが認められた．筋の触診で圧痛が認められた部位は，側頭筋，咬筋ならびに顎二腹筋後腹，外側翼突筋，胸鎖乳突筋，さらに僧帽筋で，これらは左側に著明に認められた．関節の触診では，両側に圧痛が認められた．初診時のCMIは0.49であった．シリコーンブラックによる咬頭嵌合位における咬合接触状態は両側第一・第二大臼歯部のみに接触が認められた（D）．咬頭嵌合位におけるMRI所見では，右側では関節円板はほぼ正常な位置に存在し，左側では前方転移が認められた（A）．開口時では左側の関節円板は下顎頭に対して復位していた．以上の所見により，日本顎関節学会症型分類III型と診断した．

◆ 治療計画

　治療方針は，著明な開口障害を有しないことからオクルーザルスプリントによる保存的治療を選択し，咬頭嵌合位における咬合状態の変化

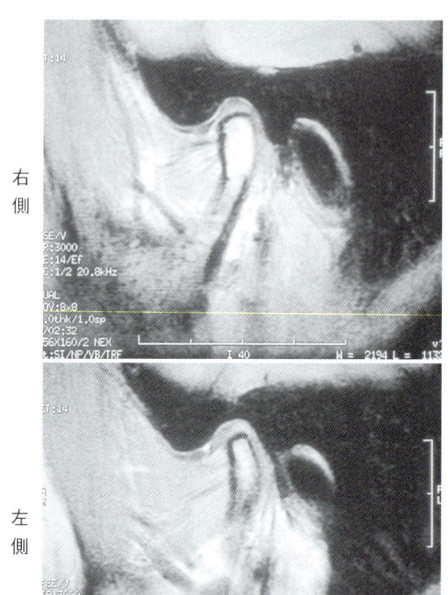

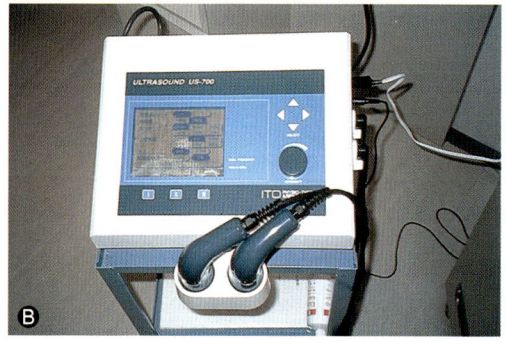

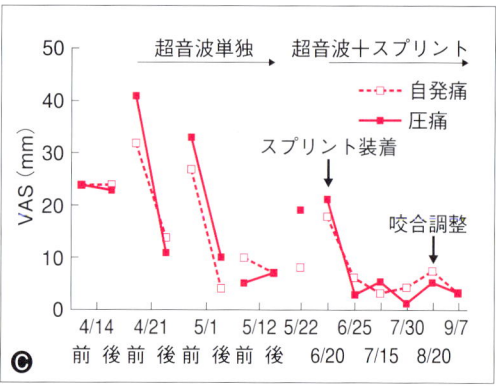

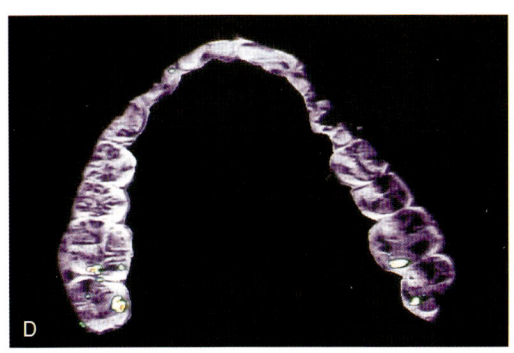
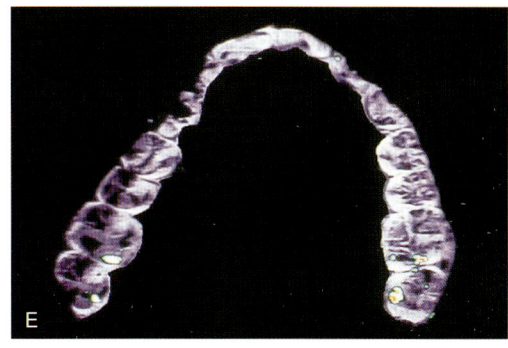
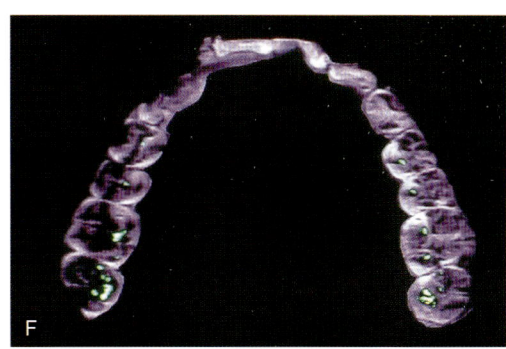

を観察することにした．さらに筋症状が著明なため，左側咬筋ならびに胸鎖乳突筋の違和感，疼痛の緩和を目的として，超音波照射による深部温熱療法（伊藤超短波社製，ITO-US-700®）を併用した（**B**）．

一般に温熱療法による効果として，末梢血管部の循環改善による発痛物質や老廃物の除去，神経の感受性の低下による疼痛閾値の上昇，コラーゲン粘弾性上昇による組織伸展性の増大などがあげられている．また，超音波療法の特徴として，ホットパックや遠赤外線などのように伝導加温ではなく，熱転換によって目的とする組織に作用を及ぼすことである．つまり伝導加温では，与えられた温熱エネルギーはほとんど皮膚表面で吸収され，表層下に存在する内部組織にまで達しない．一方，熱転換では深部にまでその作用が及び，効果的に電気エネルギーを到達させることが可能になる．

◆処置および経過観察

まず，患者に日常生活におけるセルフケアを指導した．

超音波照射はスプリント療法より先に開始した．照射モードは連続波，照射強度は$0.5\sim0.8W/cm^2$，照射時間は5分間とした．超音波照射の効果を確実にするため，照射プローブは術者保持とした．その後，全歯列被覆型スタビリゼーション型スプリントを製作し，夜間就寝時に装着させた．咬合接触様式は左右臼歯部均等接触，犬歯誘導とした．さらに，スプリント装着期間中も超音波治療を併用した．

治療経過に伴う症状の変化をとらえるため，左側咬筋部の自発痛ならびに触診による圧痛に関して，ビジュアルアナログスケール（VAS）を採得した（**C**）．スプリント装着前の照射では，2回目（4/21），3回目（5/1）において著明な改善を認めた．しかしながら，その効果は次回来院まで持続しなかった．5回目来院時（5/22）のCMIは0.42であった．スプリント装着後は左側咬筋のVAS値はともに10mm以下を示した．両側関節部の圧痛は軽減していた．スプリント装着2カ月後に，患者はスプリント除去時の咬頭嵌合位における軽度咬みしめ時に，両側大臼歯部に早期接触を訴えた．シリコーンブラックでもこの事実を確認した（**E**）．このため，患者の同意のもと，左右側臼歯部が同時均等接触するように咬合調整を行った（**F**）．その後，左側に認められた筋症状は消退傾向とのことであった．現在，引き続いて長期経過観察を行っている．

文献

1) Fricton J and Schiffman E : Reliability of craniomandibular index. *J Dent Res*, **65** : 1359-1364, 1986.
2) 川添堯彬，田中昌博：歯科補綴科からみた顎関節症の治療．岡 達，藍 稔編／顎関節症のとらえかたと対応の仕方，日本歯科評論社，東京，1998, p.50-76.

2 スプリント療法により治療した症例

症例5 理学療法を併用して治療した症例

◆症例の概要

主 訴：右側咬筋部の違和感，疼痛（24歳，男性）（**A**）．

既往歴および現病歴：全身的既往歴としては，6年前ならびに3年前に尿管結石にて投薬治療を受けており，現在は完治している．

5年ほど前から両側顎関節部に雑音と違和感を自覚するようになった．その後，一時軽減をみるも，3年前から左側顎関節部に雑音，右側咬筋にだるさを自覚するようになった．現在は右側咬筋部の症状が残存しているとのことであった．

◆診査および診断

まず，臨床診査として下顎運動診査と筋の触診を含むCraniomandibular Index（CMI）を採得した．これは0～1の値で表され，1に近づくほど症状が重篤であることを意味する．咬頭嵌合位における咬合接触として，シリコーンブラックによる画像解析診査を行った．顎関節画像診査として，パノラマTMJモードならびに核磁気共鳴画像（MRI）を撮像した．

初診時の最大開口量は44mmであった．下顎運動については，急速開口が困難であり，右側側方運動制限，運動時痛があった．顎関節雑音は両側に小さなクレピタス音が認められた．筋の触診で圧痛が認められた部位は，側頭筋前部，中央部，咬筋深部ならびに顎二腹筋後腹，外側翼突筋，胸鎖乳突筋上部，中央部，さらに僧帽筋上部，停止部であった．これらはほぼ両側に認められた．関節の触診では，右側の外側ならびに後方の関節包に圧痛が認められた．初診時のCMIは0.50の値を示した．シリコーンブラックによる咬頭嵌合位での咬合接触状態は両側臼歯部に接触が認められた．さらに，両側前歯部にも咬合接触が存在していた（**B**）．MRI所見では両側顎関節とも関節円板はほぼ正常の位置に存在していた．また，下顎頭には著明な形態異常を認めなかった（**C**）．以上の所見か

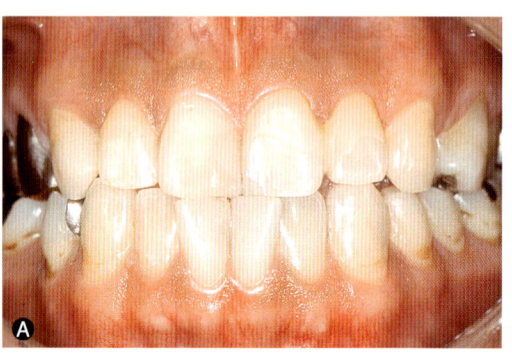

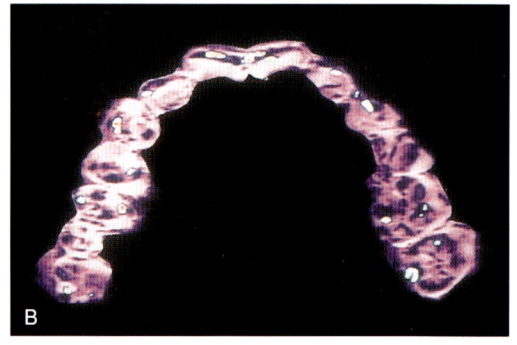

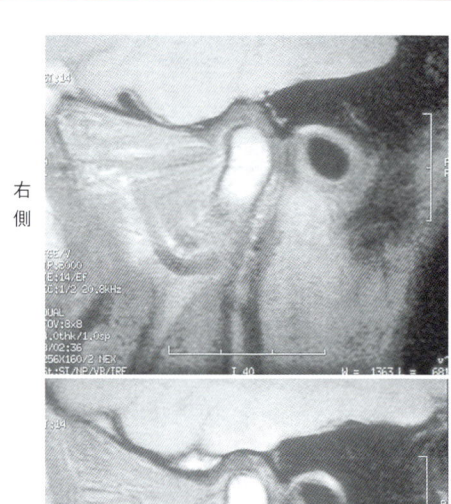

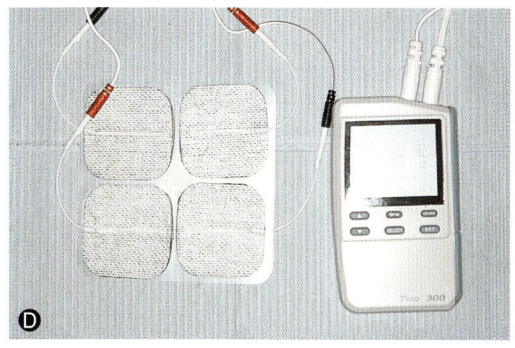

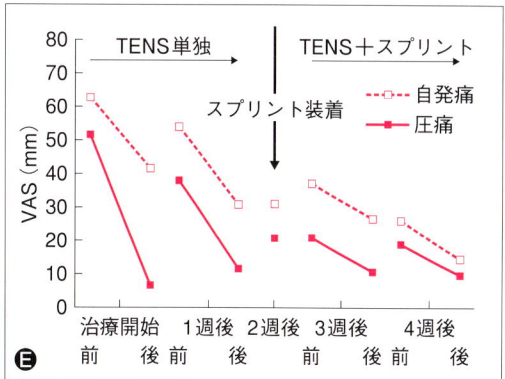

ら，咀嚼筋障害を主とする，日本顎関節学会症型分類Ⅰ型と診断した．

◆治療計画

治療方針として，理学療法を併用したオクルーザルスプリントによる保存的治療を選択した．理学療法には，頭頸部の違和感・疼痛の緩和を目的として，経皮的電気刺激（伊藤超短波社製，Torio 300®）を応用した（**D**）．

一般に頭頸部領域において応用される理学療法としては，表層および深部温熱療法，イオン導入法，超音波照射，経皮的電気刺激，非侵襲的電気鍼治療，筋電図バイオフィードバックがあげられる．

経皮的電気刺激（transcutaneous electrical nerve stimulation，以下TENSとする）の効果としては，神経痛やリウマチなどの疼痛性疾患における痛みの緩解作用があげられる．最近では，自律神経の鎮痛作用があることも判明されつつある．TENSの鎮痛作用のメカニズムは完全には解明されていないが，一部は関門制御理論（gate control theory of pain）によって説明される．

◆処置および経過観察

治療開始にあたり，患者に日常生活におけるセルフケアを指導した．すなわち，関節と筋の安静を目的として，硬性食品摂取の禁止，安静時における上下顎臼歯の離開や姿勢などに留意するように指示した．

TENSはスプリント療法より先に開始した．刺激パラメータは強度1.5 mA，周波数1 Hz，パルス幅100 μsec，時間は10分間から開始した．その後，全歯列被覆型スタビリゼーション型スプリントを製作し，夜間就寝時装着させた．咬合接触様式は左右側臼歯部均等接触，犬歯誘導

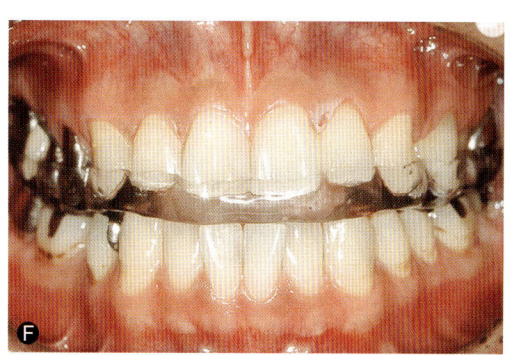

とした．さらに，スプリント装着期間中もTENSを併用した．

治療経過に伴う症状の変化をとらえるため，右側咬筋部の自発痛や接触による圧痛に関しては，ビジュアルアナログスケール（VAS）を採得した（**E**）．

スプリント装着前の刺激前後の右側咬筋の症状には著明な改善を認めた．しかしながら，その効果は次回来院まで持続しなかった．治療2週後には，症状はそれぞれ半分程度に軽減していた．スプリント装着後，刺激前後の右側咬筋の症状は著明な改善を認めた．加えて，その効果は，自発痛に関して次回来院まで持続していた．治療4週後には照射前のVAS値は30 mm以下まで軽減していた．現在，引き続いて経過観察を行っている．

文 献

1) Fricton J and Schiffman E：Reliability of craniomandibular index. *J Dent Res*, **65**：1359-1364, 1986.
2) Jagger RG, Bates JF and Kopp S著，川添堯彬，田中昌博訳：エッセンシャル顎関節機能障害．第一歯科出版，東京，1998, p.85-113.

2 スプリント療法により治療した症例

症例6 関節腔パンピング療法を併用して治療した症例

◆**症例の概要**

主　訴：右側顎関節部の疼痛および開口障害（23歳，女性）．

既往歴：特記事項なし．

現病歴：1年ほど前から右側顎関節部に違和感を自覚するが，疼痛がないため放置していた．1カ月前から同部に疼痛と開口障害が出現したため，近隣歯科を受診し，抗炎症薬を処方された．服用後，疼痛は軽減したが開口障害は改善しなかった．

現　症：最大開口量は30mm，右側顎関節部に開口時疼痛がある．

◆**診査および診断**

触診では，下顎頭の動きに制限がみられた．

顎関節パノラマ四分画X線像における下顎頭は，左右側とも下顎窩内で後方に位置しており，開口時の右側下顎頭の移動量に制限が認められた．また，両側とも下顎頭の骨形態に異常は認められなかった．

MR画像検査において，右側顎関節には非復位性関節円板前方転位が，また，左側顎関節には復位性関節円板前方転位が認められた．なお，両側とも関節円板の転位の程度は軽度で，円板形態はbiconcaveであった．

以上の結果から，左右側顎関節症Ⅲ型と診断した．

◆**治療計画および処置**

初診時，ロックの解除を目的にマニピュレーションを施行したが，奏功しなかった．そこで，関節円板に変形は認められず，転位の程度も軽度であったことから，パンピング・マニピュレーション療法を適用することにした．

関節腔パンピング療法とは，整形外科領域で古くから行われており，関節腔への局所麻酔薬や生理食塩水の注入と吸引を繰り返す，いわゆるパンピング操作により滑膜組織へ刺激を加え，関節の循環を改善することにより，創傷治癒を促進するものである．この療法を顎関節に

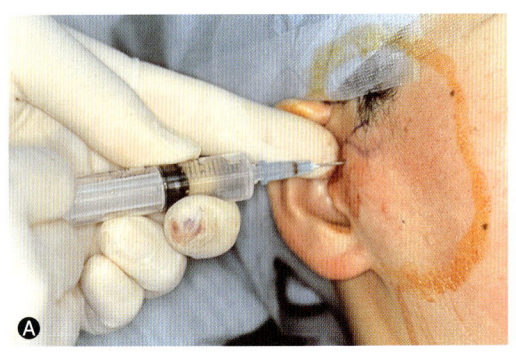

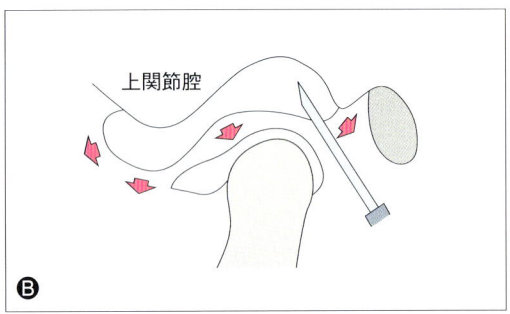

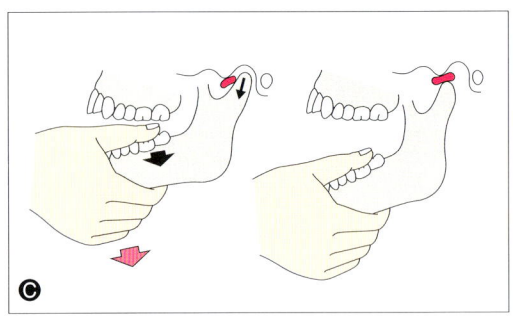

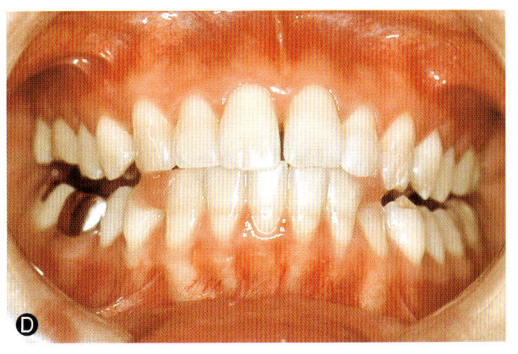

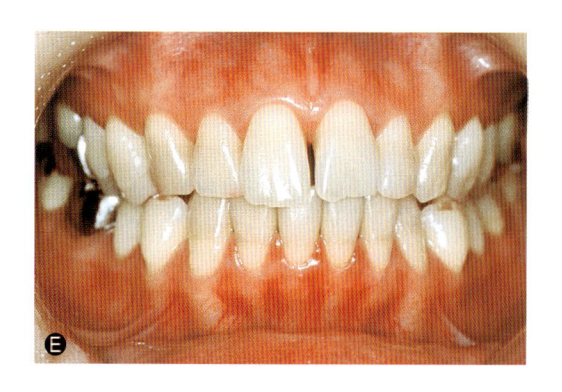

適用する場合の目的は，前記の関節腔内の環境改善を通して顎関節部の疼痛の軽減や下顎頭の運動制限の改善をはかることである．以前は，これらに加えて転位した関節円板の整位や復位があげられていたが，これらを長期的に維持することが困難なために，今日では目的から外されている．しかし，関節円板の整位や復位が最も望ましい顎関節の治癒形態であることに変わりはなく，症例を選んで目標とすることができる．その場合には，単にパンピング療法（**A, B**）だけでなく，それに続いて下顎頭と関節円板との位置関係を正常に戻すための操作であるマニピュレーション（**C**）を実施する．このため，この両者を併せて"パンピング・マニピュレーション療法"とよぶ．なお，本症例は，本法とスプリント療法を併用して，関節円板の整位が得られた症例である．

まず，右側顎関節の上下関節腔造影断層検査を行い，関節腔内における癒着と関節円板の穿孔のないことを確認した．その後，パンピング・マニピュレーション療法を施行した．これにより42mmの開口量が得られたので，直ちに透視下で関節円板の動態を確認し，整位が得られた下顎位で，前方整位型スプリントを装着し，調整を行った．この後の約2カ月にわたるスプリント治療で，最大開口量は48mmまで増大した．この時点での顎関節パノラマ四分画X線像における下顎頭位は前方であったが，骨変化は認められなかった．一方，MR画像検査では，両側顎関節ともに関節円板の位置異常は認められなかった．

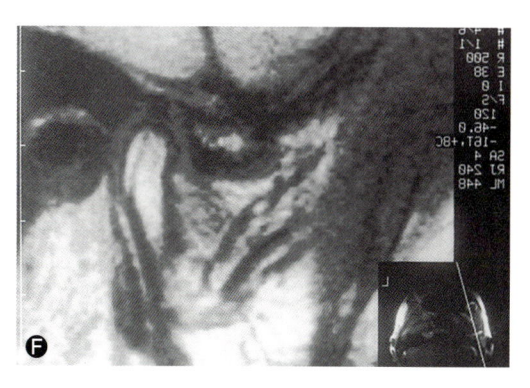

本症例は，臨床症状の改善が良好で，関節円板の整位も確認されたため，この下顎位で新たに咬頭嵌合位を再構成することにした．なお，最終的な下顎位は，術前に対して約2mm前方であり，スプリントを撤去すると，左右側臼歯部に約1mmの空隙が認められた（**D**）．このため，上顎小臼歯部にはポーセレンアンレーを，また，インレーの装着されていた上顎第一大臼歯には4/5冠を装着した（**E**）．なお，上顎第二大臼歯は，患者が若いこと，この部分の間隙が少ないことから不処置とし，歯の挺出を待つことにした．これらの治療に要した期間は4カ月であった．

◆経過観察

治療終了後，症状の再発は認められず良好に経過した．補綴治療終了から約1年経過後のリコール時におけるX線検査およびMR画像検査において，患側であった右側下顎頭後部に骨増生が認められた（**F**）．また，この骨増生によって，治療終了時には下顎窩内で前方に位置していた下顎頭が，画像上ではほぼ中央に位置するような所見を呈していた．なお，これらの所見は，パンピング・マニピュレーション療法後の下顎位の変更が妥当なものであったことを示していると考えられる．

文　献
1) 渡辺正毅：関節腔パンピング．日整会誌，**24**：30-32，1949．
2) 高瀬英世ほか：顎関節パンピング・マニピュレーション療法の適応とその後の咬合管理に関する臨床的検討．日顎誌，**8**：50-61，1996．

3 咬合調整により治療した症例

症例1 咬合調整のみによって治療した症例

◆症例の概要

主　訴：左側顎関節部の開口時の疼痛（73歳，女性）．

現病歴：半年前に上顎コンプリートデンチャー，下顎パーシャルデンチャー（7⏌〜⏌1，⎿4〜⎿6）を装着した．当初は多少の噛みにくさ（とくに左側において）はあったが，新義歯に慣れていないためと思い，また，義歯による疼痛がなかったため，そのままの状態で使用していた．しかし，数カ月後，左側の顎関節に疼痛を感じるようになり，次第にそれが強くなった．

口腔外科において左側顎関節症と診断され，鎮痛薬を投与されるが，著効なく，義歯の不適合が原因とのことで，補綴科へ紹介された．

現　症：最大開口位付近および硬い食品咀嚼時に，左側顎関節部に疼痛を認める．

◆診査および診断

最大開口量（前歯切縁間距離）はほぼ正常範囲の42 mmであり，開口路の正中偏位もなく，運動障害は認められなかった．

顎関節部のX線検査では，形態的異常は認められなかったが，下顎頭の後方偏位が，とくに左側で著明に認められた．

左側の咀嚼筋や顎関節部に圧痛が認められ，とくに内外翼突筋と顎関節後方部で著しかった．

義歯の適合性や維持，安定にはとくに問題はなく，また咬合状態もおおむね良好と思われた（**A〜C**）．しかし，咬合接触状態を精査してみると，咬頭嵌合位では，上顎コンプリートデンチャーの⎿6，⎿4，⎿1が接触しているだけで，左側の臼歯部は接触が認められなかった（**D**）．

以上のことから，本症例は，咬頭嵌合位が不安定であること，さらに左側臼歯部の咬合接触がないために下顎が同側に偏位しやすいことによる咀嚼筋障害（顎関節症Ⅰ型）と関節円板後部組織の慢性外傷性病変（顎関節症Ⅱ型）との合併であろうと仮に診断した．

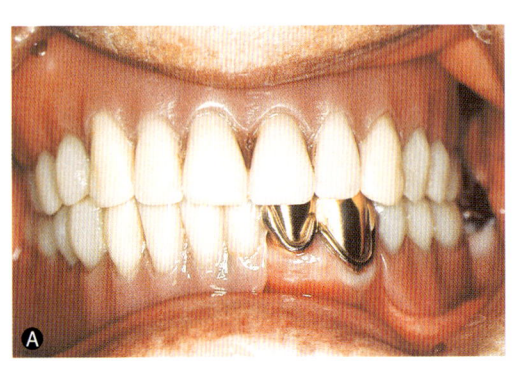

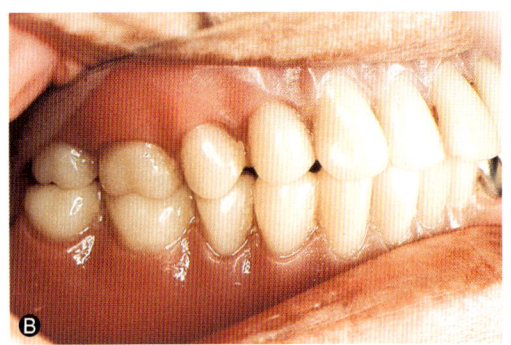

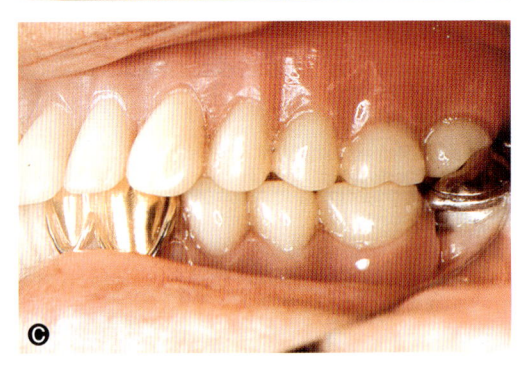

◆治療計画および処置

本症例に認められた咬合の異常（咬頭嵌合位での⎿6，⎿4，⎿1のみの接触）は，義歯の人工歯間に存在しており，義歯装着当時から，噛みにくさを（とくに左側で）自覚していたことから，左側臼歯部の接触不良と発症との因果関係がかなりの確度で考えられた．

そこで，患者にその旨を説明し，了承が得ら

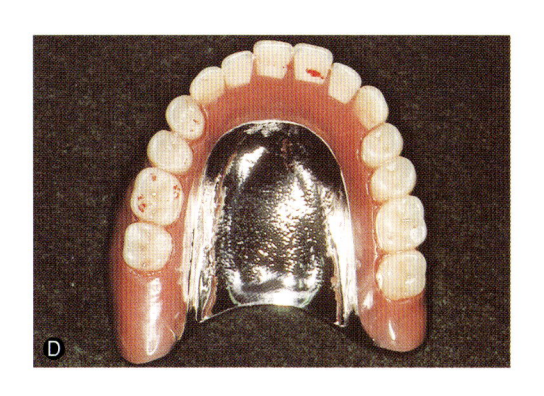

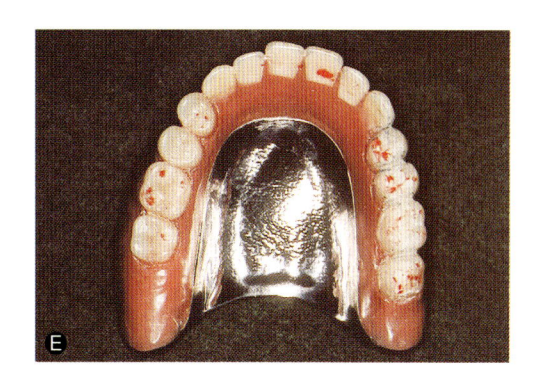

れたので，義歯人工歯の咬合調整を直ちに実施することにした．

通法により，義歯の咬合調整を行い，全歯列にわたって均等に咬合接触させ（**E**），咬頭嵌合位を安定させた．

その後，1～2週間隔でリコールし，顎関節症状と義歯の咬合接触状態をチェックし，必要に応じて咬合調整を繰り返したところ，約2カ月後に症状は消退した．

なお，咬合調整とは，歯や修復物ならびに人工歯の咬合面を削合することによって咬合異常を改善する方法で，不可逆的な咬合治療の一つであり，とくに早期接触や咬頭干渉などの歯の接触異常に適応される．一方，顎関節症患者の多くはなんらかの咬合異常を有しており，それを取り除くことによって症状が改善，消退することは，臨床的によく経験する．この事実は，顎関節症の発症に咬合異常が関与している可能性を示唆しているが，個々の患者の有する咬合異常と顎関節症症状との因果関係を，初診の時点で明確に診断することは必ずしも容易でない．そのような場合は，咬合調整などの不可逆的な処置を直ちに実施せずに，スプリントを用いた可逆的（保存的）な咬合治療を試みるのが一般的である（症例2参照）．しかし，咬合異常が修復物上に存在し，それの装着時期と顎関節症発症との因果関係が明白な症例においては，直ちに咬合調整を実施する場合もある．

◆経過観察

顎関節症症状の消退から2カ月後のリコールにより，症状の再発がないことが，また，義歯の咬合状態も良好であることが確認された．

以上のことから，本症例は装着された義歯の咬頭嵌合位の不安定（咬頭嵌合位で6̲，4̲，1̲のみしか接触していない）による咀嚼筋障害（顎関節症Ⅰ型）と，とくに左側臼歯部の咬合接触の欠如により下顎が同側に偏位し，下顎頭の後方偏位を招いた結果生じた関節円板後部組織の慢性外傷性病変（顎関節症Ⅱ型）との合併であったと確定診断ができ，処置経過から咬合調整のみでの対処が妥当であったことが示された．

多数歯にわたる可撤性義歯では，微妙な咬合異常を患者自身が気づかずに経過し，時として本症例のような顎関節症を招くことがある．しかし，多く場合は，早期に義歯床下粘膜部の疼痛として現れ，それに対する処置の過程で咬合異常も取り除かれるので，顎関節症に至らない．

一方，固定性修復物（インレーやクラウン）では，100μm程度のわずかな咬合異常でも患者自身が感知することができるので，装着時の咬合調整で見過ごされることは少ない．たまたま見過ごされて，それが原因で顎関節症を起こしたとしても，患者自身が自覚していないので，修復物における咬合異常と顎関節症発症との因果関係を明らかにすることは容易でない．したがって，咬合異常が原因と考えられる顎関節症の治療において，咬合調整のみで対処できる症例はきわめて少ないといえる．

3 咬合調整により治療した症例

症例2 スプリント療法を併用して治療した症例

症例Ⅰ：後方咬合位の早期接触症例
◆症例の概要
　主　訴：左側顎関節部の疼痛と開口障害（22歳，女性）．
　現病症：左側顎関節部の疼痛と開口障害を訴えて口腔外科を受診し，薬物療法により開口量の改善は得られたが，疼痛は改善されず，咬合が原因であろうとのことで補綴科へ紹介された．
　現　症：開口路は左側に偏位を示し，最大開口位付近で，左側顎関節部付近に疼痛が認められる．

◆診査および診断
　最大開口量（前歯切縁間距離）は42mmであったが，開口路が左側に偏位していることから，左側下顎頭の運動制限が考えられた．
　顎関節部はX線検査でとくに異常を認めなかったが，多くの咀嚼筋に圧痛が認められた．
　咬合の診査により |3，|4 および 3|，4| に後方咬合位での早期接触が認められた（**A**）．
　以上のことから，本症例は，左側犬歯・第一小臼歯の後方咬合位の早期接触による咀嚼筋障害（顎関節症Ⅰ型）と仮に診断した．

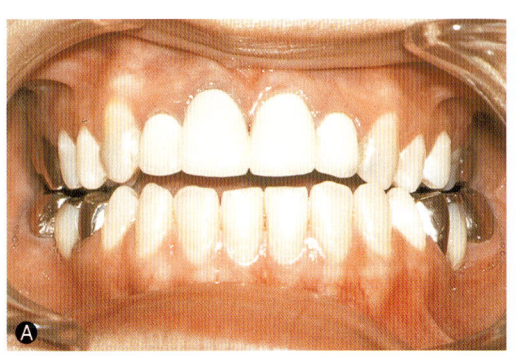

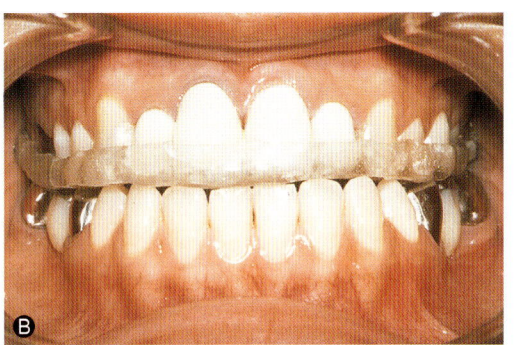

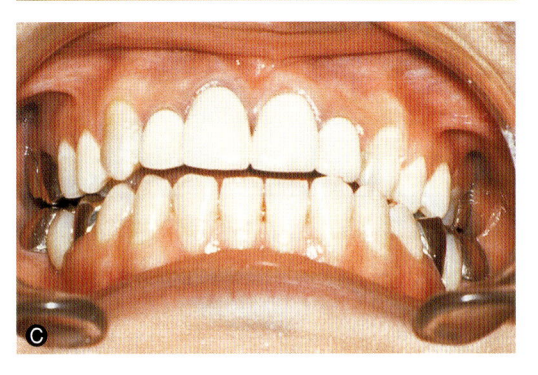

◆治療計画および処置
　本症例に認められた咬合接触の異常（左側犬歯・第一小臼歯の後方咬合位の早期接触）は，天然歯同士の間に存在しており，発症との因果関係は，初診時の段階では確定診断することはできなかった．そこで，患者にその旨を説明し，了承が得られたので，スタビリゼーション型スプリントによる保存的（可逆的）な咬合改善を実施することにした（**B**）．
　1〜2週間隔でリコールし，スプリントの調整を繰り返したところ，約3カ月後に症状は消退した．この時点で，最大開口量は53mmを示し（初診時：42mm），開口路の正中偏位もなくなり，左側下顎頭の運動制限も改善された．また，咬合の再診査により，初診時に認められた後方咬合位の早期接触は，依然存在していた．
　スプリントの使用を中断させると，しばらくして軽度の症状の再発がみられ，スプリントの再使用により症状が消退したことから，本症例における咬合異常は左側犬歯・第一小臼歯部における後方咬合位の早期接触が原因と診断した．
　そこで，最終処置として咬合調整の必要性を

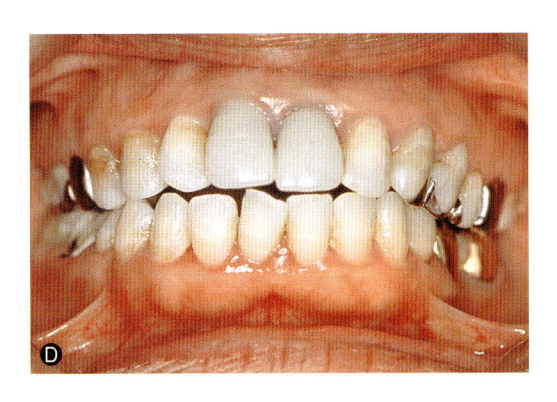

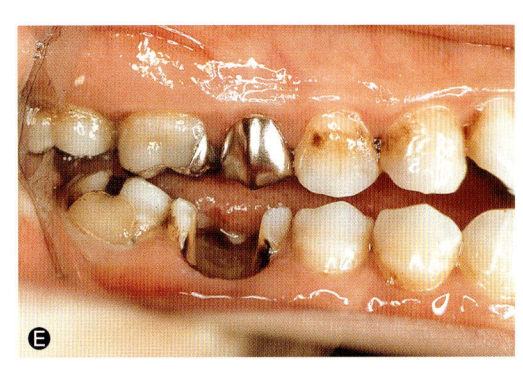

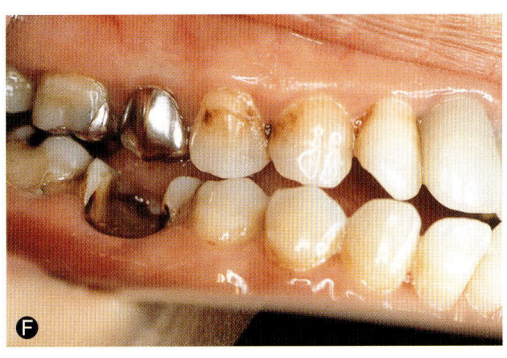

患者に説明し，了承が得られたので，反対側の 4| および |4 にも接触が得られるように咬合調整し，後方咬合位での早期接触を除き（C），スプリントの使用を中断させた．

◆経過観察

その後，6カ月および1年後のリコールにより，症状の再発がないことが確認され，本症例は左側犬歯・第一小臼歯部に認められた後方咬合位の早期接触による咀嚼筋障害であったと確定診断ができた．

症例Ⅱ：作業側の咬頭干渉症例

◆症例の概要

主　訴：両側の頰部，顔面部の疼痛（52歳，女性）．

現病歴：来院3カ月前，|6 の根管治療中に両側の頰部，顔面部に著しい疼痛が発現したが，翌朝には消退した．その後，うつ向いての仕事中に疼痛が再発し，この状態が繰り返された．そこで整骨医で電気治療を受けたが効果がなく，当科に紹介された．

現　症：咀嚼時に両側の頰部，顔面部の疼痛を認める．

◆診査および診断

両側の咬筋，外側翼突筋，顎関節外側部に圧痛を認めたが，顎関節はX線検査で異常は認めなかった．また最大開口量は55mmで，開口路の正中偏位も認められなかった．

咬合診査において，咬頭嵌合位で前歯部は開咬しており（D），このため右側側方咬合位で |6 の遠心頰側咬頭と |7 の近心頰側咬頭に作業側干渉が認められた（E）．

以上の結果から，本症例は |6 ，|7 の作業側咬頭干渉による咀嚼筋障害（顎関節症Ⅰ型）と仮に診断した．

◆治療計画および処置

咬頭干渉部は修復物上であるが，古いものであり発症との因果関係は不明であったので，患者にその旨を説明し，同意が得られたので，スタビリゼーション型スプリントによる保存的（可逆的）な咬合改善を実施した．

スプリント療法により約1カ月半で症状の消退が得られた．この間，スプリントの使用を怠ったときなど，症状の発現がみられたとの訴えがあったことから，患者に修復物上の咬頭干渉が原因である旨を説明し，同意を得て小臼歯も接触するよう咬合調整し，作業側咬頭干渉を除き（F），スプリントの使用を中断させた．

◆経過観察

その後，症状の再発は認められず，|6 には通法によりクラウンを装着したが，同部位は本症の発症とは直接関係はなく，最終的に |6 ，|7 間の作業側咬頭干渉による咀嚼筋障害であったと確定診断できた．

3 咬合調整により治療した症例

症例3 心身医学的療法を併用して治療した症例

◆症例の概要

　主　訴：上下顎義歯を入れてから，舌や歯肉が痛くなった（64歳，女性）．

　現病歴：来院5カ月前に下顎義歯，3カ月前に上顎義歯を装着した．以後，舌，歯肉全体にわたる持続的なヒリヒリ感，ピリピリ感が続き，某歯科医院で義歯調整を繰り返したが症状は軽減しなかった．さらに耳鼻科を受診し，軟膏を処方されたが，やはり症状は軽減しなかった．

◆診査および診断

　口腔内の状態，X線写真（オルソパントモグラフ），義歯はA～Eに示すとおりであった．舌，歯肉に臨床的な異常は認められず，また，スクリーニングテストにも異常は認められなかった．また，義歯の辺縁形態，早期接触などの咬合にも異常所見は認められなかった．

　以上のことから，義歯不適応症および口腔心身症の疑いありと診断した．

◆治療経過

　舌，歯肉の症状に対しては含嗽剤を投与し，義歯に対しては月に1度の割合で咬合調整を行った．しかし，義歯に対する執拗な訴えは変化せず，精神的因子の関与が強くうかがわれた．患者は，非常に几帳面で，完璧主義であり，自分の思ったようにものごとをコントロールしようとする性格（いわゆる強迫パーソナリティー）を示した．しかしながら，患者は，現在の症状と精神的関与とのかかわりを説明しても全く聞こうとはせず，さらに精神安定薬，抗うつ薬も"胃薬以外飲めません"と拒否した．

　難治例と考え，咬合調整を続けるとともに，簡易精神療法，とくに徹底した傾聴を行うこととした．その間，患者とのコンタクトはとれるものの，精神的関与に触れられることを拒否する態度が続き，ラポール形成はできなかった．

　初診から約11年後，患者は，加齢による身体的機能の衰えを感じるようになり，通院が徐々に困難になってきたことを契機に，今までの義歯に対する"こだわり"について話しはじめた．完璧主義であることから，少しでも気になることがあるとイライラし，どうしようもなかったことや，12年間にわたる義歯調整，義歯再製作でも症状が軽減しなかったことから，自ら精神的関与を認めるようになった．この段階で生活歴を聞くことができた．すなわち，父親の職業の関係で転校が続き，友人をつくることができなかったことと同時に，どのようにす

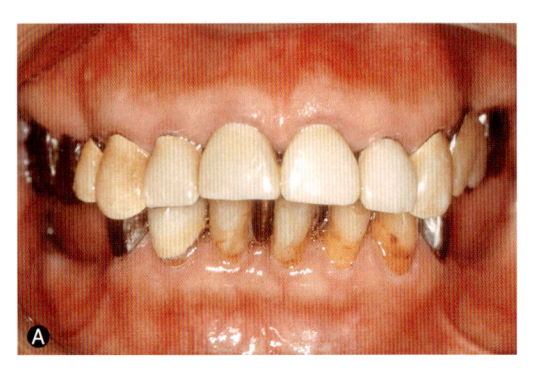

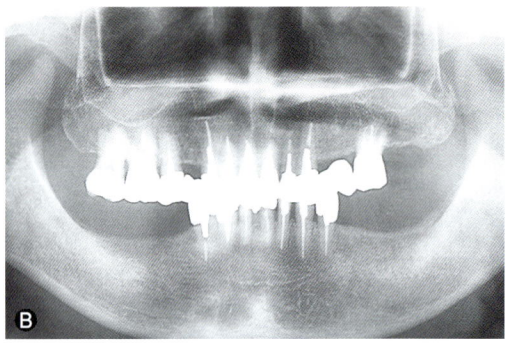

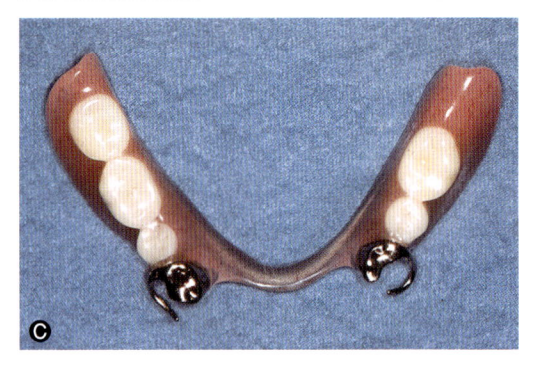

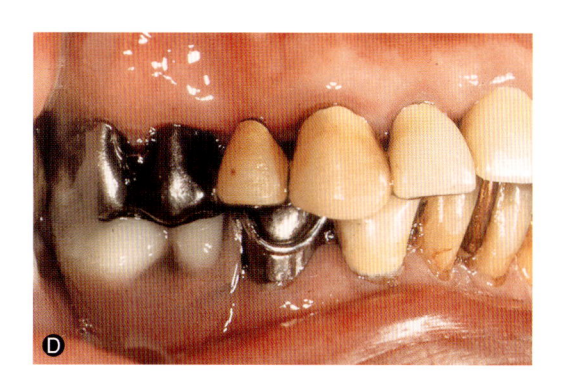

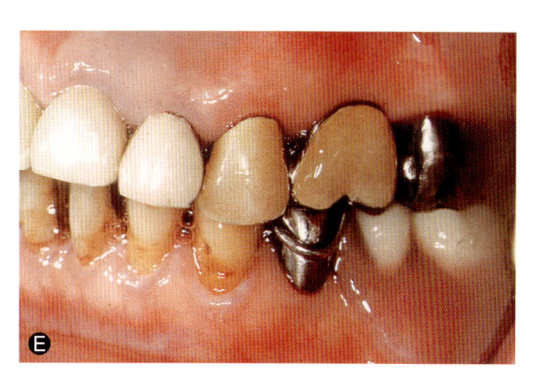

ればよいのかわからなかったこと，小さいころから体が弱く，33歳で結婚するまで仕事をしていたが，周囲の人からは，"あまりにも余裕がない"といわれていたことなどを知り得た．これを契機にラポール形成ができ，気づき，洞察が得られた．現在，義歯に対するこだわりは全く消失していないが，以前より気にならなくなってきている．さらに，患者は，今までのような義歯に対するこだわりを捨て，自分のこれからの老後の設計を考えたいと言っている．

◆まとめ

強迫観念とは，自分の意志に反して，不必要な考えが強迫的に繰り返し浮かび，打ち消そうと思ってもますます増強するものである．本症例は，小さいころからの生活環境，几帳面な性格などがベースとなり，義歯製作という歯科治療が契機となって発症している．舌，歯肉の疼痛が，義歯の咬合不全であるという強迫観念，さらに不安および心気的傾向が精神的な加重となり，本症例の治療を困難なものとした．歯科的訴えに対する根気強い対応，気づきを得るまでの徹底した傾聴が，本症例の症状を緩解させたものと考えている．

文　献

1) 石津　宏：口腔心身医学臨床講座　第Ⅱ巻　診断・治療編．書林，東京，1988，p.79-96．
2) 中村広一：執拗に咬合の異常感を訴え続けた強迫性格者，さまよえる患者をどう捉えるか－歯科心身医学領域の症例集．デンタルダイヤモンド社，東京，1995，p.128-131．
3) Sulzman L（笠原　嘉訳）：強迫パーソナリティー．みすず書房，東京，1985，p.27．

4 治療用義歯による咬合治療を行った症例

症例 1　パーシャルデンチャーによる咬合治療を行った症例

◆症例の概要
　主　訴：右側顎関節部と右側咬筋部の疼痛（48歳，女性）．

　既往歴および現病歴：初診時の半年くらい前から右側顎関節部に疼痛を自覚し，耳鼻科を受診したところ，耳鼻科的な疾患や問題点はなく，歯科の受診を勧められ，当科来院の2カ月前に，近医で上下顎パーシャルデンチャーを製作・装着したが，症状の改善は認められず，加えて，1カ月前からは右側頰部の疼痛も自覚するようになった．なお，全身的には特記すべき事項はなかった．

◆診査および診断
　口腔内を診査したところ，歯の欠損は $\frac{7-1\mid12567}{7-4\mid4-7}$ であり（**A**，**B**），触診により右側顎関節部および外側翼突筋，咬筋中央部に圧痛が認められた．なお，最大開口量は切歯乳頭部・下顎中切歯切縁間で38 mmであった．顎関節雑音，開口時の下顎偏位は認められなかった（**C**）．また，残存歯，顎粘膜に異常は認められなかったが，使用中の下顎義歯の床形態は不適切であり，Schüller法による顎関節X線写真から両側下顎頭の後方偏位が疑われた（**D**，左：右側，右：左側）．以上の診査結果から，パーシャルデンチャーの咬合高径の設定位置が低いことが原因となり，関節窩内で下顎頭が後方偏位したことにより，臨床症状が発現したものと診断した．

◆治療計画および処置
　咬合を挙上し，適切な咬合高径を付与するために，咬合治療と診断を目的としたスタビリゼーション型スプリントを製作・装着することとした．まず，下顎義歯床形態を修正し，義歯を装着した状態で印象採得を行い，通法により，模型上で加圧成形型のレジンシートを圧接し，下顎残存歯と人工歯の咬合面を被覆するスタビリゼーション型スプリントを製作した（**E**）．臼歯部咬合面部ならびに前歯部切縁部に常温重

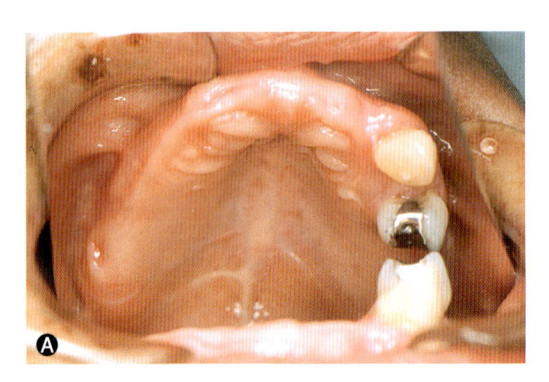

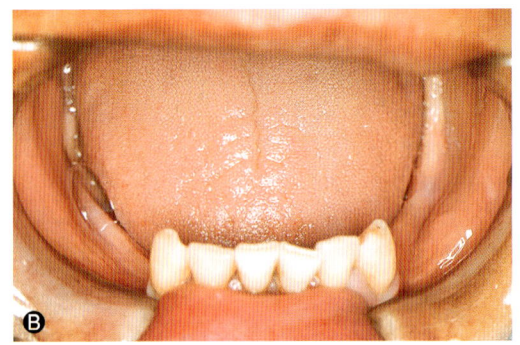

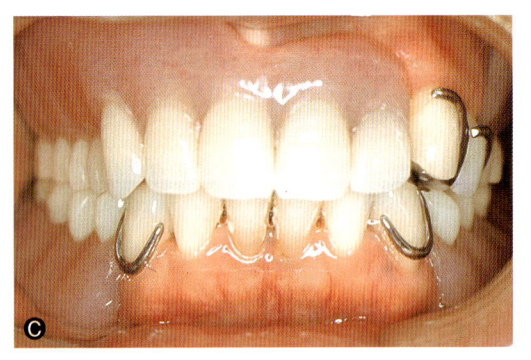

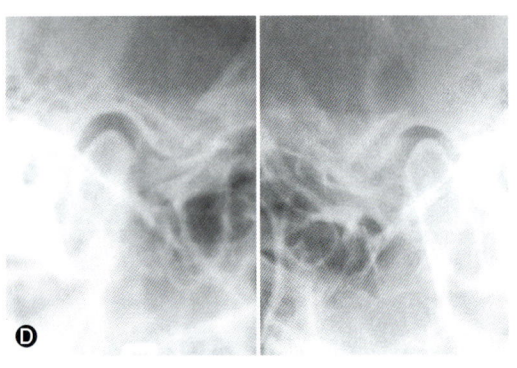

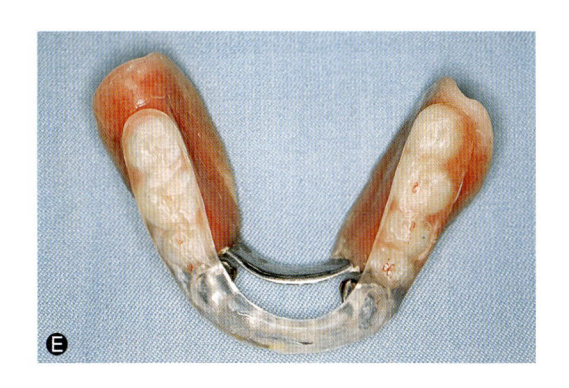

合レジンを築盛し，全歯に均等な咬合接触が得られるように調整した．なお，咬合高径は下顎安静位を参考にして挙上した．また，Schüller法による顎関節X線写真から，関節窩内で下顎頭の後方偏位が改善されていることを確認した．

スプリント装着の4週後に，右側顎関節部および外側翼突筋，咬筋中央部の圧痛および自発痛は消失したため，新たに上下顎パーシャルデンチャーを製作・装着した（E, F）．

◆経過観察

処置後の経過は良好に推移したが，2年後のリコール時に著明な人工歯の摩耗が認められたため，咬合関係の保持をはかるために，下顎臼歯部にメタルティースを用いたパーシャルデンチャーを，上顎義歯とともに再製作した．初診時から7年間が経過し，定期的なリコールを行っている．顎関節・筋症状の再発はなく，残存歯にも変化は認められず，主観的にも客観的にも良好な咀嚼機能が確保されている．

近年，TMD症状を伴う患者は増加傾向にある．これらの患者を治療する際には，十分な診査・診断を行ったうえで治療法が選択されるべきであることはいうまでもない．とくに，補綴治療を行う必要がある場合には，その咬合関係の設定は慎重に行うべきである．本症例のように，顎関節・筋症状を伴う部分無歯顎患者に対する義歯補綴治療に際しては，まず，顎関節の安静をはかることによりTMD症状を取り除くことが優先される．そのために，パラファンクションや悪習癖の除去などの生活指導を行うことはもちろんのこと，治療用義歯などで顎運動

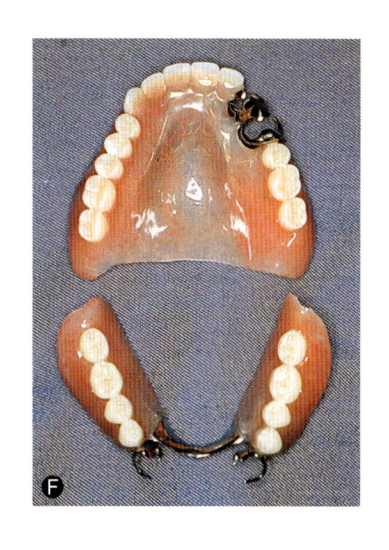

と下顎位を安定させることが必要である．有歯顎者ではスプリントを製作し，また，無歯顎者では治療用義歯をスプリントとして用いるが，部分無歯顎患者については，欠損の状態にもよるがパーシャルデンチャーの咬合面を覆う形でスプリントを装着する方法が広い適応範囲で有効である．パーシャルデンチャーとスプリントを一体化することにより，義歯の維持，支持，安定が得られ，より安定した咬合が確保できる．また，使用中の義歯を大きく改造することなく装着できる可逆的な方法であるので，患者とのトラブルも軽減できると考える．本症例では，下顎に治療用義歯を装着した．もちろん，欠損や使用中の義歯の状態により上顎に装着するほうが有効な場合もあるが，今回は前歯部のガイドを変更する必要がないと判断し，下顎の臼歯部咬合面をフラットな形態とし，咀嚼時にも使用させるため下顎に適応することとした．

部分無歯顎患者における治療用義歯による咬合治療は，欠損の状態や残存歯の状態により困難を伴う場合も多い．しかし，残存歯での不安定な咬合関係が残っている場合には，患者自身が偏心位での咬合位を義歯の咬合採得時に再現することが多く，顎関節に対する負荷により咬合治療の必要性が生じることがある．したがって，部分無歯顎患者に対する補綴治療を行うにあたっての治療用義歯による咬合治療は，その咬合位の診断という観点からも重要である．

4 治療用義歯による咬合治療を行った症例

症例2 コンプリートデンチャーによる咬合治療を行った症例①

◆症例の概要

主　訴：下顎義歯床下粘膜に疼痛があり，咬み合わせが低いような気がする（66歳，男性）．

現病歴：19年前に上下顎の義歯を装着したが，その後，義歯床下粘膜の疼痛を訴えて頻繁に通院した．疼痛部位に相当する義歯床粘膜面を削除したためか，装着後1年で間接リライニングが行われたという．現在使用中の義歯（上顎：両側性遊離端義歯，下顎：コンプリートデンチャー）は12年前に装着され，数回のリライニングが行われている．担当医師に咬み合わせが低い気がするとしばしば訴えたが，咬合挙上によって疼痛の程度が悪化することを恐れて，咬合の挙上は行わなかったという．

現　症：側貌の観察から，下顔面の短縮とともに下顎が相対的に前方に位置している様相がうかがえる（**A**）．

◆診査および診断

患者の訴えや視診によって低位咬合が疑われたので，顔面計測を行った．瞳孔—口角間距離と鼻下点—オトガイ底間距離を比較したところ，後者が約5mm短かった．また，安静空隙量は7mmであり，低位咬合と診断した．

下顎の残存顎堤は平坦であった（**B**）．また，使用中の義歯は舌房が狭く，舌によって下顎の義歯が浮上する可能性が疑われた．義歯床と義歯床下粘膜との適合状態は，義歯床粘膜面の調整が頻繁に行われていたためか，部分的に不良であった．また，咬合接触状態に問題はなかったが，維持・安定はやや不良であった．

義歯の調整を行っても床下粘膜の疼痛が消失せず，頻繁に受診したとのことから，非就眠時のブラキシズム（とくにクレンチング）が疑われたため，読書時の10分間の咬筋筋電図を記録した．その結果，ブラキシズム頻度は2回，平均ブラキシング持続時間は18秒，筋活動量は最大咬みしめ時の約15％であった．このこ

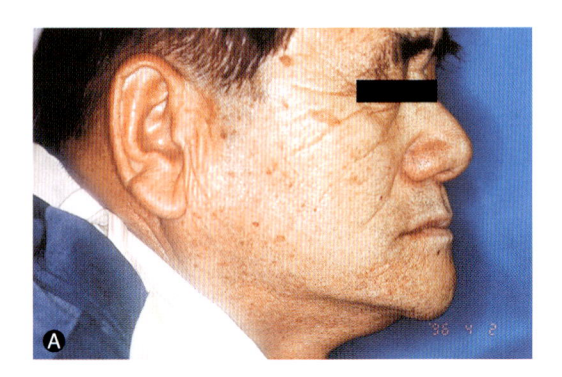

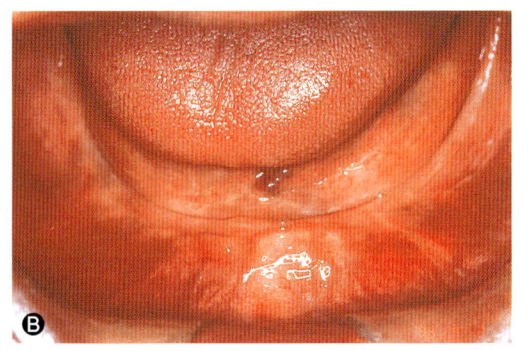

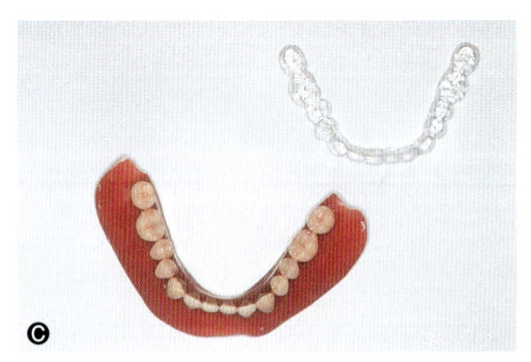

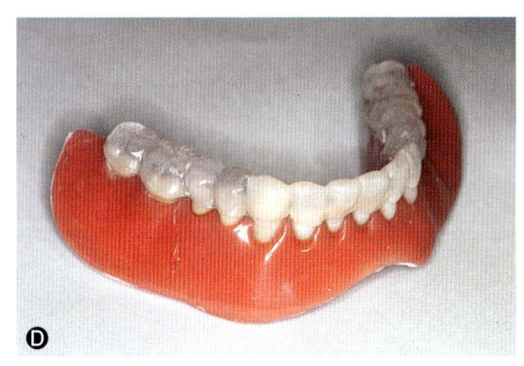

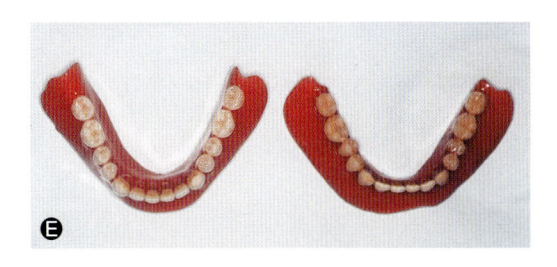

とから，非就眠時に軽度のブラキシズムを頻繁に行っていると判定し，ブラキシズムによる負荷によって義歯床下粘膜の疼痛が生じたと診断した．また，この患者は，クレンチングを自覚しているので，管理はしやすいと推測した．頭痛はなく，触診時の圧痛も存在しなかった．顎関節部の開閉口時の雑音は存在したが，顎関節部断層X線写真では異常は存在しなかった．

◆治療計画および処置

主訴である義歯床下粘膜の疼痛は，非就眠時のブラキシズムが原因であると推測されたため，まず習癖を取り除くこととした．次に，使用中の下顎の義歯は低位咬合であることと，臼歯部人工歯が舌側寄りに排列されており舌房が狭いことから，新義歯を製作することとした．

顎関節症の治療に用いるスプリントと同様に，加圧成形した厚径1mmのプラスチックパターンにより下顎義歯の咬合面を覆い（**C**），その上に即時重合レジンを盛って臼歯部で5mm咬合を挙上した（**D**）．

患者に安静空隙についての説明を行い，安静時には上下顎の歯の接触がないことを十分理解させた．そして時折，安静時に歯が接触していないかを自分でチェックすることを指示した．なお，非就眠時のブラキシズムは，就眠時のブラキシズムとは異なり，本人が認知できるので，それを消失させることが可能である．また腹式呼吸を訓練し，非就眠時のブラキシズムの消失あるいは軽減をはかった．

就寝時以外はスプリントと義歯を装着するように指示したが，2週間使用しても床下粘膜に疼痛が生じなかった．そこで，この義歯を参考にして新義歯を製作することにした．可能なかぎり咬合圧負担域を拡大し，床下粘膜にかかる負担を軽減した．咬合関係はスプリントを装着した義歯と同様に設定した．新義歯（**E**左）の臼歯部人工歯は適正な位置に排列され，旧義歯（**E**右）より舌房は拡大された．

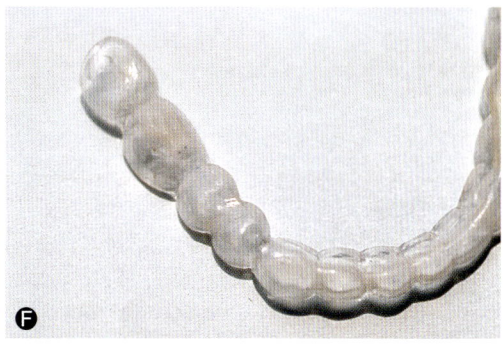

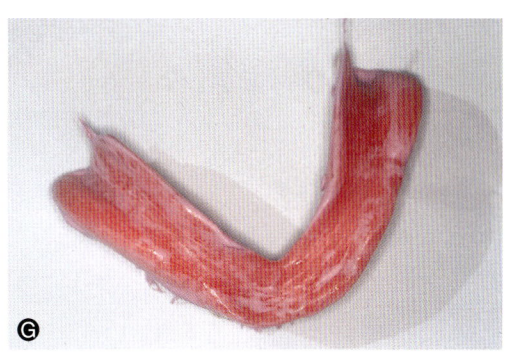

◆経過観察

新義歯の調整が終了した時点で，新たに厚径0.5mmのスプリントを装着し，非就眠時のブラキシズム（クレンチング）のチェックを行ったが，右側第二小臼歯近心部にシャイニースポットが存在した（**F**）．非就眠時のブラキシズムはまだ少し残っているが，床下粘膜に疼痛が生じることはなくなった．

2年半経過したが経過は良好であり，半年に1度のリコールを行っている．装着2年後の義歯床適合試験の良好な結果を**G**に示す．

文　献

1) Piquero K, et al：A clinical diagnosis of diurnal (non-sleep) bruxism in denture wearers. J Oral Rehabil, **27**：473-482, 2000.
2) 櫻井　薫：義歯床下粘膜の疼痛を訴えて頻繁に来院する症例を考える—義歯装着者のクレンチングに関する研究成果も交えて．歯科月報，**564**：14-22，1998.
3) 安藤友彦ほか：非就眠時におけるブラキシズムに対する呼吸法の抑制効果（第1報）．日本顎関節学会雑誌，**10**：260-261，1998.

4 治療用義歯による咬合治療を行った症例

症例3 コンプリートデンチャーによる咬合治療を行った症例②

◆ 症例の概要

　主　訴：左の顎が痛い（60歳，女性）．

　既往歴および現病歴：21歳で無歯顎となった．全身状態にとくに異常はなく，手術などの既往もない．

　現　症：上下顎コンプリートデンチャーを所有しているが，通常は上顎のみの使用で，下顎は装着していない．主訴である左側顎関節部の疼痛は閉口時における運動痛であり，運動時には同部に関節雑音が認められる．疼痛や雑音がいつから始まったかについては，患者の記憶が明確でないため不明である．

◆ 診査および診断

　口腔内診査：上下顎顎堤の高さに関して，上顎は良好，下顎は中等度であった．顎堤粘膜の状態は，上顎では夜間も義歯を装着しているためか，強い発赤が認められた．また下顎に義歯を装着していないため，上顎義歯と接触するレトロモラーパッドは顎堤粘膜が角化し，一部は白色になっていた（**A**）．

　義歯の診査：上下顎義歯はレジン床義歯であり，レジン歯を使用していた．義歯は製作後40年経過しているようにはみえず，下顎人工歯の摩耗は全くみられなかった（**B**）．

　X線診査：顎関節の下顎頭位，関節部の形態変化，そのほか硬組織の診査を目的として，上下顎義歯の咬合位における回転パノラマX線撮影を行った．同時に咬合位と開口位における顎関節四分割撮影も行った．この結果，左右側下顎頭には著明な変形が認められた．また，咬合位の左右側下顎頭は前方位であった（**C**）．なお，開口時の運動制限はなかった．

　MRI診査：顎関節部の軟組織の状態を診査する目的で，MRI撮像を行った．関節円板には，左右ともに復位を伴わない前方転移が認められた．

　これらの結果から，顎関節症Ⅲ型と診断した．

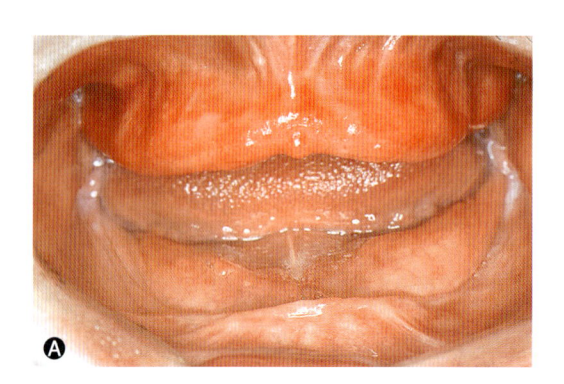

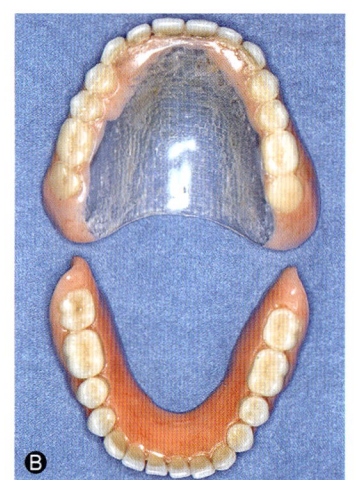

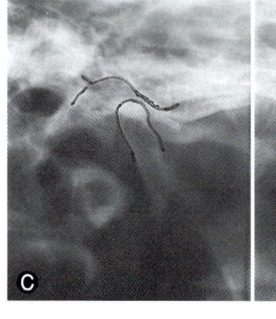

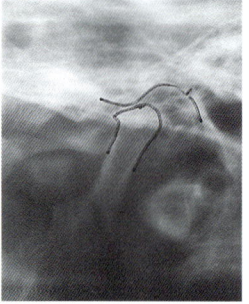

◆ 治療計画および処置

　長期経過した関節円板前方転移症例では，円板の復位はほとんど期待できない．

　治療方針としては，下顎義歯の装着に慣らさせること，下顎位の修正と顎関節症状の軽減をはかる目的として，旧義歯を治療用義歯として

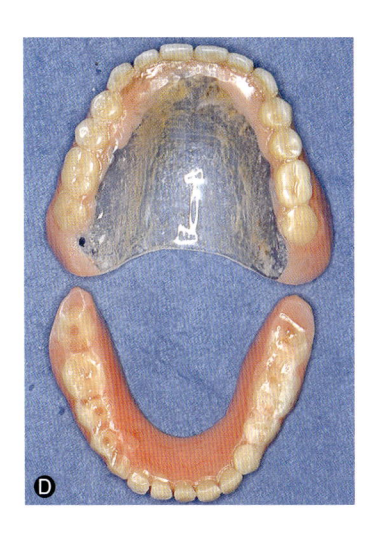

使用することとした．

　コンプリートデンチャー装着者の咬合位における下顎頭位が本症例のように前方偏位している場合，あるいは側方に偏位している場合は，咬合採得の誤りが最大の原因として考えられる．すなわち，前方位では臼歯部咬合堤が離開する，いわゆる矢状Christensen現象が，また側方位においては平衡側臼歯部咬合堤が離開する側方Christensen現象が生じ，このエラーがそのまま義歯に移行してしまうことが考えられる．本症例では，旧義歯が前方位で製作されているため，矢状Christensen現象により生じたエラーの修正が必要となる．咬合位の修正は，人工歯の削合によって行った．すなわち，約1カ月かけて下顎最後臼歯から前方へ漸次削合量を減少させる（**D**）ことによって，咬合位の改善をはかった．この処置により，下顎頭位は後退し（**E**），顎関節部の疼痛の消失と運動域の拡大もはかられた．

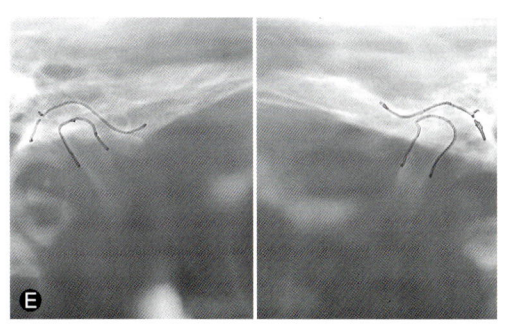

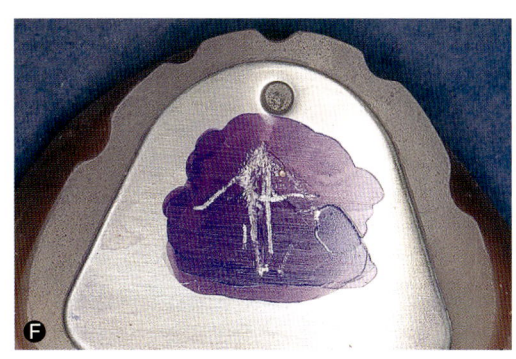

◆**経過観察**

　顎関節症状が消失してから約1カ月間の経過観察を行ったのち，新義歯を製作することとした．習慣性前方咬合位や偏心咬合位のある患者では，ゴシックアーチ描記による水平的顎間関係の確認が重要である．本症例のゴシックアーチ描記図（**F**）では，前方と左側方運動，タッピングポイントに不安は残るが，アペックスでチェックバイトの採得を行った．

　新義歯装着後，3回の微調整で患者の満足が得られ，疼痛などの顎関節症状の再発はみられない．

4 治療用義歯による咬合治療を行った症例

症例4 コンプリートデンチャーによる咬合治療を行った症例③

◆**症例の概要**

主　訴：左側顎関節部の違和感（63歳，女性）．

現病歴：上下顎とも無歯顎であり，約2年前に下顎コンプリートデンチャーを製作・装着したが，約2週間前から左側の難聴感および肩こりと左側顎関節部の違和感を自覚するようになり，耳鼻科を受診したところ，歯科の受診をすすめられた．

◆**診査および診断**

顎堤の吸収は少なく，良好であった．また，その粘膜にも異常は認められなかった（**A**）．

触診により，左側咬筋浅部および同外側翼突筋に圧痛が認められた．また，最大開口量は約48 mmであり，開口時の顎偏位も認められなかった．しかし，最大開口位からの閉口時に下顎の右側への偏位が認められた．さらに，顎関節部のX線写真（Schüller法）から，左側下顎頭の後方偏位が認められた（**B**）．

使用中の義歯の適合状態ならびに義歯床形態に関しては，とくに補綴学的に問題は認められなかった．なお，人工歯には硬質レジン歯が使用されていた（**C**）．

以上の診査結果から，使用中の義歯の咬頭嵌合位が顆頭安定位と一致していないために種々の臨床症状が誘発されたと診断した．

◆**治療計画および処置**

咬頭嵌合位と顆頭安定位とを一致させるために，まず，治療用義歯により咬合位の修正と左側下顎頭の整位を試みることとした．なお，使用中の義歯の床形態は適正であり，適合性は良好であったため，上顎義歯には手を加えず，下顎義歯のみを複製してこれを治療用義歯として，咬合治療を行うこととした．

通法により，下顎義歯を複製し，臼歯部咬合面部に常温重合レジンを築盛して，咬合位の修正を行った．咬合位の修正に際しては，左側臼歯部を約1 mm咬合挙上するとともに，前歯部

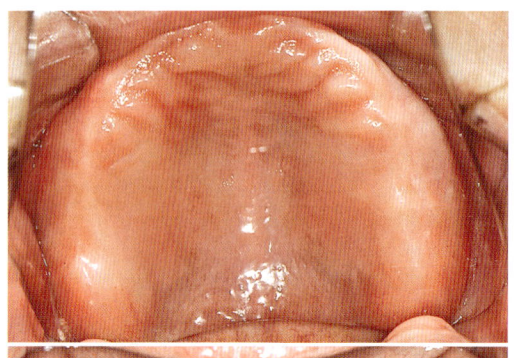

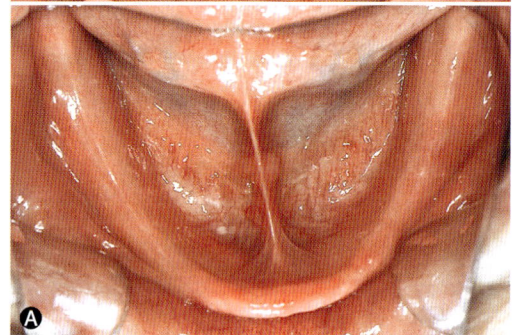

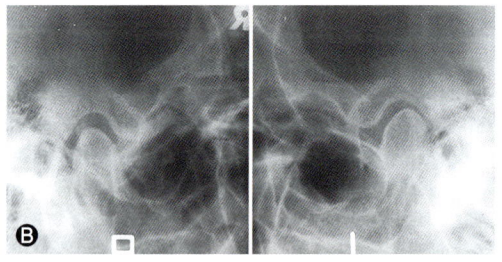

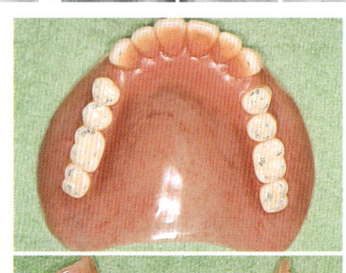

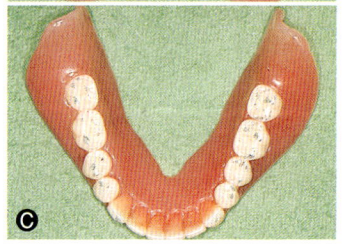

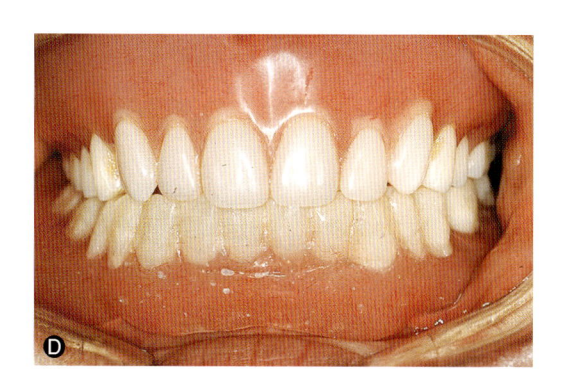

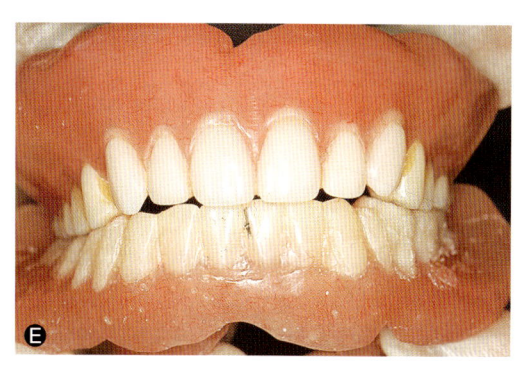

正中線を目安として，下顎を約1mm右側に整位した（**D**）．なお，本症例では左側下顎頭の整位を目的としたため，治療用義歯の咬合面形態は，フラットな形態にはせず，上顎義歯の咬合面と嵌合する形態とした．

◆ 経過観察

治療用義歯装着2週間後に，左側咬筋ならびに外側翼突筋の圧痛は消退し，左側の難聴感もほぼ軽快したため，この時点で，治療用義歯の咬合位で顎関節部のX線写真（Schüller法）を撮影した．X線写真から，左側下顎頭の前方への移動が確認できたが，下顎頭は関節窩内において依然として後方に位置していた．このため再度，下顎治療用義歯咬合面の修正を行い，下顎をさらに右側に整位させて（**E**），義歯を1週間使用させた．

その1週間後，左側の難聴感は解消し，他の臨床症状もすべて消退したため，再度，顎関節部のX線写真（Schüller法）を撮影したところ，左側下顎頭が前方へ移動し，関節窩内のほぼ中央に位置するところに整位したことが確認できた（**F**）．このため，この咬合位において下顎の義歯を新製することとした．なお，下顎義歯の新製にあたっては，治療用義歯の咬合位を再現するため，同義歯の複製を再度行い，これを用いて最終印象ならびに咬合採得を行い，通法により下顎義歯を製作・装着した．

本症例のように無歯顎者の場合には，治療用義歯（コンプリートデンチャー）をスプリントとして用いることになる．なお，コンプリートデンチャーを利用した咬合治療に際しては，旧義歯を利用する方法もあるが，その場合には旧義歯の義歯床形態ならびに適合を，適正な状態に改造したのちに治療用義歯として利用しなければならない．さらに，旧義歯の適合ならびに形態や人工歯の排列位置などが極端に不良な場合で，改造しても十分な維持・安定が確保できない場合には，治療用義歯としての義歯を新製してから咬合治療を行う必要がある．本症例では，旧義歯の人工歯が硬質レジン歯であったことから，複製義歯を治療用義歯として適用することとした．

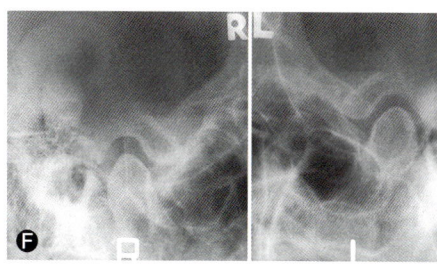

コンプリートデンチャーをスプリントとして用いる場合，下顎の偏位に伴って義歯が動揺しやすくなるため，粘膜部に疼痛を訴えることが多い．これを防止するために，粘膜調整材を適用することが多いが，本症例のように，顎位の整位を目的とする場合には，元の習慣性偏心位に戻ろうとする力により，粘膜調整材が容易に変形して義歯が移動してしまい，目的を達成できなくなることがあるので注意が必要である．本症例では，顎堤形態が良好であったことと，使用中の義歯の床形態ならびに適合が良好であったこともあり，複製した治療用義歯には粘膜調整材を適用しなかった．いずれにしろ，咬合治療に用いる治療用義歯はその維持・安定が十分に確保されていなければ，十分な効果を発揮することはできない．

5 開口障害を主訴とした症例

症例1 咬合支持の喪失による開口障害の症例

◆症例の概要

主　訴：口が開けられない（開口障害の患者）（72歳，女性）（**A**，**B**）．

現病歴：20年前から，上下顎歯の欠損に対して，何軒かの歯科医院で義歯補綴治療を受けているという．4年前から，某医院で現在装着している義歯による治療を受けているが，義歯床下の圧痛がなかなか消退せず，1年ほど前から，主に起床時に開口がしづらくなっているという．また最近では，開口量は小さく，軟らかいものしか摂食できないとのことであった．

◆診査および診断

高齢女性で，背骨が前屈していることから，骨粗鬆症が疑われた．

義歯装着時の開口量は20mmで，このとき，左側顎関節付近に自発痛を生じた．Schüller法に準じた顎関節X線診査によって，義歯装着時の嵌合位における左右両下顎頭の著明な平坦化が，また，開口時ではとくに右側の運動制限がみられた。咀嚼筋の触診によって，左右側とも閉口筋群と顎関節部に圧痛がみられた（**C**，**D**）．

口腔内には，6|6，321|12345 が残存しており，Eichner分類ではC1，Kennedy分類では下顎Ⅰ級，上顎は本態的にはⅣ級の状態であり，すれ違い状態であった．なお，装着されていた上下顎義歯はレストが機能しておらず，義歯の可動性が大きかった．

以上のことから，咬合支持が欠如し，低位咬合の状態に加え，義歯の設計の誤りにより，咀嚼筋と顎関節への過重負担があると診断した（顎関節学会による顎機能障害の臨床類型Ⅲ型；下顎頭の変位，退行病変）．

◆治療計画および処置

まず，上顎義歯の粘膜支持を改善することを目的として，旧義歯を治療用義歯として改造し，粘膜調整を行った．同時に，顎関節の過重負担の軽減と両側性の安定した咬合接触関係を付与

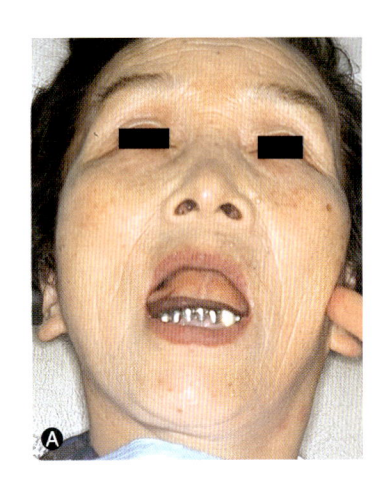

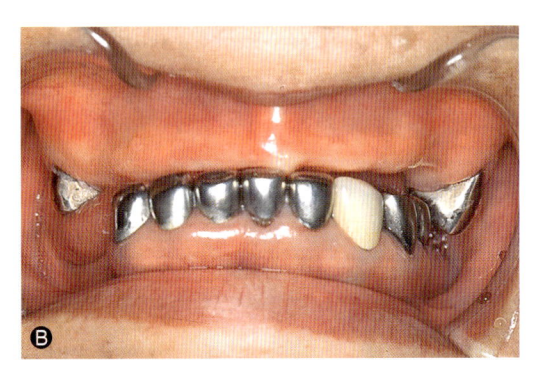

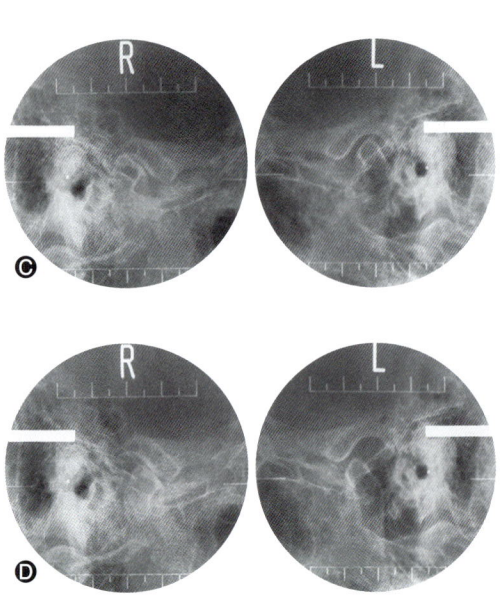

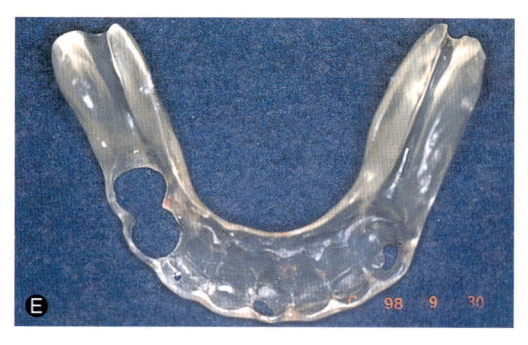

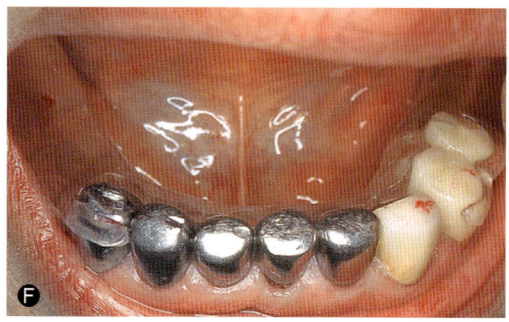

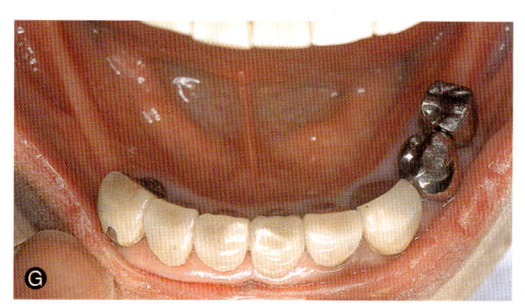

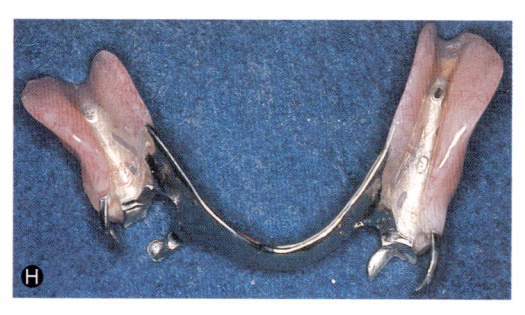

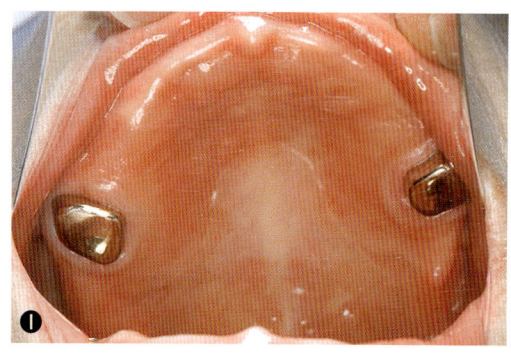

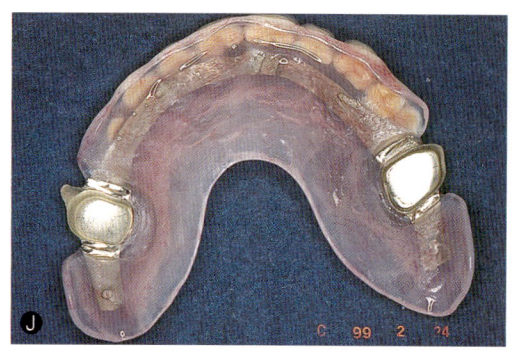

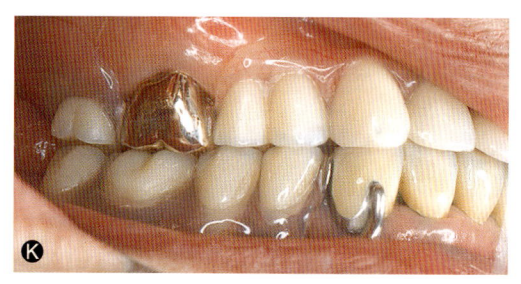

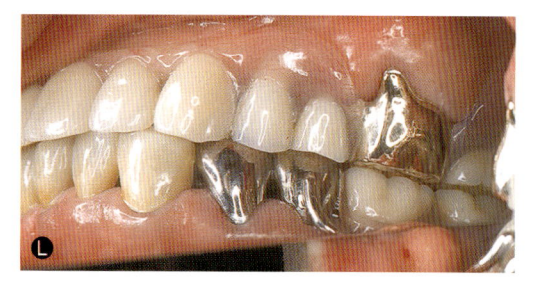

することを目的として，下顎に，旧義歯よりも切歯間で1.5mm咬合を挙上した有床型の可撤性スプリントを装着した（E，F）．

本処置後，20日ほどで症状が消退した．その後，適正な咬合高径を決定するために咬合面を削合し，咬合治療を終了した．

最終補綴処置として，上下顎ともにテレスコープを支台装置とする遊離端義歯の装着が望まれたが，経費の点で，上顎にはテレスコープ義歯を，下顎には前歯部の不良歯冠補綴装置を前装冠で修復したのちに，リジッドサポートを実現できる設計のパーシャルデンチャーを装着した（G～L）．

◆経過観察

当初は1～2カ月ごとの，現在は6カ月ごとの定期的リコールを行っている．この間，上顎義歯前歯人工歯の脱落などのトラブルがあったが，顎機能は良好に保たれている．

5 開口障害を主訴とした症例

症例 2 　咀嚼筋障害による開口障害の症例

◆症例の概要

主　訴：大きく口を開くときや咬みしめたときに顎関節部が痛い（26歳，女性）．

現病歴：10数年前から右側顎関節部に開口時の雑音を自覚していた．約3カ月前に大きく開口した際に同部で大きな音がして以来，十分に開口できず，また，大開口時と咬合時に疼痛を覚えるようになった．

現　症：開口路は右側偏位を示し，最大開口位，前方位，左側側方位で右側顎関節部付近に疼痛を認めるが，関節雑音は聴取されない．

◆診査および診断

最大開口量（前歯切縁間距離）は24mmと制限され，下顎正中は約1歯分が右側に偏位している（**A**）．

X線検査では顎関節部に，とくに異常を認めなかった．触診により，右側の顎関節外側部，咬筋深部，顎二腹筋後腹，外側翼突筋，内側翼突筋に圧痛が認められ，とくに内側翼突筋の圧痛が著明であった．また，症状誘発試験の一つである木片咬合試験[1]により，右側臼歯部での咬みしめ時に同側の内側翼突筋に疼痛が誘発された．

咬合の診査では，咬頭嵌合位の異常や不安定性は認められなかったが（**B**），精査すると 4̄|-|4̄, |4̄-|4̄ に咬頭嵌合位での，また 5̄|-|5̄ に後方咬合位での早期接触が存在した．なお，上下顎歯はすべて健全歯であった．

以上のことから，本症例の病態診断としては，関節雑音が長期間あるにもかかわらずX線検査でとくに顎関節部に異常が認められず，むしろ多くの咀嚼筋，とくに右側の内側翼突筋に強い圧痛が認められ，加えて，誘発試験に反応が認められたこと[2]から，咀嚼筋障害（顎関節症Ⅰ型）が主体と仮診断した．

また，病因診断としては，咬合の精査によって早期接触が認められたが，それらが健全歯に存在していること，また初発症状からの経過が

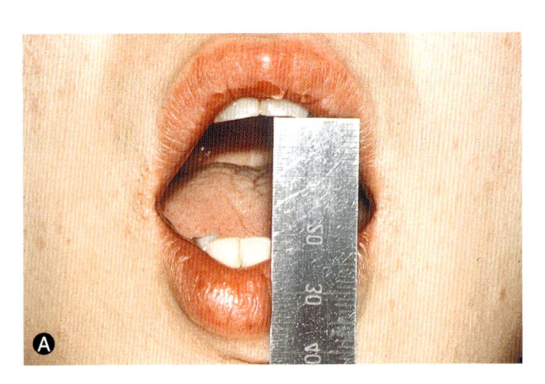

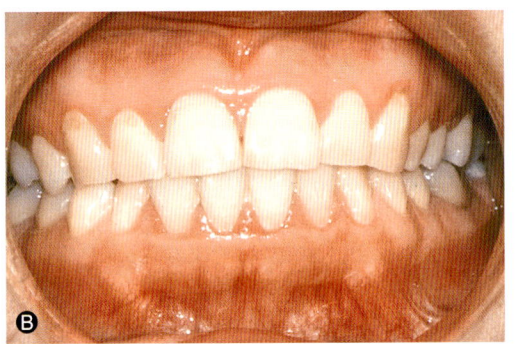

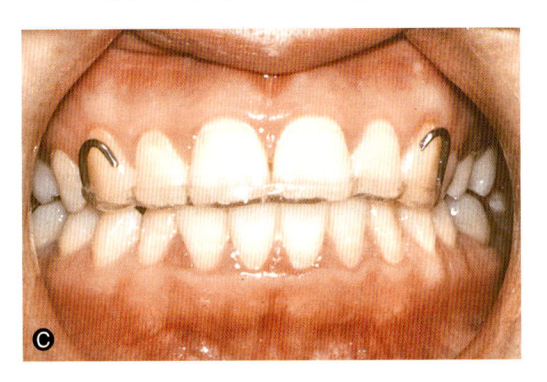

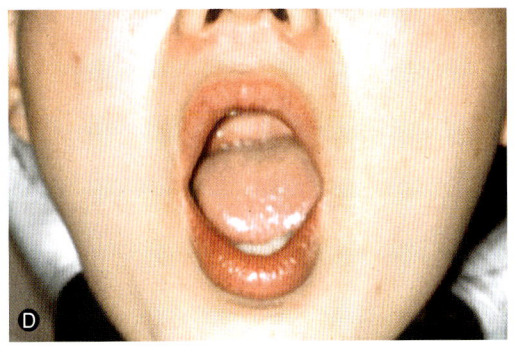

長いことから，確定できなかった．

◆ **治療計画および処置**

本症例の開口障害の原因として，内側翼突筋を主体とした閉口筋の過緊張をまず疑い，その緊張を低下させることを目的に，リラクゼーションスプリント[3]の装着を計画した．

治療に先立って，患者に状況を説明し，同意が得られたことから，スプリント療法を実施することにした（C）．

◆ **経過観察**

1〜2週間隔でリコールを行い，スプリントの調整を繰り返したところ，まもなく疼痛は消退し，開口量も漸次増加した．さらに，閉口筋弛緩訓練[4]を実施させたところ，約2カ月後，最大開口量は41mmと正常範囲までに改善し，正中偏位も認められない（D）．

しかし，この時点で右側顎関節部の開口時雑音が再発した．診査の結果，前方開口すると雑音はなく，滑らかに開口できることがわかった．そこで，初診時に認められた早期接触を咬合調整により除去し，同時に，外側翼突筋に対する機能訓練[4]を指導し，実施させた．その結果，約2カ月後には症状は消退し，20年以上を経過した現在，症状の再発はない．

Eに本症例の治療前後の下顎切歯点における限界運動路を示すが，治療前は開口量と運動範囲の両者が制限されており，また運動路も凹凸し滑らかでない．しかし，治療後には運動範囲が拡大し，運動路も凹凸のない滑らかな正常像を示している．これらの所見は，顎関節症の診査における下顎運動，とくに限界運動診査の有効性を示唆するものと考えられる．

◆ **開口障害発症についての考察**

開口障害とは，顎口腔系の組織，器官が一過性あるいは持続的に障害を受けて，開口運動の制限を生じている病態のことであるが，本書「咬合・咀嚼障害の臨床」との関連からは，"顎関節症における開口障害"として位置づけられるであろう．顎関節症で開口障害が生じる場合は，顎関節部の障害による下顎頭前方移動制限と咀嚼筋，とくに閉口筋の過緊張による伸展不足が考えられる．

本症例の開口障害は，初診時の診査で右側内側翼突筋に強い圧痛を認めていたことから，同筋の過緊張に由来するものと考え，上顎前歯部（3〜3）のみを覆うレジンスプリントを装着して臼歯部の接触を遮断し，閉口筋のリラクゼーションをはかった．さらに，閉口筋弛緩訓練の併用によって開口障害が改善したことから，閉口筋の過緊張が原因であったとの確定診断ができた．

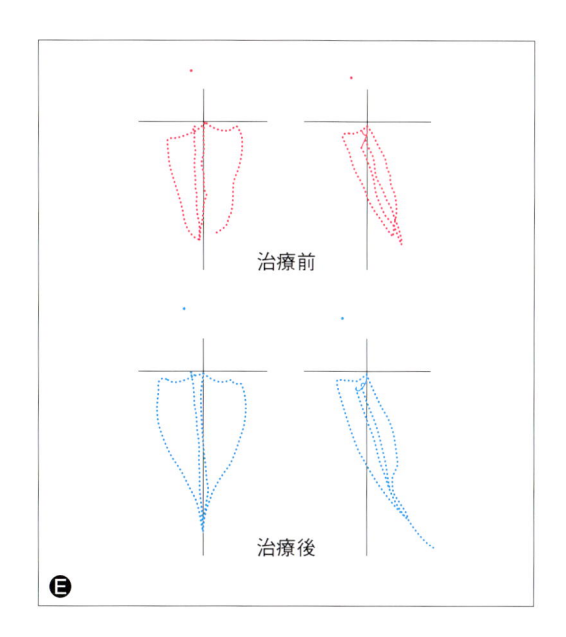

しかし，開口障害の改善に伴って関節雑音が再発した．さらに，咬合調整と外側翼突筋機能訓練を併用することによって，雑音を含むすべての症状を消退させることができた．

本症例の初発症状である関節雑音は，咬頭嵌合位や後方咬合位の早期接触による外側翼突筋のスパスムにより生じ，その状態が長期間続く間に，大きく開口した際の閉口筋との協調性が失われ，さらに閉口筋の緊張が亢進し，開口障害へと進行したものと考えることができる．

文 献

1) 古屋良一：顎関節症の臨床的診査法（その5）．歯界展望，**75**：434-437，1990．
2) 古屋良一：顎関節症の診断法（その8）．歯界展望，**77**：1176-1179，1991．
3) 古屋良一：顎関節症の治療法（その3）．歯界展望，**78**：1412-1415，1991．
3) 古屋良一：顎関節症の治療法（その2）．歯界展望，**78**：1184-1187，1991．
4) Chayes CM, Schwartz L：Facial pain and mandibular dysfunction. Saunders, London, 1969, p. 343-344.

Ⅱ編

歯冠・歯の欠損に対する治療

── クラウン・ブリッジ

総　説

　歯冠や歯に欠損が生じたとき，人工物（補綴物）により咀嚼，嚥下，発音などの機能の回復，改善とその維持がはかられると同時に，形態（外観）と審美性の回復，改善もはかられる．とりわけクラウン・ブリッジによる補綴方法は顎口腔系の機能，形態（外観），審美性などの回復と改善には優れており，その臨床的価値は大きい．この医療行為，すなわちきわめて精巧につくられた人工臓器を口腔内に装着することが，一般医学とは異なる歯科の一大特徴といえる．

　"歯冠・歯の欠損に対する治療"では，日常よく遭遇する典型的な症例と，今後頻繁に行われると予想される症例について，POS（問題志向型診療システム）に立脚した診査，診断，治療計画，設計をもとに治療，経過観察を行い，その治療経過を通しての評価について記述した．また，症例に対する理解を深める目的で，"歯冠の欠損に対する治療"と"歯の欠損に対する治療"に分類した．

　"歯冠の欠損に対する治療"では前歯部と臼歯部に対する治療法に分け，前歯部では色調，形態など審美的に問題がある症例と歯根も含めて歯そのものに問題がある症例を，臼歯部では歯の位置異常，歯そのものに問題がある症例，クラウンと歯周組織との関係についての症例を取り上げた．

　また，接着性レジンセメントを応用した治療法（ポーセレンラミネート，接着ブリッジ）と，少数歯欠損に対するインプラント（前歯部1歯欠損，下顎遊離端欠損）についても症例を呈示した．

　"歯の欠損に対する治療"では前歯，臼歯，前歯・臼歯にまたがる欠損に対する治療法に分類した．前歯，臼歯の欠損ではそれぞれ典型的な症例として一部被覆冠，全部被覆冠を支台装置とした症例と接着ブリッジの症例を取り上げた．さらに前歯部では，多数歯欠損，顎堤に問題がある症例，インプラントで対応した症例などを呈示した．また，臼歯部では支台歯が近遠心，頰舌的に傾斜した症例，第三大臼歯を支台歯とした症例，分割抜去歯の症例，インプラントで対応した症例などを取り上げた．前歯・臼歯にまたがる欠損では広範な欠損症例を取り上げ，長期にわたり安定した状態で機能するためには診査，診断から予後において，どのような点を考慮しなければならないかについて触れた．

　ここでは，できるかぎり日常の臨床で遭遇する典型的な症例について載せたつもりであるが，個々の症例においては咬合状態，支台歯の状態，口腔内衛生状態，年齢，職業，習慣，受診条件などが異なっており，各症例をうまく応用することにより日常の臨床に役立てていただけたらと思う．

1 歯冠の欠損に対する治療
1）前歯に対する治療

症例1　唇面に着色がみられた症例

◆症例の概要

　主　訴：就職前に前歯部の色調改善を希望（23歳，男性）．

　既往歴：幼児期に風邪で投薬を受けることが多かった．

　現　症：$\frac{5-1|1-5}{5-1|1-5}$ は，切縁から歯冠部の半分以上を褐色から灰色，歯頸部のみ黄色からオレンジ色を呈しており，すべて有髄歯で齲蝕は認められなかった．下顎前歯部切縁には咬耗が認められ，叢生を伴っていた．口腔清掃はおおむね良好であるが，変色を気にするあまり，過度のブラッシングによって歯肉退縮（とくに下顎）を起こしていた（**A**）．

◆診査および診断

　変色歯の原因は，①齲蝕，②歯髄壊死や外傷による歯髄出血など，③薬剤・薬物性としてテトラサイクリンやフッ素など，④金属塩（アマルガム，硝酸銀など）によるものなど，⑤遺伝性としてエナメル質形成不全症やポルフィリン症など，⑥代謝性として過ビリルビン血症，先天性低蛋白症などが考えられる．本症例は有髄歯で，臨床所見や既往歴などからテトラサイクリン系抗生剤による変色が強く疑われた．

　変色歯の歯種と変色域の様相から，薬剤は出生直後から6歳までの長い期間に断続的に投与されたと推定された．テトラサイクリン系抗生剤はアレルギーを起こしにくいため，小児患者を中心にクロラムフェニコール系やペニシリン系抗生剤の代わりとして昭和40年代に最も頻用され，昭和43年生まれの本症例を含め同時期に生まれた世代は，テトラサイクリン変色歯がとくに多いといわれている．また，現在でもマイコプラズマ肺炎などには第一次選択剤であり，気管支喘息，流行性耳下腺炎，風邪などに有用である以上，本薬剤による変色歯はこれからも皆無にはならないと思われる．

　本症例の変色歯は，Feinmanの分類の最も重度の第4度に相当すると診断した．

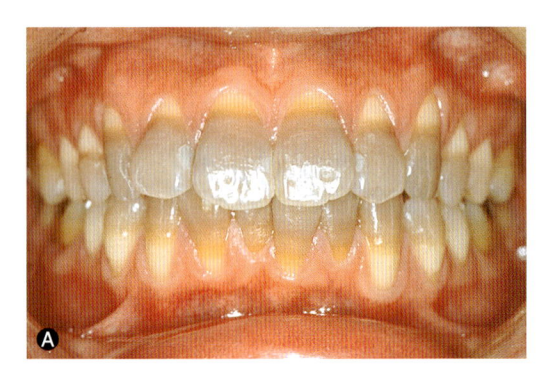

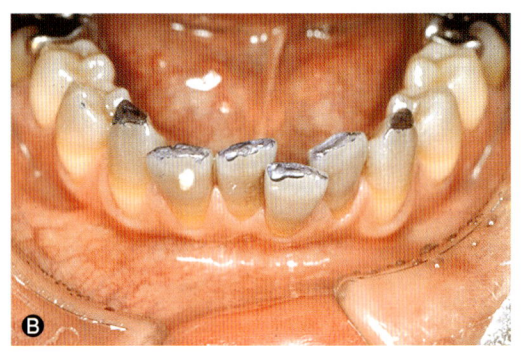

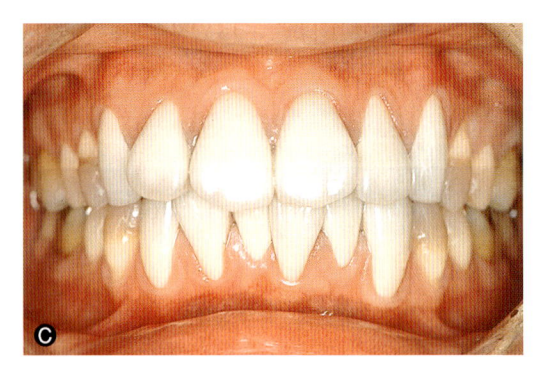

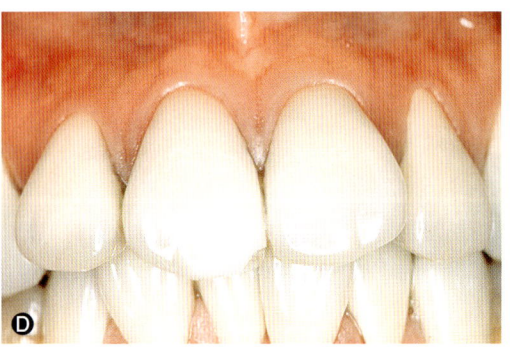

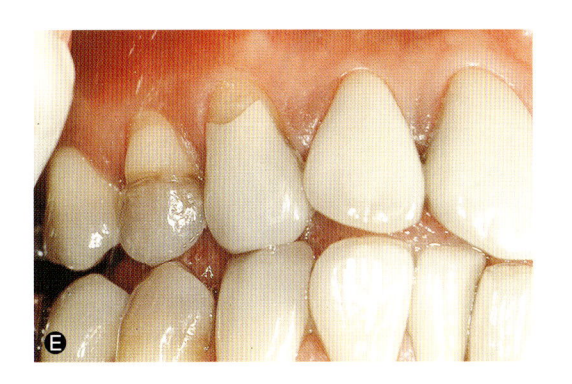

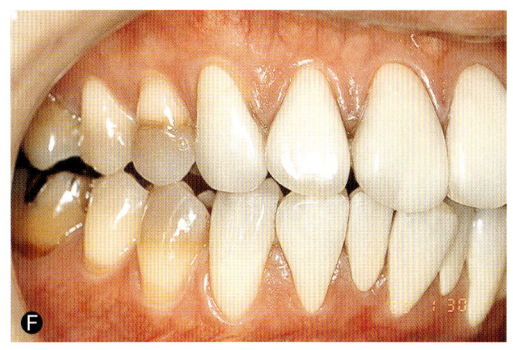

◆治療計画および処置

治療計画：変色歯の治療法は，①生活歯漂白（vital bleach法），②便宜抜髄後の無髄歯漂白（walking bleach法），③陶材焼付鋳造冠などの歯冠補綴処置，④ポーセレンラミネートベニア（以下PLVと略記する）法などがある．

重度の変色歯では象牙質が変色の本体であるため，生活歯漂白は適応外であり，便宜抜髄は歯髄の犠牲と天蓋除去による歯の強度低下や根管治療の予後が100％良好とはいいきれないこと，陶材焼付鋳造冠は歯冠部歯質の削除が過大になること，PLV法は唇面のみの最少の形成で色調の変更が可能であるが破折の危険性があることなどについて，インフォームドコンセントを行った．その結果，$\frac{3-1\mid 1-3}{3-1\mid 1-3}$のPLV法を行うことに決定した．

なお，叢生である$\overline{3-1\mid 1-3}$は歯列矯正後に行うのが好ましいが，患者の希望が早期治療であるため，このままの歯列で行った．

処　置：無麻酔下で唇側歯面に0.3mmのガイドグルーブを付与してから支台歯形成を行い，マージンはライトシャンファーで歯頸部は縁下に，隣接面はコンタクトを残す位置にした．また，咬合接触関係を変化させないように，下顎切縁ファセットをマーキングして形成はその手前まで行い，PLVが被覆しないように配慮した（**B**）．接着後のシェードはA3を目標とし，変色歯の色調がある程度透過することを考慮して，PLVはクラパール陶材のA2相当で製作した．

PLVシェルの歯面への接着操作は，PLV内面をシランカップリング処理後，光硬化型低粘度コンポジットレジンセメント（クラパールLC®，クラレ社）で行った．合着後，辺縁部の仕上げ研磨と咬合調整を行った．

◆経過観察

PLV装着約1年経過時にはとくに問題は生じていない（**C**）．約3年経過の定期検診時に$\underline{1|}$PLVの近心切縁隅角部に欠落が認められたため，コンポジットレジンを充填した（**D**）．約4年経過時には$\overline{3|}$歯頸部のPLVが半月状に破折，脱落した（**E**，側方滑走時）．冷水痛などの症状はなく，破折片の適合も良好であったため，再装着を行った．現在約7年経過しているが，予後は良好である（**F**，$\overline{3|}$歯頸部再装着後約3年経過）．

本症例では，経過観察中に軽微なトラブルが生じたが，いずれもPLV内に限局したもので，比較的簡単な処置での対応が可能であった．脆性材料であるポーセレンの強度や，接着に依存する本法の問題点を考慮しても，PLV法の治療効果は大きく，変色歯には有用な治療法の一つであると考えられる．

文　献

1) 福島正義，鈴木次郎，日向俊之，岩久正明：永久歯列におけるテトラサイクリン変色歯の病型と発現頻度．歯科審美，**6**：170-177，1994．
2) Feinman RA, Goldstein RE and Garber DA：Bleaching Teeth. Quintessence, Chicago, 1987.
3) 久光　久，松尾　通：歯の漂白-Lighteing．改訂版，デンタルフォーラム，東京，1997．
4) 古谷彰伸，割田研司，川和忠治：ポーセレンラミネートベニア装着後トラブルの生じた臨床例．歯科審美，**11**：1-8，1998．

1 歯冠の欠損に対する治療
1）前歯に対する治療

症例2 捻転がみられた症例

◆ 症例の概要

主　訴：前歯を普通のように見えるようにしてほしい（上顎左側中切歯審美障害：14歳，女性）．

現病歴：13歳のときに患歯の審美障害を訴え，某大学附属病院で矯正治療を試みたが，患者の希望により治療計画は補綴治療で患歯の改善を行うことに変更された．なお，患者には生後6カ月ごろからのアトピー性皮膚炎と，約3年前からのアレルギー性鼻炎の経験がある．

現　症：上顎左側中切歯は，約90°の捻転が認められた．正中線の上下的不一致はわずかであった（**A**，**B**）．

◆ 診査および診断

X線所見で患歯の歯根は，未完成と推測された（**C左**）．初診時の口腔清掃状態は良好であるとはいいにくいものの，全顎的に歯周疾患と判断される所見は認められなかった．模型分析で患歯の歯頸線の高さは，上顎右側中切歯とほぼ同じ高さにあることが確認された．また，上顎右側中切歯近心接触点部から上顎左側側切歯近心接触点までの距離（患歯の歯冠修復後の仮想歯冠幅径）は，上顎右側中切歯の歯冠幅径と同程度であった．

上下顎前歯部の被蓋関係は深い状態であったが，咬頭嵌合位は安定し，咬合様式は臼歯離開咬合であった．問診から歯ぎしりやクレンチングなど悪習慣の有無についての確認はできなかったが，顎関節・筋症状の異常は認められない．

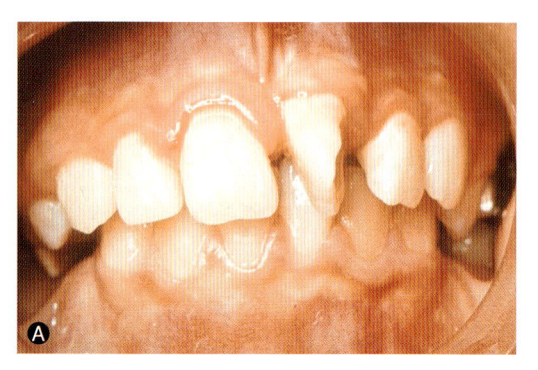

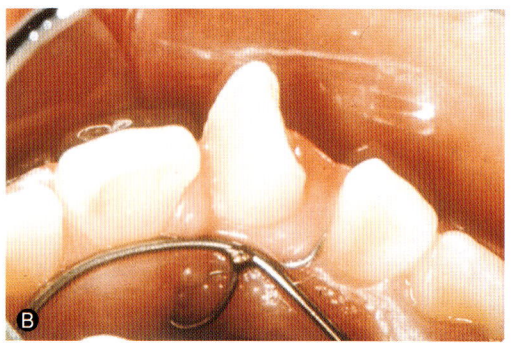

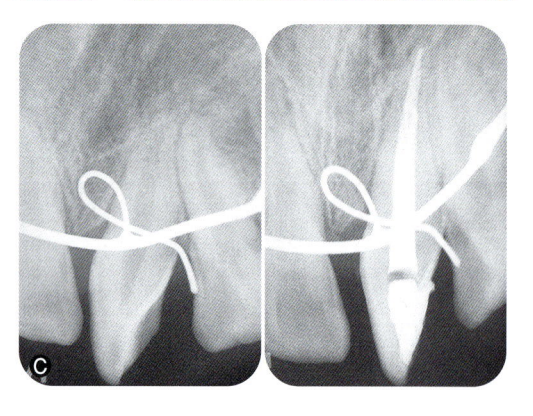

◆ 治療計画および処置

本症例は，捻転が原因の前歯部審美障害である．治療は患者の年齢から矯正治療による対応が最良と判断される．しかし，患者から矯正治療に対する同意が得られなかったこと，歯冠修復で対応するための条件が良好であったことから，患歯は歯根未完成歯ではあったが，便宜的に抜髄処置を行い（**C右**），金属による支台築造後にジャケットクラウンによる歯冠修復を行うことにした（**D**）．審美修復を目的にした治療で最優先される要件は，形態の回復である．本症例は，歯冠幅径が対照になる右側中切歯のそれと同程度になることが予測できたこと，歯頸線の位置が上下的，左右的にも隣在歯との不調和（discrepancy）が少なかったことが，補綴治療の適応症になった（**D**，**E**）．そして，患者

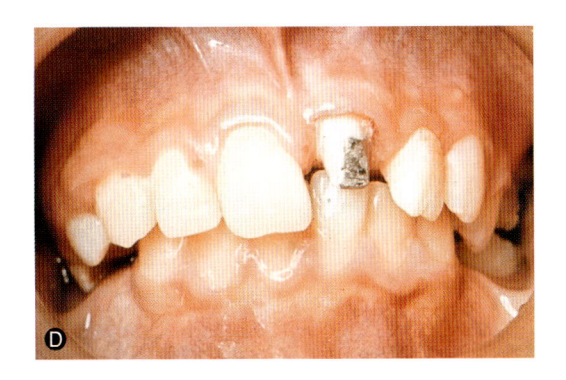

D

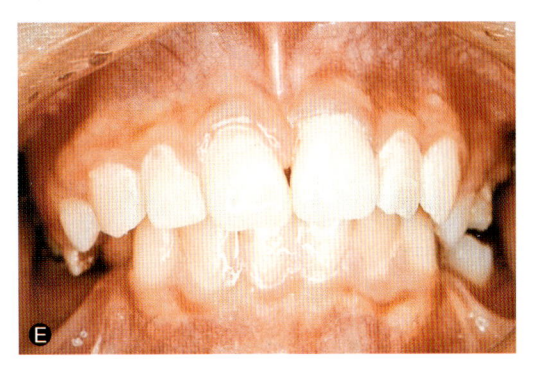

E

にはアレルギー経験が認められたため，オールセラミックスクラウンで生体親和性に優れているポーセレンジャケットクラウンによる修復を行うことにした．

近年，金属アレルギーの患者が増加傾向にあるが，口腔内使用金属が原因になったと推定される報告は少なくない．金属鋳造冠による修復では，その使用材料の選択基準は機械的性質が優先される傾向にあるが，腐食による金属イオンの溶出が少ない合金を使用することの配慮を怠ってはならない．

処置方針を計画する際に，修復材料とそれを使用した場合の術式を理解しておく必要がある．現在臨床応用されている修復材料のすべてが，天然歯質の特性とは非常に異なる性質であるため，歯冠修復処置には当然のことながら限界はある．しかし，修復材料と術式の理解によって，試験的治療ではない予知性の高い治療が可能になる．本症例は患歯に支台築造を行ったので，全部被覆冠の適応になる．全部被覆冠には全部鋳造冠，陶材焼付鋳造冠，硬質レジン前装冠，ポーセレンジャケットクラウン，硬質レジンジャケットクラウンがあり，本症例ではこれらのなかで最も審美性に優れているポーセレンジャケットクラウンを使用した．

ジャケットクラウンは，メタルコーピングがないため強度は弱いが，天然歯に近似した色調や透明度の再現は前装鋳造冠よりも容易である．また，患歯の隣在歯が天然歯の場合，ポーセレンは周囲の天然歯の色調と透明度にマッチングさせることができる優れた材料である．臨床経験から，患者が歯内療法の行われた1〜2歯の前歯に対して審美性の高い修復を希望する場合は，ポーセレンジャケットクラウンを推奨する．硬質レジンジャケットクラウンはポーセレンジャケットクラウンに比べて安価で，耐衝撃性に勝り，かつ審美性も同様に優れているなどの長所から捨てがたい修復方法ではあるが，化学的安定性に劣り，表面性状が荒いなどの性質から，変色，組織為害性，プラークが付着しやすい．このような硬質レジンジャケットクラウンの短所は，材料に含まれているレジンの物性に起因するので，フィラーの含有量を増加することによって解決できる．近年，フィラーの含有量をきわめて高い割合で配合したハイブリッドセラミックスが開発され，その長期治療経験の結果に期待を寄せている．

◆経過観察

患歯のポーセレンジャケットクラウンによる歯冠修復は，治療目的を達成できたと思われる．しかし，正中部におけるブラック・スポット（歯間乳頭部における間隙の存在）と歯頸部遠心隅角が鋭角になり，歯冠形態が若干スクエア・タイプになったことが，補綴処置だけで対応することの限界を感じさせられた（**E**）．色調については，オールセラッミックスクラウンであるポーセレンジャケットクラウンの優位性が確認できた．術後12年の経過は，クラウンのフィニッシュライン周囲における歯周組織の状態も健康で，良好に維持されている．

1 歯冠の欠損に対する治療
1）前歯に対する治療

症例3 正中離開がみられた症例

◆症例の概要

　主　訴：前歯のすき間が気になるので治してほしい（正中離開による審美障害；20歳，女性）．

　既往歴：特記事項なし．

　家族歴：父親は正常咬合を示したが，母親には上顎両側中切歯間に正中離開を認めた．

　現病歴：患者は小学4年ごろに正中離開に気づき，永久歯列が完成したと思われる中学2年時頃においても閉鎖が認められなかったのを記憶している．その時点で，見た目がわるい（審美的問題），食べ物が間に挟まる（機能的問題）などの点を気にはしていたが，治療を行わずに現在に至っている．正中離開は永久歯列が完成した後も消失することはなかった．

　現　症：顔面の正中に対して，上下顎両側中切歯間は一致していたが，下顎にわずかな右側偏位が認められた．口唇をリラックスしたときには，下顎前歯が下唇に隠れる状態であった．個々の歯においては，上下顎ともに正中離開が認められた（A）．

◆診査および診断

　検査で歯周疾患は認められなかった．小帯の付着位置異常は上顎，下顎ともに認められなかった．上下顎前歯部の被蓋関係は標準的で，側方滑走運動は犬歯誘導であった．模型分析で咬合関係はAngleのⅠ級，歯列弓幅径は平均値より大きく，中切歯，側切歯，犬歯の歯冠近遠心幅径はすべて平均値であった．本症例は，歯と顎骨の大きさの不調和が原因と思われる正中離開症例である．

◆治療計画および処置

　本症例の正中離開に対する矯正治療は可能であったが，患者が短期間で終わる治療を切望したため，歯冠修復で対応することにした．審美修復の治療で重要なことは，形態の対称性と全体との調和，すなわちバランスの回復である．本症例の上顎の正中離開に対し，この間隙を補

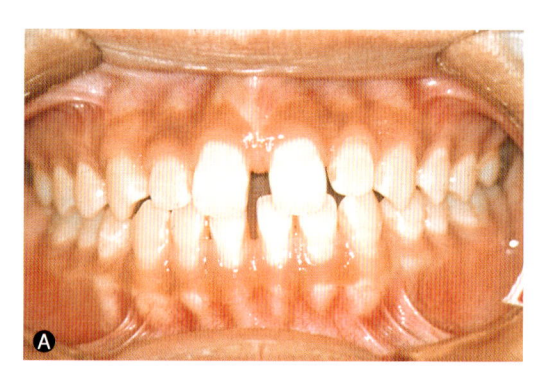

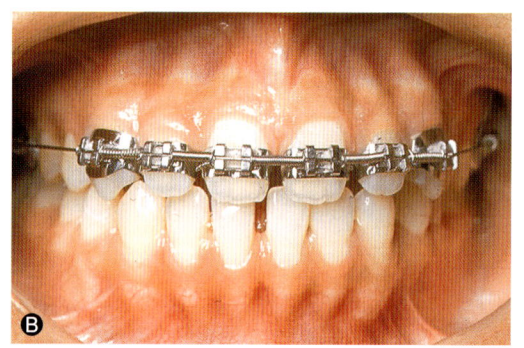

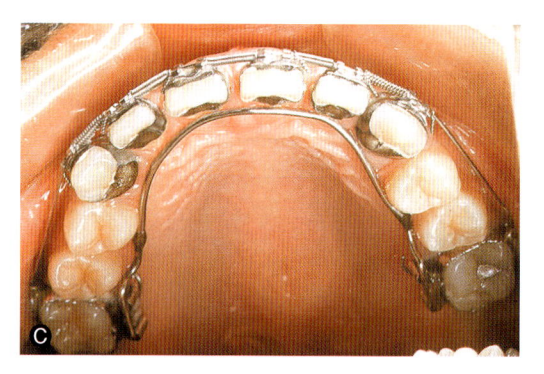

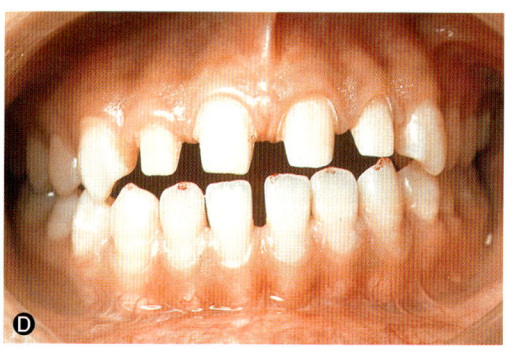

償するために上顎両側中切歯だけを修復する方法では，歯冠の形態（長径/幅径）のバランスがわるくなり，前歯部のなかでも中切歯のみが大きくなってしまうため，不適切であると思われた．そこで，21|12 にマルチブラケットシステムを応用して上顎切歯間の近遠心幅径が均等になるように補正（**B**，**C**）したのち，これら4歯の支台歯形成を行い（**D**），ポーセレンジャケットクラウンで修復することにした．オールセラミックスクラウンであるポーセレンジャケットクラウンは，補強のためのメタルコーピングがないので，陶材焼付鋳造冠に比較して強度は弱いが，反面，光の透過を遮断する金属がないため，天然歯に近い色調や透明度を再現することができる．また，全部歯冠補綴物の予後において，唇側歯肉の退縮が将来起こりうることを考慮すると，セラミックスをフィニッシュラインとするポーセレンジャケットクラウンは，陶材焼付鋳造冠（カラーレス症例は除外）に比較して，歯肉退縮の起きた場合の審美障害が少ないと思われる．さらに，臨床経験から考察して，一般にセラミックスは組織との反応が良好であるため，ポーセレンジャケットクラウンでは辺縁歯肉の炎症が起こりにくいように思われる．

本症例の上顎前歯には，臨床的歯頸線の全周にわたって約1mm以上の厚みを歯質マージン部に付与できるため，ポーセレンジャケットクラウンに十分な強度を与えることができると判断した．そして，患者は審美の要求が高く，年齢も若いことから，ポーセレンジャケットクラウンの適応症と思われる．ポーセレンジャケットクラウンと同様に，審美性に優れるポーセレンラミネートベニアによる修復も考えられるが，本症例では隣接面間隙を補償するためにラミネートベニアの隣接面マージンを舌側まで延長する必要があり，ポーセレンを使用したラミネートベニアの応用は，応力集中による破折の危険性が高いと思われる．

下顎の正中離開については，患者が口唇をリラックスしたときに，下顎前歯は下唇に隠れて直視されないため，審美的問題は少ないと思われた．また，歯を移動したとしても審美的なバランスを与えるためには，左右側の小臼歯までも含めて歯冠修復する場合も予測されるため，このときの侵襲の大きさを考慮すると治療の必要性はないと判断した．

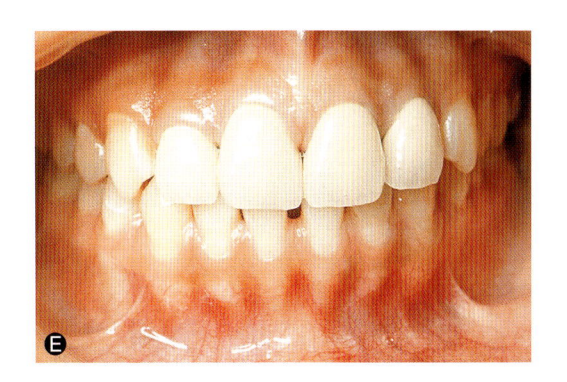

◆経過観察

本症例において下顎の正中離開を解決することはできなかったが，治療目的をおおむね達成できたと思われる（**E**）．患者は治療効果に対して十分に満足してくれた．術後11年を良好に経過しているが，ポーセレンジャケットクラウンの破折や歯肉の炎症などの異常所見は認められない．

一般的にポーセレンジャケットクラウンや陶材焼付鋳造冠（とくにフルベークタイプ）に対合する天然歯の機能面には摩耗が観察される．本症例は，21|12にポーセレンジャケットクラウンを装着したが，舌側をポーセレンで被覆することに対しては，長期間の使用による対合歯の咬耗が心配である．ラミネートベニアを使用すれば対合歯の咬耗は少ないと考えられるが，本症例について"治療計画および処置"で記述した理由から破折の危険性が高いものと予測し，ポーセレンジャケットクラウンによる修復を選択した．しかし，近年の接着技法の向上はめざましく，この問題が解決される日も遠くはないであろう．

1 歯冠の欠損に対する治療
1）前歯に対する治療

症例4 矮小歯の症例

◆症例の概要

　主　訴：上顎前歯の空隙歯列による審美障害（32歳，女性）．

　現　症：2|2 は矮小歯で，1|1 も近遠心径が小さく空隙歯列を呈している．また，1|1 間の中央，すなわち上顎歯列の正中は，人中の上唇部中央を基準とした口唇部の正中よりも右側に偏位し，さらに口唇部の正中は瞳孔線の中央，人中の鼻底部中央を基準とした顔面の正中よりもやや右側に偏位している．4前歯ともに齲蝕は認められず，歯周組織の状態も良好である．下顎前歯部は，両側の中切歯間に約1歯分の空隙が生じている（A，B）．

◆診査および診断

　上顎側切歯の歯頸部における近遠心幅径は両側ともに5mmと小さく，切縁に向かって狭くなっていた．また，上顎中切歯の近遠心径も両側ともに頬骨弓部における顔面幅径の1/18.5であり，1/16～1/17といわれる平均値に比較して小さかった．上顎歯列の正中は瞳孔線の中央，人中の鼻底部中央を基準とした顔面の正中に対して右側に約5mm，そして，人中の上唇部中央を基準とした口唇部の正中に対して約2mm偏位した位置にあった．すなわち，顔面の正中と思われる位置に対して口唇部の正中は右側にずれ，人中は右側に傾斜し，歯列の正中は口唇部の正中よりもさらに右側にずれていた（A，B）．

◆治療計画および処置

　矮小歯は一般に側切歯にみられることが多く，その形態を修正するためには，近遠心径を増加させる必要があり，矮小歯が両隣在歯と接触している場合には，処置が困難になる．しかし，本症例では，空隙歯列を呈しているため，矮小歯である側切歯の歯冠修復によって形態を修正するとともに，中切歯の歯冠近遠心径を増加することも可能である．

　一方，瞳孔線の中央，人中の鼻底部中央など

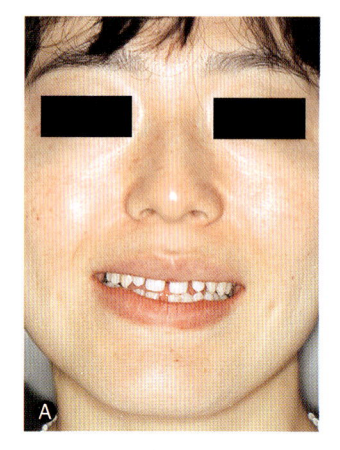

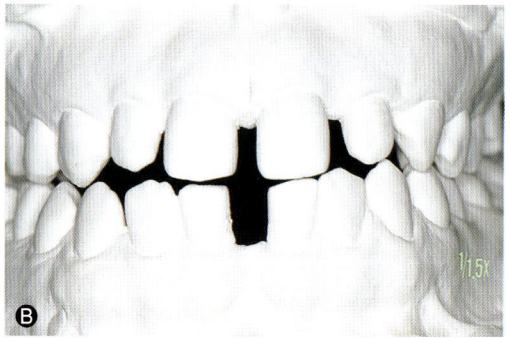

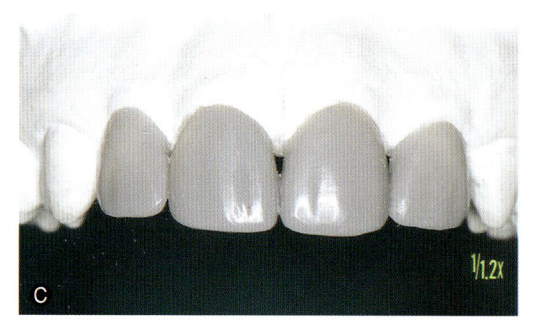

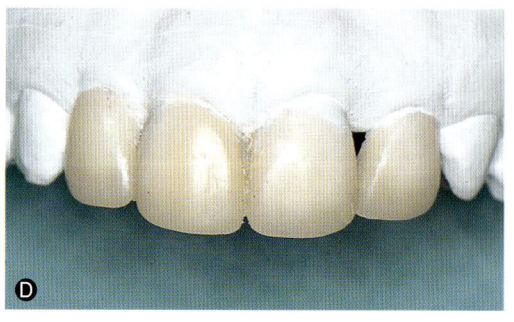

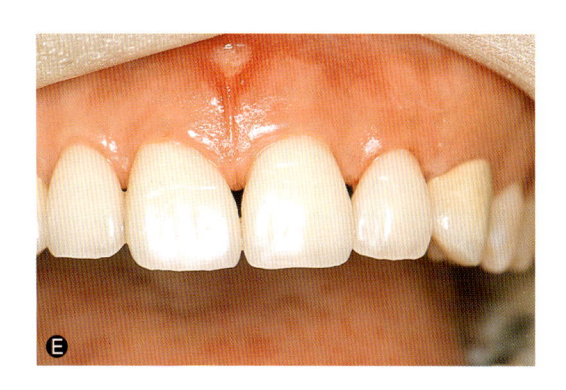

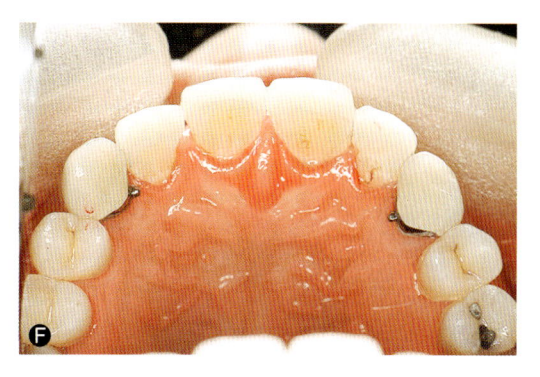

を顔面の正中としたときの，顔面の正中から3|3までの距離が異なるため，歯列の正中と顔面の正中を一致させて，両側の中・側切歯の大きさを調和させるためには，顔面の正中から犬歯までの左側と右側の距離の差を修正する矯正治療後に補綴処置を行うことが望ましいと考えられる．しかし今回，矯正治療に対する患者の承諾が得られなかったため，歯冠の修復処置だけで歯の形態を修復するとともに上顎歯列の空隙を閉鎖することにした．

補綴処置にあたり，対象歯が健全歯であることから，歯の削除を行う前に歯冠形態を付与したシーネを唇面に試適することによって，最終的な補綴処置による審美性の改善の程度と限界を患者および配偶者などに認識してもらうことにした．

まず，研究用模型上で，①両側の歯の近遠心径，すなわち歯冠の大きさの調和は乱れるが，歯列の正中と顔面の正中とが一致する形態と，②歯列の正中は顔面の正中とは異なるが，口唇部の正中に近く，両側犬歯の近心面から正中までの距離に合わせて左右側の歯の大きさを調和させた形態（**C**）の2種類のワックスアップを行い，これをレジンに置き換えてシーネを製作し（**D**），それぞれ患者の口腔内に試適した．そののち患者を帰宅させ，この2種類の形態について配偶者などの意見も聞いてもらうようにした．その結果，患者の選択も考慮して，②の形態である歯列の正中は顔面の正中とは異なるが，口唇部の正中に近く，かつ両側の歯の大きさの調和を重視する形態を選ぶことにした．

補綴処置の方法としては，前歯部であることから，金属色の見えない前装鋳造冠，ジャケットクラウン，ラミネートベニア法などが考えられるが，なかでもラミネートベニア法は，唇面だけのわずかな歯質削除で色調と形態を修正できるため，ラミネートベニア法を用いることにした．

切歯の唇面から両隣接面を削除し，ハイブリッド型の硬質レジンを用いたラミネートベニアを装着した（**E**，**F**）．

なお，3|3は側方運動時の誘導に関与させるため，陶材焼付鋳造冠を装着した．

◆ **経過観察**

ラミネートベニア法で切縁を被覆する場合，剥離や破折を生じる危険があると考えられるが，1年経過後の現在，変色や破折などは生じていない．

1 歯冠の欠損に対する治療
1）前歯に対する治療

症例 5　歯頸部の位置が異なる症例

◆症例の概要

　主　訴：1｜補綴物脱落による審美障害および歯肉部疼痛（62歳，女性）．

　既往歴：打撲により前歯部を強打し，約3年前に装着した 1｜陶材焼付鋳造冠および支台築造体が脱落し，また同部の歯肉に疼痛を覚えるため来院した．

　現　症：1｜陶材焼付鋳造冠および支台築造体が脱落していた．残存歯質のうち，唇側の歯質には歯肉縁下に達する破折線が認められ，同部の歯肉に腫脹がみられた．765｜｜567 に可撤式パーシャルデンチャーを装着しているが，適合，咬合状態は良好であり，安定した咬合嵌合位が存在している．また，顎機能異常を呈する所見は認められない．

◆検査および診断

　投薬により消炎，鎮痛をはかったのち，1｜破折部を除去したところ，唇側の破折部は歯肉縁下約4mmに達していたが，歯槽骨縁下には達していなかった．X線診査では，良好な歯内療法が施されており，歯根膜腔の拡大も認められず，骨植も堅固であり，1｜は保存可能と診断した．また，その他の部位に外傷による影響は全く認められなかった（A，B）．

◆治療計画および処置

　破折片の除去後，直ちにポスト付きのテンポラリークラウンを製作，仮着したのち，患者に処置方針の説明を行った．

　歯質の実質欠損が歯肉縁下に及んだ場合の処置として，①歯肉切除，歯槽骨整形などの歯周外科手術，②矯正的挺出，③抜歯，④補綴物での実質欠損部の回復が考えられる．そこで，それぞれの方法について，その利点，欠点を含めて患者に説明し，患者の希望に沿う治療方針の検討を行った．

　①歯周外科手術を選択すると，歯頸部の位置に不揃いが生じるため，骨レベル，歯肉のラインの連続性を得るためには，手術の範囲が歯周

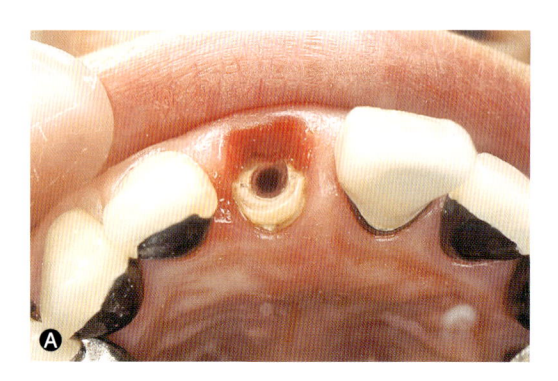

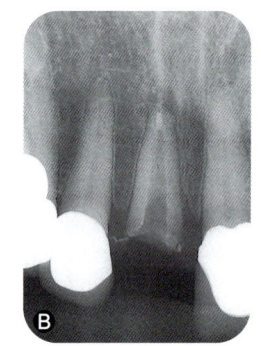

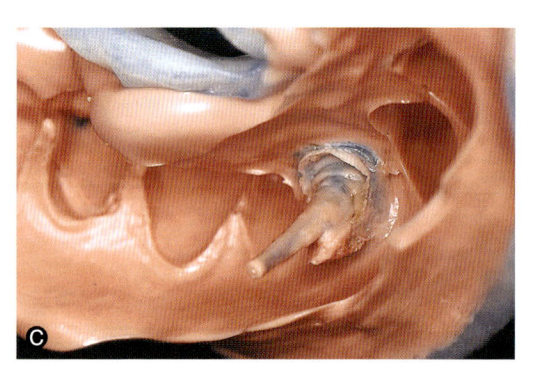

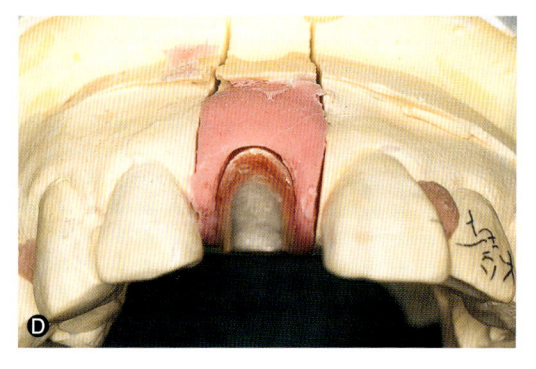

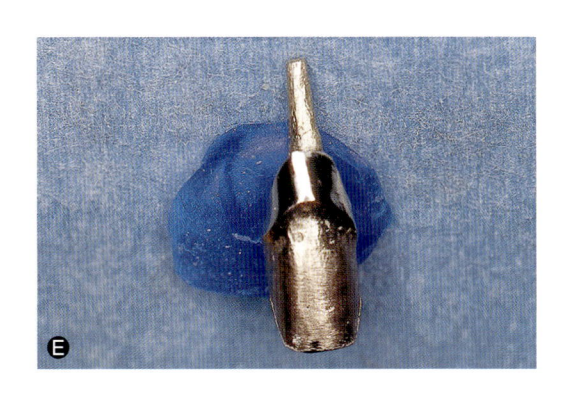

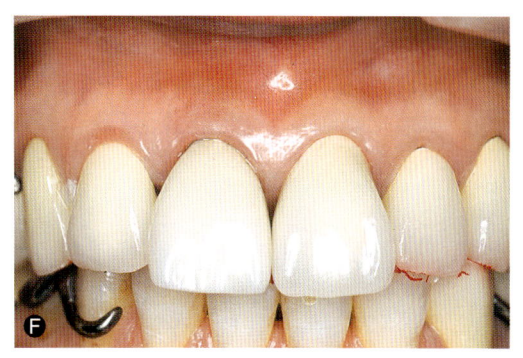

組織の健全な隣接歯にまで及ぶことになる．②矯正的挺出を選択すると，付着歯肉の喪失を防止し，隣接歯との歯肉のラインの連続性を確保する手段として有効であるが，歯冠歯根比がわるくなること，後戻り防止のため十分な保定期間を設ける必要があること，挺出に伴う骨の膨隆が生じた場合に骨切除を併用する必要がある．③抜歯を選択すると，欠損部顎堤の吸収退縮が予想され，固定性の補綴物では歯頸線を整えることは困難である．④補綴物での実質欠損部の回復，すなわち，支台築造あるいは最終補綴物により失われた歯肉縁下の歯質の形態を回復する場合，歯肉のラインの不調和を回避することは可能である．しかし，十分なメインテナンスを怠ると人為的に歯周ポケットを形成することになり，経時的な歯肉の変化の予想が困難である．

今回は患者の治療期間に制約があったこともあり，④の補綴物での実質欠損部の回復を選択した．

唇側の破折片および不良肉芽を除去し破折部を明示したのち，ポスト形成を行いポスト付きのテンポラリークラウンを製作した．テンポラリークラウンの唇側マージンは歯肉縁下深く位置するため，その適合，歯根部の形態の回復および研磨には十分注意し，仮着材には組織刺激性の少ない非ユージノール系のセメントを用いた．歯頸線が安定するまで約1カ月の治癒期間を設けたのち，ポストコア製作のため精密印象を行い（C），歯肉ガム模型を製作した（D）．支台築造は強度，適合性，生体親和性を考慮し，タイプⅢ金合金による金属鋳造ポストコアとした（E）．歯肉縁下の部位は根面の形態を回復し，十分に鏡面研磨を施し，ガム模型上で歯肉縁の高さに最終補綴物のマージンを付与した．コア切削時の歯肉損傷による歯頸線の変化，金属片の歯肉への迷入を考慮し，コア試適時に口腔外でマージンの調整を行った後，歯肉縁下でのセメントの溶解を考慮し，接着性レジンセメントで装着した．ポストコア合着後，精密印象を行い，最終補綴物として硬質レジン前装鋳造冠を装着した（F）．最終補綴物は，咬頭嵌合位で咬合紙1枚がわずかに引き抜ける程度の咬合接触とし，前方，側方運動時には咬合接触は与えないようにした．

◆経過観察

歯頸線の位置が不揃いとなるのを回避するために，歯肉縁下の実質欠損を支台築造により回復を行った．歯周ポケットの形成や，歯肉の退縮による歯頸線の変化を生じさせないためには，患者サイドの徹底したプラークコントロールと，術者サイドの炎症，咬合のメインテナンスが必要である．その重要性を認識させ，十分なモチベーションをはかるためには，患者との信頼関係を確立しておくことが大切である．

1 歯冠の欠損に対する治療
1）前歯に対する治療

症例6 切縁に破折がみられた症例

◆**症例の概要**

　主　訴：転倒による前歯の破折（11歳，男子）．

　現　症：1⏌の歯冠のほぼ中央部で近遠心的に破折しているのが認められた（**A**）．来院2日前に，体育の授業中に誤って転倒し，1⏌の歯冠破折および⏌1のエナメル質における近遠心的亀裂を生じていた．

◆**診査および診断**

　1⏌の破折線は，遠心の髄角に近接しているものの露髄はなく，電気診査による値も13．5であった．垂直および唇舌方向の水平打診（＋），冷温痛（＋），動揺度（m₁）であった．それ以外の異常所見は認められなかった．初診時のX線像から，歯髄は破折線にきわめて接近しており，遠心の髄角部で最も近いことを確認した（**B**）．また，若年者であることから歯髄腔が広く，根尖孔も太い状態が観察された．なお，破折面に一致したX線不透過像は，応急処置時の仮封セメントである．

◆**治療計画および処置**

　患者は若年者であり，髄角も高く，咬合および歯周組織もまだ経時的に，著明に変化していく時期にある．また，前歯のレジン修復は，大型窩洞や，抵抗形態の得られないとくに4級や6級窩洞では，self threading pinを窩洞内に植立して保持をはかっていた．しかし，近年，接着性コンポジットレジンのエナメル質，象牙質に対する接着性の向上，接着技法の発展に伴って，歯冠の一部欠損のほとんどの症例が，接着性コンポジットレジン単味で修復処置ができるようになった．本症例は，加藤，大久保の分類によれば，1級（歯冠破折）3類（象牙質までの破折）に相当し，その保存的処置法は，コンポジットレジンもしくはその他の接着修復あるいは破折歯冠の接着修復が適当[1]とされていることから，全部被覆タイプの修復法よりもコンポジットレジンによる接着性一部歯冠修復のほう

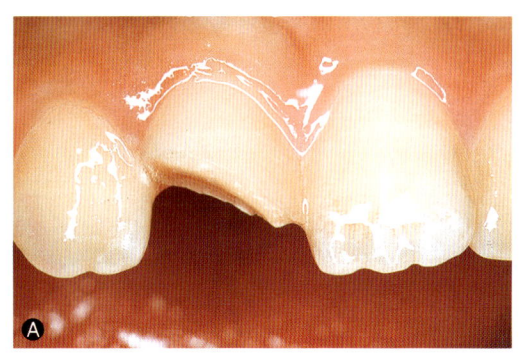

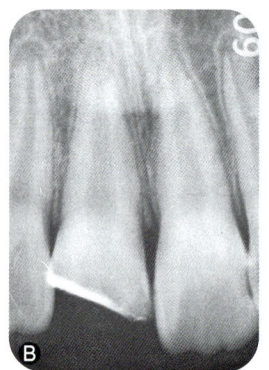

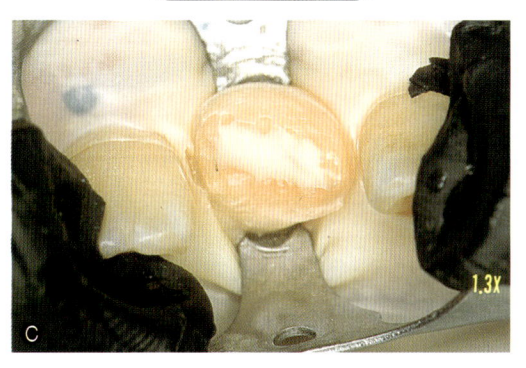

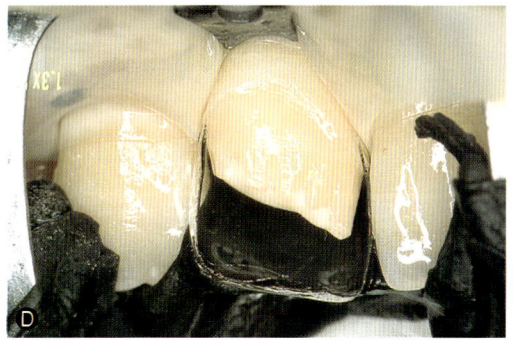

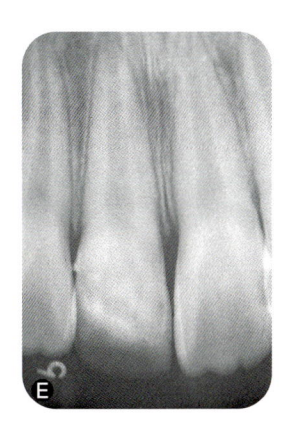

が適切であると考えられた．

　以上の説明と，歯髄を温存することの利点を患者と付添いの母親に十分説明し，修復後，一定期間の，とくに歯髄の生死に対する経過観察の必要性を説明し同意を得た．

　窩洞形成は，ダイヤモンドポイントFG#201Rを用い，破折面を整形後，歯冠の全周にわたって3.0〜4.0mm削除し，フィニッシュラインはシャンファーに仕上げた（**C**）．

　歯髄保護対策は，髄角に最も近い部位には水酸化カルシウム製剤（Life®, Kerr社）を，その上および他の露出象牙質面にはグラスアイオノマー系裏層剤（Lining Cement®, G-C社）で裏装した．

　使用した接着性レジンは，欠損状態を考慮して，思いきって臼歯修復用コンポジットレジン（Photo Clearfil Posterior®, クラレ社）を選択した．それは，前歯修復用のレジンに比較して，若干審美性は劣るものの，物性が優れ，とくに咬耗に対して強い抵抗性を有するものと思われたからである．また，修復歯切端部は1|に比較して若干低位にし，負担の軽減をはかっている．

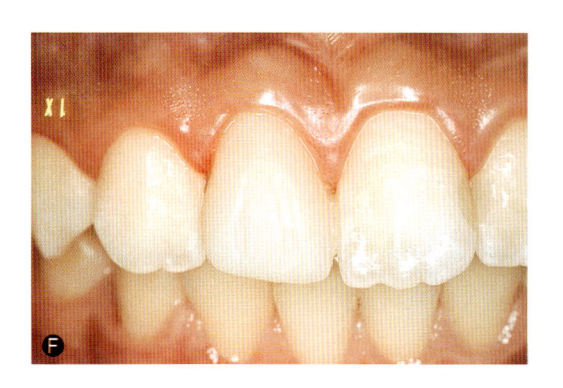

　通法に従って，エッチング，ボンディング剤塗布後，あらかじめストリップクラウンフォームを切り取って調整しておいた隔壁を使用して，コンポジットレジンを填塞した（**D**）．この種の症例では，切端部や近遠心隣接面が修復後，透明になりすぎて失敗に帰す場合が多い．このため，オペーク系列の色と歯冠色とを上手に組み合わせて使用すると，それらの失敗を回避できる．

　Eは，術後のX線像である．露髄・裏装材はX線不透過像として，またコンポジットレジン修復材は半透過像として観察される．

◆ 経過観察

　次回来院時（48時間以上経過後）の仕上げ・研磨を行って完成した術後所見を**F**に示す．また，歯髄反応にはとくに異常は認められなかった．

　（本症例および写真は，日本歯科大学新潟歯学部保存学教室加藤喜郎教授のご好意による）

1 歯冠の欠損に対する治療
1）前歯に対する治療

症例7 歯冠高径が短い症例

◆症例の概要

主　訴：前歯部形態不備による審美的改善（50歳，男性）．

既往歴：|2 は2年前に齲蝕のためレジン充填が，|123 は2カ月前に歯髄炎のため根管処置が行われ，すでにメタルコアよる支台築造が施されていた．全身的疾患はない．

現　症：Aに示すように中切歯，側切歯および犬歯は切端咬合による切縁の摩耗が著しく，歯冠長がきわめて短くなっている．また，|123 には現在，テンポラリークラウンが装着されている．下顎位は安定している．残存歯に動揺は認められず，口腔内清掃状態も良好である．

◆診査および診断

切端咬合によると考えられる上下顎前歯部に顕著な摩耗が認められる．上顎前歯部は骨植堅固で動揺はなく，病的ポケットも存在しない．X線写真においても歯根部に異常は認められない．|123 はすでに根管治療およびメタルコアによる支台築造が行われた齲蝕処置歯，1| は近心部コンポジットレジン充填の二次齲蝕歯，32| は生活歯で形態異常歯（摩耗歯）と診断した．なお，765|567 の欠損部にはパーシャルデンチャーが装着され，咬合支持が得られ顎関節症の症状もない．

◆治療計画および処置

主訴である歯冠形態改善のために，上顎6前歯を支台歯とする歯冠修復を行うこととした．すなわち，|123 はすでに支台築造が施されていることから，また右側に関しても歯冠高径が短いことから，6前歯とも全部被覆型の陶材焼付鋳造冠による単独修復とした．しかし，いずれの支台歯も歯冠高径が短いため，支台歯形成にあたってはクラウンの保持力に対する配慮が必要である．

支台歯形態の保持力に関する因子として，軸面傾斜度，支台高径，表面性状，表面積，補助

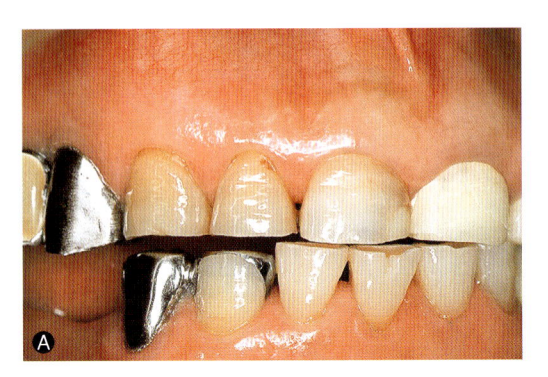

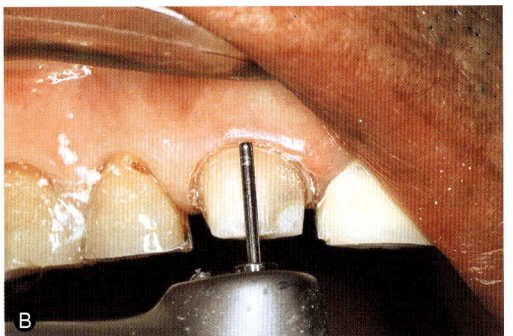

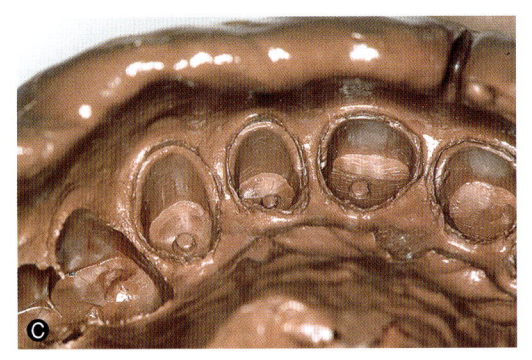

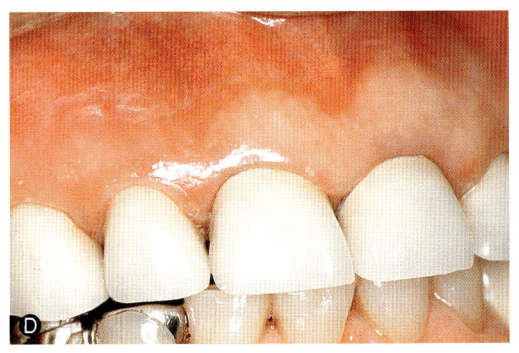

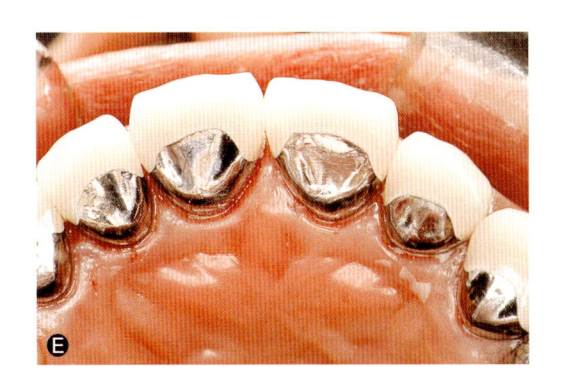

的保持形態，歯質の性状などがあげられる．これらの要件のなかで，軸面傾斜度は保持力に関する最大の要因で，相対する軸面が平行に近づくほど保持力が大きくなることが知られている．

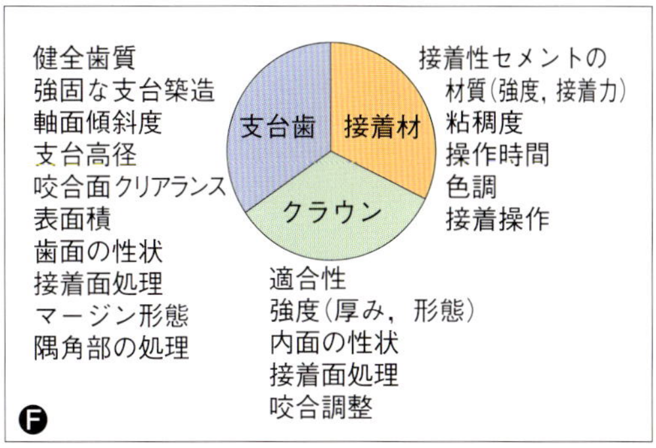

本症例においても，Bに示すように唇側および両隣接面の軸面は可及的に平行になるよう支台歯形成した．また，辺縁部のショルダー形成は明確な直角ショルダーとし，保持力の増大に寄与するように配慮した．さらに，支台高径はクラウンに加わる側方力に対して重要な抵抗要素となるため，支台高径が低い場合には補助的保持形態の付与が必要となる．補助的支台装置にはグルーブ，保持孔，ピンホールなどがあるが，保持孔は前歯部舌面や臼歯部咬合面に形成する．円形または鳩尾形をした内側性インレー窩洞あるいはボックス窩洞で，修復物の偏位や側方力に抵抗する．

保持孔の大きさは孔の直径に比べて深さが深すぎると修復物の適合性がわるくなり，保持力の低下につながる．

Cは支台歯形成後の印象面であるが，軸面の低い舌側基底結節部に直径1mm，深さ1.5mm程度の保持孔を形成した．上部構造として陶材焼付鋳造冠を単独で接着性レジンセメントによって装着した（D, E）．なお，クラウンの保持力に関する要因の一つに合着セメントがあげられ，近年，接着力に優れた新世代のレジン系セメントが開発され，きわめて高い評価を得ている．しかし，支台歯高径の低い支台歯の場合は，決してセメントのみにクラウン保持力の主体を委ねるのではなく，支台歯に確実な保持形態を付与し，機械的保持力を確保すべきである．

合着材（接着材）によって支台歯に装着されるクラウンが長期間口腔内に維持されるためには，支台歯，クラウンおよび接着剤の3つの要素が適切に重なり合うことが必要である（F）．一つの要素でもなおざりにすれば早晩脱離するであろう．

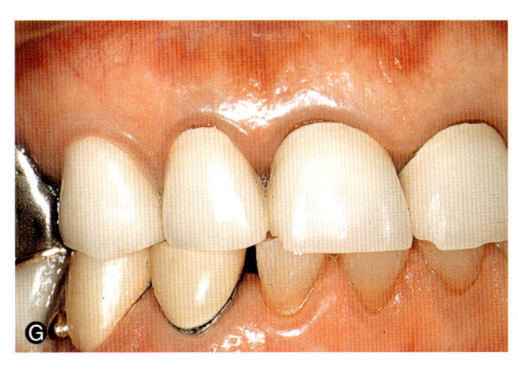

◆経過観察

Gは装着約3年後の状態であるが，各クラウンの動揺，脱離は認められず，患者の装着感もきわめて良好である．歯肉辺縁部にやや腫脹を認めるが，支台歯高径が短くクラウンの歯冠高径が短くなる場合，十分な口腔清掃が行えるよう歯冠形態の改善に配慮する必要がある．

文 献

1) 甘利光治，末瀬一彦：支台歯形態．歯科ジャーナル，**13**（3）：283-292，1981．
2) Kaufmann E G, Coelho D H and Colin L：Factors influencing the retention of cemented gold castings. *J Prosthet Dent*, **11**：487-502, 1961.
3) Shillingburg H T et al：Preparation for Cast Gold Restorations．医歯薬出版，東京，1976，p.2-17．
4) 末瀬一彦，川添堯彬：保持力が不足している場合の対応．補綴臨床別冊/ワンポイント・アドバイス　クラウン・ブリッジの臨床：59-62，1989．
5) 塩沢育巳，羽野スサナ：支台歯形成時の注意点と対応の実際．補綴臨床，**19**（3）：252-260，1986．

1 歯冠の欠損に対する治療
2）前歯に対する治療

症例8　歯根の短い症例

◆**症例の概要**

主　訴：上顎右側中切歯の疼痛（26歳，男性）．

現　症：口腔清掃は良好で，肉眼的には当該歯に特別な異常は認められなかった．それよりも，隣接する左側中切歯に約10年前に装着された全部レジン冠継続歯の変色と瘻孔の形成，および同部からの排膿が顕著であった（**A**）．

◆**診査および診断**

X線写真により，1|1 の根尖部が著しく吸収し，その周囲に大きなX線透過像が認められた．また，|1 には既製金属ポストと思われる不透過像がみられた．根管口部は軽度の漏斗状を呈し，ポストは十分長く，除去は困難と思われた（**B**）．

根管充填材は 1|1 ともに認められなかった．すなわち，1| は近心部のレジン充填の辺縁漏洩に，また，|1 は不適切な歯内療法に起因する慢性根尖性歯周炎と診断した．

◆**治療計画および処置**

1|1 とも感染根管治療の適応であるが，病巣が大きく治癒までには通常より多くの時間が必要と思われた．また，歯内療法後には，できるかぎり長いポストを備えた築造体を装着するとともに，歯根が短いことから左右の陶材焼付鋳造冠を連結して補強すべきと思われた．

|1 の既製ポストは，リトルジャイアントを利用することによって，予想したよりも容易に除去できた．|1 の根管治療中には，テンポラリークラウンの脱落が心配であった．そこで，1| を概形成してテンポラリークラウンを装着し，両者を連結して治療を続けた．

根管治療の結果，1| は比較的早期に細菌培養検査で陰性となり根管充填ができたが，|1 は相変わらず陽性であったため，歯根尖切除手術を施行し，外科的に感染巣を除去し，根尖部根管を逆根管充填して封鎖した（**C**）．このため歯根はさらに短くなってしまった．

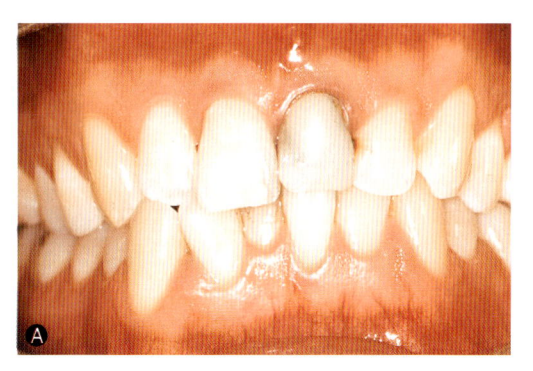

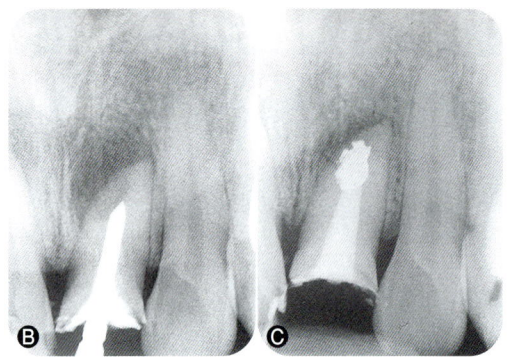

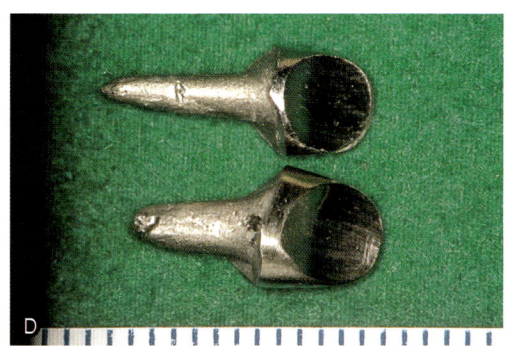

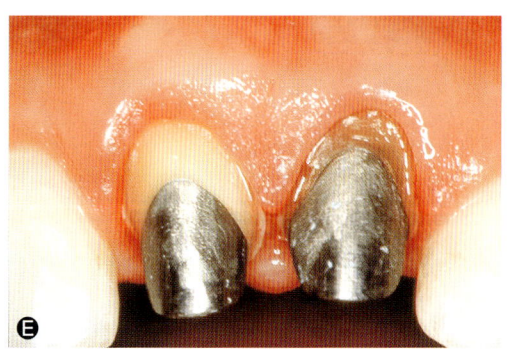

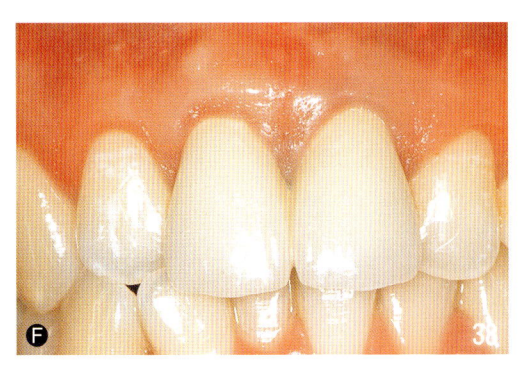

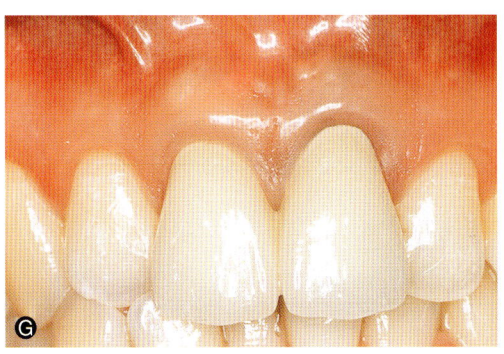

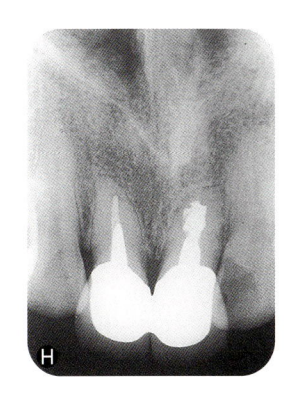

上部構造は計画どおり陶材焼付鋳造冠とし，連結冠とした（F）．さらに，咬頭嵌合位での接触は弱く，また，前方運動時のガイドは左右側の側切歯と同程度となるよう調整した．

歯根が短いことは，一般には歯根膜の表面積が狭いことを意味し，咬合力をはじめとする種々の負荷に対する負担能力が低いと判断しなければならない．したがって，そうした歯を支台歯として利用しなければならない場合には，その歯に過大な力が加わらないよう注意する必要がある．

とくにブリッジの支台となる場合には，支台歯数を増したり，偏心運動時の咬合接触を削除するなど，当該歯を守る配慮が必要である．また，単独冠を製作する場合であっても失活歯のときは，十分な長さの金属ポストを装着できないため，十分な保持が得られず困難な症例が多い．

ポスト孔の形成はできるかぎり長く形成したいが，根尖部に近接しすぎるとこの部の封鎖が失われ，再感染の危険性がある．一般には根尖部に必要な封鎖の量，すなわち根管充填材の長さは4mmとされている．そこで，注意深くピーソーリーマーを使い，また形成の途中でX線写真を撮影して長さを確認しながら形成した．

築造体に使用する金属には十分な機械的強度が必要で，これが不足している1種の銀合金は使用すべきでない．この症例では金銀パラジウム合金を使用した．ポストの長さは 1| が8mm，|1 が5mmとなった（D）．窩洞への適合は良好であった（E）．

合着用セメントとして，この症例ではリン酸亜鉛セメントを使用したが，現在であれば象牙質に対する接着強度が著しく高い接着性レジンセメントを使用したい．また，その際に金属面にサンドブラスト処理と金属接着プライマー処理をするとさらによい．

◆経過観察

歯根尖切除手術時の観察によれば，|1 の唇側歯槽骨はすでに一部吸収されて，離断した状態にあり，術後の歯肉退縮やポケット形成が心配であった．術後4年経過時のポケットは 1|1 とも2～3mmで，歯肉退縮は|1 にわずかに認められる程度であった（G）．また，根尖部に著明な透過像は認められず（H），経過は良好と思われた．現在，装着後15年経過し，歯頸部の歯肉の退縮が多少増したが，そのほかには問題なく良好に経過している．

1 歯冠の欠損に対する治療
2）前歯に対する治療

症例9　ポストの形態が漏斗状になってしまった症例

◆ **症例の概要**

　主　訴：上顎右側側切歯の変色による審美障害（48歳，女性）．

　既往歴：12年前に同歯の変色をウォーキング・ブリーチ法で漂白したが，再び変色した．

◆ **診査および診断**

　2̲の変色に対し，患者が今度は後戻りのない方法を希望したため，陶材焼付鋳造冠で補綴を行うことにした．**A**に，メタルコアによる支台築造のための築造窩洞形成を終了した状態を示す．歯周ポケットは全周2mm以下，動揺度は0度で歯周の状態は良好である．残存歯質の状態は，唇側歯質を歯肉縁上にある程度の高さで確保することができたが，舌側では歯肉縁の高さと同程度の位置までしか歯質を残すことができなかった．また，シリコーン印象採得後の印象面を観察すると，根管形成の状態がいわゆる漏斗状を呈していた（**B**）．

◆ **治療計画および処置**

　前歯部にかぎらず再治療を繰り返した支台歯の処置には，十分な配慮が必要である．再根管治療のためのポスト除去を行った場合や，修復物の脱離，脱落を経たのちの支台歯は，二次齲蝕による感染象牙質を除去し築造窩洞形成を行うと，根管口部の歯質が菲薄となり窩洞が漏斗状を呈してしまう例が多い．そのような状態の支台歯は，その後の処置を確実に行わないと脱落や歯質の破折などの危険がある．

　とくに臨床で広く用いられている金属鋳造による築造体で支台築造する場合，漏斗状の窩洞ではポスト部のテーパーが大きくなり，保持力の低下が懸念される．また，ポストが"クサビ"として働く可能性もあり，築造体装着時や補綴装置の装着後の機能下において，菲薄になった歯質が押し広げられ，残存歯質の破折を引き起こす可能性がある．

　保持力の低下を補うためやクサビ効果を抑制するためには，築造窩洞と築造体との適合度を

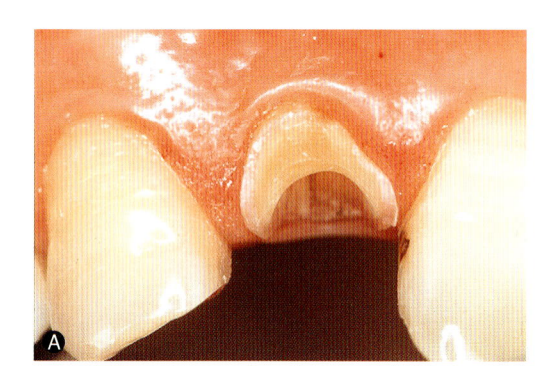

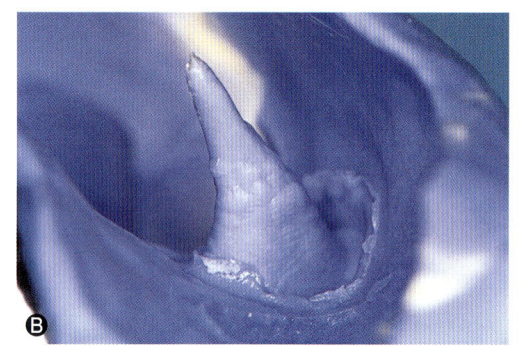

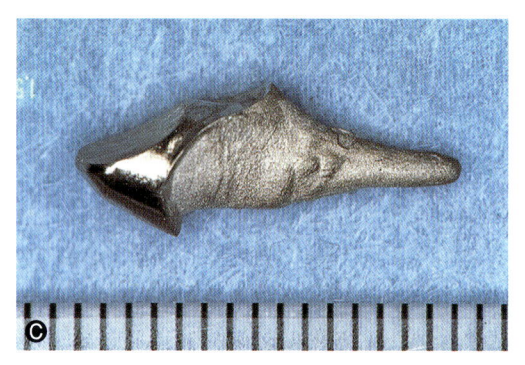

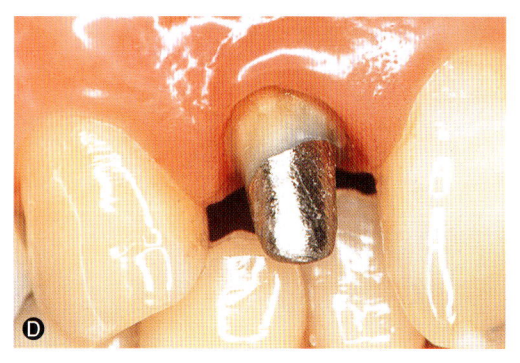

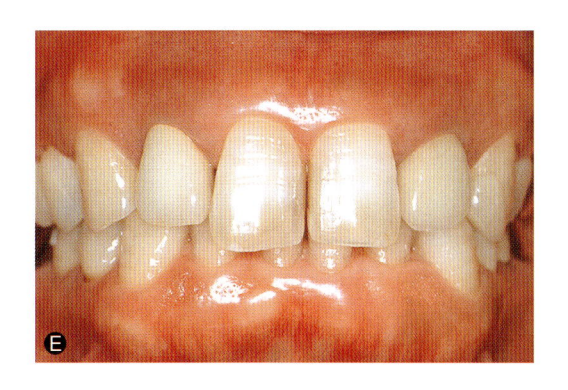

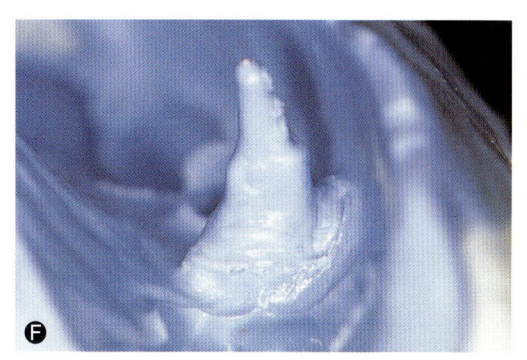

高めることや，歯質，とくに象牙質に高い接着力をもつ材料による築造体の合着が望ましい．また，残存歯質周囲にベベルを付与して帯環効果を発揮させ，クサビ効果に抵抗させることも有効である．

Cは，ポスト部の形態が漏斗状を呈している12%金銀パラジウム合金で製作したメタルコアである．将来の脱離，脱落，またはそれらに起因する残存歯質の破折を予防するために適合度をできるかぎり上げ，残存歯質との維持力向上のために試適後，合着面に粒径50μmの酸化アルミニウムによるサンドブラスト処理，金属接着プライマー処理を行った．合着には接着性レジンセメントを使用し，セメント硬化後に支台歯形成を行い（D），精密印象採得後，陶材焼付鋳造冠を装着した（E）．

ポスト形態が漏斗状になった場合，金属鋳造体による支台築造のほかに維持力向上のため，キュラーアンカーに代表されるネジ式の既製ポストを利用した支台築造，また，菲薄化した歯質にある程度の厚みを確保するために，歯肉切除や矯正治療による歯の挺出が推奨されている．また，残存歯質と築造体との維持力向上と残存歯質に対する応力の分散をはかるため，象牙質に近い弾性率をもつ接着性コンポジットレジンを利用することもある．ただし，レジン自体の硬化時収縮が大きいため，窩洞が大きい場合，直接法では接着界面に不安がある．その収縮の補償のためには間接法によるレジン築造がよい．

間接法レジン築造の一例を示す．上顎犬歯の築造窩洞形成，印象採得後の印象内面は漏斗状を呈していた（F）．作業用模型上で硬化様式に光重合と化学重合を併せ持ったデュアルキュア型支台築造用コンポジットレジンで築造体を製作し（G），その築造体を同じレジンで合着し，支台歯形成を終了した状態をHに示す．

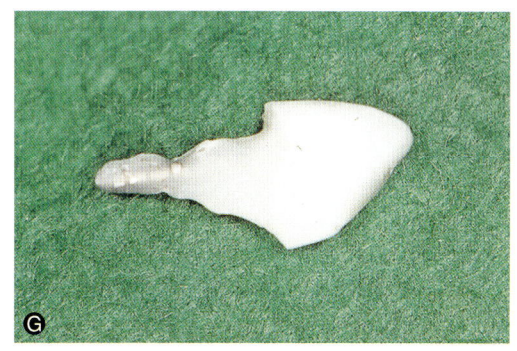

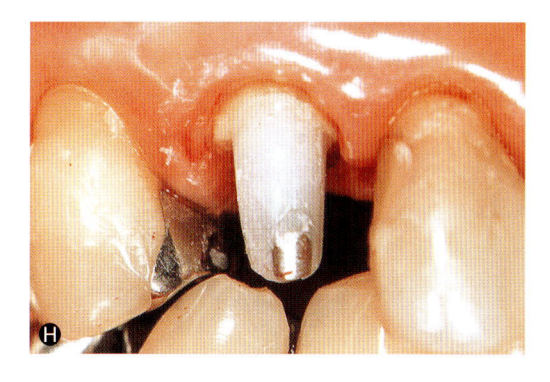

以上，さまざまな工夫にみたように，ポスト孔の形態が漏斗状を呈したときには細心の注意が必要である．

◆経過観察

患者は35歳から51歳の今日まで喪失歯はなく，口腔清掃が良好で口腔内は清潔に保たれている．陶材焼付鋳造冠を装着した側切歯はポスト孔が漏斗状であるにもかかわらず，問題なく3年半が経過している．

1 歯冠の欠損に対する治療
2）臼歯に対する治療

症例1 歯冠歯質の大部分が崩壊した症例

◆症例の概要

主　訴：4̲|クラウン脱離による咀嚼障害（21歳，男性）．

既往歴：約3年前に，近隣歯科医院にて歯内療法処置後に装着されたクラウンが，約1カ月前に脱離した．同部にやや違和感を覚えるも著しい疼痛がなかったため，そのまま放置しておいたとのことである．

現　症：口腔内所見から，321|1 に前装鋳造冠（1|前装部一部破損），|67，7|7 に全部鋳造冠，6̲5̲，7̲6̲5̲|にメタルインレー，|4 にレジン充填処置がなされていた．4̲|の歯冠部歯質は，頰舌面および遠心隣接面は歯肉縁上約1.0mmの高さで，厚さも約1.0mm残存していたが，近心隣接面の欠損は歯肉縁下まで達しており，辺縁を歯肉が一部覆っていた（A）．

咬頭嵌合位は安定しており，咬合平面にも異常は認められなかったが，口腔内清掃状態はやや不良であった．

全身状態に特記事項はない．

◆診査および診断

4̲|は自発痛はなかったが，打診による軽い疼痛があった．ポケットの深さは近心隣接部以外は約1.5mmであった．また，動揺は生理的範囲内であった．

X線像では，根管充填材は根尖まで到達しておらず，歯根周囲の歯槽硬線は消失し，根尖部に陰影像が認められた．また，近心隣接面の残存歯質は歯槽骨頂より約1.0mm上方であった．

◆治療計画および処置

プラークコントロールの確立後，1|前装部はコンポジットレジンによる修理を行い，4̲|は歯内療法処置後にクラウンを装着することを考えた．しかし，4̲|近心面の実質欠損が歯肉縁下深くまで及んでいることから，このままでは適合の良好な，しかも歯周組織にも適応した補綴物の完成は困難と考えられた．そこで，残存歯質辺縁を歯肉縁上に露出させることとした．

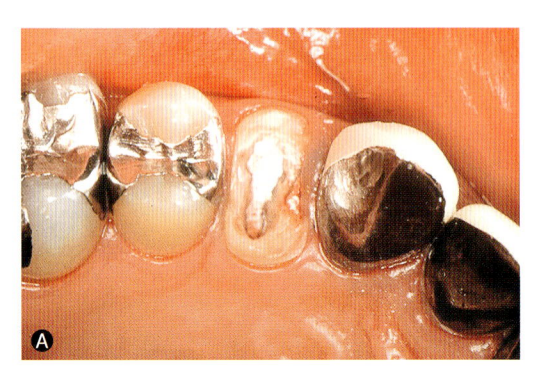

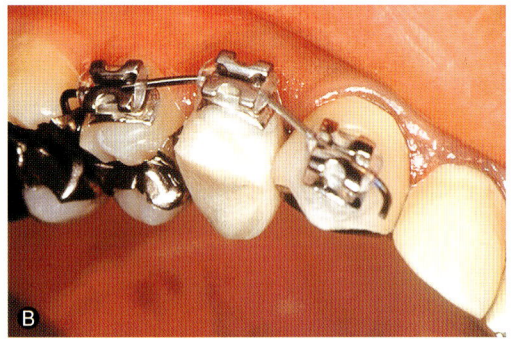

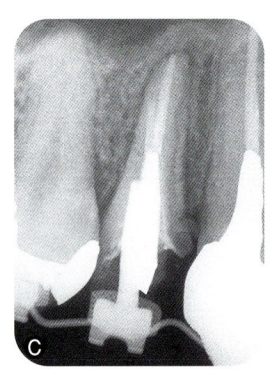

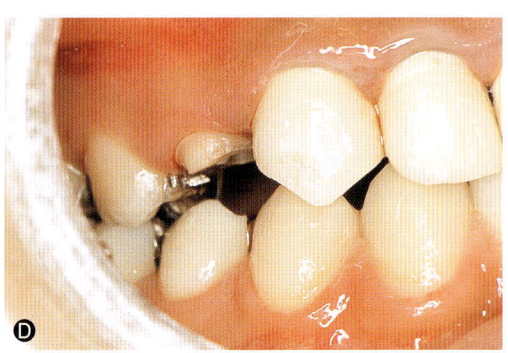

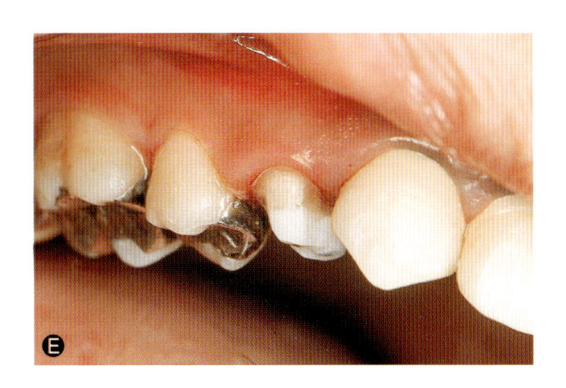

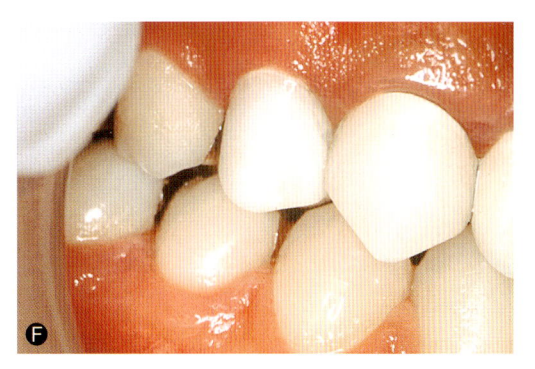

一般に，歯冠歯質の実質欠損が歯肉縁下に及ぶ場合に，歯肉切除のみで対処できるのは，歯槽骨頂からクラウンのマージンまでの距離が最低でも2.5mm以上が必要とされる．本症例では骨頂からの距離がそれよりも少なかった．したがって，歯肉切除術のみでは，バイオロジックウイドゥス（biologic width）の原則から，歯肉が元の位置まで戻ることが考えられたために，辺縁の歯肉切除術による方法は不適応とした．

　他の方法として歯槽骨切除術，歯の脱臼後の再植術などが考えられるが，前者の方法では隣在歯の歯根と近接していること，そして支持骨を犠牲にしなければならず，また後者の方法では歯根周囲に慢性の炎症が存在することや，将来，歯根吸収も考えられることからも適応症とは思われない．そこで，矯正的処置によって4|を挺出させることとした．この処置によって残存歯質辺縁と骨頂との距離が確保でき，biologic widthの概念にも適用し，しかも補綴治療の簡素化が期待できると考えた．なお，矯正的挺出は歯冠歯根比を増加させることから，歯根長がもともと少ない場合には適応できないが，本症例では歯根長が比較的長いことをX線像で確認した．

　そこでまず，4|の歯内療法処置を行った．電気的根管長測定の結果，残存歯質辺縁から頬側根根尖までが15.3mmで，口蓋根根尖までが16.2mmであった．歯内療法処置後に装着した暫間ポスト上の暫間クラウンと，固定源とした隣在歯唇側に矯正用ブラケットを接着し，4|を歯冠側に挺出させた（B，C）．2カ月間で約3mm挺出させたことによって，近心隣接面は歯肉縁上約1mmの位置となった（D）．矯正終了後の後戻りの予防策として，septotomy（歯周靱帯切断術）も考えたが，100％の期待はできないようなので，保定期間を長く（約半年）して対応した．

　保定終了後，補綴治療を開始した．歯冠部残存歯質の大部分が崩壊していることから支台築造を行った．歯冠の崩壊が著しい場合は，メタルによるキャストコアが推奨されているが，根管方向に平行性がなかったこと，そして歯全周にわたって約1mmの厚さの健全歯質が確保されたことから，既製のポストとコンポジットレジン併用による支台築造を行った．その後，歯頸辺縁マージンを歯肉縁下0.5mmに設定した支台歯形成を行い（E），硬質レジン前装鋳造冠を装着した．

◆経過観察

　Fはクラウン装着後4カ月が経過しているが，現在のところ後戻り現象もなく，良好な経過をたどっている．

文　献
1) 中村公雄，宮内修平ほか：現代の臨床　補綴-歯周治療をふまえた補綴治療．クインテッセンス出版，東京，1998，p. 87-106.
2) 栗田春海：Dental graphic series　大人のMTM　子供のMTM．医歯薬出版，東京，1989，p. 104-111．

1 歯冠の欠損に対する治療
2）臼歯に対する治療

症例2 歯冠の大部分が崩壊した症例

◆症例の概要

　主　訴：齲蝕による歯冠崩壊（23歳，女性）．

　現病歴：約6カ月前に上顎左側第一小臼歯に自発痛が生じ，齲蝕のため抜髄処置を受けた．その後，現在まで放置したままであった．全身的疾患はない．

　現　症：上顎左側第一小臼歯は根管処置が施されているが，歯冠崩壊が著しい（A）．現在，当該歯に症状はない．咬合関係は正常で，顎関節にも異常は認められない．口腔内清掃状態も良好である．

◆診査および診断

　当該歯は自発痛および打診痛はなく，触診においても動揺は認められなかった．しかし，軟化象牙質が多く，歯肉縁下にまで及んでいた（B）．また，病的ポケットや根尖部に病変が認められなかったことから，抜髄処置による歯冠崩壊と診断した．

◆治療計画および処置

　当該歯は歯質の実質欠損が大きく，保存か抜歯かの選択をしなければならない．一般的に歯根破折が存在しない場合，X線写真において根尖病巣が認められない場合，実質欠損が歯槽骨縁下に及んでいないような場合は，保存処置が可能である．次に，歯質の実質欠損が歯肉縁下に及んでいる場合の処置としては，①歯肉の切除・整形，②骨の削除，③歯の挺出，④歯肉圧排後，メタルコアによる欠損歯質の回復，などが考えられる．

　歯肉縁下において残存歯質と骨縁との間に十分な距離がある場合，①の歯肉の切除・整形を行うことがあるが，角化歯肉を失うことによって歯肉の欠損，退縮が生じ，外観を損なう．歯質の欠損が骨縁に近い場合，歯肉を切除してもバイオロジックウィドゥス（biologic width）の原則のもとに，歯肉はほぼもとの位置まで戻り炎症状態が再発するため，②の骨を削除して，

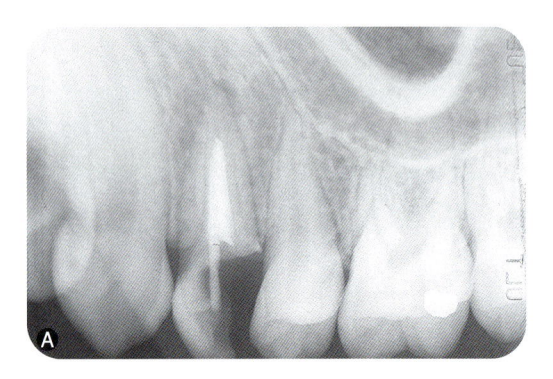

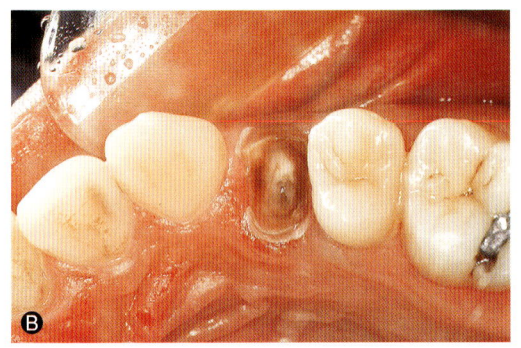

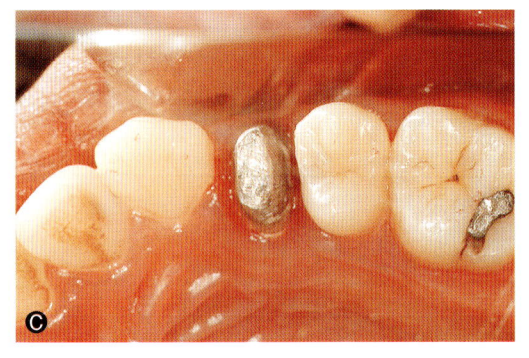

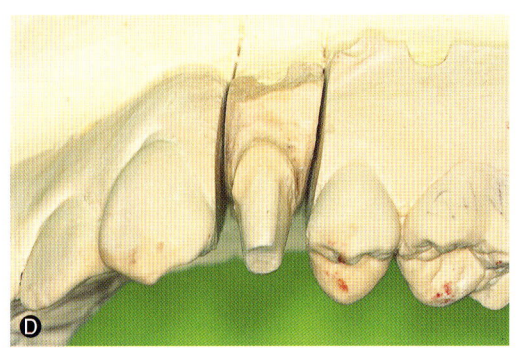

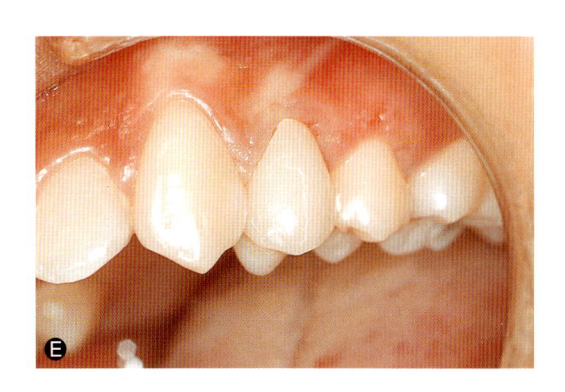

歯肉の付着領域を確保する必要がある．一方，歯肉や歯槽骨を犠牲にしないで，③の歯を矯正的に挺出させて歯質と骨縁との距離を確保して隣在歯に合わせる方法があるが，時間と経費を要する．本症例では，歯質の実質欠損が骨縁より上方にあること，プラークコントロールが良好であること，治療の時間的制約を受けたことなどから，歯周外科的処置は行わず，④のメタルコアによって失われた歯質の回復をはかる処置法を選択した．

本症例は，支台築造における歯質の条件からみた場合，難症例にあげられるが，幸い健全歯質の厚みが1mm程度確保でき，破折に対する抵抗力があると考えられた．支台歯形成にあたっては，歯質上に帯環効果をはかった．さらに，ポストが十分な維持力をもつように，また歯根へ加わる咬合力を分散させるために，最も低い骨縁の位置から根尖までの距離の1/2付近にポストの先端を設定した．12％金銀パラジウム合金で製作した鋳造ポストコアを，通法に従って接着性レジンセメントを用いて支台歯に装着した（**C**）．支台歯形態は**D**に示すように全周ショルダータイプとし，上部構造にはハイブリッドセラミックスクラウンを装着した（**E**）．

◆経過観察

Fはクラウン装着後約1年経過した口腔内写真である．特記すべき自覚症状はない．メタルコアおよびクラウンの脱離はなく，打診痛も認められない．X線写真による所見では歯根破折は認められず，歯根周囲に病巣も観察されない．また，クラウンの適合性も良好である．頬側歯肉部にメタルカラー部の透過色は認められない．辺縁歯肉，臨床的歯頸線は隣在歯と調和して．ポケットプローブによるポケットの深さは約1.5mmで，術前に比べて増加していない．

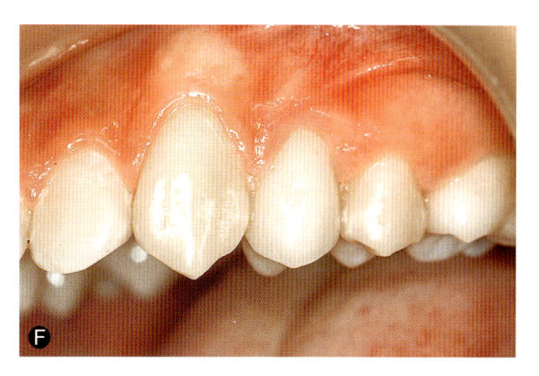

歯冠の大部分が崩壊した歯では，抜歯か，保存か，で選択を迫られることが多い．天然歯に勝る人工歯根は存在しないことから保存することを基本原則に考える．歯の破折が生じていなくて，軟化象牙質を除去した後の健全歯質の辺縁部の位置が歯槽骨縁下にまで及んでいなければ歯肉の整形によって十分保存可能である．この場合，支台歯形成において可及的にクラウンのマージンは歯質上に設定するために，支台築造のための歯質辺縁部から1～2mm下方にまで健全歯質を確保することが望ましい．

しかし，臼歯部においては咬合による大きなストレスを受けること，清掃性が不十分になりやすいことから，患者のコンセンサスを得なければ保存療法は困難である．

文 献

1) 中村公雄ほか：予知性の高い補綴治療のための歯周外科の考え方と実際．第1版，クインテッセンス出版，東京，1994，p.114-128.
2) Kantorowicz GF, et al：Inlays, Crowns & Bridges. A Clinical Handbook, 5th, Wright, Oxford, 1993, p. 83-98.
3) 川添堯彬ほか：脱落・破折の生じない支台築造法．第1版，第一歯科出版，東京，1989，p.18-19.
4) Sorensen JA, et al：Ferrule design and fracture resistance of endodontically treated teeth. *J Prosthet Dent*, **63**：529-535, 1990.
5) 甘利光治，石原善和：失活歯の支台築造．松本歯学，**13**（2）：191-205, 1987.
6) 飯島国好：歯根破折－臨床的対応．第1版，医歯薬出版，東京，1994，p.66-80.

1 歯冠の欠損に対する治療
2）臼歯に対する治療

症例3 歯根分割歯を支台とした症例

◆症例の概要

　主　訴：前歯で物が噛み切れない（47歳，女性）．

　現症および現病歴：前歯部は開咬を呈し，左右側の臼歯部にわずかな歯の接触が認められるにすぎない．左右側顎関節部を触診すると，開口時に左側顎関節部に軽いクリッキング音を触知できる．しかし，疼痛や開口障害はなく，患者は主訴の解消のみを希望していた．

　そこで，全顎的な咬合の回復を目標に，しかし歯質の削除をできるかぎり抑えた治療方針のもとに計画を練った．その際，X線検査によって下顎右側第一大臼歯に根分岐部病変のあることがわかった（A，B）．

◆診査および診断

　X線写真で根分岐部病変の認められた6̅には自発痛，咬合痛，打診痛などの臨床症状はなく，出血や排膿も認められなかった．根分岐部病変の程度を表すLindheの分類では，根分岐部の水平的な支持組織の欠損が当該歯の幅径の1/3以下のものを1度，1/3以上であるが反対側まで貫通していないものを2度，貫通しているものを3度としているが，この症例は2度であった．

◆治療計画および処置

　根分岐部病変は歯根の頬舌径のおよそ1/2に達し，臨床症状がないとはいえ，この部分を清掃し，プラークコントロールすることは著しく困難なため，根分岐部病変に対する積極的な治療を実施することにした．すなわち，歯根を分割し，清掃性の高い形態を付与することを計画した．それには便宜抜髄が必要で，患者の同意が得られるか懸念された．そこで，根分岐部の清掃の困難さと，歯周組織を健康に保つために必要なプラークコントロールの重要性を説明したところ，患者はこの治療方針に同意するとともに，その後のプラークコントロールに努力することを約束した．

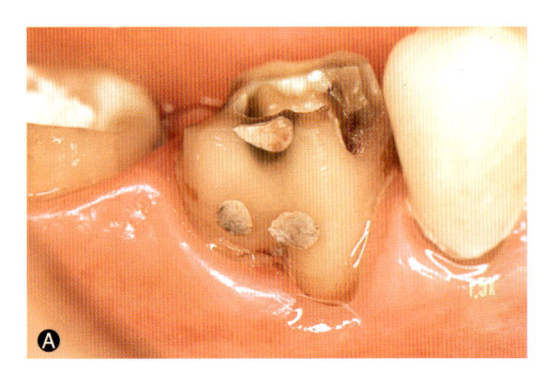

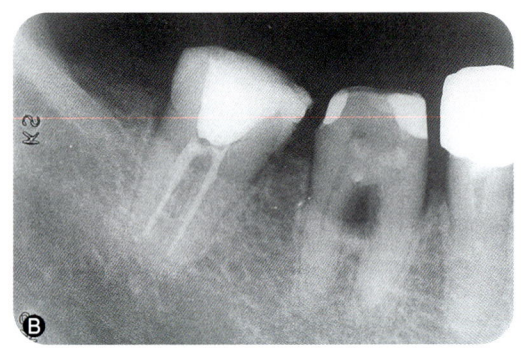

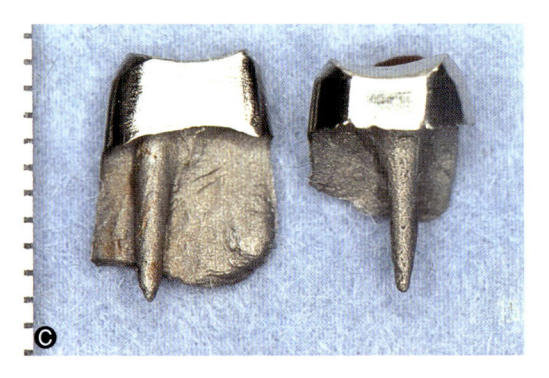

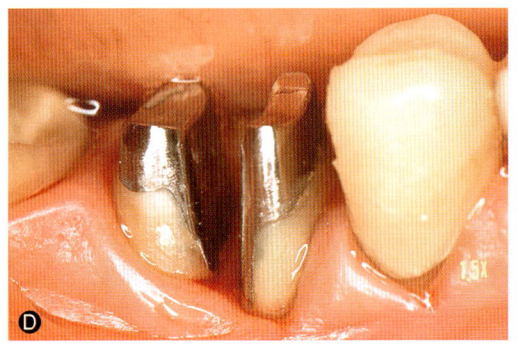

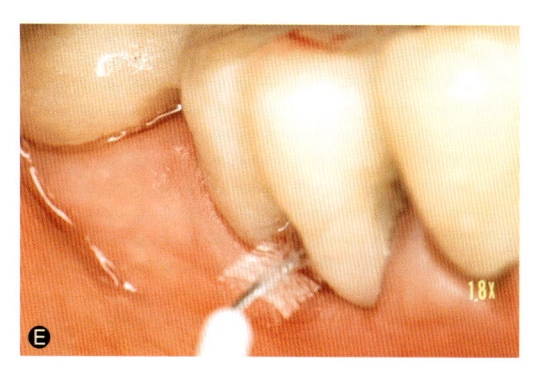

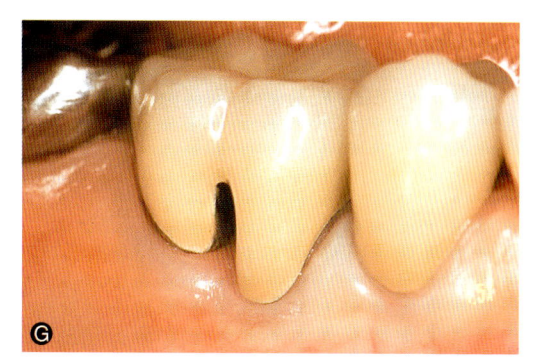

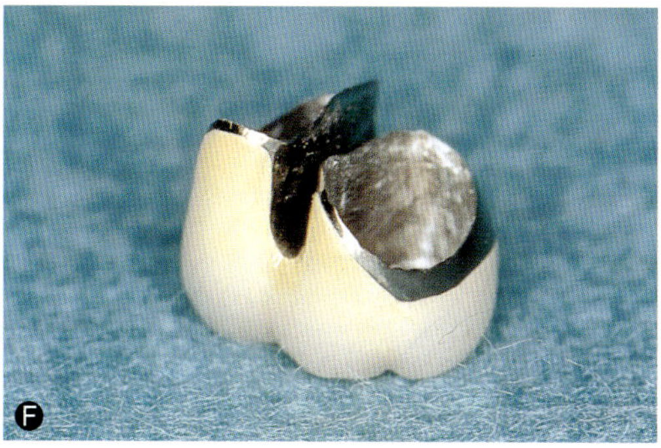

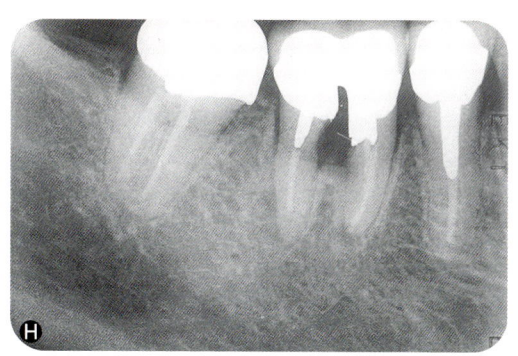

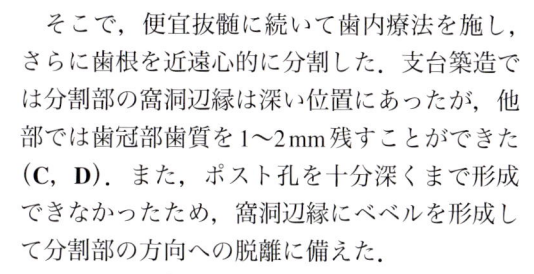

そこで，便宜抜髄に続いて歯内療法を施し，さらに歯根を近遠心的に分割した．支台築造では分割部の窩洞辺縁は深い位置にあったが，他部では歯冠部歯質を1〜2mm残すことができた(**C**, **D**)．また，ポスト孔を十分深くまで形成できなかったため，窩洞辺縁にベベルを形成して分割部の方向への脱離に備えた．

さらに，分割した近心根と遠心根をテンポラリークラウンによって再び連結し，元の第一大臼歯の形態を付与するとともに，根分岐部の清掃ができるようトンネリング形態を付与し，歯間ブラシの使用法を指導した(**E**)．この部分の空隙は，狭すぎると歯間ブラシが通らないので不適であるが，広すぎても清掃しにくい．歯間ブラシが空隙の周囲にちょうど届く広さを付与することが大切である．

最終的な補綴装置の製作では，清掃性だけでなく審美性の付与にも配慮し，陶材焼付鋳造冠を製作することにした．そこで，分割部は陶材を築盛するには空隙が足りないため金属とし(**F**)，頬側と咬合面に陶材を築盛した(**G**)．

◆経過観察

補綴装置を装着して，1カ月後，3カ月後，8カ月後，1年後，2年後(**H**)とリコールを続けた．主訴であった前歯部の咬み合わせは粗ではあるが回復され，左右側の臼歯部には均等な歯の接触が確保されている．

現在，術後8年経過しているが，物を噛み切るのに不自由はなく，患者は食品の制限は何もしていないという．歯根分割部は浅いコル状になっており，歯間ブラシによっても清掃が困難であるが，患者は約束どおり大変な根気で自宅でのセルフケアに努めている．

文 献

1) Lindhe J (岡本浩監訳)：臨床歯周病学．医歯薬出版，東京，1986, p.401-416.
2) 谷口威夫：私の歯周治療．医歯薬出版，東京，1989, p.113-149.

1 歯冠の欠損に対する治療
2）臼歯に対する治療

症例4 食片圧入が生じた症例

◆症例の概要

　主　訴：|4 全部鋳造冠の仮着による食片圧入（28歳，男性）．

　現　症：1週間前，某歯科医院で全部鋳造冠を仮着したが，翌日から歯間部に食物が挟まるようになり，気になって来院した．来院時の口腔内写真をAに示す．|45間の食片圧入による違和感を訴えていたが，その他の自覚症状は認められなかった．

◆診査および診断

　|4 全部鋳造冠は天然歯に近い形態をしており，|5 は健全歯でともに位置異常は認められず，上顎歯列の形態も正常であった．|4 遠心と|5 近心の辺縁隆線の高さもほぼ一致しており，歯間鼓形空隙の形態や広さも正常と思われた．コンタクトゲージを使用して歯間離開度を測定したところ，|34間は110μm，|45間は150μm，|56間は50μmのゲージが挿入できる状態であった（B）．全部鋳造冠を外したところ，|45歯間歯肉にわずかな陥凹と発赤がみられたが，歯の動揺は認められなかった．X線所見では，歯槽骨の吸収は認められず，|4 に根管充填が施されており，メタルコアが装着されていた．一方，研究用模型で咬頭嵌合位の咬合状態をみると，被蓋関係は正常であるが，対合歯である|5 の頰側咬頭頂がちょうど|45間に咬み込んでいた（C）．

　以上のことから，食片圧入の主な原因としては，|45間の歯間離開度が大きすぎたことが考えられ，咬合関係で対合歯の咬頭が歯間部に咬み込んでいたことがそれを助長したものと判断した．

◆治療計画および処置

　以上の診断に基づき，まず常温重合レジンで|4 のテンポラリークラウンを製作し，隣接面および咬合面形態の調整を行ったのち口腔内に仮着して，食片圧入の有無を確認後，クラウンを再製作することとした．この際，患者の希望

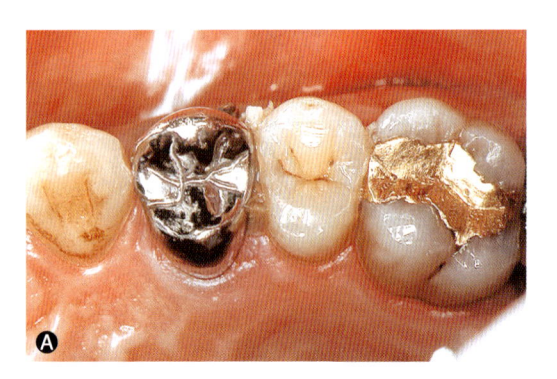

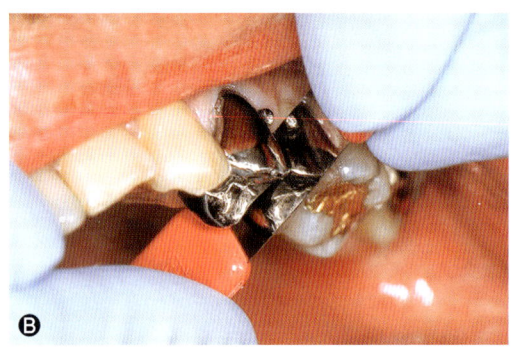

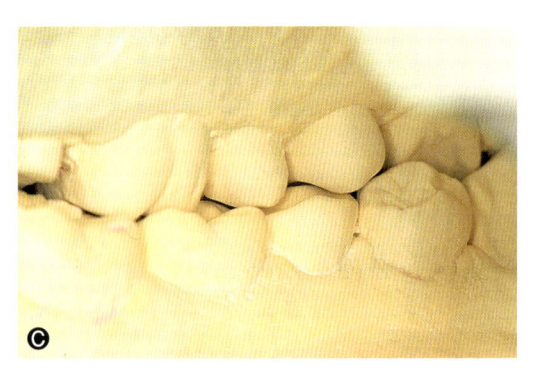

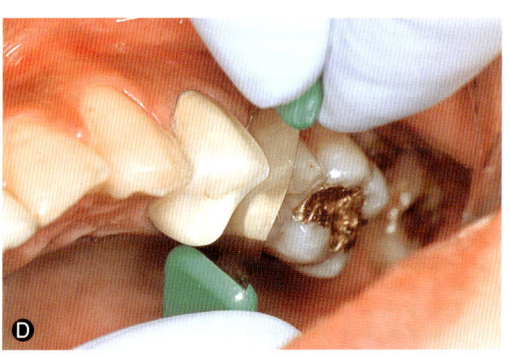

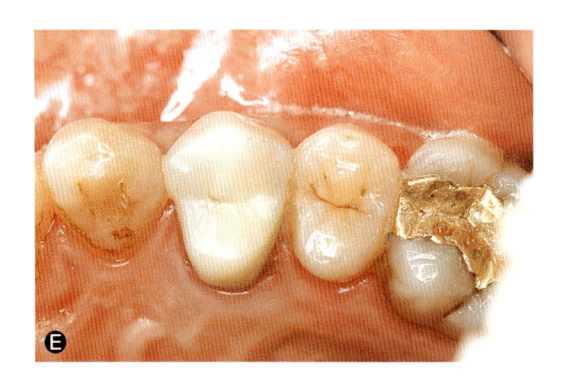

もあり，審美性も考慮した硬質レジン前装鋳造冠を装着することとした．

仮着されていた|4全部鋳造冠の形態を参考にテンポラリークラウンを製作し，|34間，|45間とも歯間離開度が50〜110μmとなるように調整して仮着したところ，食片圧入は起こらなくなった．やはり大きすぎた歯間離開度が主な原因であったことがわかったので，この点に注意してフルベニヤタイプの硬質レジン前装冠を製作した．完成した硬質レジン前装鋳造冠を口腔内に試適し，コンタクトゲージを用いて隣接接触関係の調整を行った（**D**）．50μmのゲージが挿入でき，なおかつ110μmのゲージが挿入できない状態となるように，ポイント類を使用して注意深く削合しながら調整するが，ゲージを歯間へ挿入する場合は指頭圧で行い，決して無理な力を加えることのないよう注意する．

食片圧入は患者にとって不快感が強く，時には疼痛を伴うだけでなく，放置すると二次齲蝕や歯周疾患の原因ともなる．この食片圧入の原因を，草刈は以下の3項目に分類している．

(1) 歯間離開
　①持続的歯間離開
　②一時的歯間離開
　　a．歯の動揺度の増加
　　b．歯列全体としての相互的な歯間接触保持機構の減退
　　c．歯間を離開させるように作用する咬合関係

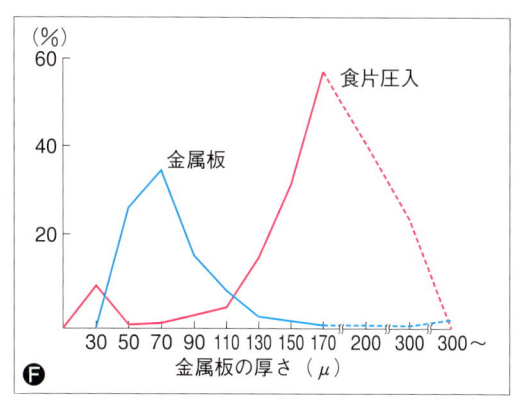

(2) 鼓形空隙の形態と広さ
　①上部鼓形空隙
　②頰舌的鼓形空隙
　③下部鼓形空隙

(3) 咬合関係
　①咬頭の歯間部への嵌入
　②歯間離開を引き起こす咬合関係
　③近遠心辺縁隆線の咬耗による喪失

今回の症例では，持続的な歯間離開が主たる原因と思われる．草刈は正常歯列者で臼歯部の歯間離開度と食片圧入の関係について調べている．その結果，歯間離開度が150μmを超えると食片圧入の出現頻度が高くなり，170μmでは50％以上に食片圧入を認めたと報告している（**F**）．したがって，歯間離開度と食片圧入は密接に関係しており，クラウンを口腔内に装着する場合には，咬合関係のみでなく隣接接触関係の調整にあたっても十分注意を払う必要がある．

◆経過観察

Eは装着後1カ月の状態であるが，食片圧入は起こらなくなり，審美的にも患者は満足している．

文　献
1) 草刈　玄：食片圧入—歯間離開度からみて．補綴臨床，**2**：415-423，1969．
2) 草刈　玄：接触点に関する研究，特に歯間離開度について．補綴誌，**9**：161-182，1965．

2 歯の欠損に対する治療
1) 前歯の欠損に対する治療

症例1　一部被覆冠を支台装置とした症例

◆症例の概要

　主　訴：前歯部ブリッジの外装部の変色（61歳，男性）．

　既往歴：軽度の心筋梗塞があり，半年前にバルーン通過手術を受けた．

　現　症：上顎右側第一小臼歯欠損に対し，犬歯（有髄歯）に3/4冠，第二小臼歯（無髄歯）にレジン外装冠を支台装置とし，ポンティックはレジン外装の3ユニットブリッジが装着されている．口腔清掃はやや不良で，ブラッシングが強すぎ歯頸部が露出し，犬歯唇側面歯頸部には5級の齲蝕が存在する．上顎第一大臼歯（有髄歯）にはアマルガム充填が行われている（**A**）．

◆診査および診断

　装着されているブリッジは，1975年に本学附属病院で製作されている．全顎にわたり歯根露出があり，ブラッシング法の指導の必要性を認めるが，何回指導を行っても改善はみられない．そこで，ブリッジおよびクラウンの再製時には全部被覆冠であってもマージンをとくに歯肉縁下に求めず，その他の部位は可及的に部分被覆冠とするのがよいであろうと判断された．再根管治療の必要はない（**B**，**C**）．

◆治療計画および処置

　犬歯の3/4冠の適合状態も良好であり，犬歯誘導であるので，再製の際は同様な咬合平衡を付与する必要があり，診断用模型を半調節性咬合器のWhip-mix咬合器に付着し，チェックバイト法で矢状および側方顆路角を求め，現在のアンテリアガイダンスを付与するため，カストマイズドインサイザルガイドテーブルを製作し，これに従いブリッジのワックスアップの際にリンガルコンキャビティーを付与する助けとした（**D**）．

　ブリッジを除去したが歯根露出以外に問題はなく，辺縁の適合性も良好で二次齲蝕もなく，支台歯の形態修正のみを行った．形成時にとく

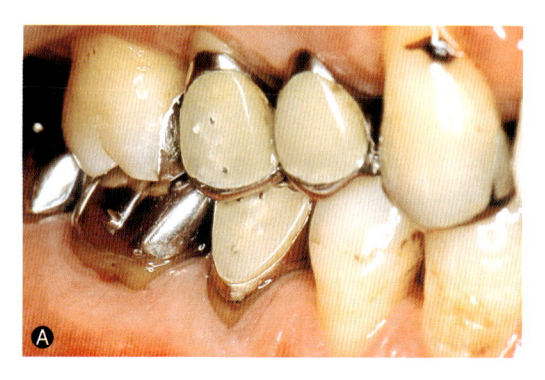

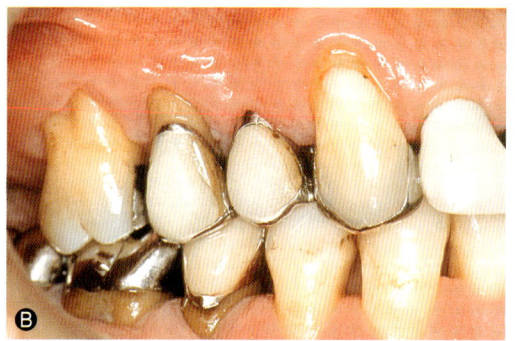

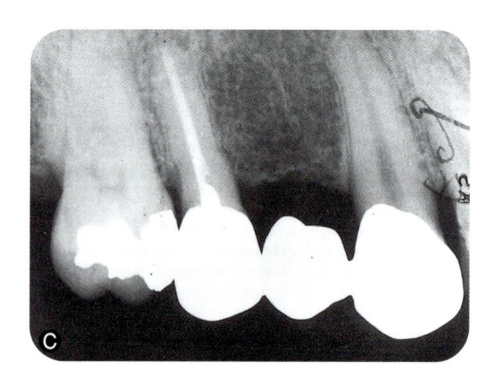

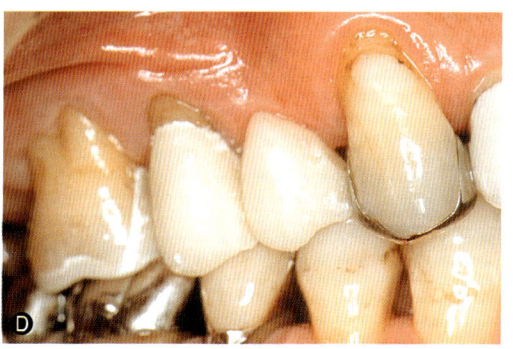

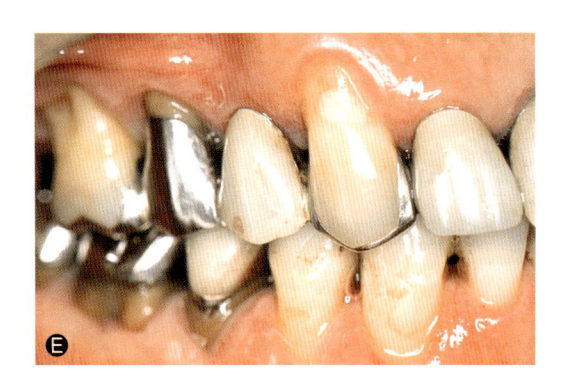

に注意した点は，隣接面および切縁の溝形成は約24年前には低速用コントラルアングルにフィッシャーおよびインバーテッドコーンバーのみで形成していたが，今回はFGコントラにタービン用バーを付けて形成したことと，概形成後のフィニッシュライン部もFGコントラにスパーファインバー（ff）を付けて修正・研磨を行った．また，ブラッシングが強く歯根露出があっても根面齲蝕となっていないので，小臼歯は縁上マージンとした．上顎第二小臼歯は全部鋳造冠，上顎第一大臼歯は7/8冠とすることとした．

陶材焼付鋳造冠が歯科界に登場する以前には，歯冠部に生じた齲蝕による部分的な歯質欠損に対し，形態・機能を回復しながら審美感も回復するため，唇側（頬側面）を金属で被覆しない鋳造冠として部分被覆冠が行われていた．これは単独歯に対して行われることは非常に少なく，パーシャルデンチャーの場合では支台歯となる場合に，咬合面レスト，隣接面ガイドプレーンおよび舌側面の豊隆をコントロールしパトリックスを形成して，クラスプが効果的に機能するよう，いわゆるマウスプレパレーションとして行われる場合と，もう一つはブリッジの支台装置として行われる場合で，これらの場合は通常，バージンティースでも支台装置として選択されていた．

前歯（犬歯を含む），小臼歯あるいは大臼歯に対し，被覆状態により3/4冠，4/5冠，7/8冠，ピンレッジ，プロキシマルハーフクラウン，アンレー（オンレー）などとよばれている．

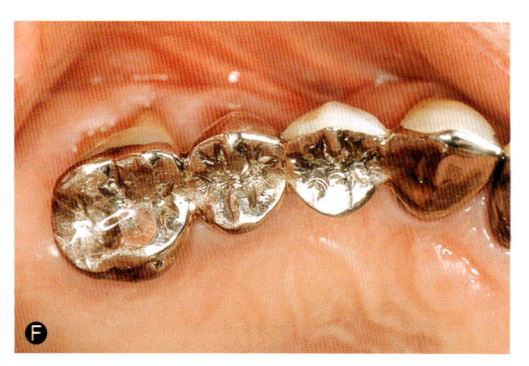

3/4クラウンは，陶材焼付鋳造冠が歯科界に登場するまで，前歯を含む欠損に対するブリッジの支台装置として有髄歯には日常頻繁に行われていたものである．また，歯周疾患に罹患している動揺歯の固定装置としても応用されていたが，隣接面歯頸部付近に金属との境界域が存在するので，二次齲蝕になりやすく，口腔清掃が良好で，齲蝕活動性の低い人にのみ限る必要があった．

◆ 経過観察

ブリッジに使用した外装用硬質レジンは，エンデュラを使用し製作した．3/4冠および7/8冠の適合性は良好で，また全部鋳造冠の歯頸部の適合も十分満足された．犬歯唇側のコンポジットレジンはラバーダム下で再充填を行った．窩底にはプロテクトセメントでライニングと歯髄覆罩を行った（20年以上の長期観察の結果で全く問題がなく，この方法はシリケートセメントを充填していた時代から実行している．現在では，症例により象牙質の代用物質としてグラスアイオノマーセメントを用い，サンドイッチテクニックも採用している）（E，F）．

長期観察の結果からは，リン酸亜鉛セメントの使用はなんら問題がないということと，ボンディングに関しては，切端側のエナメル質ボンディングは完全に信用できるが，歯頸部側の象牙質ボンディングには非常に不安があり，現在でも筆者は不安をもっている．ラバーダム下で，同じ注意を払い治療しても，長期観察ではエナメル質側と象牙質側とでは接着に差が出ているという現実を強調したい．

2 歯の欠損に対する治療
1）前歯の欠損に対する治療

症例2 全部被覆冠を支台装置とした症例

◆症例の概要

主　訴：審美障害（とくに上顎前歯部の前突感をなおしたい），咀嚼障害（56歳，男性）．

現病歴：約7年前，階段で転倒して上顎前歯部を強打し，|1が歯頸部から破折したが，某歯科医院で抜髄，根管充填処置後，前装鋳造冠装着により形態的にも機能的にも良好な経過をたどっていた．約10カ月前，強い痛みを伴った唇側歯肉の腫脹と歯の動揺をきたし，歯根破折の診断で|1を抜去した．その後，テンポラリーブリッジで欠損部顎堤の形態の回復を待っていたが，転勤に伴い前歯科医院へ通院できなくなったため，最終的な欠損部の補綴を希望して当科を受診した．

現　症：|1の欠損に対して，|2に接着性レジンで連結したテンポラリーブリッジが装着されているが，|1部の捻転を伴ったテンポラリーブリッジ部の唇側傾斜がみられ，オーバージェットは約6mmある（**A**）．欠損部顎堤の歯槽頂部付近に若干の陥凹がみられ，下顎前歯部に叢生がみられる．

◆診査および診断

視診，触診，X線診査，歯周基本検査などから残存歯および歯周組織に問題はなく，下顎運動も滑らかであり，顎関節および咀嚼筋群にも異常は認められない．研究用模型による診査から上顎中切歯部の唇側傾斜が顕著であることがわかる（**B**）．

|1は無髄歯であるが適切な根管充填が施され，メタルコアが装着されており，|2は健全歯であることから，|1と|2を支台歯とする固定性ブリッジで補綴することとした．

◆治療計画および処置

支台装置の選択にあたっては，本症例では|1は無髄歯でメタルコアが装着されており，前装鋳造冠用の支台形態が付与されているため，全部被覆冠とせざるをえないが，|2は健全歯であることから，第一選択としては一部被覆冠を考

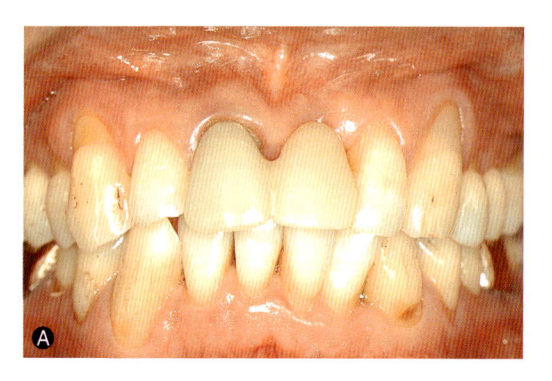

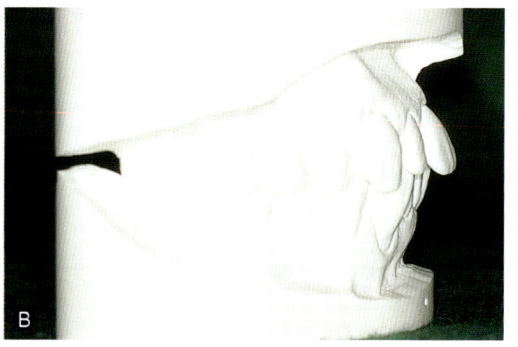

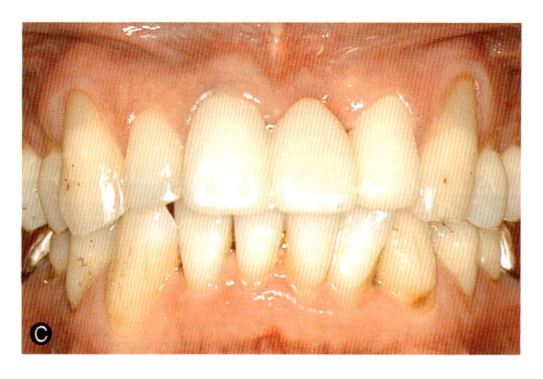

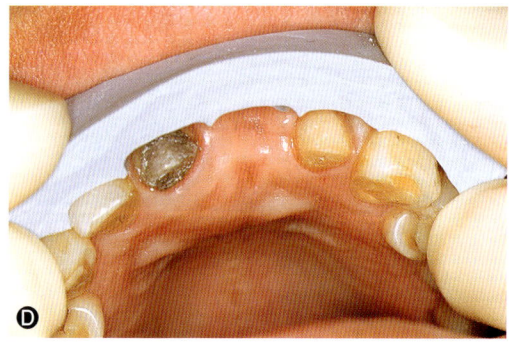

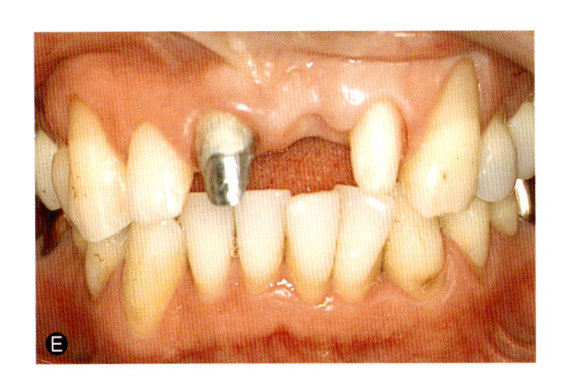

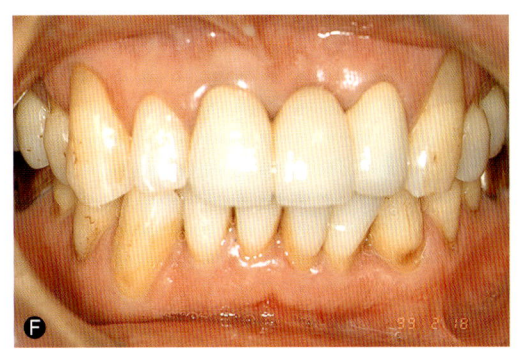

える必要がある．しかし，ブリッジの製作に際して前歯部の唇側傾斜を改善したいという患者の希望があり，ブリッジによる歯冠軸の変更を試みる必要があること，また，支台装置間の保持力の均衡をはかることも考慮し，本症例では全部被覆冠を支台装置として選択した．審美性，耐久性，歯質削除量，治療経費などの観点から，支台装置の種類とその特徴および前装材料の特徴を説明し，最終的には患者の判断により，陶材焼付鋳造冠を支台装置としたブリッジで補綴することとした．色調選択には上顎両側側切歯および下顎前歯を参考とした．

治療開始前に治療計画について十分に説明し，患者の同意を得た．とくに歯冠形態の変更に関しては，製作可能なブリッジの形態を模型上で示し，患者が満足する形態を確認した．また，|2の支台歯形成は有髄のままで行うこととしたが，|2の唇面削除量が若干多くなることから，露髄の危険性や形成後の不快症状から抜髄の可能性もあることを患者に説明し，了解を得た．

テンポラリーブリッジの装着が可能な範囲で支台歯の概形成を行い，模型上で確認した形態に製作しておいたテンポラリーブリッジを装着し，患者の希望をできるだけ取り入れる方向で調整した．下顎前歯の叢生や欠損部顎堤形態などの影響でポンティック部の舌面形態に苦慮したが，偏側型の基底面形態を用いることで，審美性や咀嚼機能だけでなく，発音や清掃性の観点からも患者の満足が得られるテンポラリーブリッジの形態を見出すことができた（**C**）．このテンポラリーブリッジのオーバージェットは約3mmであった．患者の満足が得られた形態のテンポラリーブリッジから採得した唇面コア（**D**）を利用し，最終的にブリッジ装着に適切な支台形態となるように支台歯形成の仕上げを行った（**E**）．

シリコーンラバー印象材を用いたレジン個歯トレー印象法により印象採得を行い，分割復位式作業用模型を製作した．貴金属系の陶材焼付用合金を用いてメタルフレームを製作し，テンポラリーブリッジで確認した形態を基本としてブリッジを製作した．審美性を重視して支台装置の唇側歯頸部はポーセレンマージンとした．完成したブリッジを口腔内に試適し，通法に従って隣接接触関係，咬合接触関係などを調整したのち，セメント合着した（**F**）．

◆経過観察

治療中，治療後に有髄歯の不快症状はなく，形態的にも機能的にも患者の満足が得られた．装着後の患者のメインテナンスもよく，ブリッジは良好な経過をたどっている．

2 歯の欠損に対する治療
1）前歯の欠損に対する治療

症例3 接着ブリッジにより対応した症例

◆症例の概要

　主　訴：1┘欠損による審美障害（18歳，男性）．

　既往歴：約3年前に前歯部叢生を改善するために矯正治療を行った．その際，晩期残存していたA┘と埋伏していた1┘を抜去し，矯正治療終了後は同部に可撤性義歯を装着していたが，固定性補綴装置による審美性の回復を希望して来院した．

　現　症：1│2とも生活歯で，歯冠部歯質に齲蝕は認められず，動揺度も正常である．辺縁歯肉に軽度の炎症が認められるが付着の喪失や歯石などの沈着もなく，X線所見でも歯根膜腔の拡大，歯根吸収および支持骨の吸収は認められない．対合歯の 21│12 は，生活歯であり切端の高さも連続性を有し，被蓋関係においても問題は認められない．咬合状態も良好であり安定した咬頭嵌合位が存在している．また，顎機能異常を呈するような所見は認められない（**A**）．

◆診査および診断

　1│2の骨植に問題はなく，1┘欠損部顎堤粘膜の状態も正常であることから，1│2を支台歯とした固定性ブリッジによる補綴処置が適切であると考えられる．

◆治療計画および処置

　治療計画：補綴処置に先立ち，口腔衛生指導を行い歯肉の炎症をコントロールする必要がある．①1②のブリッジで補綴処置を行う場合，主訴である審美障害を回復するためには金属色の露出は避けなければならない．前歯ブリッジの支台装置には，審美性を有した硬質レジン前装鋳造冠や陶材焼付鋳造冠，あるいは歯質削除量が少ない3/4冠やピンレッジのような一部被覆冠が用いられる．

　本症例においては，両支台歯とも位置および形態異常もない健全生活歯であるため，歯質削除量の多い全部被覆冠を用いるのは避けるべきである．また，**B**に示したように咬合接触点が

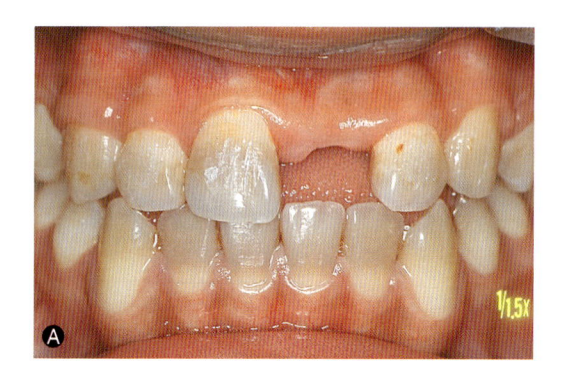

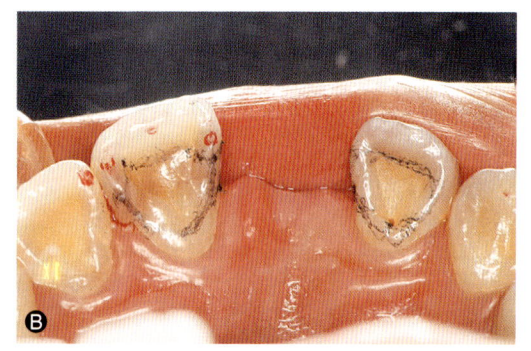

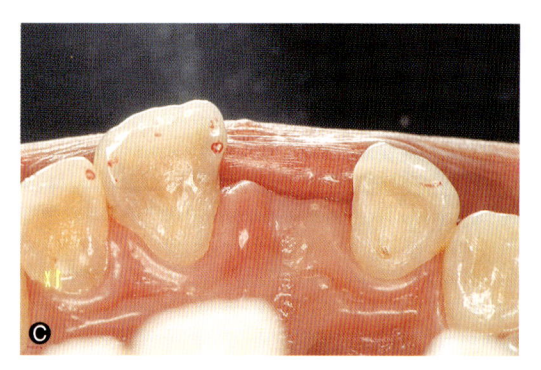

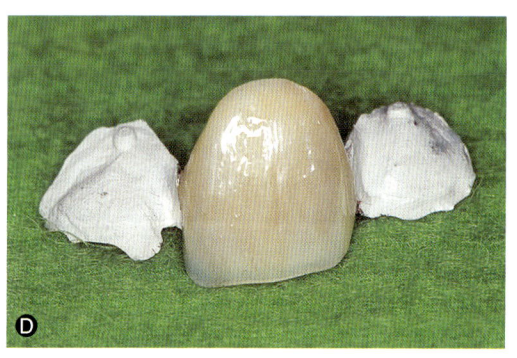

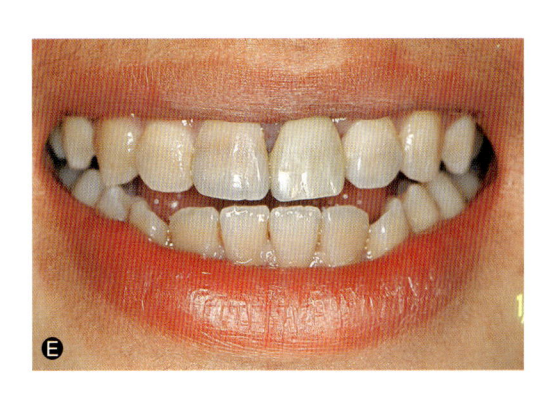

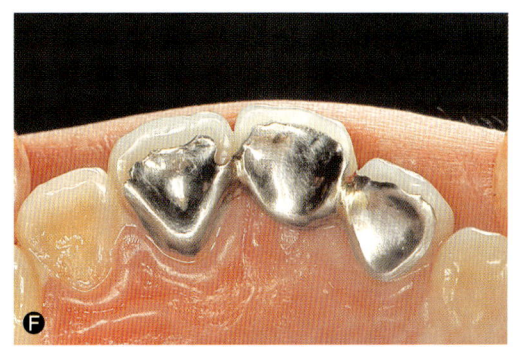

切端付近であるため，3/4冠では同部での歯質削除量が多くなり，唇面への金属色の透過が考えられる．金属色の露出を防止するには，Bに示したように限局された範囲内で形成を行う必要がある．そこで，今回，歯質の削除量が最少で，接着により強固な維持が得られる接着ブリッジを選択することにした．

処置：歯肉の炎症が消失するまで徹底した口腔衛生指導を行い，研究用模型上でブリッジのリテーナーデザインを決定したのち支台歯形成を行う（C）．支台歯形成では，歯質削除量を最少にすることが本ブリッジの最大の特徴であるため，可及的にエナメル質内にとどめ，歯頸側マージンは歯肉縁上に設定した．近年，接着ブリッジのリテーナーデザインは，近遠心に平行なチャネルあるいは舌面に窩洞などを付与し補助的維持を求めるのが一般的である．今回は，基底結節部に約1mmのピンホールを形成した．歯の移動を防止するため，アクリリックレジンを用いて暫間補綴物を製作し仮着した．Dは完成した接着ブリッジで，12％金銀パラジウム合金を使用し，ポンティック部の前装には硬質レジンを用い，基底部の形態は可能なかぎり凹面が存在しない偏側型にした．接着操作の前にリテーナーと支台歯との適合性を確認調整する．適合性が劣ると接着強さが低下するといわれている．

ブリッジの接着に際し，歯の被着面処理として歯面を十分清掃し40％リン酸溶液でエッチングすることにより，エナメル質に微細な凹凸構造を形成する．一方，リテーナー内面の被着面処理として，50μmのアルミナによりサンドブラストを行い金属面に微細な凹凸構造を形成し，接着面積を大きくする．次に，被着面の金属表面に酸化膜を生成させるため，Sn電析処理を行う（D；電析処理後のリテーナー内面）．電析処理後は超音波洗浄器で洗浄を行う．これら一連の被着面処理を行うことにより，リテーナーと歯が強固に接着する．接着操作は，支台歯を防湿したうえで十分乾燥させ，被着面を汚染しないよう注意し，接着性レジンセメントで接着を行う（E，F）．

◆経過観察

接着ブリッジ装着後，支台歯には冷温痛などは発現せず，またリテーナーと歯質との剥離も認められなかった．口蓋側歯頸部歯肉ならびにポンティック下粘膜にはプラークの沈着，発赤なども認められない．

接着ブリッジは最少の歯質削除量で行うため，リテーナーを接着した支台歯がオーバーカントゥアになることがある．そのため，患者には徹底したブラッシングを行うよう説明し，定期的に経過観察を行い，齲蝕や歯周疾患に対する管理を行う必要がある．

2 歯の欠損に対する治療
1）前歯の欠損に対する治療

症例4 両側中切歯と右側側切歯欠損の症例

症例Ⅰ：上顎前歯部欠損症例

◆症例の概要

主　訴：④③21|1②③④陶材焼付鋳造ブリッジの破折による審美障害（56歳，女性）．

現病歴：10数年前装着の④③21|1②③④ブリッジの2|部陶材の破折による審美障害を訴え，当科を受診した（**A**）．

現　症：全顎的に慢性辺縁性歯周炎が認められ，口腔清掃状態は不良である．④③21|1②③④ブリッジにはマージンの不適合，歯頸部ラインの不正，2|部陶材の破折が認められる．ブリッジの動揺度は生理的範囲内であり，オーバージェットは7mm，オーバーバイトは9mmである．前方運動時の接触は上下顎左側中切歯のみである．

◆診査および診断

咬合の診査を行った結果，⑦654③|ブリッジ咬合面の低下および|4567欠損による低位咬合と前方運動時の突き上げによる上顎前歯部ブリッジの負担過重が惹起され，2|部の破折が生じたと診断した．

◆治療計画および処置

上下顎臼歯部の咬合の確立をはかったのち，上顎前歯部ブリッジの再製作という治療方針のもとに治療を開始した．まず歯周初期治療を行い歯周組織の改善をはかりながら，654|4567パーシャルデンチャー装着と上顎テンポラリーレストレーションにより咬合挙上を行い，臼歯部の咬合と片側性平衡咬合を確立した．その後，65|567全部鋳造冠，④③21|1②③④硬質レジン前装鋳造ブリッジを装着した．

上顎前歯部は，発音機能とともに歯列中で最も審美性の要求される部位である．そのため，一般的にはリッジラップ型あるいは偏側型ポンティックが選択される．本症例では，21|1部顎堤の吸収は軽度で顎堤粘膜の形態にもとくに問題はなく（**B**），ポンティック基底面形態はリッジラップ型としたが，発音機能，審美性，装着感などに問題はなかった．ポンティック基底面の材料は金属のため，十分滑沢に研磨し，清掃を十分に施行させ，ポンティック下粘膜の健康を維持させるように努めた．

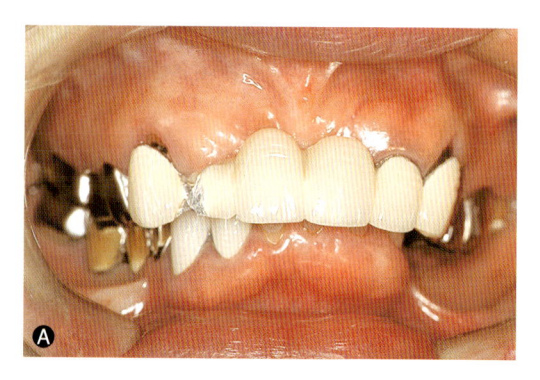

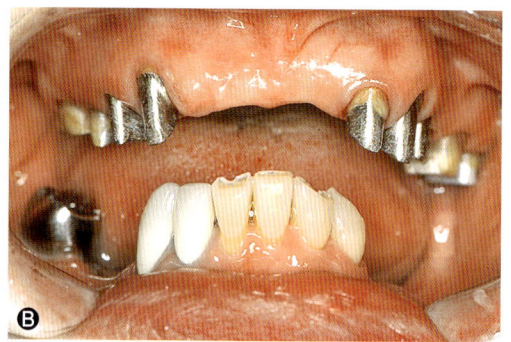

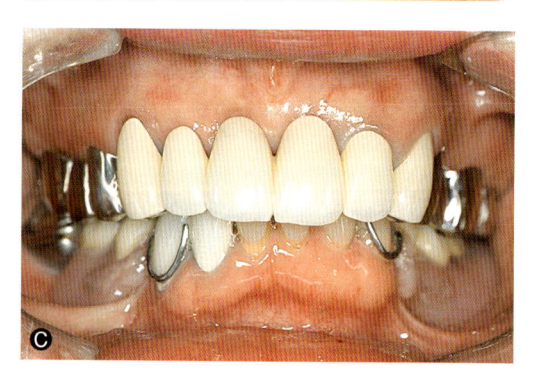

◆経過観察

咬合の安定をはかり，上顎前歯部ブリッジ装着後2年経過したが，マージンの不適合，前装部の破折などは認められず，経過良好である（**C**）．

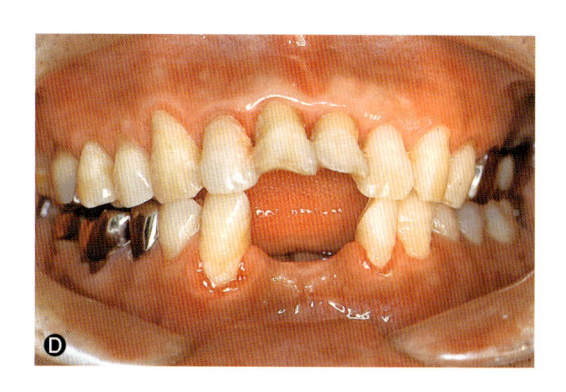

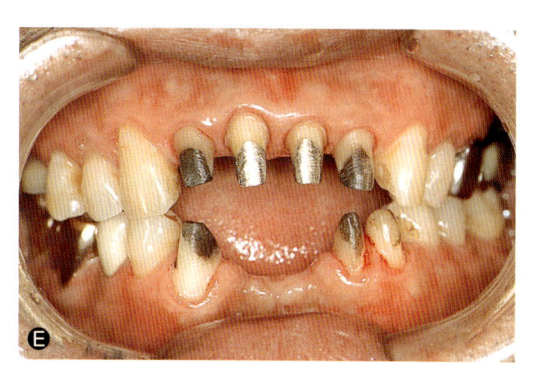

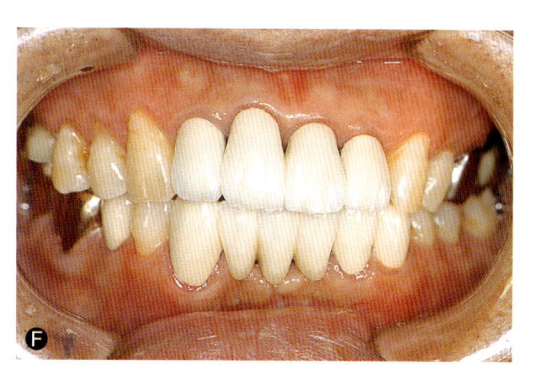

症例Ⅱ：下顎前歯部欠損症例
◆症例の概要

主　訴：上下顎前歯部の審美障害（48歳，男性）．

現病歴：交通事故で下顔面部を強打し，$\overline{21|1}$は抜去され，$\overline{1|1}$は歯内療法処置が施行された．上下顎前歯部の審美障害を訴え，当科を受診した（D）．

現　症：$\overline{1|1}$は唇側傾斜し，切縁部が一部破折，また歯根露出も認められ，動揺度はm_2である．$\overline{21|1}$欠損部の顎堤の吸収は中等度で，凹凸不整は認められない．

◆診査および診断

咬合および残存歯の診査を行った結果，$\overline{1|1}$の動揺，$\overline{21|1}$欠損部顎堤以外にとくに問題はないと思われた．

◆処置方針および処置

$\overline{21|1}$欠損に対しては，$\overline{③21|1②③}$陶材焼付鋳造ブリッジによる補綴処置，$\overline{1|1}$の動揺歯に対しては$\overline{21|12}$の連結による永久固定が必要と考えられたので，陶材焼付鋳造冠による連結処置を行うこととした．本症例では，下顎前歯3歯欠損で，顎堤の吸収が中程度，また唇舌的幅径が狭く凸状を呈しているので（E），清掃性の良好な楕円型ポンティックを選択した．

ポンティック基底面形態は唇側歯頸部辺縁を顎堤粘膜と線状に接触させ，基底面と粘膜との接触面積をできるだけ少なくした．

前歯欠損症例においては，顎堤の形態，歯列のアーチによって，咬合関係，発音，外観の回復と装着感，清掃性を十分に加味し，患者が満足を得るものでなければならない．

両側中切歯，側切歯の欠損に対するブリッジの支台歯は，両側犬歯・第一小臼歯までを含んだ支台歯に全部被覆冠の支台装置を選択するのが一般的である．

◆経過観察

上下顎前歯部補綴処置終了後（F），約2年半経過しているが，ポンティック下粘膜の炎症は認められず，清掃性も良好である．患者自身も満足している．

Ⅱ編　歯冠・歯の欠損に対する治療

2 歯の欠損に対する治療
1）前歯の欠損に対する治療

症例5　中間支台歯を含む欠損症例

◆症例の概要

　主　訴：上顎前歯部欠損による審美障害（52歳，男性）．

　現病歴：4年前から当附属病院で歯周治療および歯内治療，充填処置，臼歯部のクラウン処置を行っていた（**A**）．しかし，2⎿は歯内治療の予後不良および歯周病の進行により，また⎿1は歯根の斜破折により2年後に抜歯となり，補綴科にて同時に人工歯を用いて，接着性レジンによる暫間固定を行った．

◆診査および診断

　側方運動様式は，左側は犬歯誘導，右側は上下顎の犬歯から第二小臼歯までのグループファンクションドオクルージョンを呈していた．のちの設計で支台歯として用いる 3 1⎿2 の歯周組織の状態は良好で，ポケットの深さはすべて2mm以下であり，動揺度m_0であった．プラークコントロールレコードは10％前後を維持している．咬合関係にとくに異常は認められない．なお，⎿1は失活歯，3⎿2は生活歯である．

◆治療計画および処置

　固定性ブリッジで中間支台歯を含む場合は，少なくとも，5ユニット以上の広範にわたるブリッジになり，支台歯相互の歯軸の平行性をとることが困難になることが多い．さらに，中間支台歯が前歯部の場合，咬合面からみて歯列弓の頂点を占めるため，ターミナルアバットメント（固定性ブリッジの端末に位置する支台歯）を結ぶ軸を中心として，回転モーメントが加わること，また側方からみると，前後のターミナルアバットメントの中間に位置する中間支台歯が支点となり，中間支台歯が大きな咬合力負担を強いられる．このため，中間支台歯を有する固定性ブリッジでは，ターミナルアバットメント上の支台装置は中間支台歯を中心に前後のシーソー運動により，また，中間支台歯自体も修復物のたわみにより，脱落しやすい傾向にあることに注意する．したがって，支台歯形成で

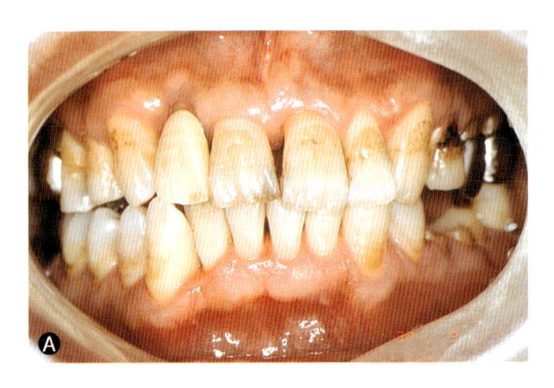

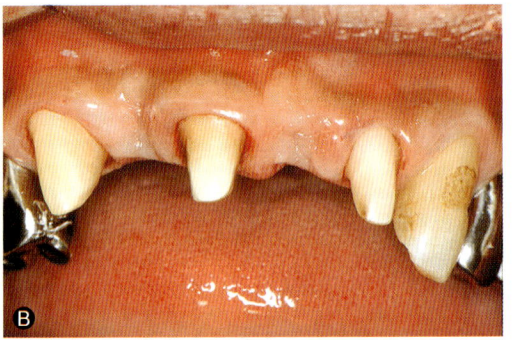

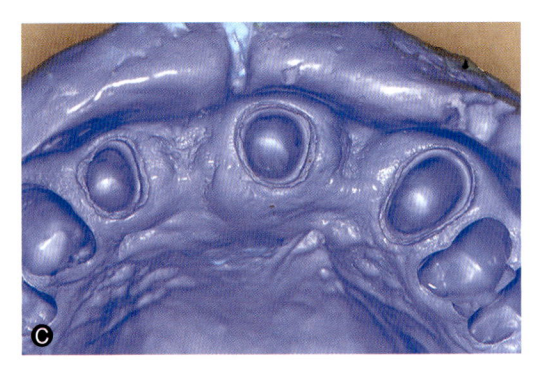

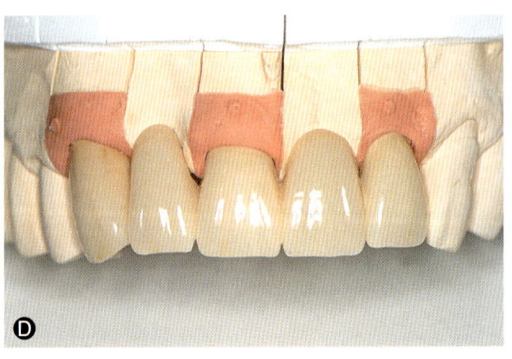

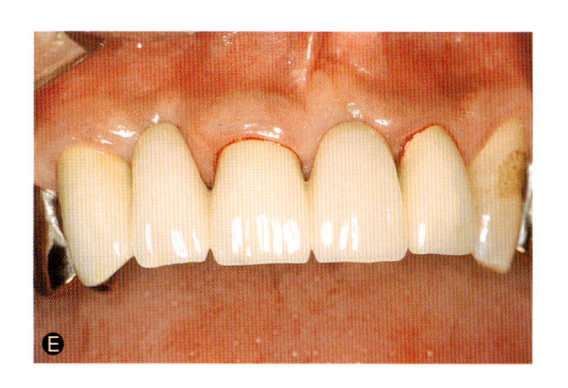

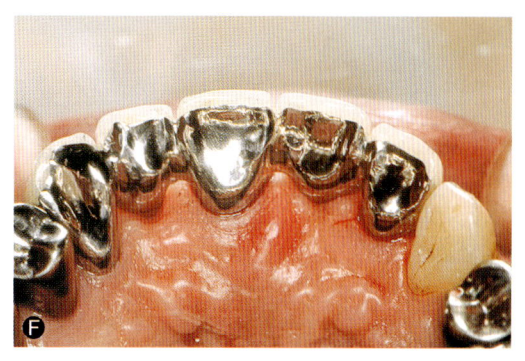

は，十分維持力が得られるよう配慮しなければならない．

こうした傾向を妨ぐため，中間支台装置の遠心にキーアンドキーウェイを設置して，固定性ブリッジと半固定性ブリッジの組合せの複合ブリッジとして処置することもある．しかし，前歯部では臼歯部の直線状とは異なりアーチを描くことが多く，側方力が加わるためあまり好ましいとはいえない．したがって，通常は固定性ブリッジで修復することが好ましい．

3 1 | 2 を支台歯とする硬質レジン前装による固定性ブリッジを計画した．

歯軸の方向性は良好であり，支台装置としては3/4冠などの一部被覆冠あるいは前装鋳造冠が選択しうるが，審美性，および二次齲蝕の問題と，テコ作用による支台装置の維持力の問題を十分に説明し，同意を得て，パラジウム合金による硬質レジン前装鋳造冠に決定した．| 1 はチタンピンと光重合レジンで築造した．支台歯形成は浸潤麻酔下ですべて唇側をヘビーシャンファー，他はシャンファーに形成，歯肉縁下0.5mmを超えないように設定した．中間支台歯を含むブリッジは，維持力ができるだけ得られるよう，テーパーをつけすぎないように，また支台の高さを極力得られるように注意して形成した（B）．印象にあたっては，歯肉溝が1.0～2.0mmと浅いため，歯肉圧排時には，エピネフリン含有の細めの圧排糸で二重に圧排した．シリコーン印象材のパテとインジェクションタイプによる二重同時（ダブルミックス）印象法を行った（C）．形成後，ポリカーボネートクラウンを応用した暫間ブリッジを装着し，機能性，審美性の回復とともにポンティック基底面形態および，患者の審美性，発音，咀嚼など機能的要求を加味し，さらにインターデンタルブラシによる清掃性を確認するなど，形態的に修正を加え，暫間ブリッジの模型を製作して最終補綴物製作のための参考にした．

補綴物の製作にあたっては，作業用模型はソフトガムモデルにし，適正なエマージェンスプロファイルを与えた．右側側方運動では，本来の犬歯誘導を付与するため，3 |の遠心切縁誘導面は金属で修復したが，唇面からはできるだけメタルがみえないようにした．ポンティック基底面形態はモディファイドリッジラップとし，とくにブリッジ連結部の強度が低下しないように注意した（D）．

◆経過観察

装着後，2週間で前方誘導，側方誘導など適正なアンテリアガイダンスが得られているか確認しながら咬合調整を行った．補綴物に対する患者の満足度は良好で，歯肉退縮，炎症などは認められない（E，F）．

2 歯の欠損に対する治療
1）前歯の欠損に対する治療

症例6 欠損部顎堤の形態が問題となった症例

◆症例の概要

　主　訴：前歯部ブリッジ脱落による審美障害（49歳，女性）．

　現　症：6年前に某歯科医院で装着した②1｜①2③のレジン前装ブリッジ脱落による審美障害により来院した．初診時の口腔内写真をAに示す．支台歯である2｜13はいずれも二次齲蝕が認められた．｜1はメタルコアも一緒に外れており，｜3はセメント築造の歯冠部が破折していた．

◆検査および診断

　支台歯である2｜13はいずれも動揺は認められず，X線所見では無髄歯で根管充填がなされており，歯槽骨の吸収は軽度であった．脱落した｜1メタルコアのポストが短いこと，さらに2｜13の歯頸部に二次齲蝕が認められることから，ブリッジ脱落の原因として支台築造の不備，また支台装置の適合不良による保持力の不足が大きかったものと判断した．一方，欠損部の状態は，炎症は軽度であるものの｜1相当部の顎堤粘膜が不整な凹凸を呈しており，また｜2相当部よりも歯槽頂部が高かった．

◆治療計画および処置

　以上の診断に基づき，｜13に再度メタルコアによる支台築造を行ったのち，2｜13の支台歯形成を行い，陶材焼付鋳造冠を支台装置とする②1｜①2③の固定性ブリッジを製作することとした．また，欠損部の形態がこのままでは，｜1ポンティックの歯冠長が短くなってしまい，審美性に問題が残ること，さらに基底面が凹凸不規則な面となって清掃性もわるくなることが予想されるため，｜1相当部の顎堤粘膜はエレクトロサージェリーを行って，高さをやや低くするとともに形態を整えることとした．

　まず，｜13にメタルコアを装着し，前装鋳造冠の支台歯形成を行ったのち，電気メスを使用して｜1の歯槽堤整形を行った（B）．このとき，X線写真などを参考に，歯肉の厚みを確認し，

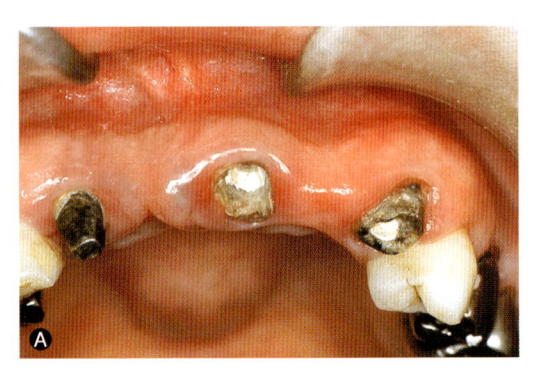

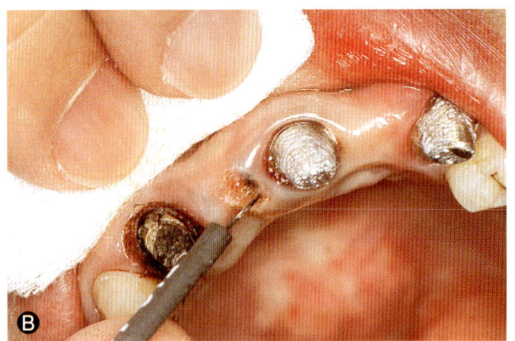

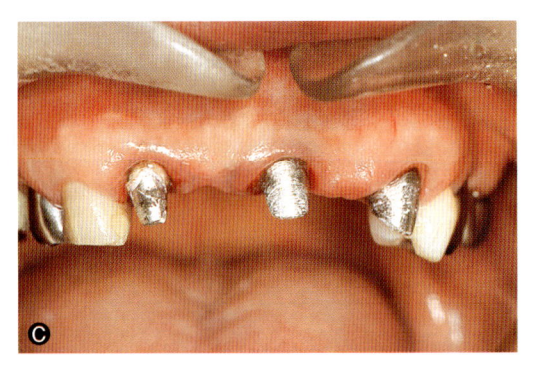

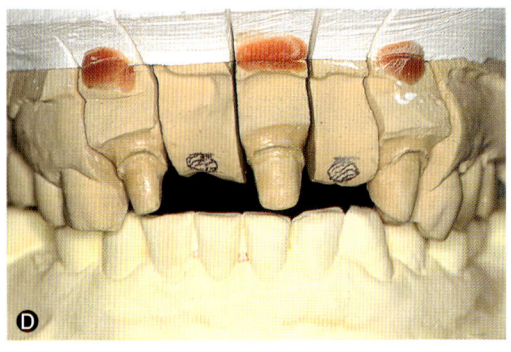

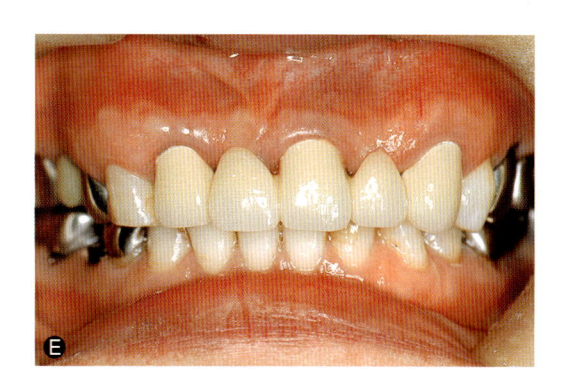

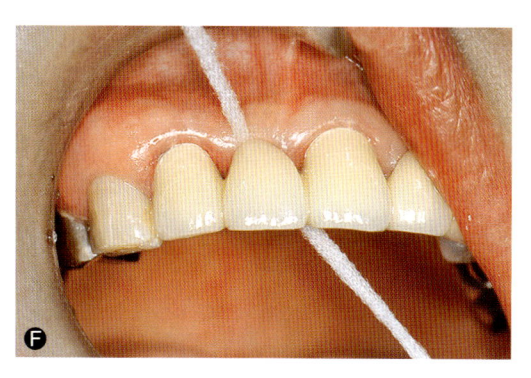

電気メスのチップができるだけ歯槽骨に触れないように注意した.

2週間後, 1欠損部の顎堤粘膜の不規則な凹凸が消失して, 滑らかな形態となっていた(**C**). また, その高さも術前と比較すると低くなっており, 2欠損部とほぼ同等になって調和がとれた. ブリッジの設計でポンティックの形態を考える場合には, Thayerも述べているように欠損部顎堤の形態にも留意し, 滑らかに整えておくことが重要である.

上顎前歯部の固定性ブリッジに使用されるポンティックは, 審美性や発音機能などの問題から粘膜接触型が選択される. ただ, 周囲の組織へ為害作用を及ぼさないといった生物学的観点から, 基底面の材料はグレージングを行った陶材または鏡面研磨を行った貴金属合金が望ましい. また, 清掃性をよくするため, 粘膜との接触範囲を広げすぎないこと, 基底面はできるだけ滑らかな凸面とすることなどが必要である. 以上のことから, リッジラップ型を修正した形態が推奨される.

実際の製作法としては, まず模型を唇側から見て, 隣在歯や反対側同名歯の歯頸部の位置を参考にし, 審美的に調和がとれる位置にポンティックの歯頸部がくるよう, 模型上にマークする. 次に舌側はちょうど模型の歯槽頂部をマークし, この間の範囲で基底面を粘膜と接触させるようにする. **D**にこのようにして決定した基底面と顎堤粘膜との接触範囲を示す. 次に, この範囲の石膏をわずかに削って, 接触するポンティック基底面がなるべく凸面となるようにしてから, ワックスアップや陶材の築盛を行う. このようにすると従来の成書で述べられているリッジラップ型より粘膜との接触範囲はやや狭くなるが, 審美性や清掃性には優れた形態となる.

上顎前歯部に使用されるポンティックの形態として, 従来の成書では他に偏側型もあげられている. しかし, この形態は基底面が凹面となりやすく, 顎堤粘膜との間にわずかなすき間ができることにより, むしろ清掃性がわるくなる. また, 舌感もわるくなることなどから, あまり推奨できない.

完成したブリッジを口腔内に装着した状態を**E**に示す.

◆経過観察

現在, 術後約2年が経過しているが, 歯頸部の二次齲蝕や歯肉の炎症などは認められず, 良好に推移している. **F**は, ポンティック基底面下部の清掃をスーパーフロスで行っているところである. このように柔らかい素材でできているものは, 顎堤粘膜を傷つけるおそれが少ないので, 接触型ポンティック基底面下部の清掃には有効である.

文 献

1) Thayer K E：Fixed prosthodontics. Year Book Medical Publishers, Chicago, 1984, p218-227.
2) 嶋倉道郎：橋義歯におけるポンティック形態の現在の考え方. QDT, **13**：1547-1556, 1988.

2 歯の欠損に対する治療
1）前歯の欠損に対する治療

症例7 シングルトゥース・インプラントの症例

◆症例の概要
　主　訴：|1 欠損による審美障害（19歳，女性）．

　現病歴：11歳の頃，転倒により顔面を打撲し，|1 歯根の破折により抜歯に至った．その後，成長に伴って数度にわたりパーシャルデンチャーを製作，使用してきた．しかし，不良な外観と異物感が気になっていたとのことである．全身の健康状態は良好である．

◆診査および診断
　前歯の単独欠損に対する補綴処置には，ブリッジ，パーシャルデンチャーそしてインプラントが選択肢として考えられる．インプラントを他の方法と比較すると，ブリッジに対しては隣在歯の歯質，歯髄の保護，義歯に対しては審美性や装着感に優れるといった利点がある．一方，適応症の範囲の狭さや，他の方法にないリスクを考慮したうえで，インプラントを選択する必要がある．インプラントにおいても審美性に対する要求が年々強まっているが，それに伴い術前に小矯正を行うことも考慮しなければならない．

　本症例では，問診で今まで使用してきた義歯に対するブリッジとインプラントの長所・短所を説明したところ，患者はインプラントによる欠損補綴を希望した．

　口腔内診査で咬頭嵌合位は安定し，下顎運動に異常は認められない．欠損部の両隣在歯は健全歯である．欠損部顎堤は正常な粘膜で被覆され，上唇小帯の伸展も認められない．対合歯である|1には，外傷に起因した歯冠破折により抜髄，歯冠修復が施されている（**A**）．また，X線診査ではデンタルフィルムと上顎のCTを撮影した．前歯の単独欠損ではとくに歯槽骨の頬舌径に対する注意が必要である．

　以上の診査結果から，|1 欠損に対し，1本のインプラント支持による固定性補綴物を適応することとした．

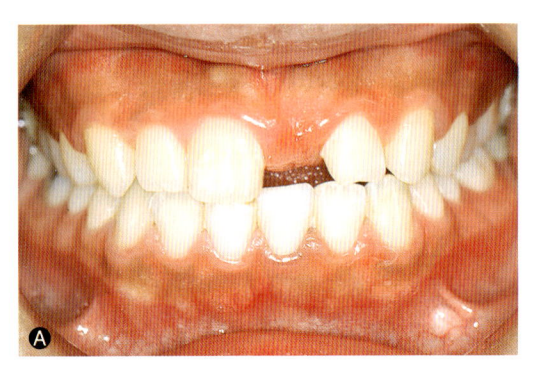

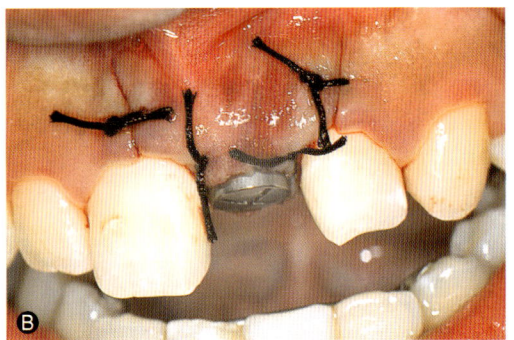

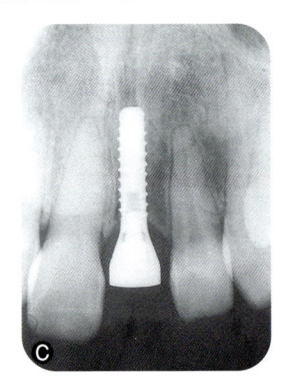

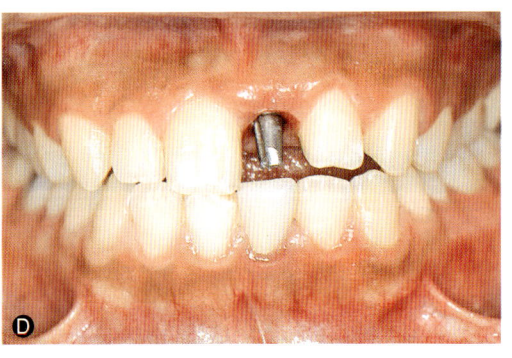

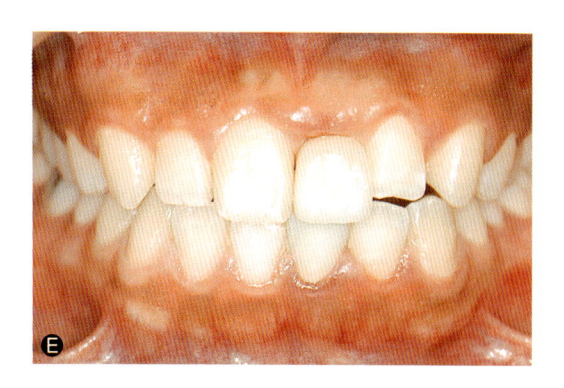

◆治療計画および処置

　CT上での計測をもとにITI Bonefitインプラント（straumann）の直径3.3mm（標準の4.1mmより細いタイプ），長さ12mmを1本埋入した（B，C）．上顎骨は下顎骨に比べて皮質骨が薄く，海綿骨も疎であるため，埋入窩の形成には細心の注意が必要である．術後，安静を保つために義歯の使用を制限しながら6カ月の治癒期間を観察し，セメント固定専用のソリッドヘッドを連結固定した．前歯部の場合，症例によって傾斜を伴ったインプラントや舌側からのサイドスクリューによる術者可撤式上部構造を選択することもある．テンポラリークラウンでしばらく機能させたうえでソリッドヘッドの切端側唇面を隣在歯の唇側傾斜に合わせて形成し（D），印象採得を行った．メーカーの指示では専用の印象器具（印象キャップ）と模型器具（ショルダーアナログとショルダーアナログピン）を使用することになっているが，歯肉縁下のマージン部が明確に出せるならば天然支台歯に対する場合と同様なシリコーンラバー印象材による個歯トレー法での印象も可能である．上部構造体は陶材焼付鋳造冠として，通法に従って製作した．口腔内の調整ではとくに前方滑走時の誘導に注意し，インプラント部に対する側方応力の軽減をはかり，同部に強い接触が加わらないようにした．前歯部の審美性は，歯冠の形態や色調とともに口唇機能時における歯肉の露出についても考慮すべきであり，文献によれば，平均年齢23歳の日本人116名を観察した結果では，約70％の被験者でスマイル時に上顎中切歯部の歯肉が露出したと報告されている．単独欠損をインプラントで補綴した場合，その抜歯原因や経過年数にもよるが，左右の辺縁歯肉の形態が非対称となることが多い．本症例でも形態の差異は認められたが，機能時に歯肉が露出することは少なく，若干の歯肉切除にとどめた（E，F）．その結果，患者の満足が得られたため，仮着を行いながら清掃状態を確認したうえで合着した（G）．

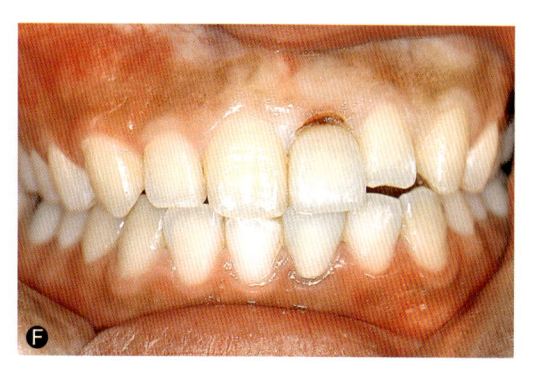

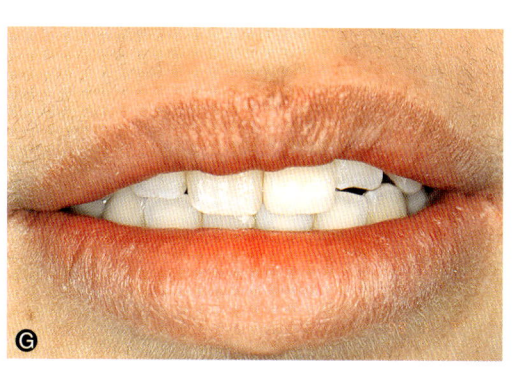

◆経過観察

　半年ごとにリコールを実施しているが，上部構造体装着後約3年経過した現在，良好な予後を得ている．

文　献
1) 福永秀樹ほか：ITIインプラントの臨床．昭歯誌，**16**（2）：165〜167，1996．
2) 安藤康代ほか：口唇機能時における歯冠と歯肉の露出頻度について．補綴誌，**38**（4）：114〜119，1994．

2 歯の欠損に対する治療
2) 臼歯の欠損に対する治療

症例1 一部被覆冠を支台装置とした症例

◆症例の概要

主 訴：5⏌の欠損および7⏌の歯冠崩壊による審美ならびに咀嚼障害（24歳，女性）．

現病歴：5年ほど前に舌側転位していた5⏌を齲蝕のために抜去し，その後，通院に支障をきたしたことから，抜歯後の処置を中断し，現在に至っている．7⏌は，5⏌と同時期に近在の歯科医院で根管処置を受け，その後アマルガム充填を施されたが，ときおり咬合痛があったため当大学附属病院保存科で再根管治療を受けている（A，B）．なお，問診の結果，全身的にはこれといった重篤な疾患の既往はみられない．

現 症：5⏌の抜歯窩は完全に治癒しており，X線写真からは欠損部の異常は認められなかった．6⏌と4⏌の間隙は狭く，補綴の対象となる本来の5⏌に対し，その近遠心的幅径は約1/2となっている．

6⏌および4⏌はともに生活歯である．6⏌咬合面のアマルガム充填は，舌側溝の部分が破損・脱落し，窩洞の切削面が露出している．また，アマルガム充填の周囲から露出した切削面にかけて二次齲蝕または齲蝕が認められる．4⏌は近心小窩に浅い齲蝕がみられるほかは，異常は見あたらない．Cに示すX線写真は，7⏌の再根管治療以前の状態である．根管充填の状態は十分とはいえず，遠心頰側根の根尖部には歯根膜腔の拡大が認められる．また，同歯の遠心部には第三大臼歯が埋伏しており，咬合痛の原因も疑われる．再根管処置のあとは，保存科にてリン酸セメントによる仮封が施されている．

咬合状態に大きな問題はないものの，一部，下顎前歯の叢生に伴い3⏌と⏌3の間に被蓋関係の異常が認められる．しかし，再根管処置のあと，以前の咬合痛はおさまっており，顎関節を含む顎機能の異常，自覚症状は認められない．

◆診査および診断

6⏌と4⏌に支台装置を配したブリッジ（固定性ブリッジ）により5⏌欠損部の補綴処置を行うと

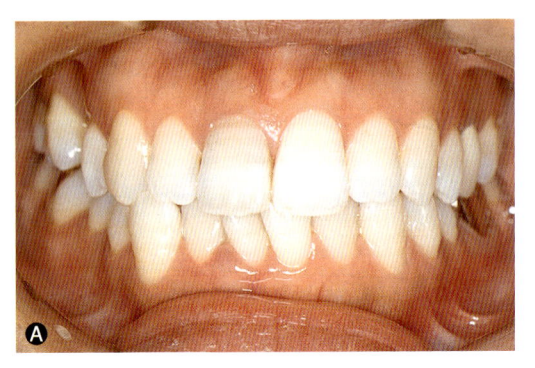

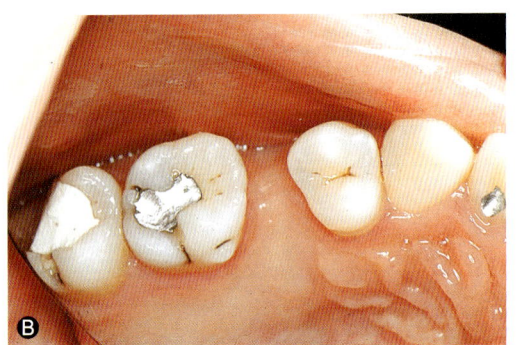

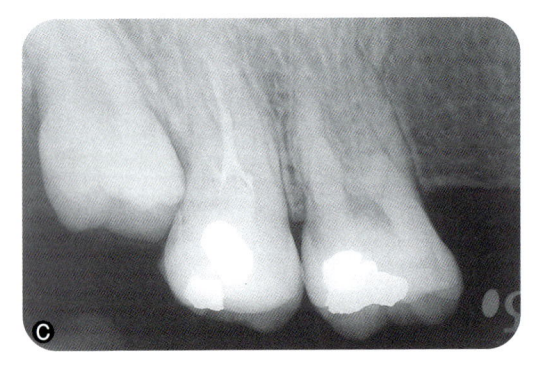

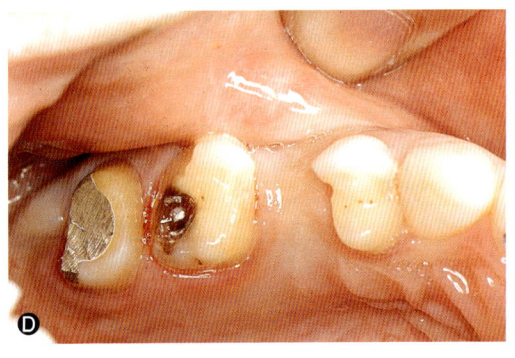

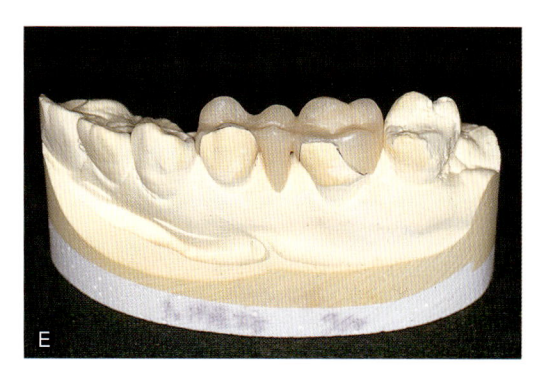

ともに，再根管処置を行った7⏌の歯冠修復を行うこととした．

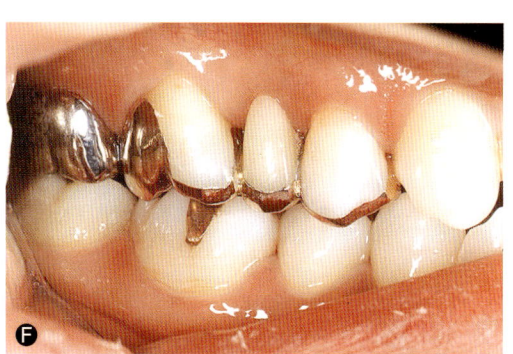

6⏌と4⏌の支台装置については，ともに生活歯であることと審美性を考慮して，6⏌にいわゆる7/8冠，4⏌には4/5冠と，それぞれ一部被覆冠を応用することとした．

なお，埋伏した第三大臼歯の影響が懸念される7⏌については，とりあえず全部鋳造冠によって歯冠修復を行うこととした．

◆ 治療計画および処置

一部被覆冠の応用は，全部被覆冠に比べて切削量が少ないという点で患者に受け入れられやすい．クラウン辺縁と歯質との移行部が長くなり，複雑な分だけ，十分な口腔清掃を怠ると好ましい予後が得られないことを十分に説明しておく必要がある．

Dに形成の終了した各支台歯を示す．6⏌咬合面のアマルガムを除去したところ，窩洞の周辺部から窩底部にかけて軟化象牙質が存在した．また，この症例の4⏌のように，隣接面部と頰舌側部で歯肉の高さが大きく異なる場合は，隣接面溝を十分長く形成できないことがある．一部被覆冠の応用に際し，その維持力を十分に得るためには，細いシリンダー状のカーバイドバーを正確に操作できる技術が重要である．

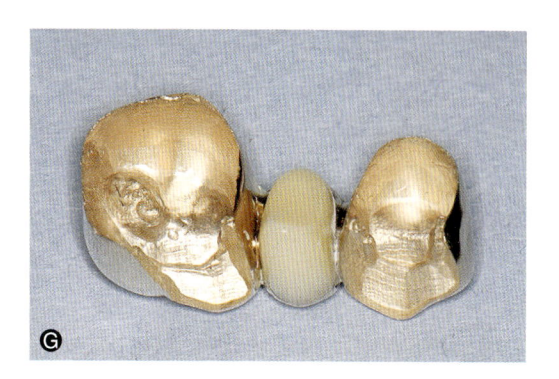

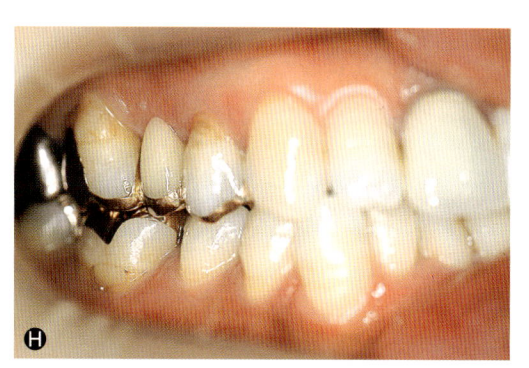

Eは，あらかじめ支台歯形成に先立って製作しておいたテンポラリーブリッジである．口腔内に仮着するまでは，辺縁などの修正や常温重合レジンの口腔内での圧接など，前もって製作しておいても意外に時間を要する場合が多いが，患者に，最終的な補綴装置を理解してもらううえで重要なステップである．

FとGに完成したブリッジを患者に装着した状態を示す．頰側咬頭の辺縁に沿って金属が露出している．これを審美的な問題とみるかどうかは別として，一部被覆冠を応用した際にはこの程度の金属の露出は避けられない．

◆ 経過観察

Hは装着してから17年を経た同ブリッジである．数年前，知覚過敏を引き起こし，6⏌，4⏌の頰側面歯頸部にコンポジットレジンによる充填処置を受けたほかは，これといった異常もなく，ブリッジは十分機能している．

2 歯の欠損に対する治療
2）臼歯の欠損に対する治療

症例2 全部被覆冠を支台装置とした症例

◆症例の概要

　主　訴：6̄|の欠損および|6̄の歯冠崩壊による咀嚼障害（30歳，男性）．

　現病歴：1年前，近在の歯科医院にて齲蝕により6̄|の抜去と|6̄の根管処置を受け，最終処置に至らないまま，その後の治療を中断している．今回，|6̄の歯冠修復，ならびに6̄|欠損部の処置を希望して当大学附属病院に来院した（**A**）．なお，全身的には重篤な疾患などの既往は認められない．

　現　症：6̄|抜去後の治癒状態に異常は認められない．同欠損部は，1年ほど放置されていたにもかかわらず近遠心的間隙は保たれており，5̄|，7̄|などの欠損部への移動や傾斜はほとんど認められない．口腔清掃状態は比較的良好である．5̄|近心隣接面ならびに7̄|咬合面の中心窩付近にC_1〜C_2の齲蝕が認められるものの，両歯とも生活歯である．

　また，下顎左側には|⑤6⑦のブリッジが装着されており，上顎前歯部にも，1|欠損に対する②1|①のブリッジが存在する．

　咬合関係については，$\frac{3}{3}$で部分的な反対咬合を営んでおり，右側側方運動時には，側切歯ならびに臼歯部が接触している．

◆診査および診断

　6̄|の欠損部に対し5̄|と7̄|を支台歯としたブリッジを製作するとともに，全部鋳造冠により|6̄の歯冠修復処置を行うこととした．なお，5̄|の近心隣接面に認められた齲蝕が歯肉縁下まで広がっていることと，患者が補綴装置の耐久性をとくに望んでいることから，ブリッジの支台装置には，下顎と同じ全部鋳造冠を選択することとした．

◆治療計画および処置

　支台歯形成後の5̄|と7̄|を**B**に示す．支台歯の辺縁形態は，全周にわたって軽いシャンファータイプとし，咬合面は1層削除型に形成した．

　なお，テンポラリーブリッジは，次回の最終

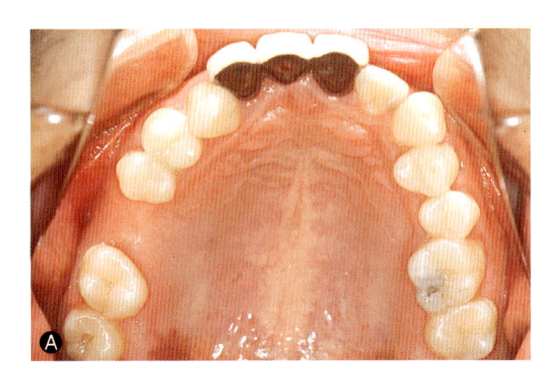

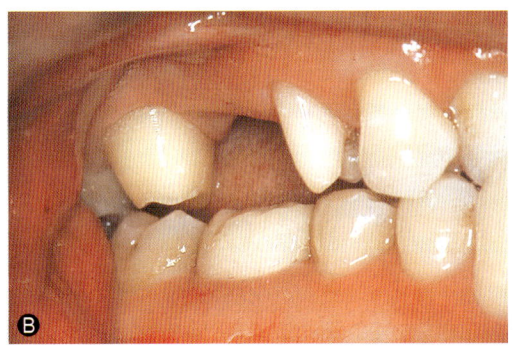

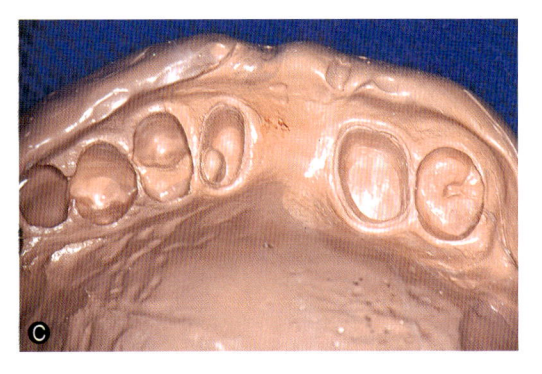

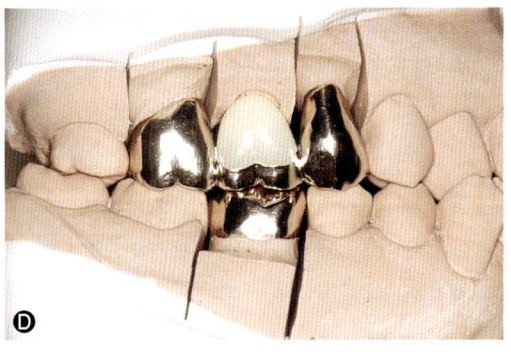

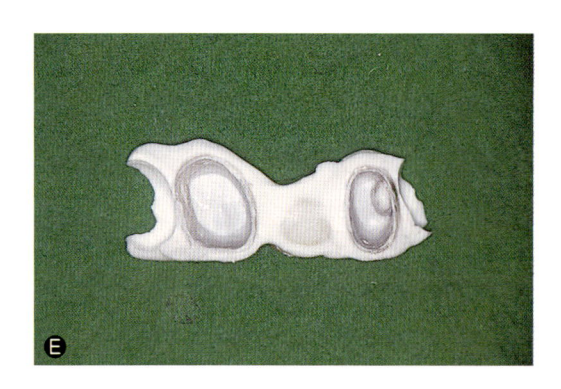

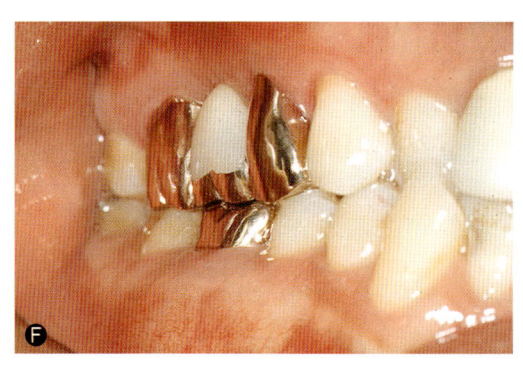

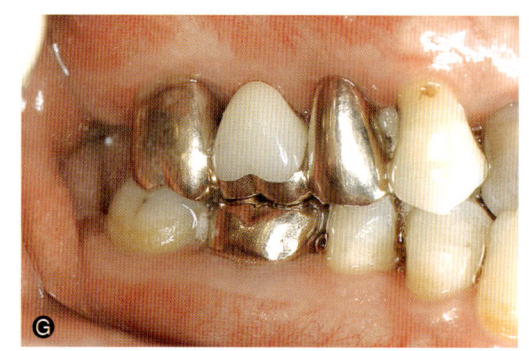

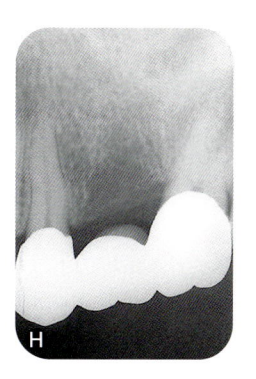

印象に備え，レジンポンティックの基底面形態をあえて離底型とし，プラーク付着による歯肉の炎症を可及的に防いだ．

最終印象に先立ち，研究用模型と支台歯形成直後に採得したスナップ印象からの模型を用い，個人トレーと個歯トレーを製作した．

ブリッジの精密印象はポリサルファイドラバー印象材を使用し，カッパートレーと個人トレーを用いた二重印象法により採得した（**C**）．

作業用模型は分割復位式模型とし，対合関係を営むことになるブリッジと$\overline{6}$の全部鋳造冠を同一模型上で製作した．ポンティックには既製のリバースピン陶歯を応用し，基底面形態をリッジラップ型に形態修正したのち，つや焼きを行って基底面を滑沢に仕上げた．なお，ポンティックを配置する模型の顎堤部分は，あらかじめラウンドバーの直径を目安にしながら均一に削除しておいた．陶歯$\underline{6}$の咬合面を被覆する金属の厚みが十分でないと，陶歯の脱落や破損につながりやすい．このような症例での既製陶歯の応用は，どこまでも生物学的な意味からであり，決して審美性への配慮ではないことを認識すべきである．

金属部分への陶歯のセメント合着が終わったブリッジと，完成した$\overline{6}$の全部鋳造冠を**D**に示す．患者の口腔内で，適合試験材によりブリッジの適合を診査したところ，$\underline{5}$の近心隣接面部で支台歯と支台装置が強く接触しており，クラウンの内面をラウンドバーを用いて慎重に調整した結果，良好な適合が得られた（**E**，**F**）．

◆経過観察

ほぼ19年を経過した同ブリッジとその周囲の状態を**G**と**H**に示す．隣接歯である$\underline{4}$が，その後齲蝕に罹患したため根管処置が施され，また$\underline{8}$は抜去されていたが，ブリッジについては二次齲蝕や歯周疾患などの問題は生じておらず，患者の当初の希望であった耐久性は十分満たされている．

2 歯の欠損に対する治療
2）臼歯の欠損に対する治療

症例3 接着ブリッジにより対応した症例

◆症例の概要
主　訴：両側臼歯部欠損による咀嚼障害（34歳，男性）．

現病歴：$\frac{6|4}{|6}$欠損による咀嚼障害を主訴として来院した．他に$|6$クラウン不適合で根管充填不良，$\underline{87|}$はC_2であった．患者はロシア人で，日本滞在約1年の間にすべての歯の治療を希望．口腔清掃状態は良好で，咬合関係にとくに異常は認めない．

◆診査および診断
$\underline{6|}$欠損部は2，3年前に抜去されており，顎堤の形態は凸状，歯肉は健康で，とくに修正の必要はない．$\underline{5|}$は健全歯，$\underline{7|}$は咬合面中央窩にC_2の齲蝕があり，両歯とも骨植は健固である（**A**）．

◆治療計画および処置
臼歯欠損で隣接する支台歯が健全な生活歯の場合，現在考えられる修復法は，フリースタンディングのインプラント修復かブリッジ修復である．ブリッジの場合，ポンティックを支持する支台装置のため，欠損部両隣在歯が健全な生活歯であっても，ある程度の歯質の削除はやむをえない．このため支台装置には，天然歯のもつ審美性をできるだけ生かし，かつ，維持力をも備えた3/4クラウン，プロキシマルハーフクラウン，7/8クラウンなど定型的な一部被覆冠が考案，設計された．インレーも支台装置として時折用いられるが，維持力が小さいため，補助支台装置を駆使してもごく限られた症例にしか適応できない．

近年，歯質と金属に接着する接着性レジンの発展に伴って，接着性ブリッジがこのような症例に好んで用いられるようになってきた．

当初は，接着性レジンのエナメル質への接着力は象牙質よりも高いことから，また，レジンの歯髄に及ぼす刺激を配慮して，極力歯質を削除しない支台歯形成が行われたが，脱落例も多く，オーバーカントゥアの問題も生じた．しか

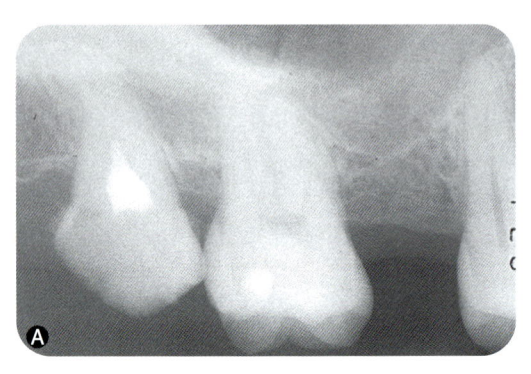

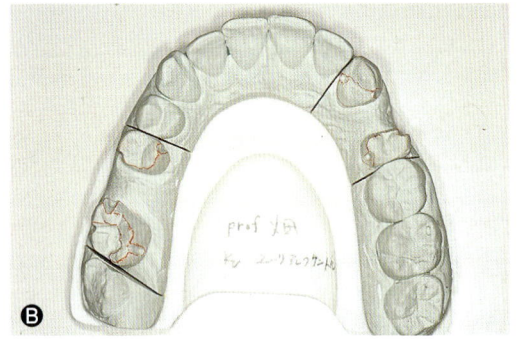

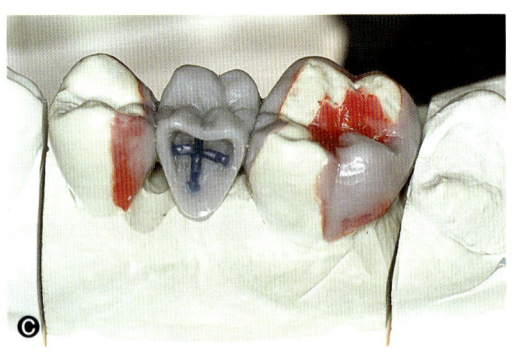

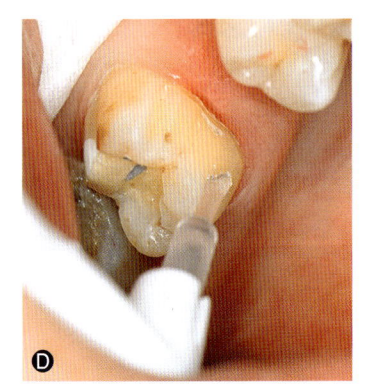

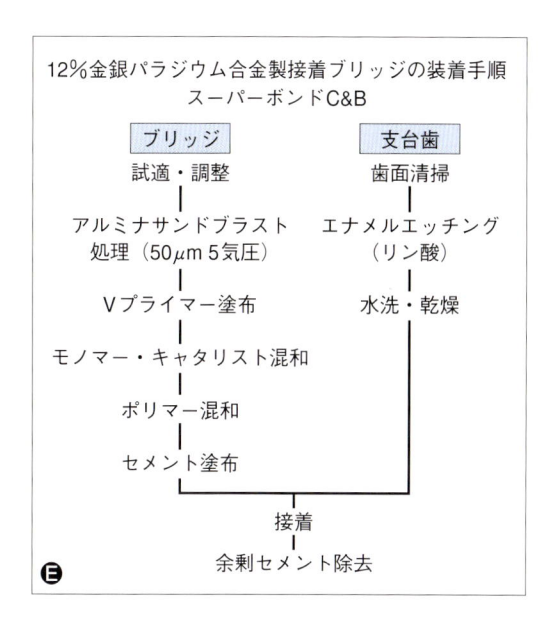

```
12％金銀パラジウム合金製接着ブリッジの装着手順
           スーパーボンドC&B
    ┌──────────────┬──────────────┐
    │   ブリッジ    │    支台歯    │
    └──────┬───────┴──────┬───────┘
       試適・調整        歯面清掃
           │                │
   アルミナサンドブラスト   エナメルエッチング
     処理（50μm 5気圧）      （リン酸）
           │                │
      Vプライマー塗布      水洗・乾燥
           │                │
    モノマー・キャタリスト混和
           │
       ポリマー混和
           │
       セメント塗布
           │
           └────────┬───────┘
                   接着
                    │
              余剰セメント除去
```
E

F

し，徐々にレジンの接着力が向上し，歯髄への刺激もほとんどないことが証明されると，支台歯形成法もオーバーカントゥアを防ぐ最小限の歯質の削除と，要所にグルーブを配した設計が可能となった．したがって，設計の概念は従来の一部被覆冠の原理を基本として，症例に応じてできるだけ歯質の削除量を少なく，維持力，審美性を考慮して設計すべきであろう．

本症例では，メタル色が見えないようにという希望と経済的な理由を考慮し，接着ブリッジを計画した．接着ブリッジの特徴を説明し，患者の同意のもとに金銀パラジウム合金による接着ブリッジを行うことにした．浸潤麻酔下でダイヤモンドポイント（#201R）で 5| の頬側面は頬側咬頭遠心にバーティカルグルーブ（縦溝）をブリッジの挿入方向に一致させて形成，このグルーブに対して対角線上に舌側面は舌側咬頭の近心にバーティカルグルーブを形成した（**B**,

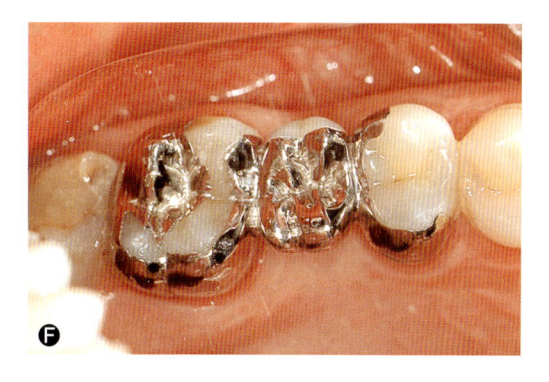

C）．グルーブを結ぶ補綴側は，歯冠軸にポイントのシャンクを平行に合わせて歯冠軸の周りを回転するように必要な量の歯質を削除した．このように形成すると，正しい範囲内の歯軸に対する傾斜角2～5°が得られる．また前方からみて，メタル色は見えない．|7 頬側面は，中央溝と近心面頬側寄りに 5| のグルーブの平行性を保ちながらグルーブを形成した．グルーブ間の削除を前述のように頬側近心咬頭を残して必要量歯質を削除した．また，中央窩に齲蝕があるため，中央窩と遠心頬側咬頭を被覆するように形成した．この際，近心面とイスムス（2級窩洞の狭いところ）で連結させると支台装置は丈夫なフレームになると考えたが，このままでも十分であるため，あえて連結していない．このフレームワークはほとんど7/8クラウンに類似している（**C**）．

Dは完成した修復物の合着時，支台歯のエッチングである．合着操作手順は**E**に従って行った．**F**は合着時の咬合面観である．

◆**経過観察**

ブリッジ装着後，とくに異常はなく，現在に至っている．

2 歯の欠損に対する治療
2）臼歯の欠損に対する治療

症例4 支台歯が頰舌的に傾斜した症例

◆症例の概要

主　訴：下顎臼歯部ブリッジの脱離による咀嚼障害（25歳，女性）．

既往歴：顎関節症の既往があるが，現在は治癒している．

現　症：数年前に他医院で装着した ⑦6⑤| ブリッジが脱離したため来院した．当院保存科で |7 の軟化象牙質除去後，グラスアイオノマーセメントにて裏層し，当科に補綴処置を依頼された．自発痛，冷温水痛などはなく，また歯周組織に著明な炎症は認められない（**A**）．

◆診査および診断

|75 はともに有髄歯で，|7 の支台歯形成はわずかである．|5 は舌側傾斜しており，支台歯形成された形跡がほとんど認められず，また，歯冠高径も低い（**B**，**C**）．

一般に，ブリッジが脱離する原因としては，支台歯の齲蝕や支台歯形態の不備，セメントの溶出などがあげられる．本症例では，支台歯形成された形跡がほとんど認められないことから，支台歯形態の不備が主な脱離の原因として考えられる．

また，患者が若年者であることから歯髄腔が大きいことが考えられ，舌側傾斜している |5 を支台歯とする場合，抜髄処置が必要と思われる．

◆治療計画および処置

治療方針：傾斜した支台歯の傾斜側には応力が集中するため，平行性を欠いた支台歯に部分被覆冠を用いることは，咬合力に耐えられないので避けるべきといわれている．このような場合，ポンティック部を分割し，半固定性ブリッジを応用することがある．しかし，支台歯の歯冠長が短い，もしくは咬合高径が低く十分な厚みのあるポンティックの製作が不可能な場合は，ポンティック内でのキーアンドキーウェイは適応できない．このようなときには，歯冠内に半固定部分を求めるため歯髄処置が必要となる．

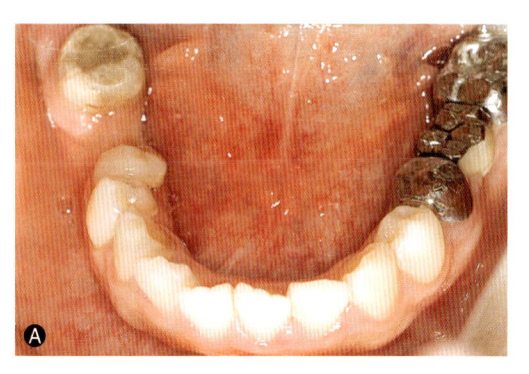

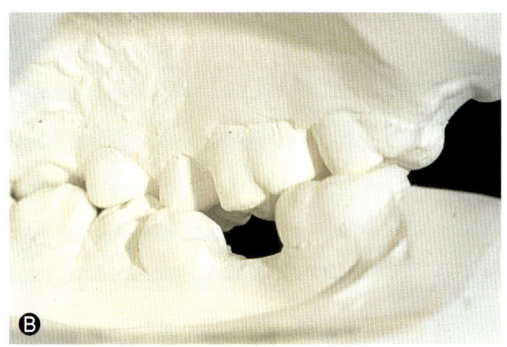

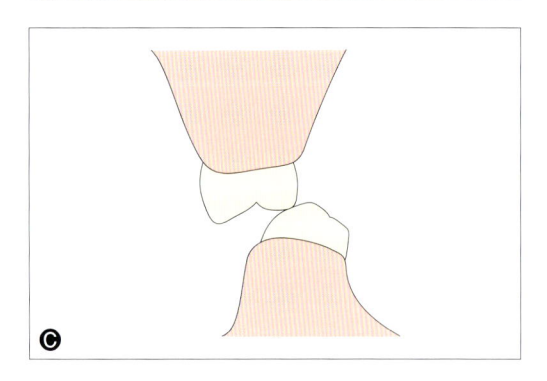

以上のことから，治療方針として以下の2つがあげられる．

（1）平行性が欠けている状態で支台装置，維持方法，連結部などを考慮し補綴処置を行う．

（2）MTM（LTM，小矯正，限局矯正）を行い，歯軸を平行にし，補綴処置を行う．

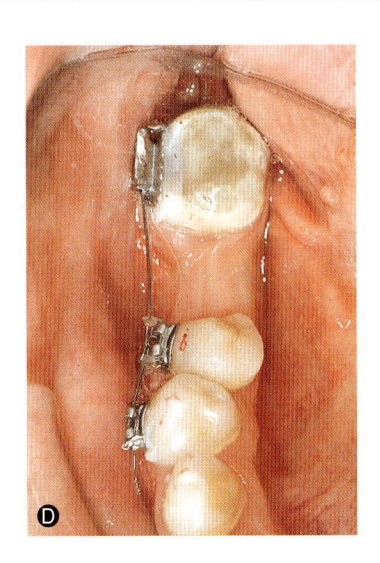

本症例についてみると，|5 の支台装置として部分被覆冠を選択した場合，抜髄の可能性は低いが，舌側に傾斜した歯では維持およびその予後に不安があり，前回と同様に脱離することが考えられる．一方，全部被覆冠による修復は脱離の可能性は低いが，患者が若年者ということもあり，抜髄処置が必要である．また，歯冠高径が3〜4mm程度と低いことから，半固定性ブリッジを応用する場合，半固定部分を歯冠内に設計する必要があり，この場合も抜髄処置が必要である．

患者は固定性の補綴物による治療と歯髄の保存を強く希望した．そこで，治療方針としては，補綴前処置として|5 の舌側傾斜をMTMし，その後，全部被覆冠を支台装置とした固定性の補綴物を装着することとした．

処　置：|6 にチューブ，|54 にブラケットを装着し，0.016インチの主線を用いてMTMを開始した（**D**）．矯正治療開始直後，|5 はゴムを用いて牽引し，その後，リングレットを用いて主線に結紮した．歯軸が矯正されるに従い，頰側咬頭に早期接触およびそれに伴う咬合痛も認められたため，その都度咬合調整を行った．

約4カ月後，|5 の歯軸が修正され，矯正治療が終了した（**E**）．

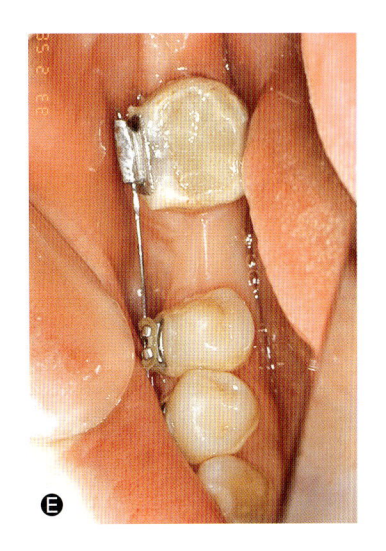

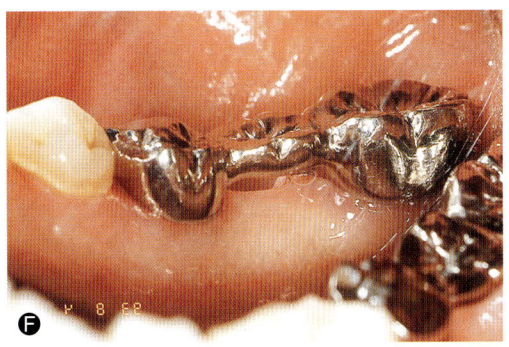

最終補綴物は，患者の希望により保険治療の範囲内で行われ，|75 に金銀パラジウム合金の全部鋳造冠，|6 には離底型のポンティックを用いた固定性のブリッジを装着した（**F**）．

◆ 経過観察

固定源を|74 以外に求めることも考えられたが，|5 の歯軸が修正されたので固定源を増やすことは行わなかった．また，ブリッジが矯正治療後の永久固定としての役割も果たしたことにより，その後，とくに問題なく良好に経過している．

文献

1) Yang HS, et al：A two-dimensional stress analysis comparing fixed prosthodontic approaches to the tilted molar abutment. *Int J Prosthodont*, **4**：416-424, 1991.
2) 岡田周造：ブリッジの適応が困難と思われた症例(1). 井上昌幸ほか編/カラーアトラス補綴の予後[II]．クラウン・ブリッジ編，第1版，医歯薬出版，東京，1993，p.179〜184.

2 歯の欠損に対する治療
2）臼歯の欠損に対する治療

症例5 第三大臼歯を支台歯とした症例

◆症例の概要

　主　訴：上顎右側第一・第二大臼歯欠損による咀嚼障害（23歳，女性）．

　現　症：12歳ごろ，近在歯科医院で上顎前歯部をレジン継続歯で補綴したが，臼歯部が齲蝕のため，その後はほとんど前歯部で咀嚼するようになったとのことである．東医歯大補綴科来院時には，残根状態の 76| の抜去，|8 の根管充塡処置，|4 の根尖切除が終了した状態であった．また，|67 も残根状態であり，咬合状態はきわめて不安定であった（A～D）．

◆診査および診断

　視診，触診，研究用模型による診査，X線診査（D）により，76| 欠損について |8 と |54 を支台歯としたブリッジで補綴処置ができるか検討した．とくにX線写真，研究用模型などから歯根の形態・数とそれにより推定できる歯根の表面積，歯冠歯根比，歯軸傾斜の程度，欠損部の長さなどから，総合的にブリッジが可能であるかを診断しなければならない．そこでまず，上顎臼歯部の歯根の数について検討を行った．本症例において 84| は2根，|5 は単根であった．|8 と根尖切除の |4 が2根であったことは，ブリッジの支台歯として用いるのに有利な条件であった．また，ブリッジの支台歯としての現実的で最適な歯冠歯根比は1：1.5とされ，最低でも1：1でなければならないとされている．本症例においては，85| で1：1.5，|4

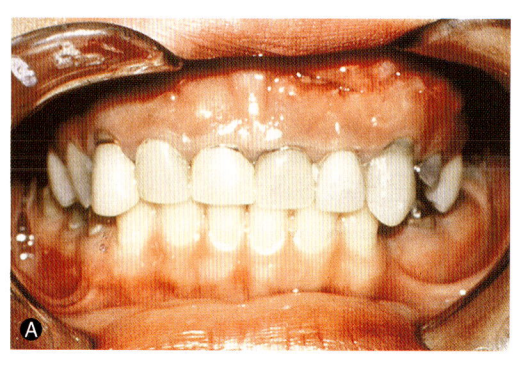

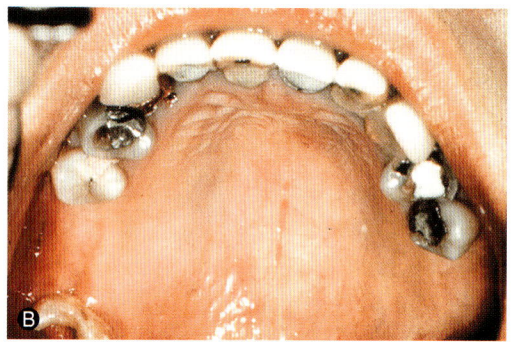

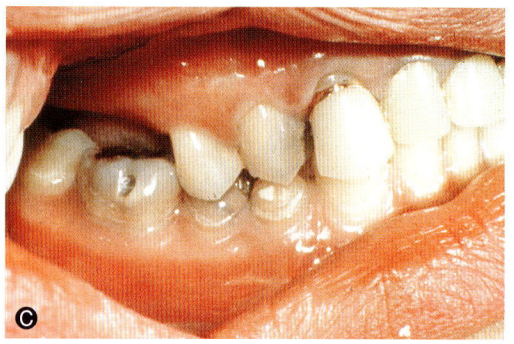

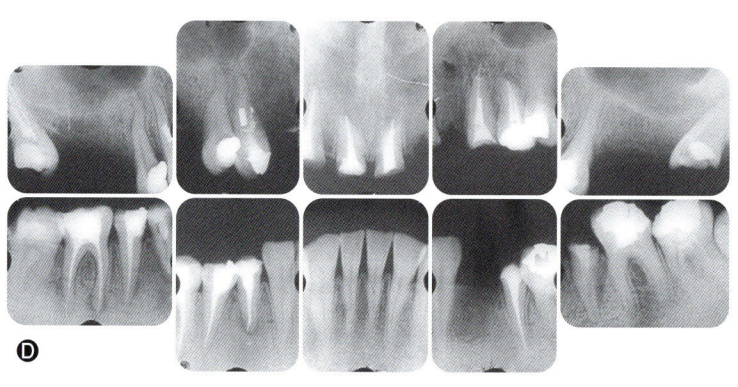

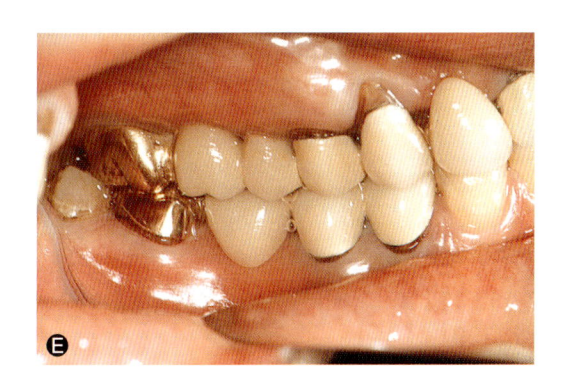

で1：1程度であった．4|で歯冠に対する歯根の割合が小さかったが，連結して支台歯として用いれば予後は期待できる．歯軸傾斜については，咬合平面に対して近遠心的に20°以内，また支台歯間の傾斜角度は最大でも25〜30°以内ならば，ブリッジの支台歯として問題がないとされている．本症例において 85|はほぼ解剖学的な傾斜角度にあり，4|はやや近心傾斜の度合いが大きかったが，前述の要件の範囲内にあった．また，欠損部の顎堤の長さは18mm程度であり，ブリッジにしても支台歯が負担荷重にならないものと思われる．

また，欠損部の顎間距離が少なく，上下顎歯の挺出が認められるので，この点についても考慮しなければならない．

◆治療計画および処置

診査，診断の結果から，本症例の 76|欠損に対し，854|を支台歯としたブリッジで補綴処置をすることとした．なお，5|については抜髄処置が必要であると診断した．また，本症例では欠損部の顎間距離が少なく，さらに連結部の強度低下，清掃性不良が予想される．したがって，この場合，補綴処置の前準備として，上顎の仮義歯により咬合挙上を行い，十分なスペースを確保する必要がある．最終補綴物のための顎位が決まったのち，下顎の咬合平面を顎運動に調和するように，まず ⑦6⑤④|のブリッジを製作した．次いで，854|にメタルコアを装着し，⑧76⑤④|ブリッジ（54|；陶材焼付鋳造冠，76|；陶材焼付によるリッジラップ型ポンティック，8|；全部鋳造冠）の製作を行った．

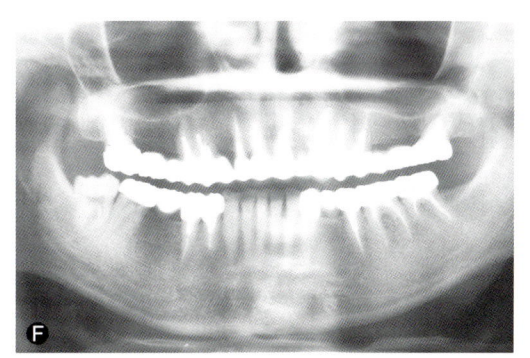

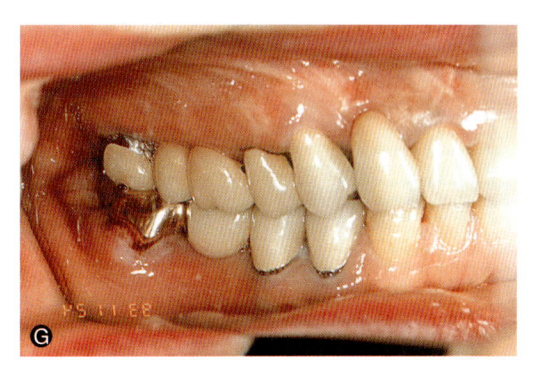

◆経過観察

装着8年後において，ブリッジの破損箇所はなく，支台歯辺縁部は歯根端切除を行った 4|で3mm，5|で0.5mm程度の歯肉退縮が認められた（E）．また，X線所見では 4|近心側でわずかに垂直性吸収が認められた（F）．さらに装着18年後において，54|支台歯歯頸部の二次齲蝕のため，メタルコアを含めてブリッジの再製作を行った．再製作4年後の口腔内写真を示す（G）．再製作10年後，ブリッジがポストごと脱離した．54|をこれ以上支台歯として用いることは困難と判断し，抜歯を行った．本症例のブリッジは，再製作を行っているが，854|を支台歯に用いて28年にわたり機能したことになり，診査，診断が的確であったと思われる．

文　献

1) 川和忠治ほか：ブリッジの適応が困難と思われた症例（3）．中沢　勇ほか編/カラーアトラス　補綴の予後（Ⅱ）　クラウンブリッジ編，医歯薬出版，東京，1993，p189-198.

2 歯の欠損に対する治療
2) 臼歯の欠損に対する治療

症例6 中間支台歯を含んだ欠損症例

◆症例の概要

主　訴：└6欠損による審美障害ならびに咀嚼障害（34歳，男性）．

既往歴：└5が舌側および近心転位しているが，中学生のころからであったという．└5,7の咬合面に修復処置が行われているが，その時期は明らかではない．約3年前に└6の抜歯処置を受けたまま，放置していた．その後，└3が齲蝕による疼痛を生じ，抜髄処置を受けた．そして，本学に来院した．└5が舌側および近心転位していたため（A），MTMによって矯正治療を行ったのち補綴科を訪れた（B）．

現　症：矯正治療後の口腔内状態は└6が欠損しており，└3には舌面から遠心面にかけて仮封材が填入されているが，動揺はみられない．└5,7の咬合面にはインレーが装着されている．└5は└7寄りに位置し，欠損└6部に相当する└5と└7との間隙は約4mmである．└5にはやや動揺がみられるが，└7にはみられない．また，対合歯の挺出などの異常は認められない（B）．

◆診査および診断

└5,7は有髄歯であり，└5の歯槽骨にはやや吸収が認められる．X線写真（C）では，└3の歯根部には異常はみられないが，根管充填が施されている．└5の矯正治療を行ったため，└3,5,7ともに植立方向は平行であり，└5と└7との間隙は少ない．したがって，本症例は└5の負担能力には不安があるが，└3,7は骨植堅固であり，└3,5,7の3歯で欠損した└6の咬合力を負担できると考え，└5の固定を兼ねた└③④⑤⑥⑦ブリッジによる補綴処置が適応であると判断した．

◆治療計画および処置

処置方針：一般に，中間支台歯を有するブリッジは，中間支台歯の両側にポンティックと支台歯を有するため，広範囲にわたるブリッジとなる．そこで，とくに支台歯となる歯が有髄歯の場合は，支台歯形成にあたり支台歯間の平行性を得るのが難しい．また，中間支台歯においては近心側と遠心側から咬合力が加わり，負担が大きくなると思われる．このような場合，中間支台歯の支台装置とポンティックとの連結部にキーアンドキーウェイなどの可動性連結装置を用いた半固定性ブリッジの応用が考えられる．この応用によって，一塊となった広範囲のブリッジを二塊に分けることができ，平行性が得やすくなる．セメント装着も容易となる．中

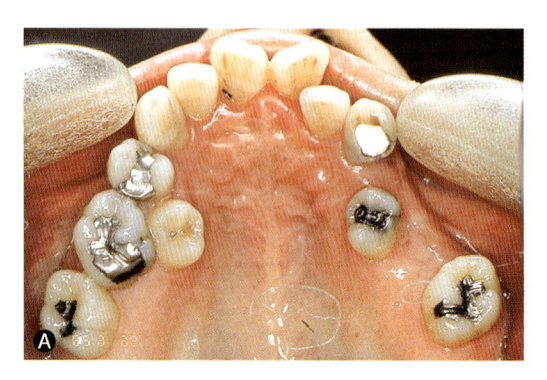

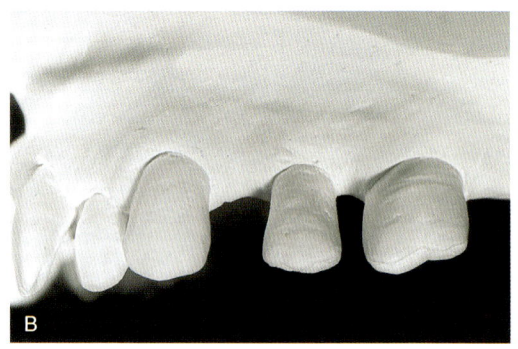

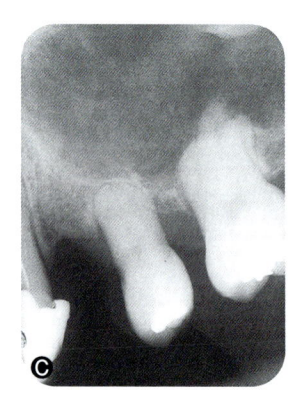

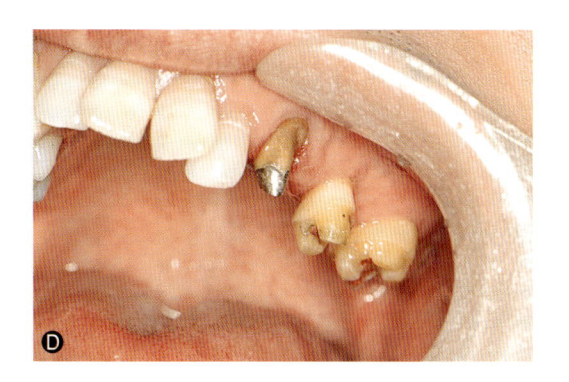

間支台歯の負担を軽減できる，などの利点が考えられる．しかし，本症例においては，①舌側および近心転位した |5 を MTM により矯正治療を行っているため，|5 と |7 との平行性を得やすい．また，|3 は無髄歯であることから，有髄歯の |57 に平行な支台歯形成を容易に行うことができる．② |3 と |5 との間隙は約 7 mm で解剖学的な |4 の近遠心幅径に相当するが，|5 と |7 との間は約 4 mm と小さく，支台歯となる |57 への負担はあまり大きくないと考えられる．以上の理由から，可動性連結装置を用いないで，中間支台歯を含む |357 を支台歯とした固定性ブリッジを施すことにした．

 |③④⑤⑥⑦ のブリッジは，|5 には近心側と遠心側の両側からの，また |3 と |7 には |5 を支点とした脱離力が働くと思われ，支台装置は強固な保持力を有する全部被覆冠を用いる必要があると考えられる．そこで，|3 は無髄歯でもあり，支台築造後に全部被覆冠を用いることにした．しかし，|5 と |7 の間隙が狭いため，ポンティック |6 部に加わる力は小さく，一部被覆冠でも |57 の 2 歯によって保持力が得られると判断し，|57 の辺縁歯肉への健康保持をも考慮して，冠縁を辺縁歯肉から離したアンレータイプの一部被覆冠を用いることにした．

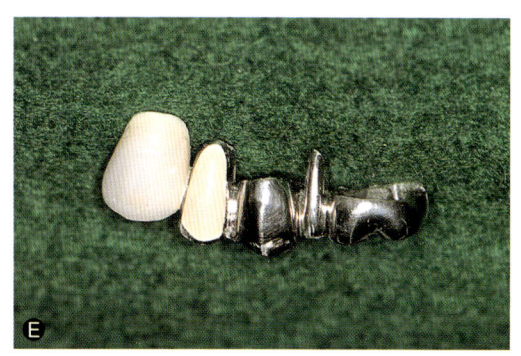

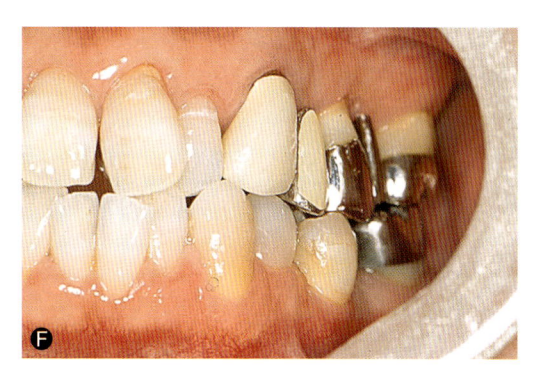

 処　置：無髄歯である |3 は歯冠部の残存歯質を可及的に保存し，歯根長の 2/3 の長さで，歯根の 1/3 の太さの鋳造によるポストコアを装着し，前装鋳造冠の形成を行った．そして，|57 はアンレータイプの一部被覆冠の形成を行った（**D**）．また，|3 に硬質レジン前装鋳造冠を |57 にはアンレーを支台装置として，|4 を硬質レジン前装ポンティック，|6 を近遠心幅径の狭い金属ポンティックとしたブリッジを製作し（**E**），口腔内に装着した（**F**）．

◆経過観察

6 カ月を経過しているが，|5 の歯槽骨の吸収はみられない．

2 歯の欠損に対する治療
2) 臼歯の欠損に対する治療

症例7 分割抜去歯を支台歯とした症例

◆症例の概要

　主　訴：6̄の咀嚼時疼痛と頰側歯肉部の腫脹（62歳，女性）．

　現病歴：数年前に齲蝕により6̄の根管治療後，7̄6̄5̄の歯冠修復がなされた．2カ月前から6̄5̄部に咀嚼時，咬合時の疼痛と同部頰側歯肉部に軽度の腫脹を自覚，来院した．

　現　症：全身状態に特記すべき事項はない．口腔内は年齢に相応した咬耗が認められる．欠損はなく，6̄5̄を含め骨植状態も正常範囲内である．5̄のインレー遠心歯頸部は探針でギャップが確認でき，周辺に二次齲蝕が認められた．6̄の冠縁は良好な適合状態であるが，打診痛があり，頰側根尖部に軽度の腫脹，発赤ならびに圧痛が認められた．X線所見では近心根の充填密度は粗であり，近心根を取り巻くように透過像があると同時にその周辺は反応性の硬化像を示した．しかし，中隔部，遠心根の歯根膜腔の拡大，歯槽白線の消失，歯槽骨の吸収は認められない（**A**）．

◆診査および診断

　主訴の6̄の咬合痛，頰側歯肉の腫脹は近心根の慢性炎症の急性増悪が原因と考えられたので，まず第一に消炎療法（薬物療法）ならびにクラウンの除去を行った．さらに，近心根の根管治療では炎症の治癒の見込みがないと判断し，二次処置としての近心根のヘミセクション（分割抜去）と6̄6̄5̄ブリッジを計画した（**B**）．

◆治療計画および処置

　一般的には本症例のような6̄近心根のヘミセクションによる欠損症例では，6̄の遠心根は小臼歯程度の支持能力があると仮定でき，Ante, Duchangeの法則を適応しても，6̄6̄5̄のブリッジ修復が可能である．本症例は，抜歯創の治癒後のX線像から中隔部の歯槽骨の吸収を認めず（**C**），また動揺度m_0であることから，ブリッジ適応が可能である．

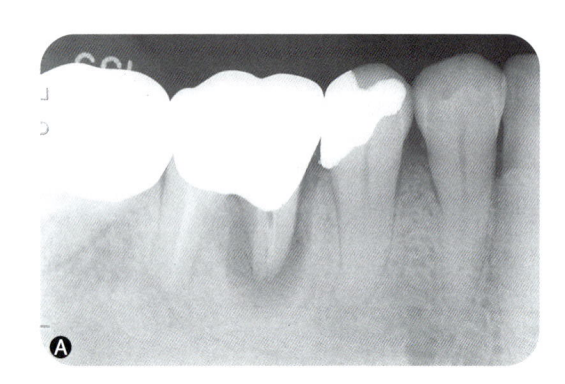

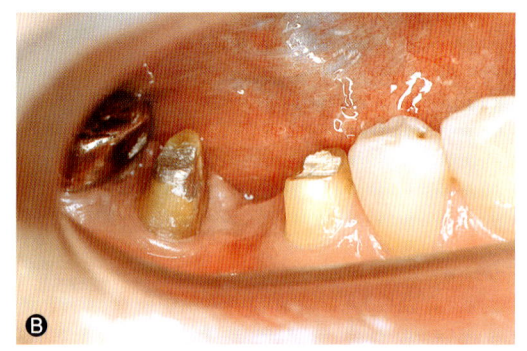

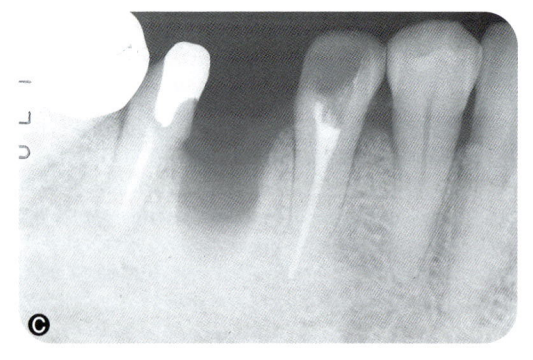

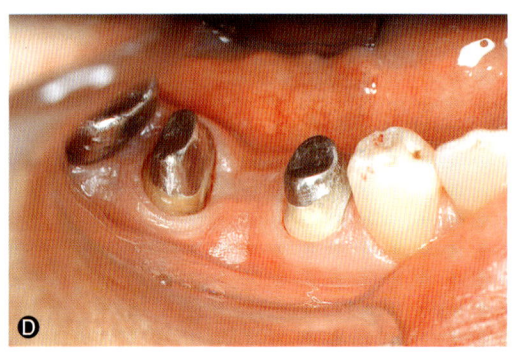

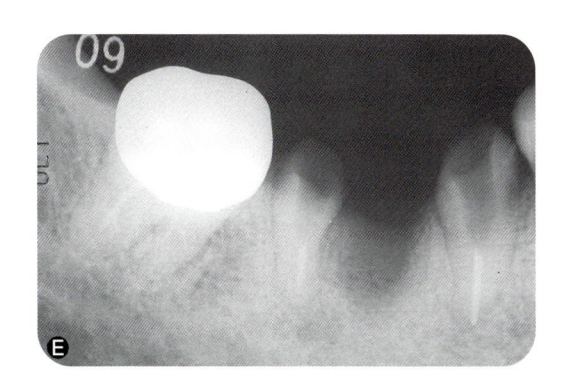

しかしながら，筆者らの経験では保存した歯根部のコアからブリッジが脱離してくる症例を散見している．これは一般に，セパレートされた部分の歯質の存在が十分でなく，歯質が歯肉縁下の深い位置までしかないために歯周疾患が起こりやすかったり，さらに，コアの長さが短いことによる維持力不足などに原因があると考察している．本症例では歯肉縁上まで歯質があり問題はないが（**D**），歯質が歯肉縁下深い位置までしかない症例では歯根挺出法などを考慮すべきであろう．

さらに，歯周病が進んだ症例などでは，コアの維持に十分な歯根長を確保できないことが多く，とくに上顎でこのような症例を散見する．本症例では歯槽骨の吸収も比較的少なく，コアの維持に十分な歯根長が確保できた．**E**はコア形成時のX線写真であるが，コアの維持を確実にするため，さらにこれより1mm深くコアの形成をした．

ポンティックデザインについて，本症例では下顎大臼歯部に適応される通法の船底型ポンティックを計画した．一般にヘミセクションの症例ではポンティックの下部鼓形空隙が狭くなりがちなため，通常のブリッジよりも食片の停滞が起こりやすく，患者が不満をもらすことが少なくない．

清掃性のよさが予後成績に大きく関与することから，テンポラリーブリッジの装着期間，清掃指導に十分な配慮がなされなければならない．また，ブリッジ処置による口腔回復のメリットに加え，上記の問題点を患者に十分説明して了解を得たうえで，ブリッジ処置を開始すべきであろう．

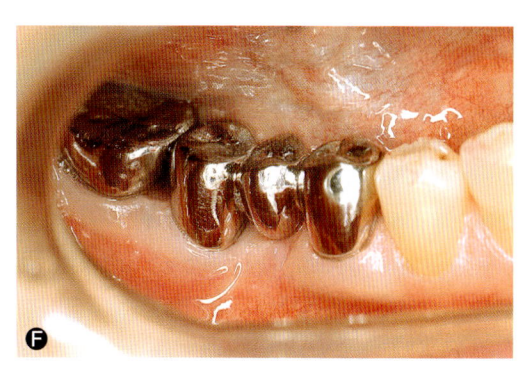

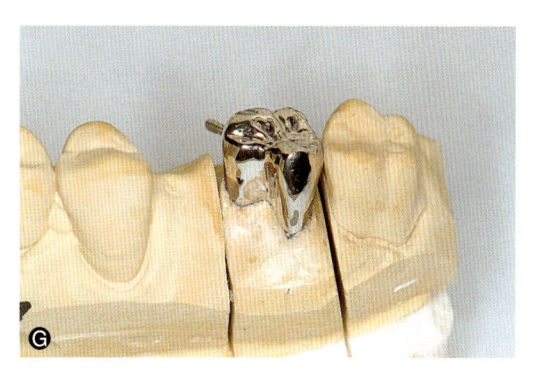

処置については，消炎療法（薬物療法）ならびにクラウン除去ののち，6̄近心根のヘミセクション（分割抜去）を行った．次に，5̄のインレーを除去したが，二次齲蝕が広範囲なため抜髄処置が必要となった．その後，6̄遠心根に残存していたメタルコア（**B**，**C**）を除去したのち，新たに6̄5̄にメタルコアを装着（**D**，**E**）した．最終的に金銀パラジウム合金によるワンピースキャストブリッジを装着した（**F**）．

◆経過観察

本症例はブリッジ装着から約2年経過しているが，患者の口腔清掃状態も良好で，とくに問題は見あたらない．

上記に示した種々の理由から，ブリッジ修復を見合わせたほうがよい症例も少なくない．**G**は7̄の近心根を分割抜去した症例で，単冠で処置を行った．これは7̄の骨植が不良なだけでなく，5̄の根尖にも問題があったからである．このように当面，単冠で処置することも考慮すべきであろう．

2 歯の欠損に対する治療
2）臼歯の欠損に対する治療

症例8 欠損部の顎間距離の少ない症例

◆ 症例の概要

主　訴：下顎右側臼歯部ブリッジポンティック下への食渣停滞（55歳，女性）．

既往歴：11年前，齲蝕のため $\overline{6|}$ は抜去され，抜歯窩治癒後に $\overline{75|}$ を支台歯とするブリッジが装着された（仮着後，来院中断）．しかし，数年前からポンティック下に食渣が停滞するようになり，ポンティック粘膜面の清掃性の困難さと舌感不良を訴え来院した．全身的には特記すべき事項はない．

現　症：初診時の口腔内所見は，**A**に示すように，支台装置は $\overline{75|}$ とも全部鋳造冠で，基底面形態が離底型とする鋳造ポンティックによるブリッジが装着されている．ポンティック基底面および支台装置の欠損側隣接面に多量のプラーク付着が認められる．さらにプラーク付着部位に相当する欠損側歯肉に，発赤と腫脹，顎堤粘膜の肥厚が認められ，歯間空隙が閉塞している．

◆ 診査および診断

視診，触診，研究用模型による診査，X線診査（**B**）により，支台歯の適否，顎堤粘膜の厚さ，歯槽骨の状態を検討したところ，歯冠長が短い以外に支台歯の支持能力には問題はなく，また対合歯の挺出は認められない．したがって，対合歯の処置をせず，限られた顎間距離のなかでブリッジを設計する必要がある．そのためには，ポンティック部の適正な歯間空隙の確保による清掃性と，咬合力に耐えうる十分な強度を有する連結部の設定について考慮しなければならない．

◆ 治療計画および処置

下顎臼歯部はポンティックに対する審美的要求が少ない反面，支台装置とポンティックの連結部としての機械的強さ，および基底面形態との限られた条件下で，清掃性，装着感，強度が可及的に満たされなければならない．とりわけ歯冠長径が短い歯にブリッジを応用する場合，

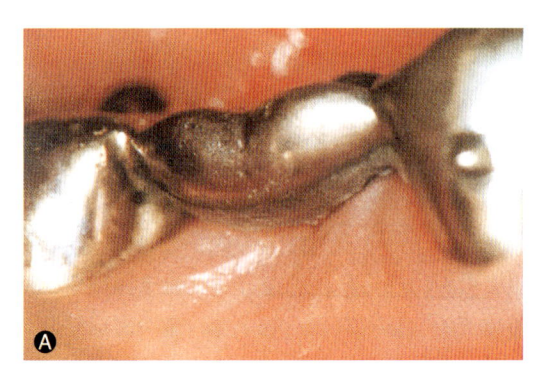

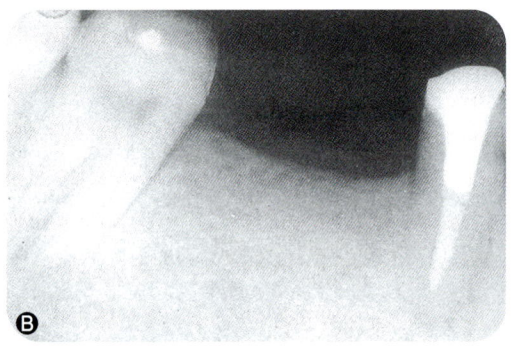

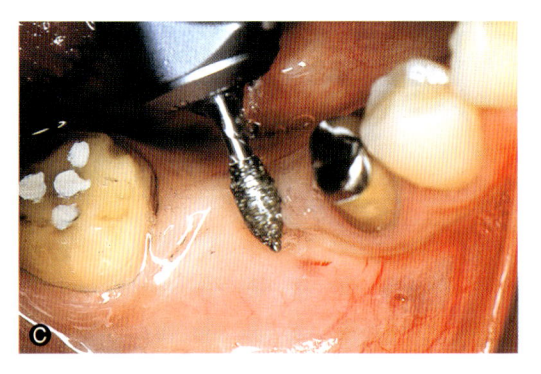

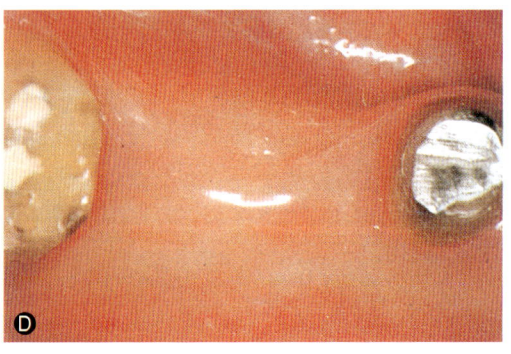

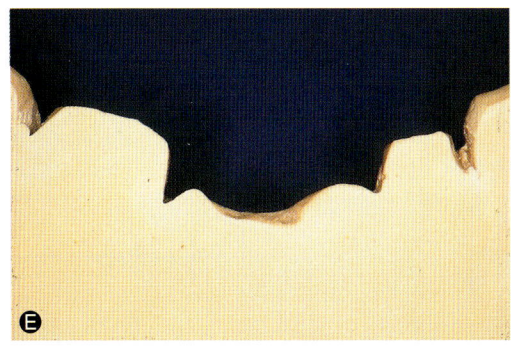

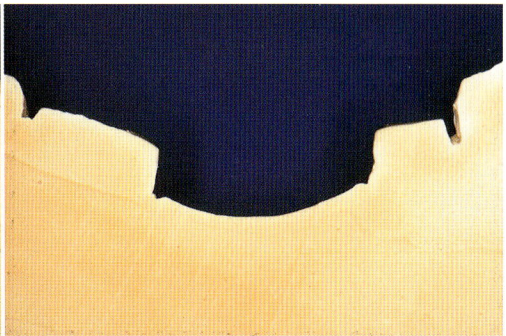

欠損部分の上下的スペース（顎間距離）も少ないので，連結部の設計には苦慮することが多い．清掃性を考慮し下部鼓形空隙を広くすると，連結部の強度が低下し，ブリッジ破損の原因となる．連結部は力学的には頬舌的より上下的に広げた楕円状の断面が有利となるが，強度を増すために連結部およびポンティック部の上下的厚さを十分確保すると，清掃性を考慮した歯間空隙の設定が行いにくくなる．ポンティック基底面を顎堤粘膜から離開させることは，ポンティック下粘膜の健康状態を維持する面では有利となるため，離底型を選択する場合もあるが，その設計は困難となる．ポンティック基底面の形態は滑らかな凸面とするが，基底面に凹面が存在する場合は，フロスなどの補助的清掃用具を使用しても基底面と粘膜との間に陥入した食渣が除去されずに停滞し，その影響が粘膜に及ぶ．

本症例では，欠損部の顎間距離が少なく，さらに連結部の強度低下，清掃性不良が予想された．また，ポンティック基底面下の顎堤粘膜の線維性肥厚が認められた．このような形態不整を呈する顎堤にポンティックを設定すると，支台装置とポンティックの連結部やポンティック基底面下に食渣の停滞，プラークの付着，剥離上皮の停滞をきたし，ポンティック下粘膜の炎症性変化を引き起こすことが予想された．したがって，この場合，補綴処置の前準備として，支台歯の歯冠長確保のための歯肉切除術と顎堤の形態を修正することは，生体に調和したポンティックを装着するうえで重要である．そこで，顎堤粘膜の凹凸部を整形して欠損部の上下的スペースを補い，支台歯周囲や顎堤粘膜の清掃性を満足させる適正なポンティック部の歯間空隙を確保しておく必要がある．

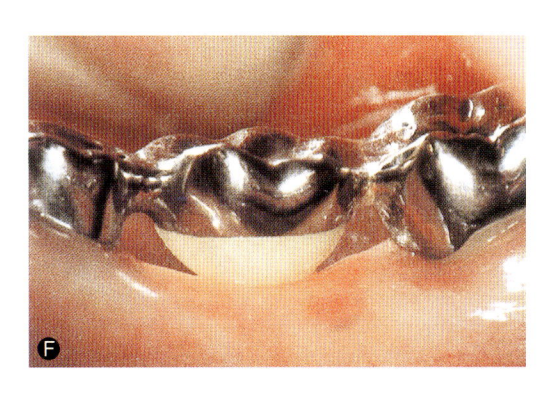

本症例では歯肉整形に先立ち，予想されるポンティック形態と調和するような顎堤形態を診断用模型上で確認したのち，歯肉整形用ダイヤモンドポイントを用いて整形を行った（**C**）．術後の顎堤粘膜面は術前に比較して，粘膜部の凹凸がなくなり滑らかな曲面を呈していた（**D**）．**E**は顎堤の形態を比較した術前（左），術後（右）の模型断面図（近遠心断面）である．ポンティック基底面形態の設計は，装着感を考慮して，顎堤頂に点状に接触させる楕円型ポンティックを応用した．歯間空隙は連結部が強度不足にならない範囲で拡大し，歯間ブラシの清掃が効果的に行われるように形態を整えた．

◆経過観察

ブリッジを装着するための環境が改善され，歯周組織と調和した歯間空隙が設定されたこと，さらにポンティック基底面材料として艶焼き陶材を応用したことによりプラークの付着がほとんど認められず，本ブリッジは長期間良好に機能している（**F**）．

2 歯の欠損に対する治療
2）臼歯の欠損に対する治療

症例9 支台歯の萌出が十分でない症例

◆症例の概要

主　訴：7̄76̄のブリッジ脱離による咀嚼障害（30歳，女性）．

既往歴：約3年前に近隣歯科医院で，7̄ヘミセクションによる近心根抜去後に，7̄76̄の補綴処置を受けた．約半年前に同ブリッジのポンティック周囲が腫脹した．ポンティック基底面の削除処置により腫脹は軽減したが，食片が滞留するようになった．3日前に歯間ブラシで食片を除去していたときにブリッジが脱離した．全身状態に特記事項はない．

現　症：口腔内状態は，7̄近心根のみ欠損で，1|12前装鋳造冠，7̄，|7全部鋳造冠，6|5|，|57メタルインレー，|7，|5アマルガム充填，|6レジン充填処置がなされていた．6̄は全周にわたって健全歯質が歯肉縁上約3mmあり，その厚さも約1.5mm存在していた（**A**）．7̄（遠心根）の近心部は約4mmの頬舌的幅径で歯肉縁下4mmまで齲蝕が達しており，遠心部残存歯質は歯肉縁と同じ高さ（**B**）で，対合歯とのクリアランスは約0.5mmであった．口腔内清掃状態はほぼ良好で，咬頭嵌合位も安定していた．

◆診査および診断

脱離したブリッジの両支台歯には軽度な打診痛があり，7̄の近遠心部の歯肉が発赤していた．ポケットの深さは6̄が全周約2.5mmで，7̄近心部が約5mm，遠心部が約4mmであった．歯の動揺度は，6̄は生理的範囲内であったが，7̄はm₁程度であった．また，6̄は口蓋側咬頭が0.5mmほど咬合平面から突出しており，7̄は1mmほど低位であった（**C**）．

X線像により，7̄遠心根根尖部と6̄近遠心根周囲に陰影が，そして7̄近心側には根中央部辺りにまで及んでいる垂直的（クレーター状）骨欠損が確認された．

以上から，本症例は7̄の萌出がもともと不十分であったことから臨床的歯冠長が短いうえ

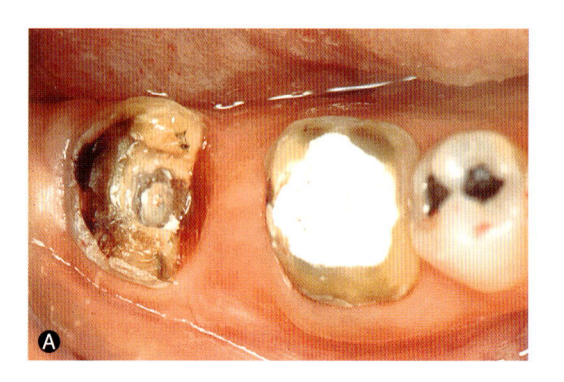

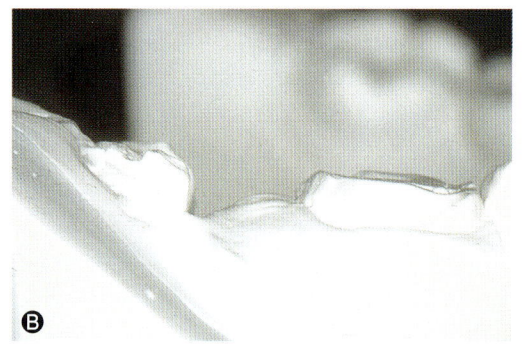

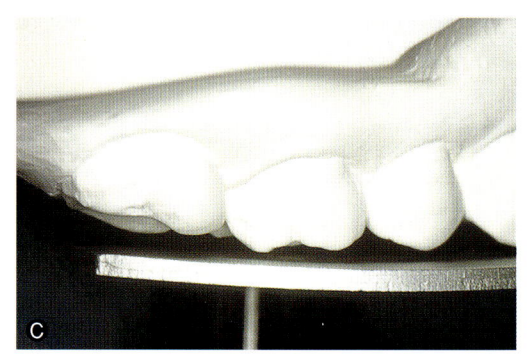

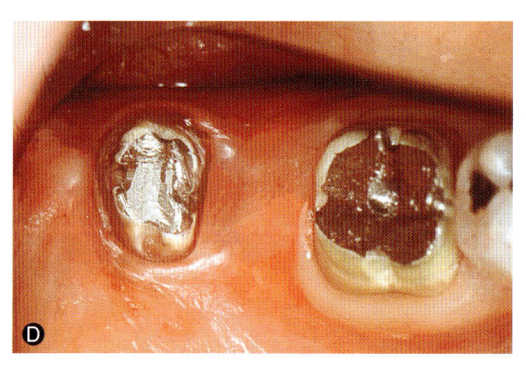

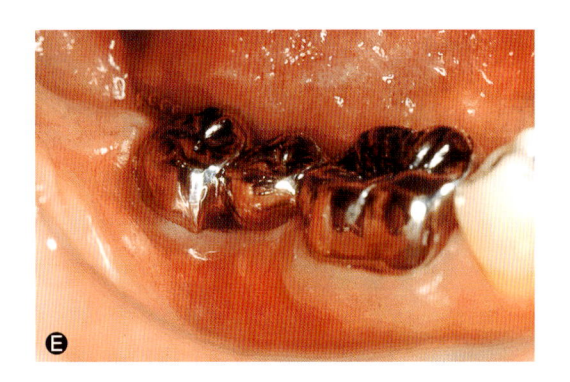

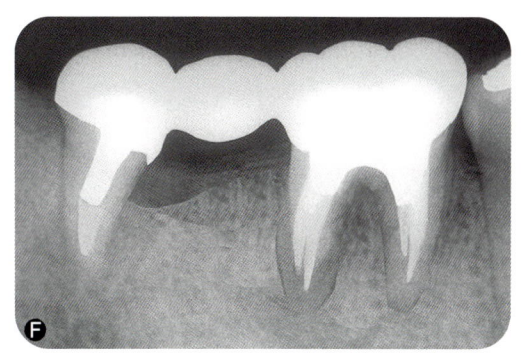

に，二次齲蝕によってブリッジが脱離したもので，7|近心の骨吸収はポンティック下の炎症が骨に波及したものと診断した．

◆治療計画および処置

抜去すれば遊離端欠損症例となる76|を保存することを第一義とし，76|歯周組織の改善と76|の咬合平面の修正も必要と考えた．臨床的歯冠長が短く，しかも歯肉縁下まで齲蝕が達し，残存歯質と歯槽骨とが近接している本症例のような場合には，歯肉切除術のみではバイオロジックウィズス（biologic width）の概念によって，軟組織は元の位置まで戻ってしまい，炎症性の発赤が生じる可能性が大きい．したがって，骨の切除と整形によって軟組織の付着幅を確保すると同時に，臨床的歯冠長を延長することが必要と考えた．

そこで，76|の歯内療法処置終了後に，7|の歯周外科処置（apically positioned flap surgery）を行った．とくに近心部のクレーター状の欠損はポケットの除去とともに歯肉，歯槽骨の形態修正を行い，歯・歯肉・歯槽骨に調和のとれた生理的な形態を付与するために，オッセアスリセクション（osseous resection）も必要であった．

歯周外科処置終了3週間後に76|にメタルコアを装着した．そしてマージンを歯肉縁上約0.5mmとした常温重合レジン製のプロビジョナルレストレーションを装着した．歯周外科後に短期間で歯肉縁下にマージンを設定した支台歯形成を行うと，のちに歯肉が再生増殖し歯肉炎を生じさせたり，クラウンのマージンが露出してくることがある．そこでブラッシング指導によるプラークコントロールを徹底させるとともに，歯肉が歯に再付着し，歯肉線維が正常に回復し，歯肉辺縁の位置が安定するまで経過観察した．

術後8週間で7|の高径は歯肉縁上約3.5mmとなったが，保持力強化のために76|の頬舌近遠心の4カ所にグルーブを形成し（D），クラウンマージンを歯肉縁下0.5mmに設定し，支台築造体のマージンを覆った形とした．

ポンティックの基底面形態は離底型が考えられたが，対合歯までの間隙が十分とはいえなかったために，清掃性にはやや劣るが十分に研磨した基底面を粘膜面に点状接触させた船底型とした．

なお，6|は咬合面の削除により，そして7|はクラウンを再製作することにより咬合平面を揃えた．

◆経過観察

ブリッジ装着後3カ月における患者の口腔清掃状態はきわめて良好で，支台歯およびポンティック周囲に炎症もなく良好に経過している（E，F）．

文献

1) Ingber JS, Rose LF and Coslet JG：The "biologic width"- A concept in periodontics and restrative dentistry. Alpha Omegan, Scientific Issue, Dec, 62〜66, 1977.

2 歯の欠損に対する治療
2）臼歯の欠損に対する治療

症例10 下顎第二大臼歯欠損症例

◆症例の概要

主　訴：7⎿の欠損および6⎿の歯冠崩壊による咀嚼障害（51歳，男性）．

現病歴：全顎にわたる重度の歯周病により，15年前から当大学附属病院歯周病科で歯肉剥離掻爬術などの処置を受けてきたが，1年ほど前に7⎿が自然脱落，直後に⎾6の抜髄処置および口蓋根の抜去を受けている．7⎿欠損部はその後，放置されたままの状態である．歯周科の担当医から，今後に予想される対合歯である⎾7の挺出について説明を受け，当補綴科に来科した（**A**）．なお，全身的には糖尿病，循環器疾患，血液疾患などの既往は認められない．

現　症：自然脱落した7⎿の欠損部顎堤には強い吸収が認められるものの，歯肉の炎症所見はなく良好な経過を示している．

⎾6および⎾5はともに生活歯である．⎾6については，頰側面溝のアマルガム充填，以前の対合関係の影響と思われる遠心咬頭の著しい咬耗，頰側歯頸部を中心とした歯根露出がみられる．

⎾5については，⎾6とともに，歯頸部に初期齲蝕と思われる着色があるほかは，歯そのものに異常はみられない．

口蓋根のみの抜去を行った⎿6については，歯の傾斜や移動を防止するためにコンポジットレジンで仮封が施されており，咬頭嵌合位では対合歯と接触している．なお，咬合時の痛みや打診痛などは，現在は認められない．

⎾7の対合歯喪失による挺出は，今のところそれほど顕著ではないものの，右側側方運動時にわずかに⎿6との接触が生じており，今後，挺出が進むに従って，咬合干渉などの問題を生じるおそれがある（**B**）．

X線所見から，7⎿欠損部には歯槽骨の退縮による陥凹がみられるものの，抜歯窩は緻密骨により修復されている．⎿6，⎿5，⎾6および⎾7の歯槽骨には水平吸収がみられ，各歯の歯冠歯根比は，いずれも1：1前後となっている．⎾6の

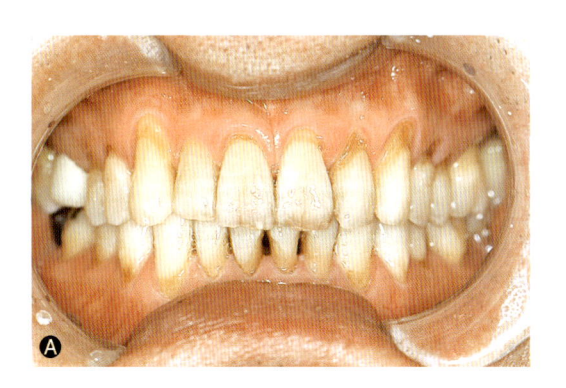

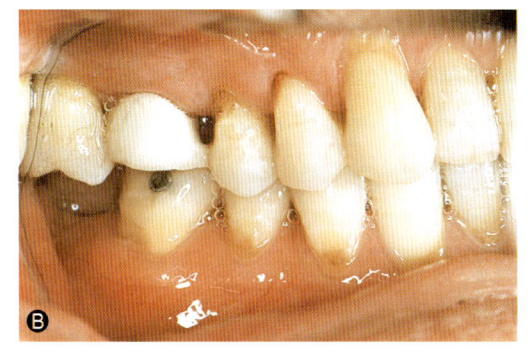

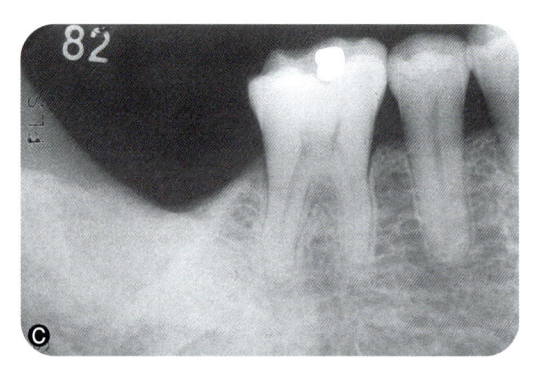

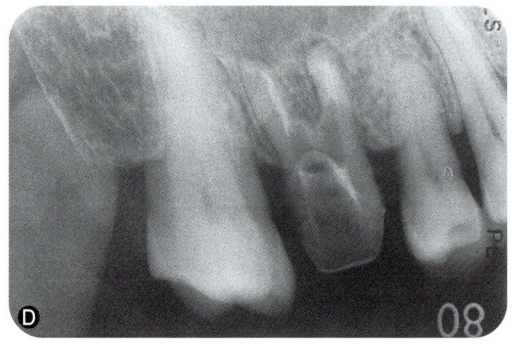

近・遠心の頬側根には，一応の根管処置がなされているものの，歯根膜腔の拡大が認められ，再根管治療ならびに経過観察が必要と思われる（C，D）．

◆ 診査および診断

　第三大臼歯をもたない片側あるいは両側の下顎第二大臼歯欠損症例は，日常の臨床でもしばしば遭遇する一般的なケースである．しかしながら，その補綴処置は必ずしも一様ではない．ブリッジまたは可撤性義歯を適用する場合もあれば，対合歯列の連結固定のみにとどめることもある．このようにさまざまな治療方針が選択される理由として，患者自身の日常生活における支障度の低さや，補綴処置によるリスクが考えられる．前者についていえば，第一大臼歯に至るまで歯列の連続性が保たれており，機能的にせよ，審美的にせよ，患者にとって問題意識が生じにくいということがあげられる．そして後者については，とくにブリッジを選択した場合，健全歯の切削にとどまらず，ときには対合歯の便宜抜髄，歯冠修復までをも要するといったことが障壁となる．その結果，可撤性義歯を選択したとしても，もともと問題意識の低い患者が，異物感の強い補綴装置を口の中にとどめておけるわけもなく，その多くが，箪笥の引き出しに入れっぱなしにされたり，紛失といった過程をたどることになりやすい．

　要するに下顎第二大臼歯欠損症例とは，以上のような理由から，一般的な症例といえどもきわめて難しい症例である．しかし，放置すれば確実に対合歯の挺出を招き，それによるさまざまな問題が生じる．少ない侵襲で補綴処置ができればそれにこしたことはないが，残念ながら，今のところそのようなものは見あたらない．

　本稿で紹介したのは，遊離端ブリッジによって対応した症例である．前述のように，これがベストな対処法というわけではない．

　補綴処置の主目的が，対合歯を失った 7| の挺出防止と本来の咬合彎曲の維持であることから，すでに挺出を生じている 7| の歯冠形態の改善とともに，7| と |7 との対合関係を保つための補綴処置が必要である．しかしながら，可撤性の遊離端義歯が必ずしも咬合の安定につながらないとの報告もある．そこで |7 には，|6，|5 を支台歯とする遊離端ブリッジを適用することとし，|7 の歯冠形態改善と |6 の固定を兼ねて，同部に全部鋳造冠を利用した連結冠を製作するこ

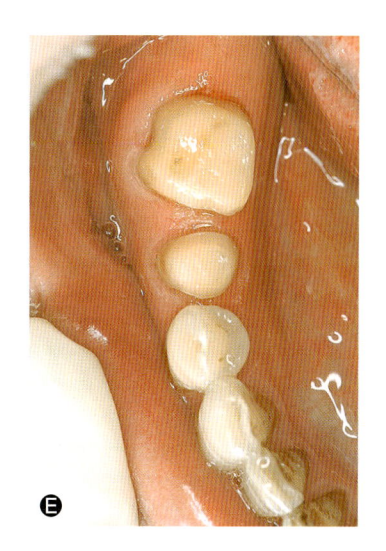

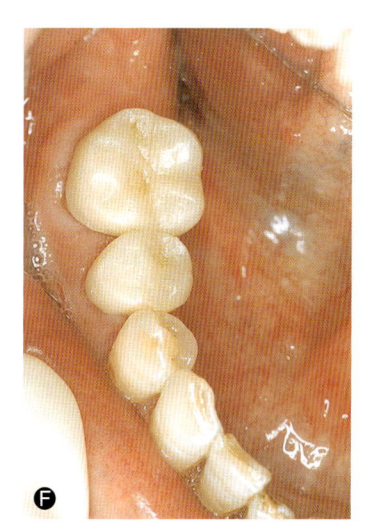

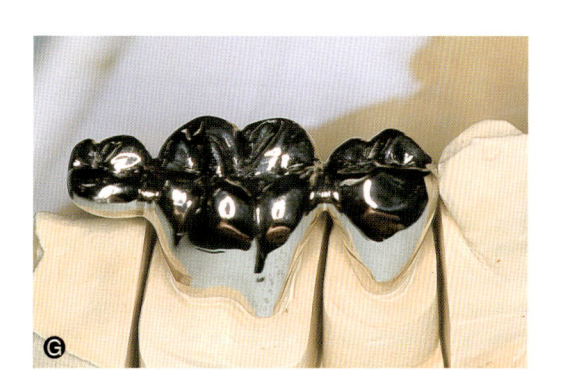

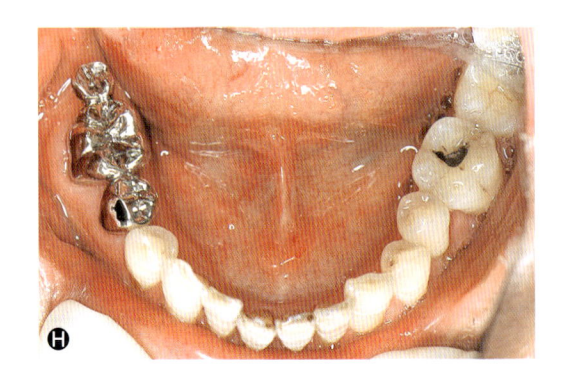

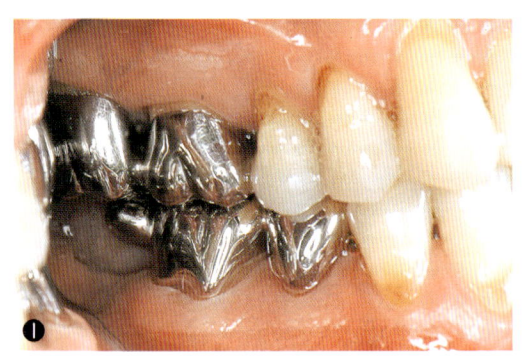

ととした．

◆**治療計画および処置**

6⏋の再根管治療を行った後，7⏋および6⏋に連結した全部鋳造冠を製作・装着し，765⏋に7⏋をポンティックとする遊離端ブリッジを製作した．6⏋，5⏋の支台歯形成については，保持力の不足による脱落を防ぐため，とくにテーパーに注意した．また，支台歯形成後の暫間修復については，強度と清掃性を考えてポンティックは付与していない（**E〜I**）．

今回は機能と耐久性を重視し，全部鋳造冠や金属ポンティックを応用した．しかし，審美性の面から考えれば陶材焼付鋳造冠の応用も検討すべきである．また，7⏋，6⏋を連結したうえで7⏋部に延長ポンティックを与えることになったが，これは，口蓋根を抜去してある6⏋の予後に不安が残るためであり，7⏋，6⏋の連結自体，7⏋の挺出を防ぐ目的ではない．

さて今回の処置の結果，ブリッジの7⏋部に付与したポンティックが辛うじて7⏋の近心舌側咬頭を支える状況となった．このような延長ポンティックについては，一般に，本来の歯に対し近遠心的には1/2〜2/3，頬舌的には2/3〜3/4が適当とされている．また，力学的研究からも，延長ポンティックに加わる咬合力が欠損側最後方歯周辺の顎堤部に応力集中をもたらすことから，同部を中心とする槓杆（こうかん）作用の危険性が指摘されている．このように，延長ポンティックを有するブリッジというものは，それ自体望ましい姿ではなく，あくまでも便宜的な補綴装置と考えるのが妥当である．その意味で，延長ポンティックの形態は機能咬頭の付与に拘泥することなく，十分な食物通路（スピルウェイ）と清掃性を考えた形態であることが望ましい（**J**）．

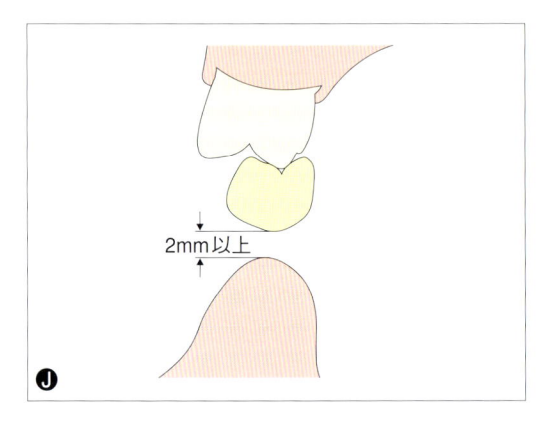

◆**経過観察**

さて，この遊離端ブリッジを装着して2ヵ月後，残念ながら，同部の再治療を行うことになった．理由は，"ふだんの生活で上顎の全部鋳造冠は見えないが，開口時に目立つ下顎ブリッジの金属色が気になる"という患者からの訴えであった．治療に際し十分なインフォームドコンセントを経て，ブリッジの試適・調整後，1週間ほどの仮着期間を設けたにもかかわらず，このような状況が生じることがときとしてある．患者に応じたインフォームドコンセントと，診療過程を通して患者が歯科医師に意見を述べやすい雰囲気作りが重要である．

結局，支台歯に修正を加えた後，陶材焼付鋳造冠を応用したブリッジを装着することになった（**K**）．形態的には，前に作製した全部鋳造冠応用ブリッジと違いはない．しかし，それから8ヵ月後，リコールの際にポンティック部の陶材破折が認められた（**L**）．ポンティックの残存部分で7⏋との対合接触を営んでいることも

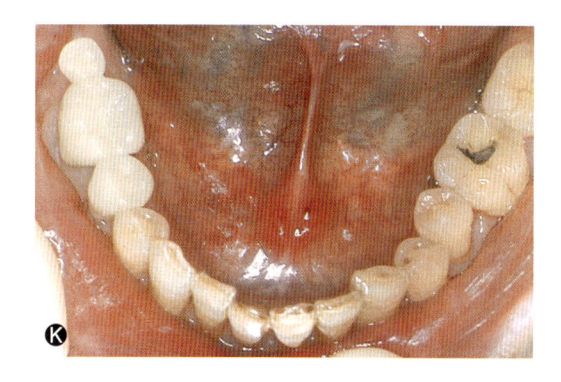

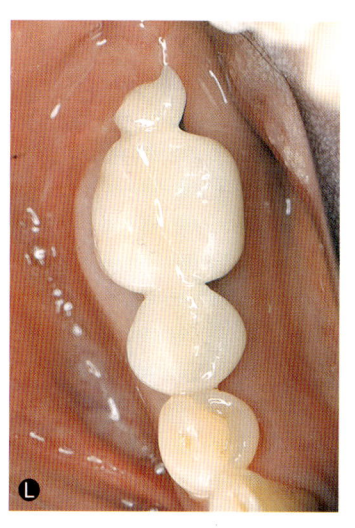

あり（**M**），患者の自覚はなかったが，説明のうえ，同ブリッジの再製を行うことになった．**N**は，リコール時に撮影したものである．6̄遠心根遠心部にわずかな歯根膜腔の拡大が認められたが，全体としては6̄，5̄部の歯周組織に著しい変化は認められない．ポンティック部の陶材を焼き付けた合金部分には十分な厚みを与えてあり，その変形が陶材の破折を招いたとは考えにくい．装着された遊離端ブリッジは，食物の停滞，舌や頬粘膜の咬傷などはなく，患者にとってきわめて快適に機能してきた経緯もあっ

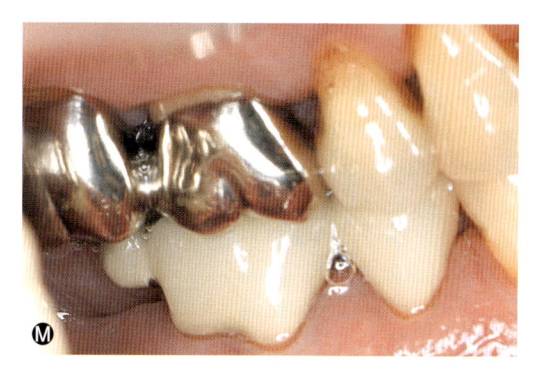

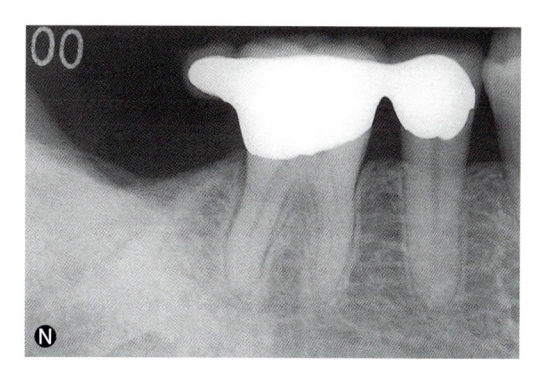

て再製することにしたが，その際には，ポンティック部のより慎重な咬合調整が必要と考えられる．

文献

1) Witter DJ, De Haan AFJ, Kayser AF, et al：A 6-year follow-up study of oral function in shortened dental arches. Part Ⅰ：Occlusal stability. *J Oral Rehabil* **21**：113-125, 1994.
2) Witter DJ, De Haan AFJ, Kayser AF, et al：A 6-year follow-up study of oral function in shortened dental arches. Part Ⅱ：Craniomandibular dysfunction and oral comfort. *J Oral Rehabil* **21**：353-366, 1994.
3) 伊藤創造，沖野憲司，石橋寛二：3．補綴方法の選択．延長ブリッジをどう考えるか，補綴臨床別冊：47-50，1989．
4) 岩崎精彦，吉原隆二，甘利光治ほか：延長ブリッジ装着時の咬合面垂直荷重に対する下顎骨の力学的反応．松本歯学，**20**：50-57，1994．

2 歯の欠損に対する治療
2) 臼歯の欠損に対する治療

症例11 下顎臼歯部欠損にインプラントで対応した症例

◆**症例の概要**

　主　訴：咀嚼障害（61歳，女性）．

　現病歴：約1年前にブリッジの支台歯であった⌞57が齲蝕と歯周疾患によって抜歯となり，⌞567欠損に対して可撤性義歯を製作したが，違和感のため使用せず現在に至っている．全身の健康状態は良好である．

◆**診査および診断**

　下顎臼歯部欠損は中間欠損と遊離端欠損に分けられるが，可撤性義歯に対して，よりインプラント処置の有用性が高い遊離端欠損症例について述べる．筆者らが経験したインプラント全症例において，下顎片側ならびに両側遊離端欠損適応例が約70％を占めていることからも，その意義は大きいと思われる．

　本症例では，問診で患者がインプラント支持の固定性補綴物を強く希望したため，可撤性義歯に対するインプラント処置の長所・短所を説明したうえで診査を行った．

　口腔内診査では，咬頭嵌合位は安定し，下顎運動に異常は認められない．また，欠損部顎堤は正常な粘膜で被覆され（**A**），対合歯列との頰舌的な位置関係にも問題はない．欠損部の対合歯は歯冠修復が施され，挺出がわずかに認められる．

　また，X線診査として，オルソパントモと下顎のCTを撮影した．

　以上の診査結果から，⌞567欠損に対し，3本のインプラント支持による固定性補綴物を適応することとした．

◆**治療計画および処置**

　CT上での計測をもとに，IAT FIT Ⅱインプラント（石福金属興業）の13mmを2本，10mmを1本埋入した（**B**）．3カ月の治癒期間後に二次手術を行い，スタンダードアバットメントをそれぞれに連結固定した（**C**）．

　上部構造体は，術者可撤式の陶材焼付鋳造連結冠としたが，術者可撤式上部構造はインプラ

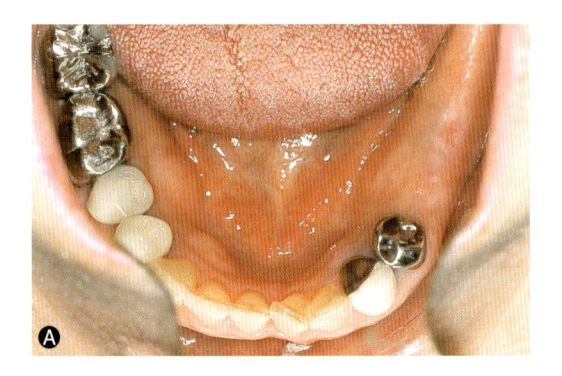

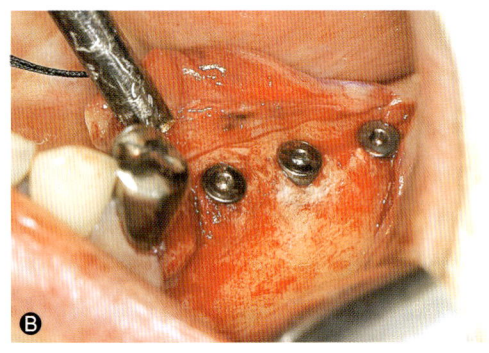

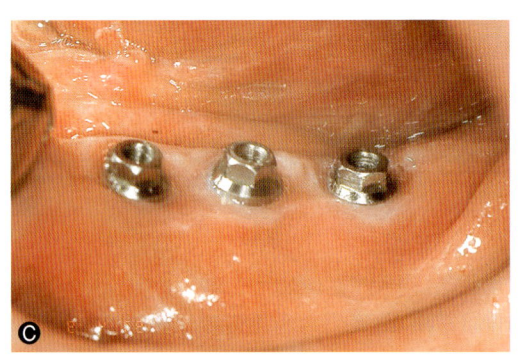

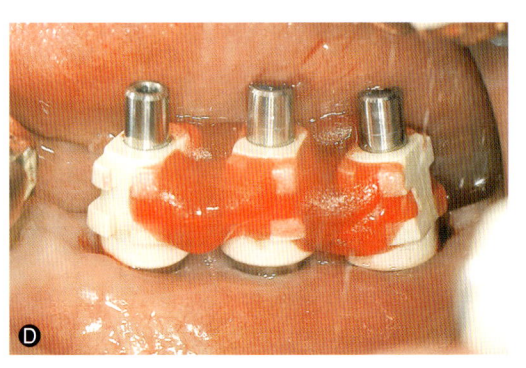

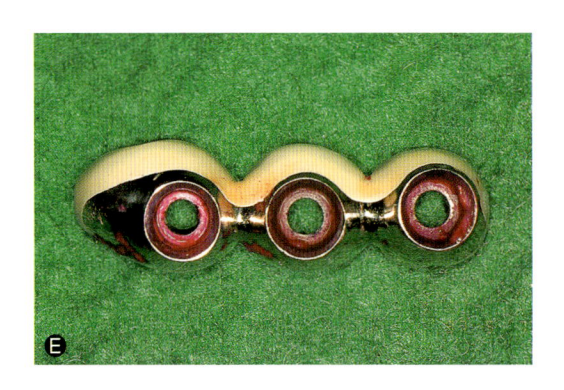

ント補綴特有の術式であり，従来のセメント合着に比較すると以下のような長所・短所が考えられる．なお，著者らのインプラント臨床統計では，約80％の症例に術者可撤式上部構造が採用されている．

〔長所〕
(1) 個々のインプラント体のメインテナンスが可能である．
(2) 上部構造の修理や将来の設計変更が可能である．
(3) スクリューで維持されるためアバットメントの軸面テーパーや高さに影響されない．
(4) セメント合着時の浮き上がりがない．

〔短所〕
(1) スクリューのアクセスホールが必要である．
(2) 技工，臨床操作が複雑である．
(3) スクリューの緩みや破折の危険性がある．
(4) 上部構造体内面とアバットメントの間隙が不潔域になる．

印象採得の前準備として，下顎の概形印象を採得し，インプラント上部を開窓した個人トレーを用意した．各インプラントにトランスファーキャップをフィクスドスクリューで固定し，パターンレジンで連結後（**D**），親水性付加型シリコーンラバー印象材により印象採得を行った．印象材硬化後，フィクスドスクリューを緩め，口腔内からトレーを撤去した．この印象にアバットメントアナログを挿入し，口腔内と同等のトルクでフィクスドスクリューを締め

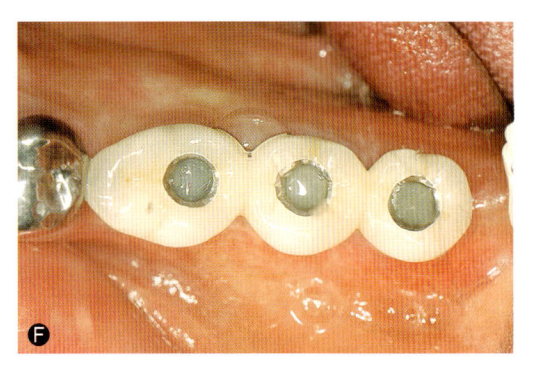

たのちに，超硬質石膏を注入して作業用模型を完成した．インプラント支台ごとにキャスタブルシリンダーを装着し，ワックスで形態を整え，陶材焼付用金合金でメタルフレームを製作した．それぞれのメタルフレームとインプラント支台の適合を確認したのちに，口腔内でパターンレジンにより連結し，前鑞着を行い陶材を焼成した．

口腔内では，接触点の調整，適合の再確認後に咬合調整を行った．中間欠損と遊離端欠損では，インプラント部に対する咬合時の負荷が異なると考えられる．本症例では，最大咬みしめ時にインプラント部に咬合接触を付与し，偏心運動は34によりガイドし，インプラント部は離開するように調整した．この時点ではとくに清掃指導は行わず，約2週間後の再来院時に問診，視診，触診で問題のないことを確認した．その後に上部構造体を撤去し，プラーク染色剤による染め出しを行い，清掃状態を患者とともに確認した（**E**）．ここで，歯ブラシならびに歯間ブラシによる清掃指導を行った．

数回来院するうちに改善がみられ，最終的にアクセスホールをストッピングとコンポジットレジンで封鎖した（**F**）．

◆経過観察

半年ごとにリコールを実施しているが，上部構造体装着後約3年経過した現在，良好な予後を得ている．

文 献

1) 福永秀樹ほか：新しいチタン・インプラント「IAT Fit Ⅱ」の基礎と臨床術式．*Quintessence DENTAL Implantology*，5（3）：55〜63，1998．

2 歯の欠損に対する治療
3）前歯・臼歯の広範な欠損に対する治療

症例 前歯・臼歯の広範な欠損に対する治療

症例 I
◆症例の概要

主　訴：高度の咬耗による咬合不全の改善（58歳，男性）．

現病歴：高血圧症および糖尿病で内科を受診し，服薬している．

下顎に鋳造パーシャルデンチャーを装着するが具合がよくなく，次のような不都合がある（A）．上顎前歯は歯頸部まで咬耗し3級の反対咬合状態で，リンガルコンキャビティーは完全に消失している．最大咬頭嵌合位は下顎の遊離端鋳造パーシャルデンチャーにより発現．現在の咬頭嵌合位は咬合再構成の場合の基準位とならない．上顎臼歯部は挺出したままパーシャルデンチャーが製作されている．患者は顎関節部の疲労感と，咬合が低いので咀嚼時もぐもぐしなければならず，他人と食事もできず，また発音もやや不明瞭である．咬耗により破折したエナメル質で口唇・舌が傷つき，談話時に擦れて痛く，刺激性食品がしみる．前歯部は，咬耗により歯髄腔が第二象牙質で封鎖され露出している部位と，歯髄感染を起こして失活して変色したり，根尖病巣による瘻孔が観察される．上顎臼歯部は著しく挺出している．4̲，3̲，4̲に全部鋳造冠が装着され，これがバーティカルストップとして働いている．鋳造パーシャルデンチャーの人工歯はレジン歯で咬耗し，義歯床は小さく臼後隆起を被覆していない．下顎犬歯・小臼歯は歯根膜腔の拡大と過重負担が認められる（B）．

◆診査および診断

咬合挙上が必要である．患者をアップライトポジションで座らせ，口唇周囲の皮膚の豊隆状態を観察し，下顎安静位であることを見極め，口唇を開き安静空隙量を観察した（約15mm）．

MKGのスイープモードで，下顎安静空隙量が約12mm存在することを観察．

顎関節規格撮影では，安静位で下顎頭は大きく下・前方に滑走・下降し，下顎安静空隙量が大きいことが想像され，最大咬頭嵌合位では下顎頭は前後のスペースが均等でなく，下・前方に偏位している．

パントグラフ描記では，右側側方運動時，右側下顎頭の著しいイミディエイトサイドシフトとRe-trusinとSur-trusionとが観察された．これが咬耗を引き起こす一つの原因となっていることが想定される．

下顎安静空隙の約1/3の距離を咬合挙上し，中心位で咬頭嵌合を発現させ，犬歯誘導を付与する治療計画を立案した．

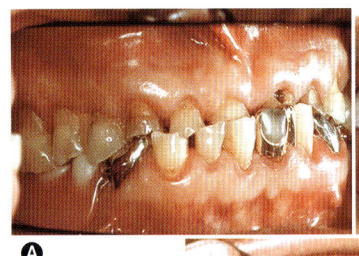

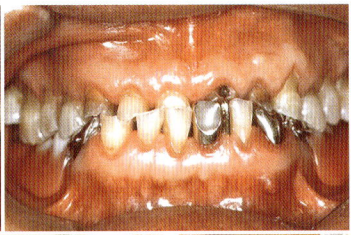

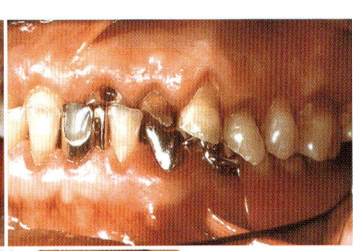

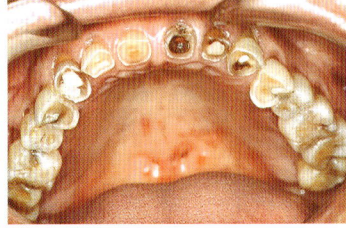

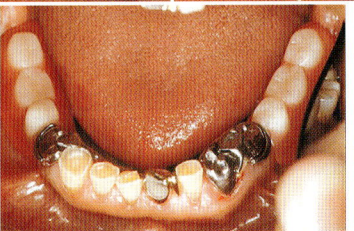

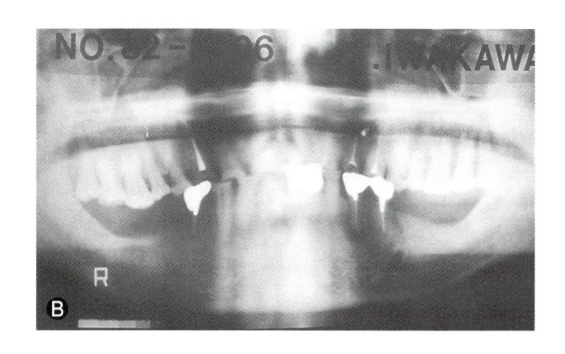

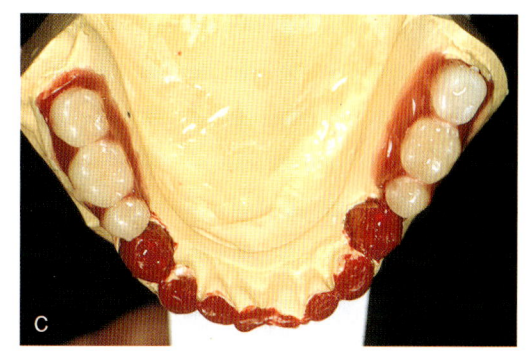

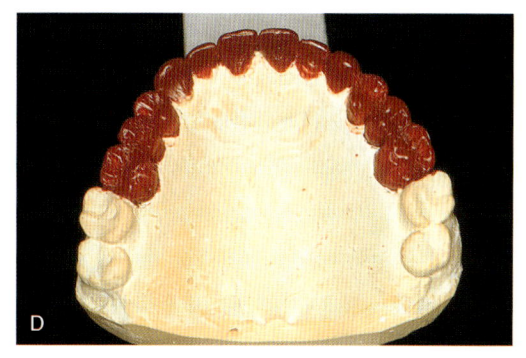

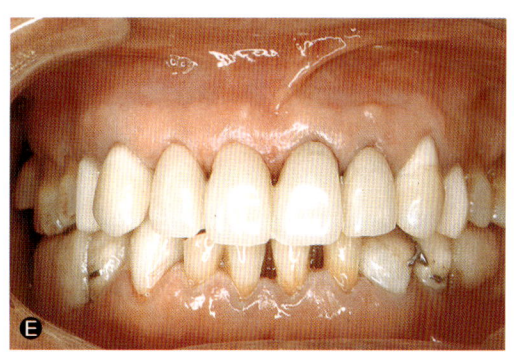

Whip-mix咬合器にフェイスボウトランスファーし，下顎模型を中心位で付着する．中心位の早期接触発現時の咬合垂直間距離は，最大咬頭嵌合位のそれより1.0mm増加するだけで，これでは前歯の形態的・機能的・審美的改善は不可能と判断した．インサイザルピンをおろし，4mm挙上する．歯冠長・歯冠幅径の比率はほぼ理想的となり，歯冠形態の回復が可能で，アンテリアガイダンスとなるリンガルコンキャビティーもほぼ理想的に決定できる（根管治療と支台築造が必要であることが，治療計画として立案される）．

　下顎犬歯・小臼歯はコーヌスクラウンとし，パーシャルデンチャーに組み込むのでワックスアップし，臼歯部に人工歯を仮排列し（C），上顎臼歯はこれに合わせワックスアップした（D）．これですべての歯に必要な補綴装置が想定され，治療計画の立案ができる．これから患者に付与しようとするリンガルコンキャビティーをカストマイズドインサイザルガイドテーブルに常温重合レジンを用い保存する．技工室でプロビジョナルレストレーションとなるレジンテンポラリークラウンを製作して保管しておく．

　患者がプロビジョナルレストレーションを使用し順応した時点で，再度このカストマイズドインサイザルガイドテーブルを修正し，最終補綴装置のワックスアップ時に使用してクラウンを製作する．

◆治療計画および処置

　ルシアのジグを製作し，下顎の右側中切歯の切縁中央部1点で接触し，上下顎右側犬歯・小臼歯間の固有歯肉にディスポーザブル注射針で採取した墨汁で入墨し，この2点間距離が最大咬頭嵌合位より4.0mm挙上するように高さを調節した．下顎の鋳造パーシャルデンチャーの咬合面に常温重合レジンを盛り，上顎舌側咬頭頂のみが接触するように調節し，バイトプレーンとして修正し使用させた．

　上顎前歯の根管孔には既製の金属ポストを植立し，製作したレジンテンポラリークラウンをプロビジョナルレストレーションとして修正・調整後に仮着した（E）．患者はこの下顎位で異常を訴えず，すぐこの下顎位に順応した．審美感の改善と咀嚼・発音機能の大幅な改善に満足するとともに，顎関節症状も改善した．

　Eの状態で，患者には日常生活を行わせながら必要な前処置として，歯周・歯内療法および

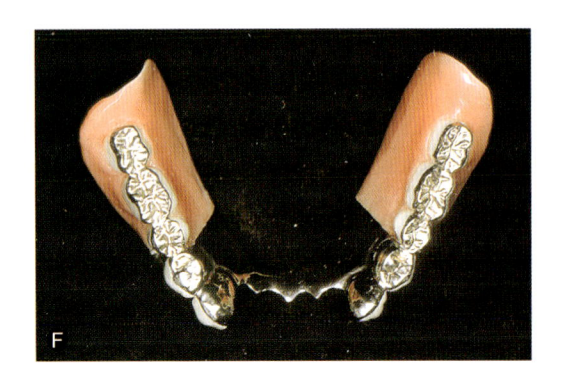

支台築造などの治療を進めていく．

約1カ月が経過して新しい下顎位と犬歯誘導に順応した時点で印象採得を行い，カスタマイズドインサイザルガイドテーブルを修正，上顎前歯にはメタルテンポラリーを製作・装着し，その後の前処置期間にアンテリアガイダンスが変化しないように留意した．

中心位に一致して咬頭嵌合位を付与した下顎位でのMKGのスウィープモードでは，下顎安静空隙は約4mmで，ほぼ正常な状態である．

上顎6前歯は陶材焼付鋳造冠，上顎臼歯部はパラジウムで全部被覆冠か部分被覆冠とし，下顎は犬歯・小臼歯はコーヌスクラウンを組み込んだ鋳造床とし，咬合面はすべてメタルティースとした．犬歯部は硬質レジン前装冠であり，切縁を保護してあるので咬耗が発現したらすぐにシャイニースポットとして観察できるようにした（F）．

治療が終了した時点での最大咬合嵌合位＝中心位に一致させている正面観をGに示す．下顎はパーシャルデンチャーであるので中心位でのリマウント操作が行え，滑走があるかどうかを容易に確認でき修正できる．

◆経過観察

顎関節規格撮影でも，補綴装置により確立した最大咬頭嵌合位で下顎頭位が修正されている．定期的にリコールを繰り返したが（H），以前のような咬耗は観察されなかった．パントグラフ描記も行ったが，イミディエイトサイドシフトは完全に消失していた．7年後，破折したパーシャルデンチャーをもって患者が再来院した（I）．3|3にはわずかにシャイニーな面が観察されたが，以前のような著明な咬耗は発現しなかった（Fを参照）．約1カ月前オートバイにはねられ，救急病院に運ばれ入院したが，丸1日意識がなかった．事故当時，鋳造パーシャルデンチャーが折れるとともに4|，|34は同時に脱臼してしまった．入院先の口腔外科で|34をレジンで裏装するとともに，ワイヤー

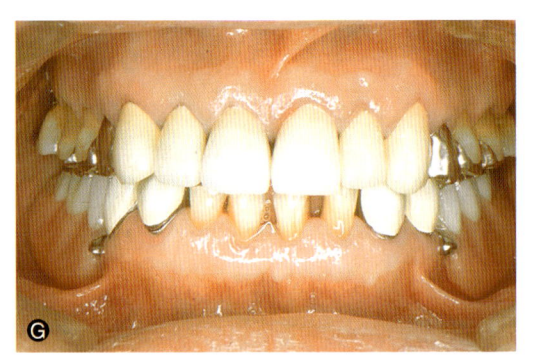

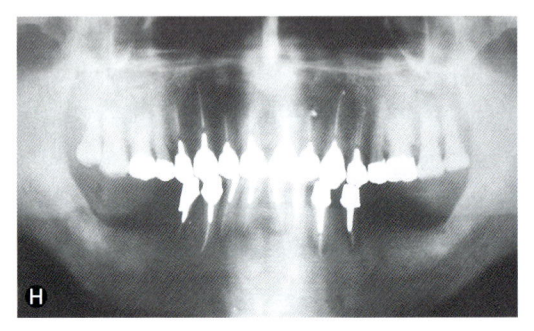

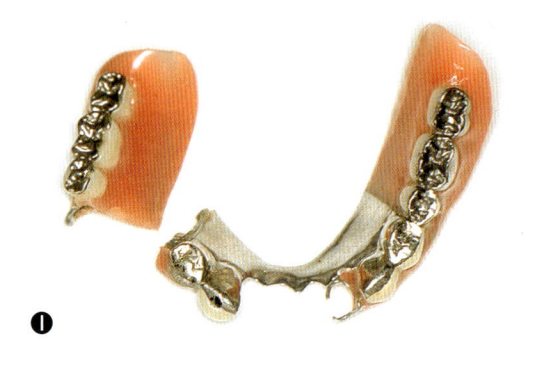

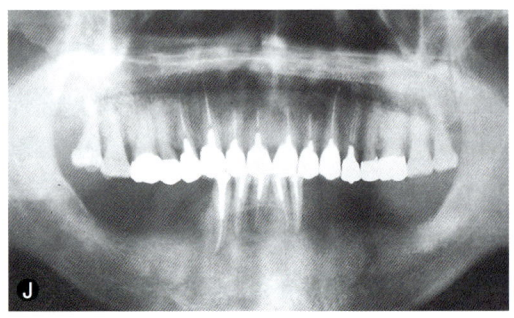

クラスプを埋め込み，義歯の修理を受けていた．3|34は交通事故時の脱臼のため，まだ骨は吸収されず治癒していない（J）．患者は再度リジッドタイプのパーシャルデンチャーを希望した．再度3と|2には内冠を製作し，21|1にはミリングバーを通し，この上に鞘とコーヌスクラウンを連結し，パーシャルデンチャーを製作することとした（K）．

アイオワワックスを用い，アルタードキャスト法で下顎鋳造パーシャルデンチャーを製作した．リマウント操作を行い，中心位に一致して最大咬頭嵌合位が発現するようにし，今回は両側性咬合平衡を付与した（L）．

事故後3年経過時のオルソパントモ写真でも下顎残存歯は機能しているし，上顎の歯は1本も喪失しておらず機能を十分に果たしている．約17年が経過し，事故で3本の歯を失ったが，いまだ残存歯は立派に機能している．治療計画立案の大切さを思い知らされる．

症例Ⅱ
◆ 症例の概要

主　訴：咬合不正で審美的改善を希望（25歳，女性）．

現病歴：下顎前突であり，上顎の歯列不正と前歯部全体に歯肉炎を認める（M）．X線写真でもわかるように，上下顎左側第一大臼歯は喪失し，第二大臼歯は近心傾斜とともに舌側に傾斜し，第二小臼歯はコンタクトがなくなっている．下顎右側には智歯が埋伏し，第一・第二大臼歯は舌側転位している．歯科治療は上顎前歯部の金インレーのみで，そのほかは緊急治療のみを受け放置している（N）．頭部X線規格写真でもわかるように，典型的な下顎前突である

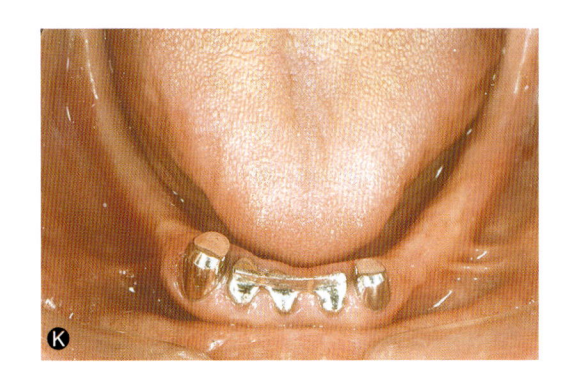

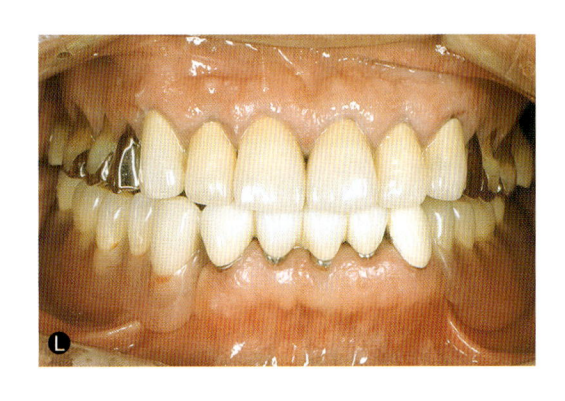

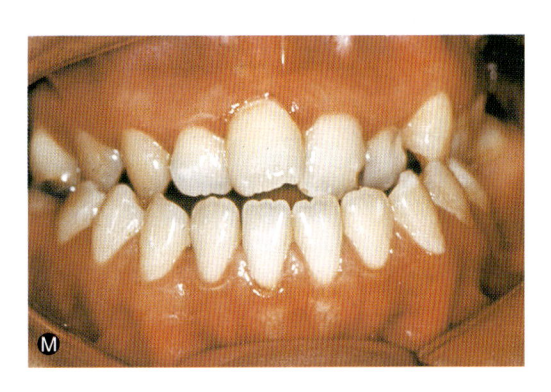

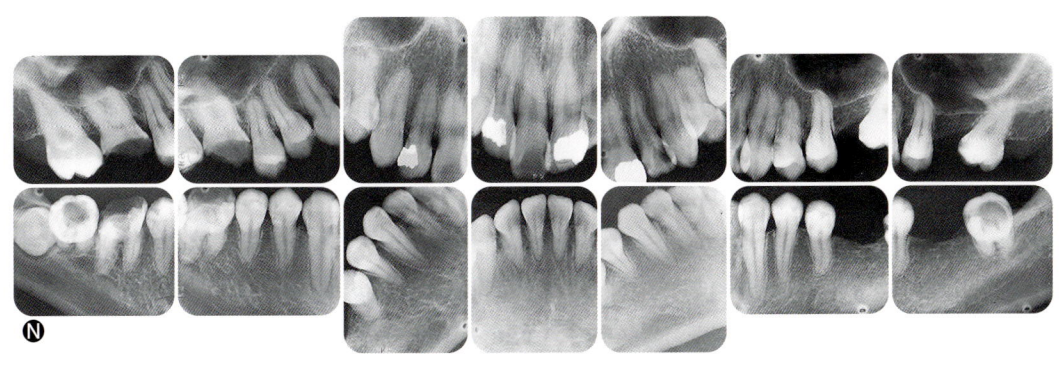

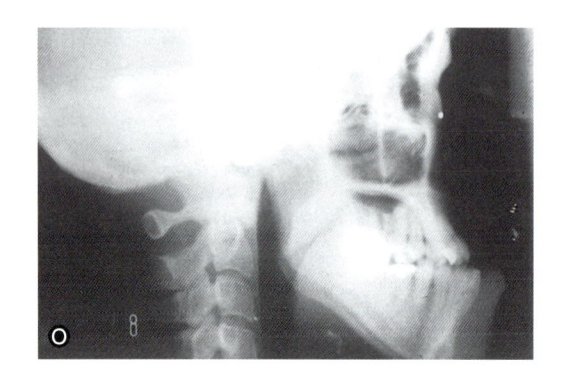

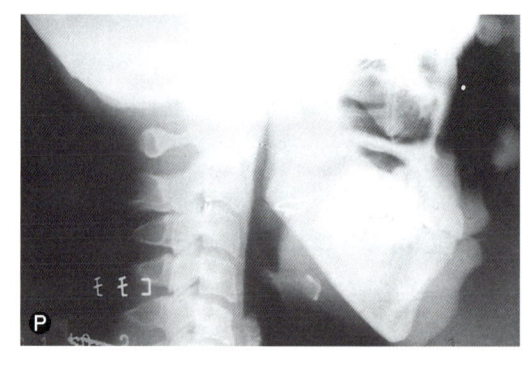

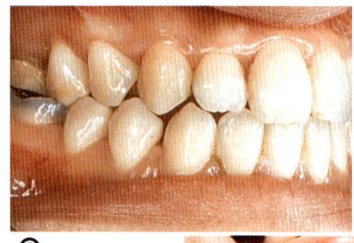

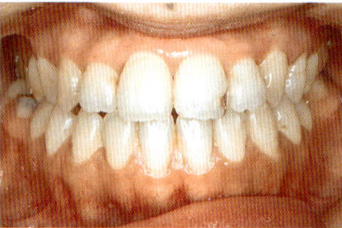

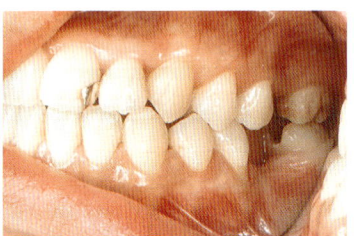

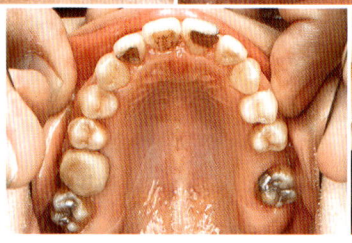

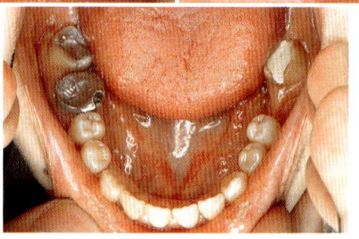

(**O**：予防充填後の写真).外科矯正が必要ということで,すでに矯正科と口腔外科とで治療に着手されており,途中で補綴科に相談された.

◆検査および診断

第一次治療計画：智歯は抜去し,他の歯はできるだけ残し,齲蝕の部位は予防充填と根管治療を行い,7̲,7̲はアップライトを行いつつ全顎の歯の排列を矯正治療で整えたのちに,外科手術で下顎前突の整復治療を行い,治癒後,欠損部にはクラウン・ブリッジを,また必要により充填歯はクラウンで最低限の治療で修復する計画とした.

◆処置方針および処置

歯列不正のための矯正治療前に7̲,7̲,7̲,6̲,7̲に予防充填としてアマルガムを,6̲は根管治療が行われた.のちにわかったことであるが,予防充填ということでサホライドが塗布されていた.上下顎の歯列矯正を行い正常な咬頭嵌合が発現可能となった時点で,ペーパーサージェリーを参考に vertical ossteotomy の外科処置で,全く新しい咬頭嵌合位を患者に与えた.頭部 X 線規格写真でもわかるように,正常な咬合関係が確立した(**P**).

補綴科に再来した際の口腔内を**Q**に示す.

最終治療計画：6̲,6̲,7̲は単独の陶材焼付鋳造冠,上下顎左側第一大臼歯の欠損に対しては陶材焼付鋳造冠による3ユニットのブリッジ,2̲,1̲および2̲はコンポジットレジン充填と最小限の補綴・保存治療とすることとした(この時代はリン酸エッチングは行われていたが,ボンディングは行われていない).上顎右側および下顎左側には頰小帯が高位に付着しているので小帯切除術をすすめたが,これ以上手術はいやとのことで,このままの状態で治療に着手することとした(**Q**).

◆処置方針および処置

7̲のアマルガム充填を除去しグラスアイオノマーセメントで補修,象牙質の代替材料とした.この時期,ほとんどの人はまだグラスアイオノマーセメントは使用せず,サンドイッチテク

ニックが外国から紹介されはじめた頃である．そして，フルベークタイプの陶材焼付鋳造冠の3ユニットブリッジを製作した（このブリッジはその後トラブルが生じる）．

同じく7|は，アマルガム充填が脱落していたのでグラスアイオノマーセメントで補修，フルベークタイプの陶材焼付鋳造冠の3ユニットブリッジを製作した（このブリッジにもその後トラブルが生じる）．

7|のアマルガムは再研磨，6|は根管充填後支台築造されているので，そのままフルベークタイプの陶材焼付鋳造冠を製作した．

|7, |6は有髄歯でアマルガム充填を除去した．|6は歯冠部がほとんどないので，周囲の歯質にミニピンを植立し，グラスアイオノマーセメントで支台築造を行った．いずれの歯質もサホライドのため黒変していた．同じくフルベークタイプの陶材焼付鋳造冠を製作した．

前歯の金インレー充填は除去し，隣接面齲蝕があったのですべてコンポジットレジン充填を行った．ラバーダム防湿下で充填を行ったが，まだ，単にエッチングを行うのみであった．裏装はすべてプロテクトセメントを用いた．このセメントは長期観察でも全く問題がなく，最近でも筆者は使用している．なお，これらの症例はすべて有髄歯はプロテクトセメント，無髄歯はリン酸亜鉛セメントで合着した．接着性レジンセメントもグラスアイオノマーセメントも合着にはいっさい使用していない．治療終了後の上下顎咬合面観をRに示す．

◆経過観察

3年経過後のオルソパントモグラム（S）ではなんら問題はないが，上顎左側のブリッジの唇側の陶材が破折するとともに，|5と|5に歯根露出がみられた．歯根露出は，術後のプラークコントロールがまだ確実に行われていなかったか，小帯切除術を行うべきであったか明らかにできない．しかし，21年後の歯根露出と比較しても増悪していない．陶材破折は支台歯形成の不良，咬合バランスの付与不適による応力分布の不都合，あるいは陶材焼成炉の汚れなどが考えられるが，他の部位では全く問題がないので，筆者としては，焼成炉の汚染による焼付強度の不良と考えたい．修理法としてこの時代はポーセレンリペヤーキットとしてFusion®が市販されており，シランカップリング処理を行いコンポジットレジンにて修理を行った．効果はなく，リコール時にはまた破折していた．患者は外見にあまりふれない部位なのでこのままでよいというので，その言葉に甘えている．とくに左側のみというブラッシング法にも問題があるのではないかと考え，歯科衛生士にブラッシングの指導に力を入れてもらっている．長期間リコールを続けていると，プラークコントロールが非常にわるくなる時期がある．

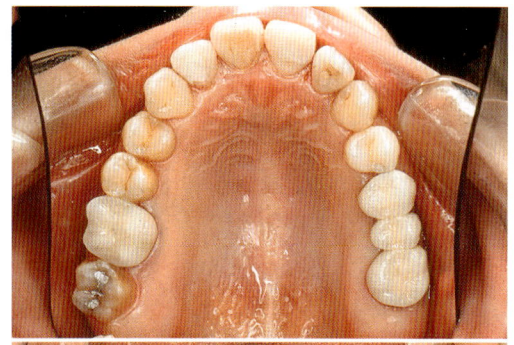

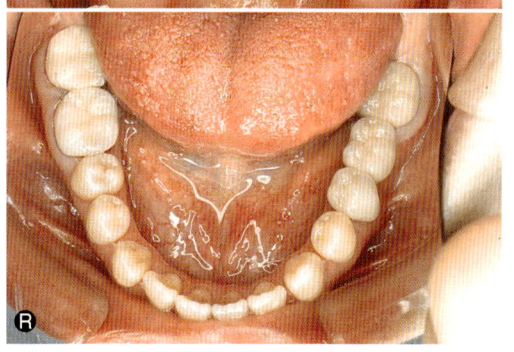

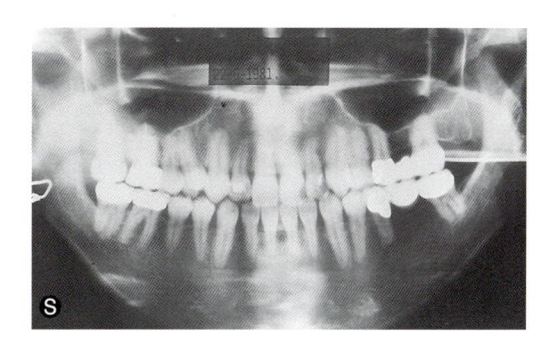

子どもの教育問題や家庭内の種々の問題が影響し，プラークコントロールはいつもよくやるものと信用すべきではないと感じる．|6の根尖

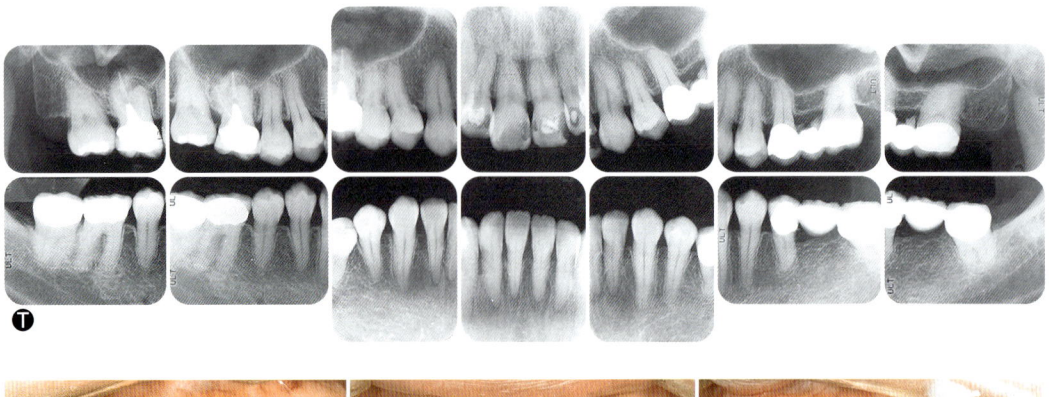

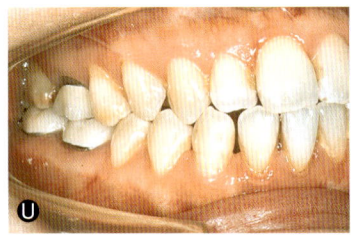

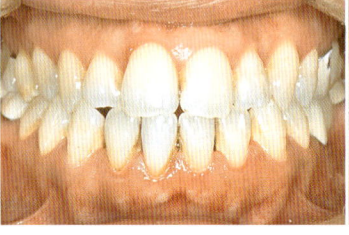

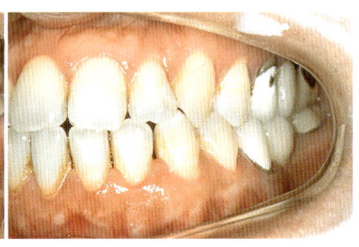

に病巣がみられる．ミニピンを植立し，グラスアイオノマーセメントで支台築造した6には全く問題がない．7，6や6には15年以上経過すると歯肉退縮が認められ，サホライド塗布された歯根は有髄歯でも黒変している．10年後の前歯のコンポジットレジンの変色した部位は，部分的に再充填を行った．治療後21年経過時のX線写真をTに，口腔内写真をUに示す．5，6の歯根露出は約18年前とほとんど変化がない．隣接面齲蝕は肉眼でもX線写真でも認められない．

　2症例の時間の経過とともにその補綴装置が口腔内でどのような経過をとったか見ていただきたい．やはり歯質はできるだけ削らず，歯肉には補綴装置のフィニッシュラインを接触させず，天然歯と歯肉との接触関係を保持させたほうが，問題が起きず，また起きても審美的にはあまり問題とならない．このことは，歯と歯肉の健康を保つうえからも得策であることは明らかである．今まで，審美的ということで陶材焼付鋳造冠を安易に選択していたことを反省する．しかし，パーシャルデンチャーの場合は，支台歯には補綴処置をしておいたほうが長期間支台歯が残るというので，今でも支台歯に対しては積極的にマウスプレパレーションを行っているが，どのような処置法を選択するのが最善であるか，今でも苦慮しているのが現状である．

文　献

1) 松本幸士，桟　淑行，五十嵐孝義：咬耗歯に対する補綴．特集／咬耗の歯科臨床，歯界展望，62(4)：687-702，1983．
2) 五十嵐孝義：長期観察の結果支台歯は有髄であるべきか．特集／クラウンブリッジの支台歯は有髄か無髄か，歯界展望，63(6)：1201-1216，1984．

Ⅲ編

歯列の欠損に対する治療

── パーシャルデンチャー

総 説

　歯列の欠損に対しパーシャルデンチャーを用いてその修復をはかることは，近年，著しく発展してきたインプラント義歯による修復と並んで，欠損補綴処置の２つの大きなオプションである．可撤性のパーシャルデンチャーはインプラントに比べ，固定性義歯の有する特長は劣るにしても，ごく一般的な患者の要望に応えられる機能性，審美性と快適性，さらにいえばインプラントに比べ，格段の安全性をもっている．高齢社会における可撤性義歯の役割はいうまでもなく重要となるが，この際，術者が基本的に心得ておかなければならないことは，患者の支払い（cost）に十分見合う恩恵（benefit）を提供できなければならないということである．巷間耳目にする"未熟な技術，不十分な説明，高価な支払，患者の不満"という連鎖を断ち切らないと修復，補綴装置によって治療を行っている歯科医師という業種への国民の信頼はいつまでたっても醸成してこない．

　本書の目的の一つに，これから補綴歯科治療に取り組んでみようというドクターたちの凡例になればということがある．クラウン・ブリッジ，コンプリートデンチャーと並んで，パーシャルデンチャーは硬組織，軟組織の双方に依存，立脚する補綴装置であるため，従来から，種々の学派によって，多様な考え方が教育されてきた．本稿では，とくにパーシャルデンチャーに造詣の深い各大学の先生方に症例解説をお願いした．

　症例を中心としたPOS（問題志向型診療システム）の考え方で各項目を選択したが，パーシャルデンチャーで対処しなければならない症例のほとんどが網羅されているものと思う．読者は，細かな相違点はあるにせよ，自分が問題とする症例と，本書記載の典型症例とを比較検討して，指導的な立場にある，各執筆者の意図するところを自分の症例に反映されるとよい．

　個々の症例は大きく少数歯欠損，多数歯欠損に分け，少数歯欠損は中間欠損，遊離端欠損と複合欠損に分けた．多数歯欠損は中間欠損，遊離端欠損，さらにすれ違い咬合症例に分けた．特殊症例として，オーバーデンチャー症例，顎欠損に対する治療の項目を付加した．また，すべての症例を通じ，共通記載項目以外に，最も基本的な事項となる義歯設計，とくに遊離端義歯の設計方針については項を増加して記載した．

1 少数歯欠損に対する治療
1）中間欠損に対する治療

症例1 前歯部欠損の症例 ― 中切歯1～3歯欠損症例

◆症例の概要

　主　訴：前歯部欠損による審美障害（63歳, 男性）．

　現病歴および現症：8年前に補綴治療を受け良好に経過していたが，最近になり 21| が動揺し，疼痛を覚えるようになった．前歯部に硬質レジン前装冠が装着されており，21| の支台歯は著しく動揺し，歯肉は発赤，腫脹していた．咬合状態は不安定で，右側下顎前歯が挺出し，咬合時に 21| は唇側に押し出される状態であった．X線写真診査において，21| の歯槽骨内に及ぶ歯根破折が認められ，保存不可能なことから抜歯が行われた．その他の残存歯には歯槽骨の水平的吸収が認められ，歯周疾患に罹患していた．

◆診査および診断

　抜歯創の治癒を待って欠損補綴を行うこととした．**A**に抜歯後の口腔内写真を示す．本症例に対する欠損補綴としては，固定性ブリッジ，可撤性ブリッジおよびパーシャルデンチャーが考えられる．

　固定性ブリッジを設計する場合，欠損部ポンティック部の負担指数（疲労指数）Fは2＋1＝3，補足疲労FSは1＋1＝2，F＋FS＝5となり，支台歯の抵抗力はこれよりも大きいことが望まれる．そこで，隣在する支台歯の抵抗力を計算すると，3| と |1 の抵抗指数はそれぞれ5と2であり，これを合計すると7となり，支台歯は 3|1 で十分となる．しかし，本症例では歯槽骨の水平吸収がみられ，歯冠歯根比が1：1程度となっており，3| は m_1，|12 は m_2 程度に動揺していた．このような支台歯では咬合力を支持する歯根膜の表面積が低下していることから，健常歯の抵抗指数をそのまま当てはめることはできない．そこで，左右側ともさらに1歯の支台歯を増して 43|123 を支台歯とすることが望ましい．

　本症例は歯周疾患に罹患した経緯をもち，歯

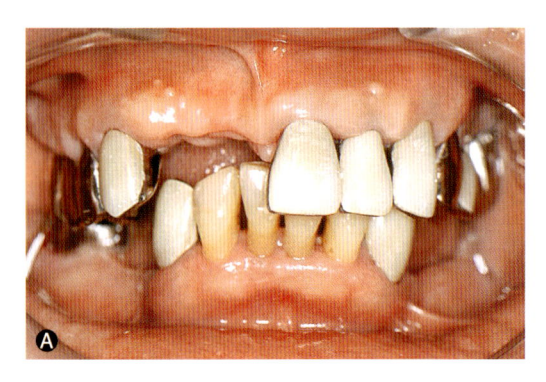

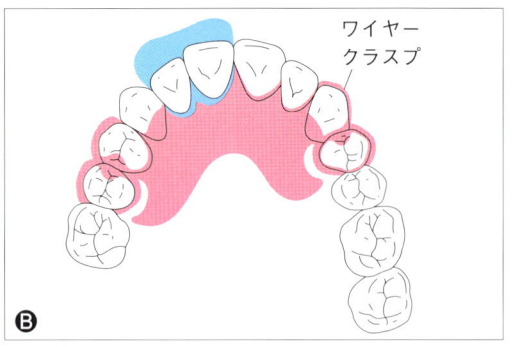

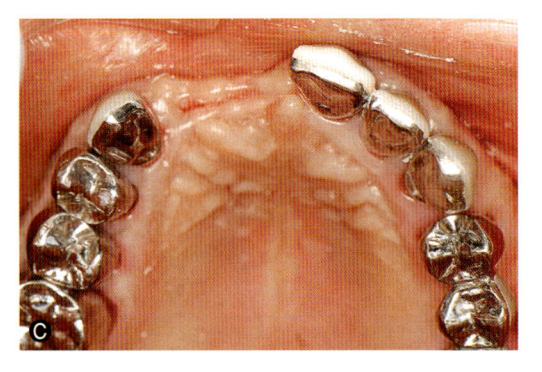

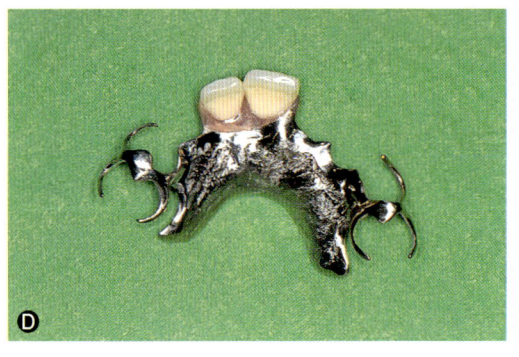

116

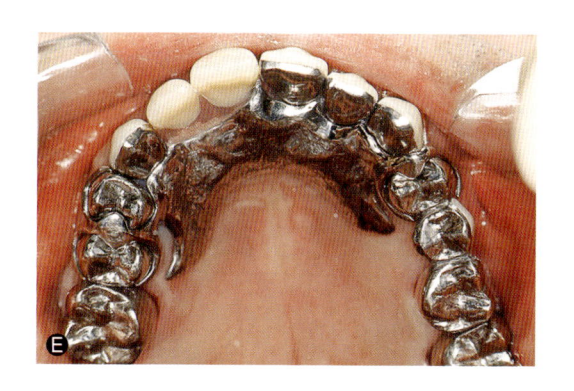

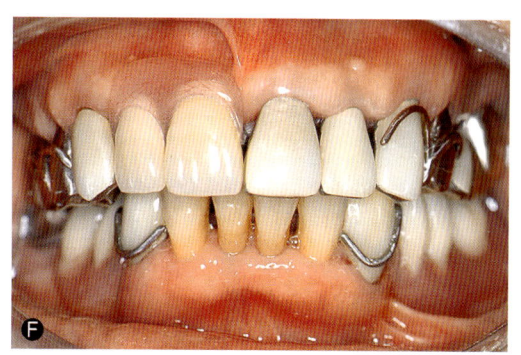

冠歯根比が不良なため，支台歯の保護や清掃性を考慮して可撤性ブリッジとすることも考えられる．この場合，支台歯の選択は前述の考え方に従うこととして，可撤部分の構造をポンティックのみを可撤性にするか，ブリッジ全体を可撤性にするかを選択する必要がある．ポンティック部のみを可撤性とする場合には，キーアンドキーウェイの構造をもつStern G/Lなどの非緩圧性（精密性）アタッチメントの使用が一般的である．ブリッジ全体を可撤性にする場合は，支台装置にコーヌステレスコープクラウンを応用したパーシャルデンチャーが考えられる．

以上のように，固定性にしろ可撤性にしろブリッジにする場合は，補綴が広範囲になることは避けられない．しかし，本症例は残存歯に装着されているクラウン・ブリッジが順調に経過していること，歯周処置後の歯周組織の管理を容易にしたいことなどの理由により，パーシャルデンチャーの装着を計画した．

◆治療計画および処置

パーシャルデンチャーの設計に際しては，咬合力の支持が重視されるが，本症例のように前歯部欠損症例では，下顎歯から働く咬合力が上顎歯を唇側に傾斜させる方向に向かうため，義歯の転覆を防止すること，支台歯への側方力を極力避けること，および側方力に抵抗する義歯の強度を有することなどを考慮する必要がある．そこで本症例では，Bの設計図に示すように，咬合力の支持は54̲と4̲の咬合面レストと3̲|3の基底結節レストに求めた．また，離脱や転覆に抵抗する維持は54̲の双子鉤と|34のコンビネーションタイプの双子鉤に求めた．|3は審美性を重視し，歯頸部寄りのアンダーカットに鉤腕を走行させるためワイヤークラスプとした．義歯床は発音への影響を可及的に少なくするため，薄くても十分な強度を有する金属床とし，形態は前歯部口蓋側をU字形に被覆するよう設計した．また，義歯床辺縁の位置は，上顎では残存歯の歯頸部から6mm程度離すことが原則であるが，良好な舌感を得るため，歯頸部に一致させた．前処置としてのレスト座形成とガイドプレーン形成後の口腔内写真をCに示す．人工歯は対合歯が天然歯であることを考慮し，硬質レジン歯とした．完成したパーシャルデンチャーをDに，口腔内に装着した咬合面観をEに，正面観をFに示す．

◆経過観察

義歯の着脱は，設計が単純であったこと，着脱方向が規制されたことなどの理由により，短期間で習得できた．義歯床を残存歯の歯頸部に延長したので歯肉炎の惹起が懸念されたが，頻回の清掃指導により歯肉は健康に維持されている．食物摂取に際しては主に残存歯を使用しているようであり，人工歯での咬断には限界があるものと思われた．発音に際しても異常構音はとくにみられない．審美性に対しては隣在歯と調和する色調の選択に苦慮したが，形態を近似再現することにより隣在歯との色調差が薄らぎ，患者の満足が得られている．

1 少数歯欠損に対する治療
1）中間欠損に対する治療

症例2 前歯部欠損の症例 — 21|123 欠損症例

◆**症例の概要**

　主　訴：会話がしづらい．咀嚼障害および発音障害（65歳，男性）．

　現病歴：1|1—3 欠損に固定性ブリッジが装着されていたが，8年前に破折し，通常の金属床義歯を装着していた．しかし，前歯部人工歯の脱落ならびにクラスプが破折したため，新義歯製作を希望して来院した．残存歯 6—3|4—6 に歯冠修復が施され，2| は残根状態であった（**A**）．

◆**診査および診断**

　残存歯は，動揺度，コンタクト，ポケットなどとくに異常は認められず，X線写真の所見においても，|3，|4 の歯槽骨吸収，歯根膜腔の状態，根尖病巣の有無などの異常所見は認められなかった．

　正中部歯槽骨の吸収はほとんどなく，X線写真の所見では歯槽骨縁は明確であった．

　早期接触はなく，咬合位も保持されているが過蓋咬合であり，6|6 は口蓋側に転位している（**A**）．また，顎関節に異常はなく，開口量，下顎運動などとくに異常は認められなかった．

　ブリッジかパーシャルデンチャーか：Kennedy IV級は，欠損歯数が少ない症例ではブリッジの適応症となる場合が多い．しかしながら，本症例では欠損部が5歯と長く，さらに|3 を含んでいることから，パーシャルデンチャーを選択した．前処置として 2| は根面板で処置を行った．

◆**治療計画および処置**

　2| を保存するために顎堤吸収が少なく，また唇側への床の設定は行わず，審美性を考慮して回転装着義歯を設計した．このため，3|4 の近心部におけるアンダーカット量の確認が必要となった（**B**）．

　回転装着義歯：本様式を利用する義歯は，通常，連続した3〜4歯欠損の前歯義歯である．装着方法は前・後方に分かれ，前方は前歯欠損に接するアンダーカットへ義歯フレームワーク

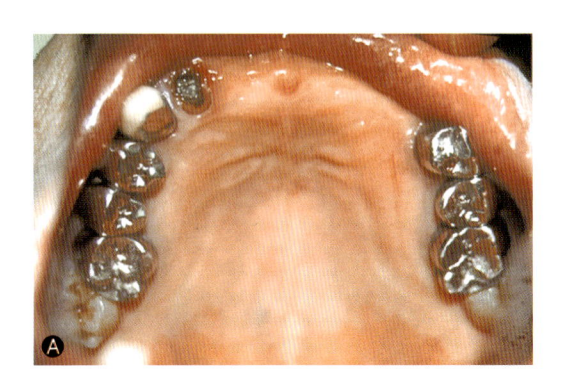

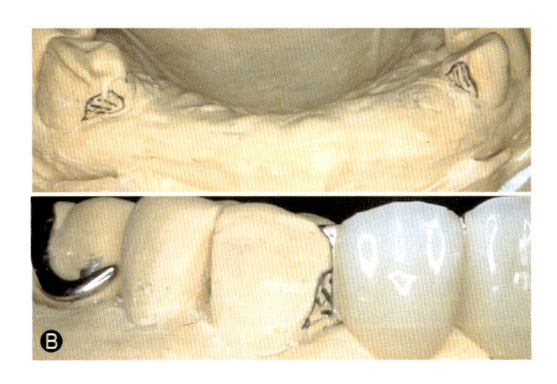

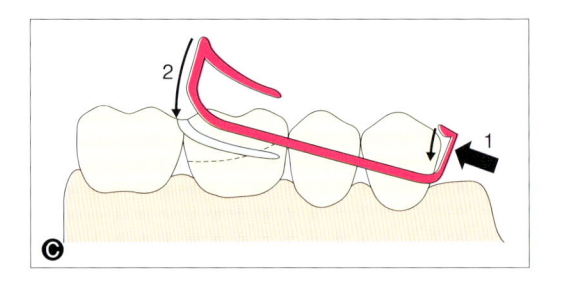

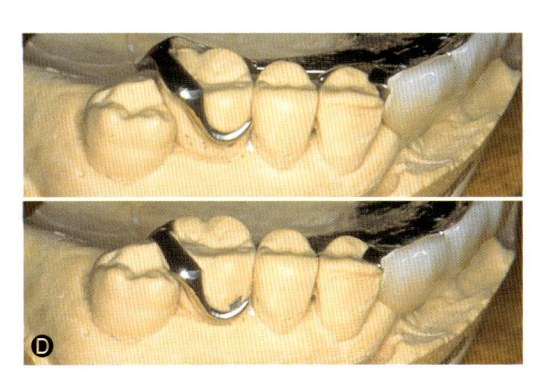

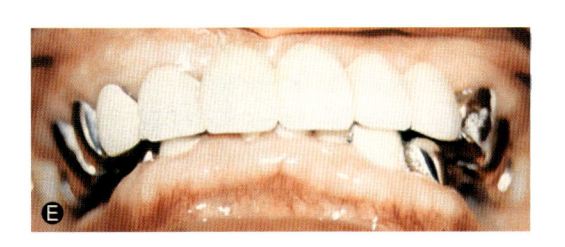

の強固な部分が接近し，アンダーカットへ入り込む過程であり，後方はフレームのほかの部分が最終的な装着位置に装着される過程である（**C**，**D**）．この際，回転装着時の回転軸は，前方歯の近心アンダーカットと義歯フレームの接触する点である．また，この装着方法は口唇の感覚からも有利であり，前歯のクラスプアームが不要となる．

　設　計：本症例では，5歯欠損のなかに|3の欠損を含み，Ⅳ級欠損としては大きなものである．まず，設計を行うにあたり義歯の動揺を考慮する必要がある．通常，Ⅳ級欠損は前方遊離端欠損症例であると考えられ，後方の遊離端欠損部位が反転した以外は通常の後方遊離端義歯と同様である．上顎前歯部欠損症例はその咬合様式から下顎の突き上げる力が強く，これに対し，前パラタルバーの面積を大きくとると同時に根面板を使用することで対処した．

　後方のクラスプは，前方回転軸からの距離があるが，臼歯は比較的強固な歯であり，機能的な力もそれらの歯に対しほぼ垂直に作用する．

　6|6にクラスプのレストを設置する．これを欠くと咬合した際，義歯の安定性が減少する．

　顎堤の吸収がわずかでアンダーカットが大きい場合や，排列スペースが正常な場合，また，前歯部の被蓋が深い場合には，硬質レジンによる前装が適当である（**E**）．レジン歯では人工歯破折の可能性を減少させるため，舌側に金属裏装を施す．義歯床がない症例では，レジン人工歯は顎堤上に，いわゆる"すり合わせ"状態に排列する．今回の症例では，上記の理由ならびに外観との調和を考慮した結果，硬質レジン前装法を選択した．

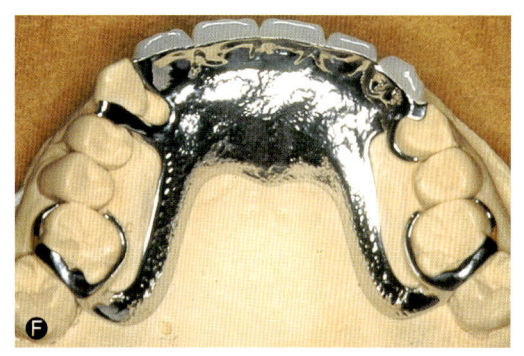

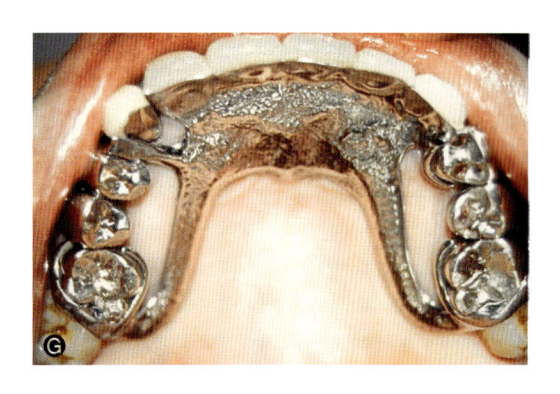

　前方アンダーカット支台装置は，|3にレストを設定し，|4は口蓋側のクラスプとレストを設定した．また，後方クラスプ支台装置は，|3を含む大きな欠損になると前方遊離端義歯の性格が強いため，咬合時の義歯床の沈下や口唇の圧による浮き上がりなど義歯床の動きが大きくなる．これを抑えるため，間接支台装置をなるべく遠心に設置することが大切である（**F**）．

　上顎の大連結装置には，その面積によってバーからプレートまでさまざまな連結子が用いられるが，本症例では回転装着義歯であること，さらに欠損顎堤がU型であることから，左右方向の動揺はあまり考えられないため，後パラタルバーの設計は口腔内感覚および発音の観点から設定を行わず，前側方パラタルバーのみの設計とした（**G**）．

◆**経過観察**

　患者の発音障害，審美障害は回復され，装着後4年を経過している．

1 少数歯欠損に対する治療
1）中間欠損に対する治療

症例3　臼歯部欠損の症例①

◆症例の概要

　主　訴：左側小臼歯部咬合時疼痛・右側第二大臼歯の疼痛，および右側臼歯欠損による顔貌の非対称性の改善を希望して来院した（52歳，女性）．

　既往歴および現病歴：全身的には特記すべき事項はない．局所的には，⑥54③と④⑤⑥⑦のブリッジ，21の陶材焼付鋳造冠は5年前に装着されたが，⑥54③のブリッジは4年前に3の遠心部で切断し，6を抜去して以来，7，3にエーカースクラスプの片側義歯を3回製作したが安定せず，使用していないという．

　現　症：④⑤⑥⑦のブリッジのポンティック遠心部の破折が認められ，中心位で閉口させるとポンティックは沈下し，小臼歯頬側粘膜歯根相当部では波動を触れる．

◆診査および診断

　3の頬側歯頸部の齲蝕，7のインレー（MO）脱落と齲蝕による欠損が認められた．7は全周にわたって歯周ポケットは4〜8mmの範囲にあり，長期的には予後に問題があると判断された．右側欠損部顎堤の頬側のアンダーカット域は深い．④⑤⑥⑦ブリッジの離断部および7，3のクラスプ部分を常温重合レジンで固定し，アルジネート印象により診断用模型を製作した．フェイスボウとチェックバイト法によって診断用模型を半調節性咬合器に付着して咬合分析を行い，咬合調整チャートを作成した．

　咬合分析では，④⑤⑥⑦ブリッジの6に早期接触，④⑤の中心滑走が認められ，右側の咬合支持は喪失している．問診では咀嚼時の側頭部疲労を訴えたが，筋触診，開閉口路軌跡，顎関節X線規格写真（Schüler法）などでは異常は認められなかった．中耳機能検査では，安静位では異常を認めないが，咬合時には右側耳の陰圧上昇とコンプライアンス低下による左右側の非対称性が顕在した．以上の診査結果から，6ポンティックの初期接触による咬合不調

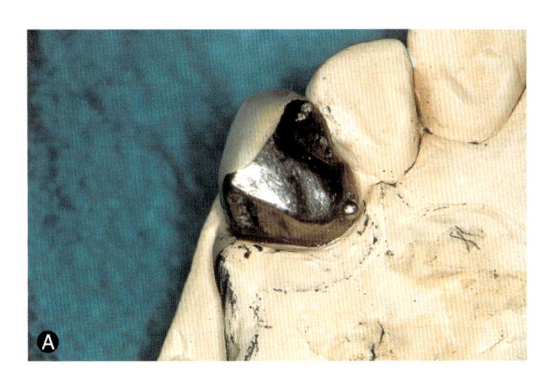

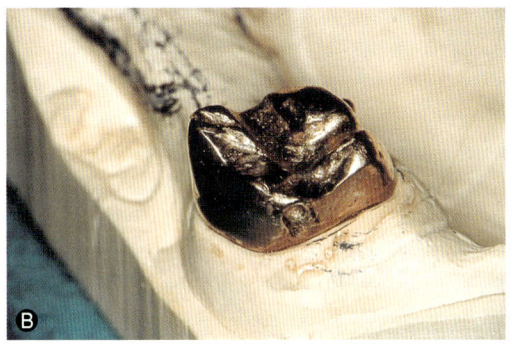

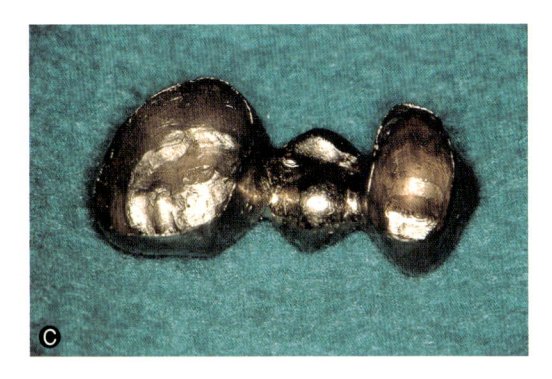

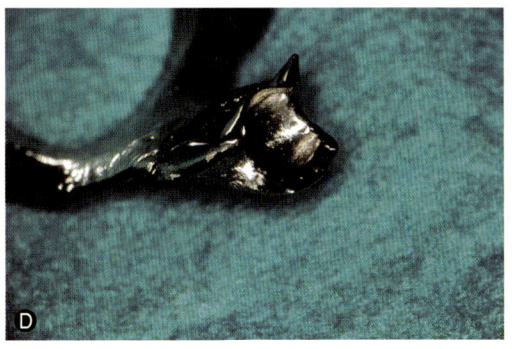

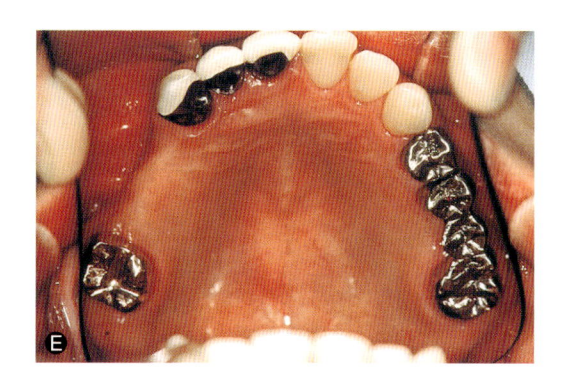

和と診断した．

◆ 治療計画および処置

中間欠損は固定性ブリッジによる補綴が基本的であるが，①欠損歯数（Ante の法則）や支台歯の予後不良が推察される場合，②欠損形態（遊離端義歯），③骨組織の欠損による顎顔面の豊隆形態が人工歯のみでは困難な場合，④過大なオーバージェット量（overjet）による構音不全などの場合には，義歯床をもつ可撤性のブリッジもしくはパーシャルデンチャーの選択が妥当であろう．

患者は審美的要求は強いものの固定性補綴物への拘泥がなく，6543 のブリッジの経緯と 7 の予後に関する説明から，可撤性義歯の補綴に肯定的であった．

患者の所持した 3 つのパーシャルデンチャーは，パラタルバーと 73|47 のエーカースクラスプの義歯，レジン口蓋床の義歯，および 73 エーカースクラスプの片側義歯であったが，頬側のアンダーカット域が深く，いずれも床粘膜面には空隙が存在し，対合歯列（下顎歯列）との位置的関係から咀嚼時には義歯は頬側方向へ回転し脱落する．

したがって，①右側欠損部の豊隆形態の回復，②アンダーカット域粘膜形態に一致する義歯床粘膜面形態，③右側咀嚼時の義歯の回転防止，④クラスプなど支台装置の露呈を回避する設計が必要となる．そこで，咬合分析により作成した咬合調整チャートに従って下顎歯列の咬合彎曲，咬頭斜面の形態修正を行い，73 | 457 の支台歯形成，暫間レジン冠による修復，除石など予防処置を行った．|6 を支点とした 654|欠損部のアンダーカットの顎堤彎曲を測定し，支台

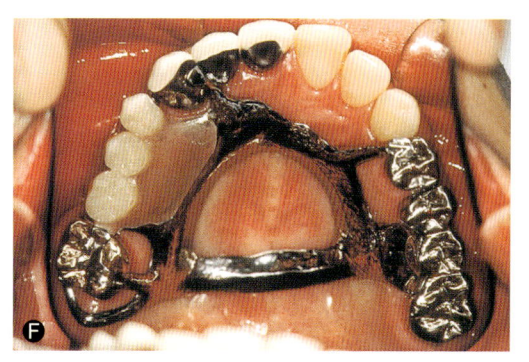

歯 3| には近心にレストと誘導グルーブとディンプル，遠心軸壁に誘導面を設定（**A**），7| には中心窩レスト，遠心軸壁にグルーブとディンプル，近心軸壁に誘導面を設定（**B**），左側 |4 には近心レスト，|6 のポンティック基底部は半球状ポンティック（**C**）と右側義歯床の側方回転防止の支点（**D**）をもつ回転挿入路（rotational path）応用の可撤性パーシャルデンチャーを設計した．回転挿入路は，Jacobson らにより Hart-Dunn attachment に発想のヒントを得て考案されたが，本設計では回転挿入の支点を半球状ポンティック基底部に設計したことと，回転弧に一致するグルーブとディンプルに維持力を求めた点が Jacobson らと異なる．なお，|567 ブリッジの|7 の予後不良に対処する手当として，|4 の支台歯は近心レストと遠心誘導面および頬側の 0.25 mm のアンダーカットを準備した．合着した支台装置を **E** に，パーシャルデンチャーの装着状態を **F** に示す．

◆ 経過観察

装着 3 カ月後に人工歯咬合面をメタルオクルーザルに変換した．現時点で予後 12 年であるが，この間，2 回の 654| 部の床粘膜面の裏装（直接法リライン）と 7|7 の歯周処置を行って，良好に経過し患者の満足も得られている．

文　献

1) Jacobson TH, et al：Rotational path removable partial denture design. *J Prosthet Dent*, **48**：370-376, 1982.
2) 松本敏彦：Dowel, dimple-bar system による審美的補綴．日大口腔科学，**11**：35-41，1985.
3) 松本敏彦：半球状架工歯応用の維持装置．日大口腔科学，**12**：463-467，1986.

1 少数歯欠損に対する治療
1）中間欠損に対する治療

症例4　臼歯欠損の症例

◆症例の概要

　主　訴：噛みづらい：咀嚼障害（72歳，男性）．

　現病歴：3年前に ⑧76⑤|7⑧ 固定性のブリッジが装着されたが，1年前に |6 が保存不可能となり抜歯．その後，|67 は欠損のまま放置され，同部位の補綴と，⑧76⑤| 固定性ブリッジの咀嚼障害を訴え来院した（A，B）．

◆診査および診断

　⑧76⑤| 固定性ブリッジの咬合の診査を行うと咬合接触は認められず，|5 は歯内療法処置が施されていた．|8 はやや近心傾斜しており，|8 は残根状態であった．|54 は歯冠補綴処置がなされており，また，3+3 に叢生が認められ，2|2 では歯周ポケットが4〜6mmであった．その他の歯には，動揺度，コンタクト，歯周ポケットなどとくに異常な所見は認められず，X線所見においても，2|2 では垂直性骨吸収が認められたが，その他，歯槽骨吸収，歯根膜腔の状態，根尖病巣の有無などの異常な所見は認められなかった．

　76|67 部の顎堤の吸収はほとんどなく，幅も十分である．粘膜の被圧変位量は中等度で，圧痛や発赤も認められなかった．X線写真の所見では，歯槽骨縁は明確であった．また，顎関節に異常はなく，開口量，下顎運動などとくに異常な所見は認められなかった．

◆治療計画および処置

　76|67 欠損の場合，補綴方法は次の2つに大別される．1つは欠損部をブリッジで補綴する方法，もう1つはパーシャルデンチャーで補綴する方法である．本症例では，ブリッジで補綴した場合，|8 が近心傾斜しており，咬合力の負担においてやや不安がある，加えてDuchangeの指数より ⑧76⑤④|④⑤67⑧ の固定性ブリッジとなり，多くの健全歯を切削しなければならない．また，清掃性を考慮すると 76|67 欠損をブリッジで補綴する利点は少ないと判断

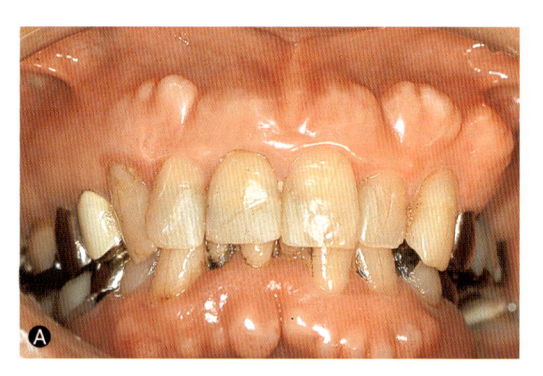

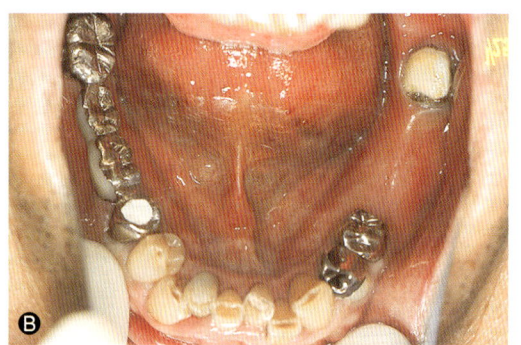

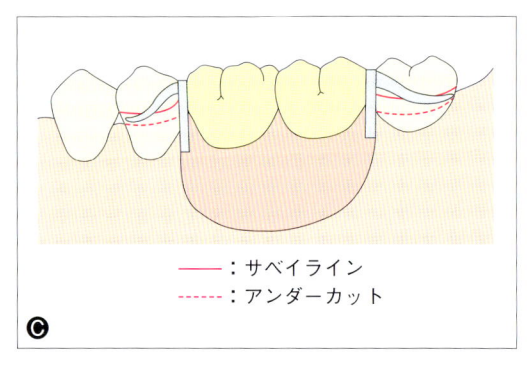

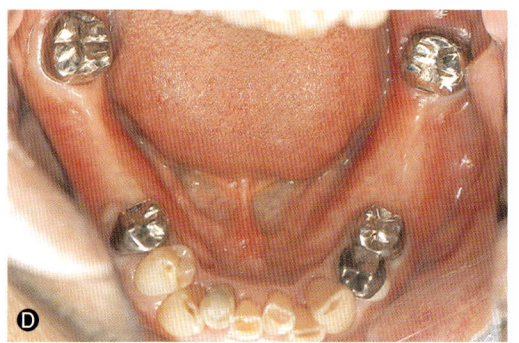

―――：サベイライン
- - - - ：アンダーカット

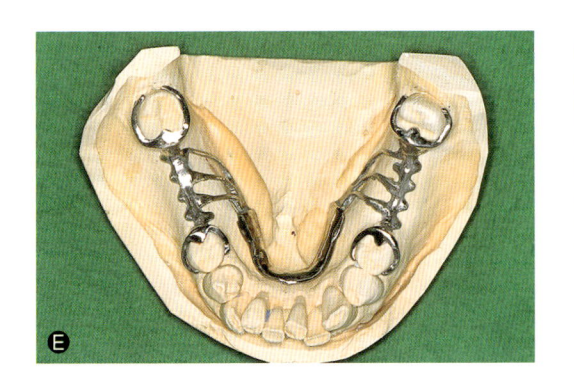

し，後者による補綴処置を選択した．
　あらかじめ支台歯の補綴的前処置が必要であったが，それらの前処置を完了してから欠損補綴に着手すると，全部鋳造冠製作時までに咬合支持の欠落から下顎位が不安定になり，残存歯へ悪影響を及ぼす可能性があり，また，咀嚼機能の回復が遅れることになる．加えて，患者は義歯が初めてのため義歯への慣れを考慮し，前処置に先立って最初に暫間義歯を装着した．8̄はやや近心傾斜していたため，義歯の着脱方向に一致するように，また有効なアンダーカットを獲得できるように全部鋳造冠で歯冠形態を修正した．5|5 も同様に全部鋳造冠で歯冠形態の修正をした（**C，D**）．
　中間欠損では，歯牙支持の大きな設計にすることが可能である．したがって，85|58 欠損側にレストをおき，支台装置は維持力の大きな環状型クラスプとし，舌側鉤腕は把持・拮抗腕とした．また，下顎の大連結子の選択については，まずリンガルバーの設置を考えた．リンガルバーの設置を妨げる要因があれば，リンガルプレートや外側バーなどを検討しなければならない．
　リンガルバーの適応症には次のようなものがある．
(1) 残存歯歯頸部から口底までの距離が十分（7 mm 以上）ある．
(2) 前歯部顎堤舌側斜面が急である．
(3) 舌小帯が低位付着である．
(4) 著しい下顎隆起が存在しない．
(5) 残存歯が著しい舌側傾斜していない．
　本症例では口底は 7 mm 以上と深く，舌小帯も低位付着であり，リンガルバーの設置を妨げる要因はなかったので，大連結子はリンガルバーとした（**E**）．

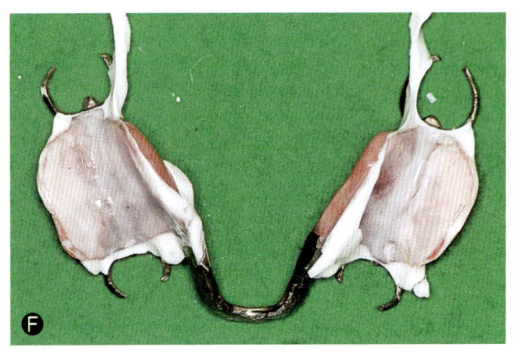

◆ 経過観察
　本症例では，初めての義歯のため義歯への慣れが心配されたが，暫間義歯を装着していたため義歯への慣れも早く，機能的にも良好な結果が得られている（**F**）．

1 少数歯欠損に対する治療
1）中間欠損に対する治療

症例5　多隙性中間欠損の症例 ── 歯周病が原因となった症例

◆症例の概要

　主　訴：下顎右側臼歯部の動揺による咀嚼障害（53歳，女性）．

　現　症：7̄6̄|6̄7̄が欠損しており，欠損部位には金属床パーシャルデンチャーが装着されていた．下顎は8̄—1̄|1̄—6̄残存である（**A**）．

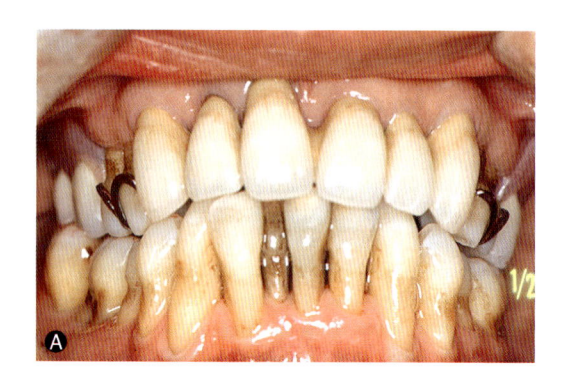

◆診査および診断

　下顎は7̄が欠損し，残存歯はすべて歯肉が退縮していた（**B**）．8̄4̄—1̄|1̄—6̄の動揺度はm_1〜m_2で，7̄6̄5̄は動揺度がm_2〜m_3であった．7̄6̄5̄部からは排膿が認められ，ポケットの深さは5〜7mmで，打診痛が認められた．X線所見でも歯槽骨の吸収が認められた（**B**）．

　残存歯3̄2̄1̄|1̄2̄3̄は，一次固定として連結したメタルボンドクラウンが装着されていた．5̄4̄|4̄5̄は天然歯で，歯肉の退縮があり，m_1〜m_2の動揺が認められたが，歯肉の炎症はみられなかった．また，欠損部に装着されたパーシャルデンチャーは約2年前に装着されたとのことであったが，適合は良好で，生物学的配慮，機械的配慮も施された設計で，きわめて適切なものであった（**A**）．

◆治療計画および処置

　下顎歯はすべて歯肉退縮，動揺，歯槽骨の吸収が認められ，7̄6̄5̄が著明であった．とくに6̄の近心根の周囲は歯槽骨が吸収していた．そこで，前処置として7̄6̄5̄のフラップ手術（歯肉剥離掻爬術）を行ったが，7̄と6̄は経過が不良であったため，7̄と6̄近心根は抜去した．その結果，2隙性中間欠損の症例となった（**C**）．

　欠損部の補綴処置は，支台歯の骨植状態を考慮に入れ，二次スプリント効果が著明に認められるコーヌステレスコープ義歯による欠損補綴治療を行うことにした．

　本症例における歯周処置としては，強電解酸性水を用いたイリゲーションを行った．強電解酸性水は瞬時で強力な殺菌作用を有しているため，口腔内のすべての細菌に対して効果がある．一方，生体親和性にも優れているため，口腔内のいろいろな処置に用いられている．とくに歯周ポケット内の洗浄・消毒にはきわめて適しており，その有効性は高く評価されている．

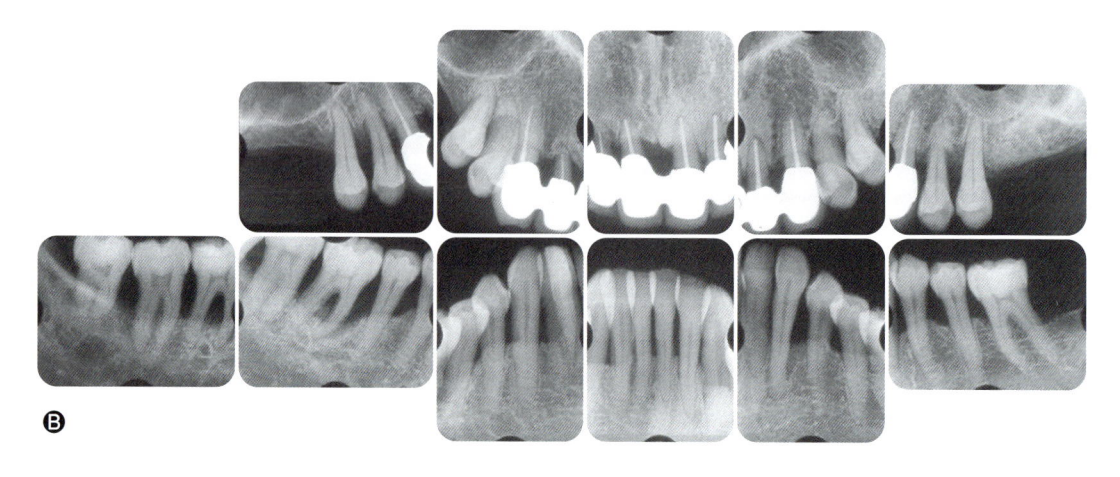

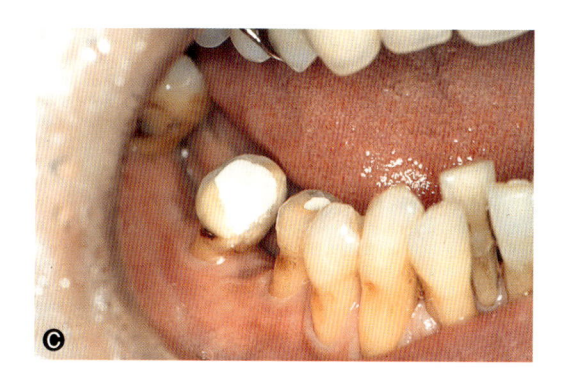

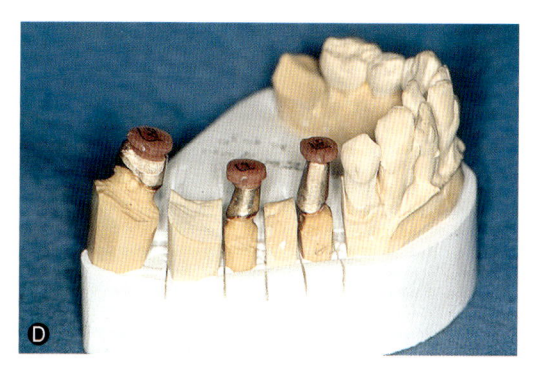

コーヌステレスコープ義歯を製作するため，まず，8⏋，6⏋遠心根，5⏋にコア形成を行い，メタルコアを合着した．支台歯の骨植が良好でないことを考慮に入れ，コーヌス角を5⏋は7°，6⏋は8°，8⏋は7°とした．歯周病患者へのコーヌステレスコープデンチャーの適用に際しては，コーヌス角の決定が最も重要な要因である．

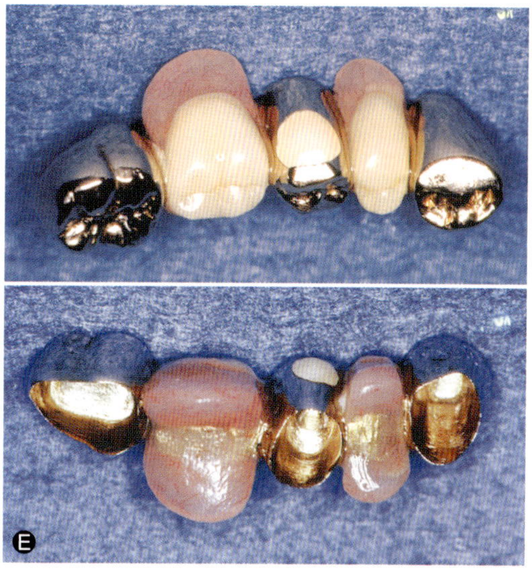

内冠製作後，口腔内に試適，適合状態を確認後，個人トレーを用いて欠損部の印象採得を行った．次いで，咬合採得を行い，咬合器装着後可撤部を製作，コーヌステレスコープ義歯を完成した（E）．

咬合関係の調整は通法に従った．また側方滑走運動時の接触は，543⏋とした．Fは完成義歯を口腔内に装着したところである．

◆経過観察

下顎コーヌステレスコープ義歯装着後7年を経過している．定期的にリコールを行い，支台歯および残存歯のプラーク除去，強電解酸性水によるイリゲーションを行っているが，支台歯（⎿865）は装着時より骨植状態が強固になり，動揺度はm_0〜m_1へと減少している．X線所見によっても，支台歯周囲の歯槽骨は増大し，また，骨密度も上昇してきている．また欠損部顎堤の吸収も認められないことがわかる．これらの結果は，コーヌステレスコープデンチャーの二次固定効果の現れを示している．

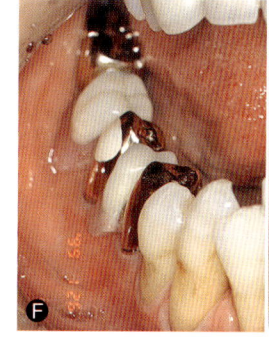

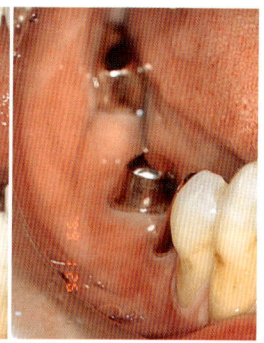

患者は最終義歯に満足しており，患者自身の口腔内清掃および義歯に対する認識も良好であることから，今後も良好な予後経過をたどるものと考えられる．

文　献

1) 芝　燁彦：部分床義歯学入門．医学情報社，東京，1997．
2) 芝　燁彦：強電解水ハンドブック．医学情報社，東京，1995．
3) 芝　燁彦，芝紀代子：消毒革命が起きている．医学情報社，東京，1997．

1 少数歯欠損に対する治療
2）遊離端欠損に対する治療

大臼歯のみが欠損した場合の考え方
― 咬合支持の重要性

　歯の欠損が原因となり顎口腔系の形態と機能がしだいに悪影響を受け，これが固定増悪するという考え方は，Hirshfeld（1937）[1]以来，欠損補綴の臨床に携わる者にとって基本知識として教育面においても，実際の臨床の場でも強調されてきた．とくに後方遊離端欠損は，後方咬合支持（posterior occlusal support）を構成する部位であるという点から重視されてきた．ただ，わが国においては，遊離端欠損と後方咬合支持の関係について着目し，遊離端欠損の回復の目標が後方咬合支持の回復にほかならないという論点で記載された教科書は，三谷（1979）[2]を待たねばならなかった．一方，諸外国においてはこのような見方は支配的であり，Applegate（1954）[3]，Steinhardt（1965）[4]，Osborne（1974）[5]らにこうした記載がある．

　つまり，補綴学の目標は"補綴装置によって，下顎位の咬合支持を回復すると同時に審美的な回復もはかるものである"という見解が一般的であった．しかし，"（下）顎位の回復は重要である"ということはかねてよりいわれてはきたものの，その具体的な内容となると，いま一つわかりにくかった．藍（1986）[6]は，顎機能障害患者の治療における経験からみて，歯の欠損とこれによって顎口腔系に生じる後発症について記載した．これは，歯の欠損がもつ意味合いを検討するうえで，きわめて基本的，かつ重要な内容を含んでおり，欠損補綴処置を学習する際に，初学者がまず理解し，常識として理解しなければならない内容であるといえる（**A**）．歯の欠損によって生じる後発症を防止するためにこそ義歯補綴が必要であるという考え方であり，欠損の進行が単なる歯の欠損から，歯列の形態異常，上下顎の咬合接触の異常を生じ，咬合位の変化を生じ，さらにブラキシズムのようなパラファンクションを伴うと顎機能異常をも引き起こすことがあるという臨床経過を踏まえている．

　近年では，遊離端義歯の設計が咬合支持に関して大きな影響を及ぼすことが指摘され，支台歯と欠損部顎堤に応分の負担を求め，義歯の動揺を積極的に抑制する方式であるリジッドサポートの考え方が広く臨床家に受け入れられるようになってきた．とくに遊離端義歯では，咬

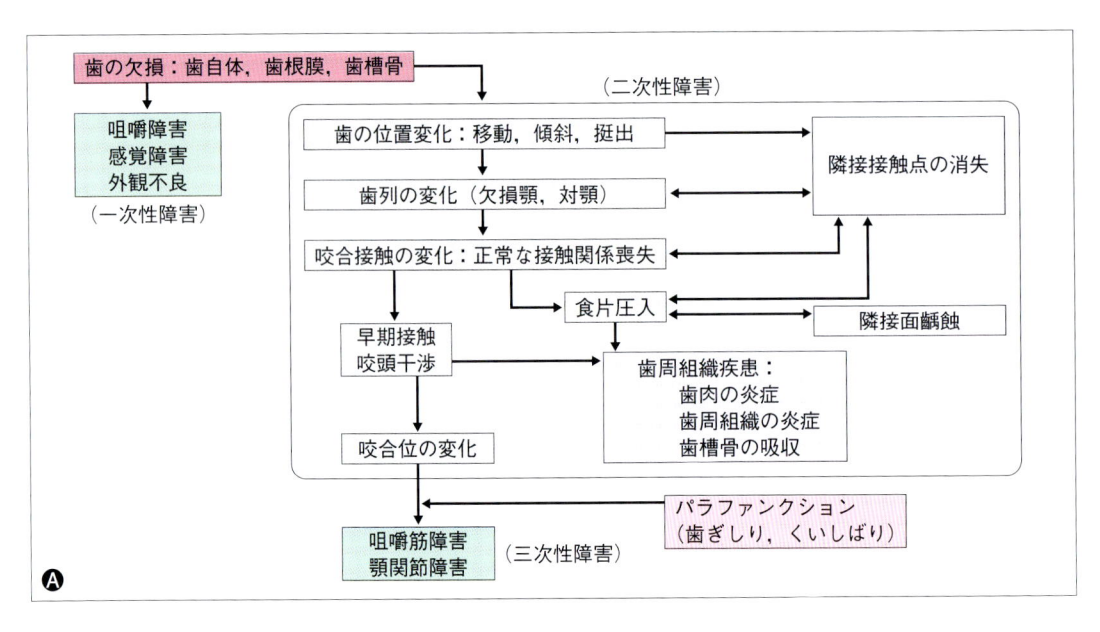

A

合力の配分が支台歯と欠損部顎堤により負担されることから，負担組織の状況が許せば可能なかぎり支台歯優位の設計とすることが，多くの臨床家の賛同を得るようになった．これには，支台歯と欠損部顎堤上の有床部とを遊びなく連結することが究極の解決策となる．これにより咬合接触の的確性，ひいては咬合支持回復の的確性，支台歯の負荷，有床部の動揺，顎堤の負荷などに有利な状況が生まれる．

このようないわば常識的な考え方に対し，ヨーロッパ諸国では咬合支持には着目するものの，欠損歯列における回復の程度は第二小臼歯までで十分であるとする見解が一部の国々で定着しつつある．オランダのKäyserら[7]は，臨床的な観察をもとに，大臼歯群の咬合支持よりも小臼歯群の咬合支持の能力の高いことを示し，高度に文明化された国々において人々の食習慣を考えた場合，単に大臼歯が欠損したのみの場合には補綴処置に伴う残存諸組織損傷の可能性を考慮し，その欠損は補綴せず放置したまま短縮歯列（shortened dental arch：SDA）としても機能的，形態的に十分であるという見解を示している．同様な見解はDeBoeverとCarlsson[8]らによっても示されている．しかし，咬合接触部位の減少と下顎の変位傾向を仔細に観察した筆者らの研究[9]によると，確かに全般的には小臼歯部の咬合接触が下顎の咬合接触に及ぼす影響は大臼歯に比べて格段に重要ではあるが，個体によっては第一大臼歯の咬合接触の喪失からすでに下顎位の偏位が始まることが示されており，この事実を看過してはならないと考える（B）．

下顎の咬合支持を構成する部位に欠損が生じ，咀嚼筋による機能力の歯列，顎関節に対する力の配分のバランスが崩れ，さらに食いしばりなどのパラファンクション（異常機能）が認められる場合，Aのように，患者によっては顎機能障害が生じる危険性がある．しかし，これは確実な因果関係があって物理法則のように直線的に進行する反応ではもちろんなく，個々の患者の反応性により結果は大きくバラつくものである．この異常機能の発現頻度は高く，心身活動（psycosomatic）の影響を受けやすい．したがって，高度に機械化，情報化した現代社会においてヒトという動物が生きてゆくとき，生活のさまざまな場面で種々な過剰刺激，ストレスに曝されることは避けられず，患者個々人の生活環境の精査は重要な診査項目となることは，問診時に忘れてはならない事項である．

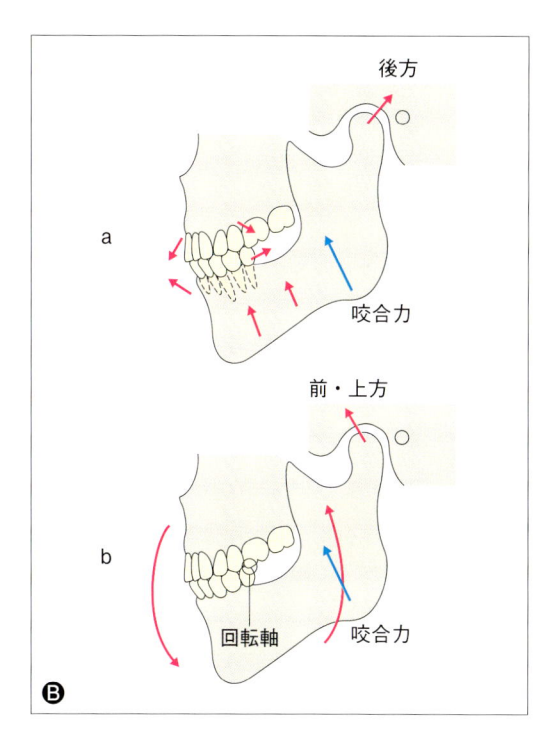

文献

1) Hirshfeld：The individual missing tooth. *J Am Dent Assoc,* **24**：67-82, 1937.
2) 三谷春保：パーシャルデンチャーと咬合．関根弘ほか編／パーシャルデンチャーの臨床．医歯薬出版，東京，1977, p.209-218.
3) Applegate OC：Loss of posterior occlusion. *J Prosthet Dent,* **4**：197-199, 1954.
4) Steinhardt G：Zur Pathologie des Lückengebisses（Über einen reziproken Effekt bei verkürzter Zahnreihe und Freiendprothese）. *Dtsch zahn ärztl Z,* **20**：46〜49, 1965.
5) Osborne J and Lammie GA：Partial dentures. Blackwell, Oxford, 1974, p.53-56.
6) 藍　稔ほか：スタンダード部分床義歯学．学建書院，東京，1997.
7) Käyser AF：Shortened dental arches and oral function. *J Oral Rehabil,* **8**：457-462, 1981.
8) DeBoever & Carlsson：Temporomandibular disorders and the need for prosthetic treatment. In：Prosthodontics principles and management strategies. Mosby-Wolfe, 1996, p.97-110.
9) 五十嵐順正：支台装置の選択と義歯の動態．補綴誌，**43**：406-414, 1999.

1 少数歯欠損に対する治療
2）遊離端欠損に対する治療

症例1　大臼歯のみが欠損した症例

◆症例の概要

　主　訴：顎関節が痛み，口が開かない（75歳，女性）．

　右側の顎関節部の自発痛と，開口障害を主訴に，口腔外科から依頼され来科した．

◆診査および診断

　咀嚼筋の触診の結果，右側の閉口筋に関与した圧痛部がみられ，顎関節規格X線撮影とOrbita-Ramus法のX線撮影を行い診査の結果，右側関節腔の狭小化が明らかに認められ，上顎右側遊離端欠損に起因する低位咬合と診断した．問診の結果，患者は自身も高齢であることに加え，扶養介護しなければならない高齢の母親を抱え，日常生活においてかなり心のトラウマがあることが判明した．実はこの患者は，上顎遊離端欠損に対し，前医ですでに義歯治療を受けていたにもかかわらず，異物感が大きく4年間ほとんど装着していなかったとのことであった．

　口腔内は，クレンチングを示唆する頬・舌への歯の圧痕がみられ，起床時の口腔内乾燥感，咀嚼筋部の疲労感などがあることも判明した．

◆治療計画および処置

　まず，有床部をもつスタビリゼーション型スプリントにより両側性に臼歯部咬合支持を回復させるようにした．この際の咬合接触の付与は，装着時に欠損側でやや過高となるようにし，スプリント有床部の沈下を含みながら，咬合調整した．装着後ほぼ1カ月で症状が軽快したのを確認し，咬合調整後に得られたスプリントの咬合位で咬合高径を規定した（A～C）．なお，旧義歯は標準的な両側性の設計の義歯であったが，口蓋隆起が著明であり，また，設計からみて欠損部に大きな圧が加わり使用されなかったもののようであった．そこで新義歯は，<u>54|</u>の旧冠を除去し，これをテレスコープ支台装置として片側性の遊離端義歯を設計することとした．この義歯は支台歯の支持が主体で，咬合力

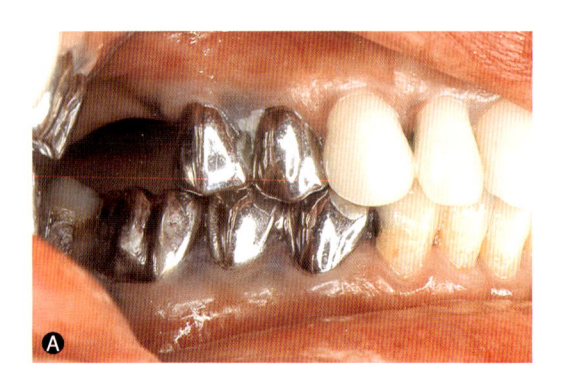

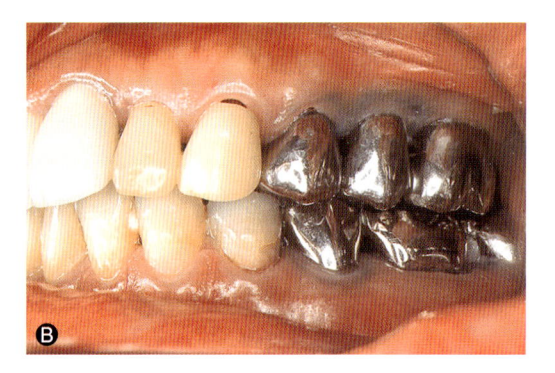

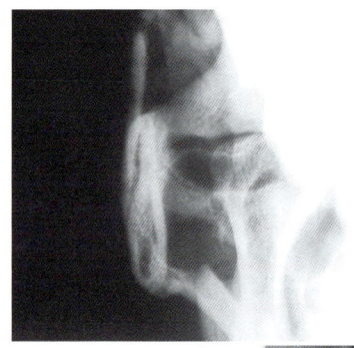

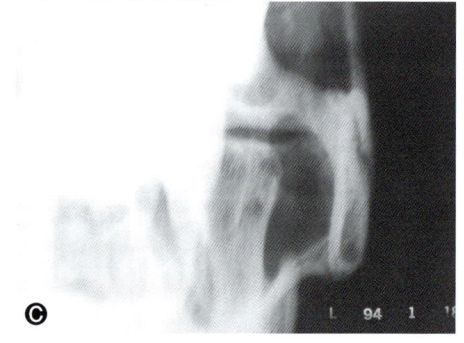

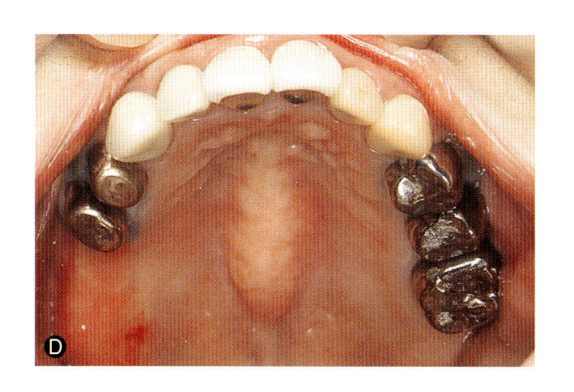

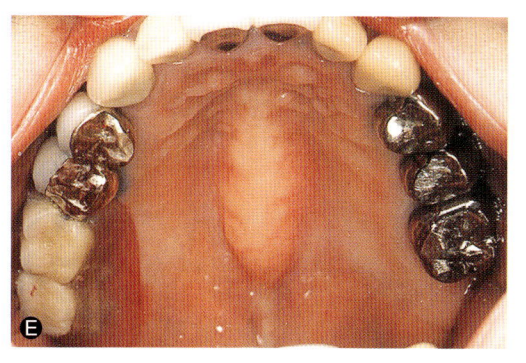

の6～8割は支台歯が負担することがすでに知られており、残りが顎粘膜負担ということになり、咬合の回復に精度が要求されるこのような患者の場合、義歯の動揺も最小であり、的確な咬合接触の回復が期待できた．義歯はコーヌステレスコープ義歯製作の通法に従い、支台歯形式、支台歯印象、内冠の製作、内冠の位置決め、印象および欠損部の機能印象、咬合採得、外冠、義歯部の製作などを行い、片側性の小さな遊離端義歯を装着した．維持力は十分であり、通常、常時装着させていることもあり、誤飲の心配はない．

◆考え方

大臼歯のみが欠損し、咬合支持の部位が減少したときに補綴を行う必要性に関しては種々の考え方があり、必ず補綴処置を行うかどうかについては議論の余地が残されている．

本症例のように咬合支持を構成する部位に欠損が生じ、たとえ補綴処置が施されても、義歯の不具合などの理由によって、ある一定期間欠損した部分を放置する症例に遭遇することは多い．このような状況では咀嚼機能の障害を訴え来院する場合と、本症例のように顎機能障害を呈して来院する場合がある．欠損した部分を放置しても機能障害が生じるかどうかは法則性や閾値があるわけでもなく、個体差も大きいが、近年、このような異常機能の発現頻度が高くなってきているので、やはり、異常機能を誘発する患者個々の生活環境の精査も重要な診査項目となる（Ⅲ 総説参照）．

◆経過観察

患者は年2回の定期診査に来院している．患者には病状の発生が主にクレンチングにあったこと、そして左右的な臼歯部咬合接触のバランスが取れなかったために咀嚼筋・顎関節に疼痛が生じたことなどを説明し、理解を得た．術後の指導として、常に食いしばらないこと、夜間も義歯を装着すること、そしてなにより基本的な生活状況をくよくよしないで大らかに受け止めることなどを説明し、理解を得た．現在まで順調に経過し、症状の再発はみられない．また、義歯に関する経過も順調である（D, E）．

1 少数歯欠損に対する治療
2）遊離端欠損に対する治療

片側性遊離端欠損症例の設計方針

　少数歯の片側性遊離端欠損の症例に対する可撤性局部床義歯の適用は，歯列内における義歯の動揺を主因とする種々の障害から，義歯の不装着が起こりやすいために，機能時における義歯の動揺の防止[1]が主要な治療方針となる．本稿では，クラスプを典型とするnon-rigid connecting様式の支台装置を適用する場合と，コーヌスクローネを典型とするrigid connecting様式の支台装置を適用する場合に分けて，これらの要点を整理したい．

◆**義歯の動揺と床下粘膜の支持**

　遊離端欠損症例では，義歯に加わる咬合・咀嚼力を支持する支台歯が，義歯床の一端にしか得られないために，遊離端側では床下粘膜による支持を求めることになる．ここで，床下粘膜による咬合力支持についての調査[2]をみると，直径1.5mm程度の円柱で局所の顎堤粘膜を加圧すると粘膜の沈下が認められる（**A**）．このような粘膜の局所被圧変位量の分布は，**B**に示すように，0.2～2.0mmの範囲に及び，0.8mm前後が最頻値を示す．しかしながら，義歯床という比較的大きな面積で粘膜が加圧される場合には，その沈下量は著しく小さくなり，**C**に示すように，中心咬合位を採得した咬合床の咬合堤の間に金属箔を挿入し咬合させても，ある厚径までは再度，中心咬合位での咬合が可能であり，この量が被圧による義歯床の沈下量となる．**D**は調査結果であるが，義歯床の沈下量は0.14～0.35mmの範囲に及び，0.21mmが最頻値を示す．さらに，床下粘膜に対して加圧面積が小さい場合には，比較的大きな沈下量を示すが，加圧面積の増大に伴ってその沈下量は急激な減少を示し，加圧面積が$0.5mm^2$以上となると，被圧面積が増大してもその沈下量はほとんど変化しないことが報告[3]されている（**E**）．これは，局所の粘膜の加圧時には被圧部の組織および組織液がその周囲に移動するが，組織の移動量には限界があるので，被圧面積が一定以上で

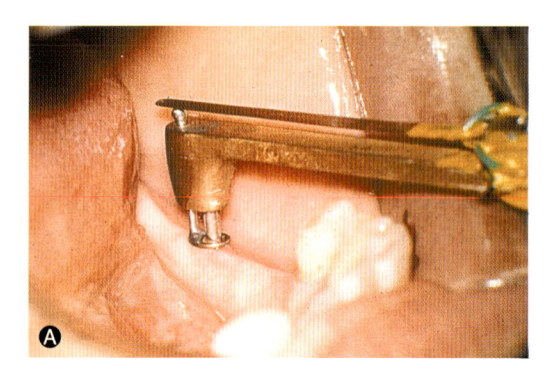

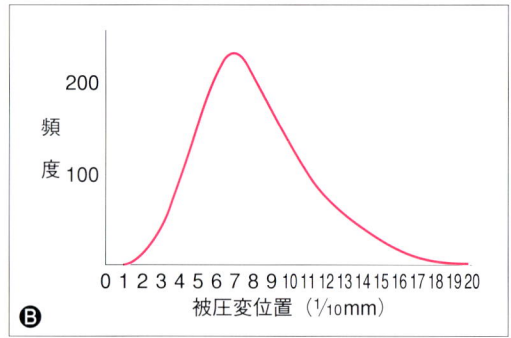

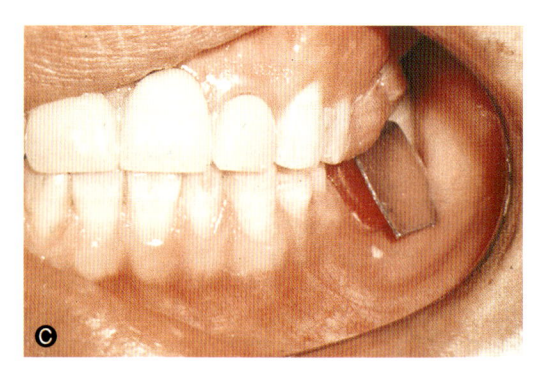

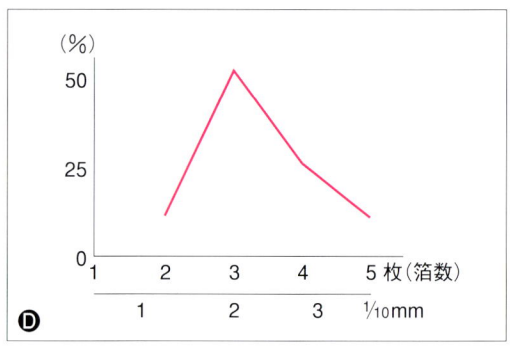

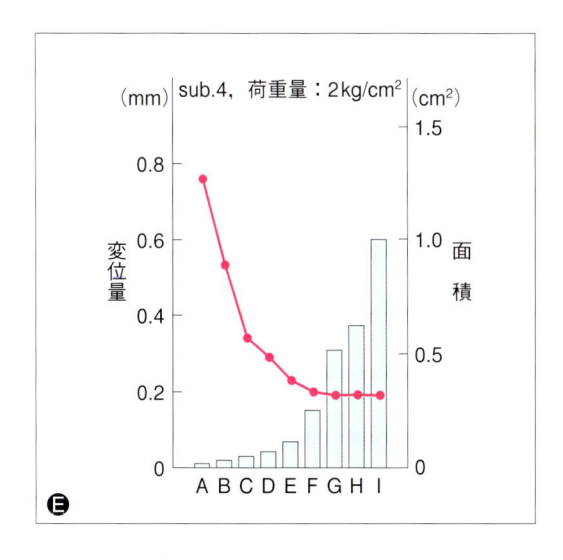

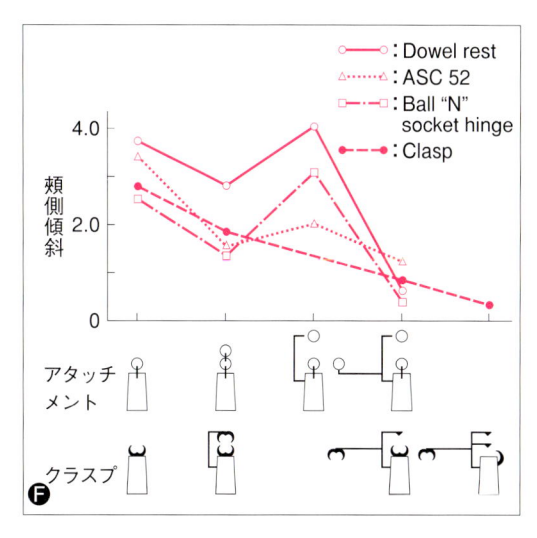

あれば，義歯沈下量はほぼ一定値を示すと考えられている．

ここで，義歯床の咬合面に前後的に荷重点を設け，荷重点で咬合力を発揮させた場合には，義歯床の前縁部に荷重を受けたときは，床の前縁の沈下と後縁の浮上が起こり，義歯床の後縁部に荷重を受けたときは，その逆の現象が起こるので，義歯床の前後的な中央部付近に荷重を受けたときにほぼ均等な沈下を示すこと[2]が報告されている．これは，床の前後に偏って荷重される場合には，義歯床が著しい回転を起こすために，発揮咬合力が小さくても，粘膜に疼痛が起こる．しかし，床の中央部に荷重される場合には，咬合力が増大しても義歯床にほとんど回転が生じないために，発揮咬合力が相当大きくなっても粘膜に疼痛が起こらないことを意味する．このように，床下粘膜では，義歯床に回転が起こらなければ，咀嚼に必要な咬合力に十分耐えうる能力を示すが，義歯床に回転が生じる場合には，きわめて小さな咬合力によっても粘膜の疼痛が現れるので，粘膜支持を要する義歯床には，咬合・咀嚼力による義歯の回転・移動を最小限にすることが求められる．

◆ **支台装置の種類およびその配置**

義歯の頬舌側的な回転あるいは義歯の水平的な移動は，床下粘膜による咬合・咀嚼力の支持能力を著しく低下させるので，このような義歯の動揺を阻止する方策が必要となる．この方策として，義歯の動揺を歯牙欠損側の支台歯のみで阻止する片側性設計か，義歯の動揺を歯牙欠損の反対側の支台歯を動員して阻止する両側性設計を選択する必要がある．まず，模型実験によって，クラスプおよびアタッチメントを支台装置として適用した義歯の支台歯の圧負担についての調査[4,5]をみると，Fに示すように，欠損側の小臼歯のみに支台装置を設計した遊離端義歯には，支台歯への大きな頬舌側的な圧負担が現れる．これに対して，欠損側の小臼歯と反対側の小臼歯とに支台装置を設計し，強固な連結装置を設計した遊離端義歯には，支台歯への頬舌側的な圧負担はほとんど現れない．したがって，片側性の支持を求める場合には，rigid connecting様式の支台装置を採用するが，支台歯の頬舌側的な圧負担を軽減するために，支台歯の増員・連結を行う必要が生じる．これに対して，義歯側および反対側にクラスプを設計し，連結装置でつないだ場合には，義歯に生じるわずかな頬舌側的な回転が，義歯側の反対側に設計されたクラスプに対してテコの作用で拡大され，クラスプを介して支台歯に大きな浮上あるいは沈下を起こそうとするために，きわめて効果的に義歯の動揺が阻止しうることになる[6]．この設計では，強固な連結装置の設計が行われるので，感覚・発音上の対策が必要となる．

一方，感覚・発音上の対策から連結装置の設計を避ける場合には，片側性の設計すなわちコーヌスクローネを典型とするrigid connecting様式の支台装置を適用する必要が生じる．rigid connecting様式の支台装置による片側性の設計の場合には，義歯の動揺は直接支台歯に伝達されるために，被圧時の床遊離端の沈下量が，支台歯の生理的な動揺の範囲内にあれば適用が可能となる[6]ので，適用の可否は，GおよびHに示すように，床の長さと粘膜の被圧変位量との関係によって判断することになるが，適用可能ならば，IおよびJに示すように，コーヌスクローネを支台装置とした局部床義歯の設計となる．しかし，床の長さが短い場合や粘膜の被圧変位量が大きく，rigid connecting様式の支台装置が適用困難な場合には，矢状面内における被圧時の床遊離端の沈下量を大きくしうる支台装置を選定する必要が生じる．この場合においても，義歯の頬舌側的な動揺はほとんど支台歯で阻止させることになるので，支台歯の過重負担の回避のために，支台歯の増員・連結が必要となる．したがって，KおよびLに示すように，義歯の頬舌側的な動揺を阻止し，しかも，矢状面内における床遊離端の沈下を可能とするアタッチメントを採用し，連結冠による支台歯の増員をはかることになる．

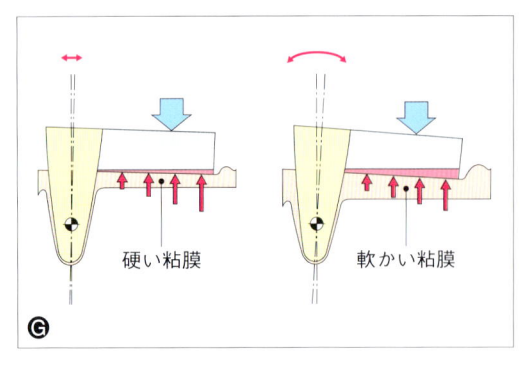

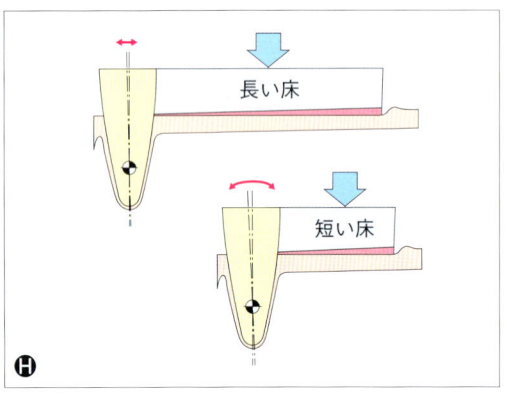

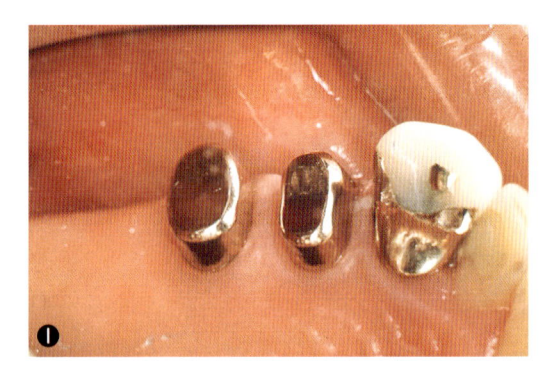

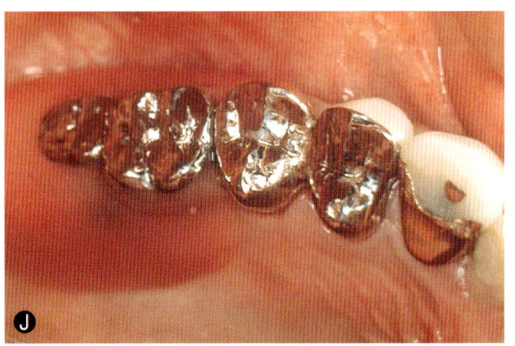

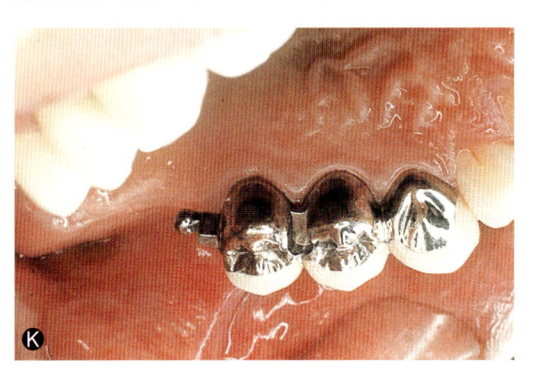

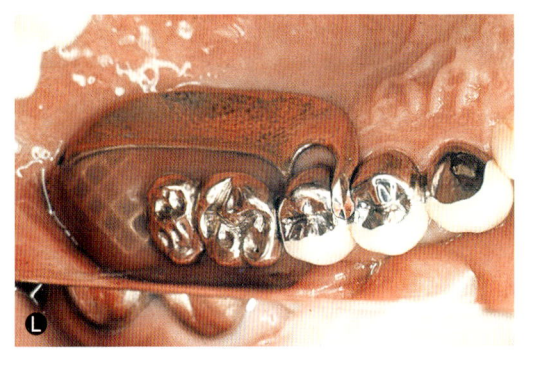

◆ 連結装置と感覚・発音上の対策

歯が喪失した部位に，形態的な回復を含めて人工歯および義歯床が設定されるのに対して，連結装置は，義歯の機能時の安定を増すために，

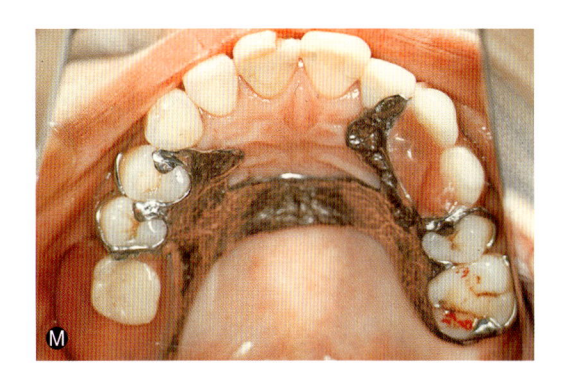

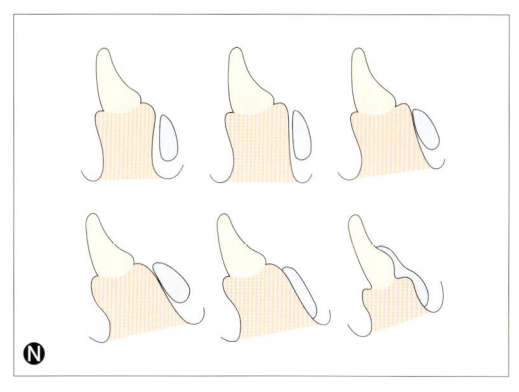

歯の喪失による形態的な影響を受けていない部位に設定されるので，感覚・発音上の障害を起こしやすい．ここで，口腔内の感覚点の分布は，前方口蓋部および後方口蓋部が密であるのに対して，口蓋中央部が若干疎である[7]．一方，舌背の感覚においても，舌背の前方部および舌背の後方部が鋭敏であるのに対して，舌背中央部が若干鈍い特徴をもっている[8]．さらに，口蓋粘膜と舌背との間に連結装置が介在することにより生じる発音障害，すなわち発語明瞭度の低下は，その厚さが0.5 mm以下では発語明瞭度はほとんど変わらないが，0.7 mmくらいから発語明瞭度の低下が起こり，1.0 mmを超えるとほとんどの症例に発語明瞭度の低下が起こる[9]．したがって，口蓋部に設計する連結装置は，口蓋中央部に設計し，しかもその厚径を可及的に薄く設計することが好ましい（**M**）．なお，下顎においては，リンガルバーを下顎前歯部の歯槽の傾斜，舌小帯の運動範囲および義歯の着脱方向によって囲まれる範囲に設計することが好ましいが，**N**に示すように，下顎前歯部の歯槽の傾斜が急であるが歯槽部が広い場合にはリンガルプレートを，また，舌小帯の付着部位が高かったり，歯肉の退縮が認められたりする場合にはリンガルエプロンを選択する[9]．

◆おわりに

少数歯の片側性遊離端欠損の症例に対する可撤性局部床義歯の設計方針としては，機能時における義歯の動揺の防止が主眼となるが，コーヌスクローネを典型とするrigid connecting様式の支台装置の適用時には，片側性の設計が可能となるので，感覚・発音上の対策が容易となるが，支台歯の負担過重を回避のために，支台歯の増員が求められる．一方，クラスプを典型とするnon-rigid connecting様式の支台装置を用いる場合には，連結装置の設置を前提とした両側性の設計となるので，感覚・発音上の対策が重要となる．したがって，症例個々の諸条件を十分診査し，動揺が少なく，しかも感覚・発音上の障害を減らした義歯設計方針が求められる．

文献

1) 関根　弘，岸　正孝：力学とパーシャルデンチャー．日本歯科評論別冊／パーシャルデンチャー，37-53，1981．
2) 宮下恒太：顎粘膜の局所被圧変位度と咬合力による義歯床の沈下度とに関する研究．歯科学報，**70**：38-68，1970．
3) 岸　正孝：歯槽堤粘膜の被害圧力変位性に関する加圧面の面積と変位量との関係についての実験的研究．歯科学報，**72**：1043-1071，1972．
4) 榎本善保：遊離端義歯におけるクラスプの設計条件が支台歯の咬合圧負担状態に及ぼす影響に関する実験的研究．歯科学報，**72**：1072-1106，1972．
5) 髙梨薫敏：遊離端義歯に用いられる二，三のPrecision Attachmentの緩圧機構の特性に関する実験的研究．歯科学報，**72**：1724-1772，1972．
6) 関根　弘：遊離端義歯における維持装置の設計条件と支台歯の咬合圧負担状態との関係について．歯科学報，**73**：977-986，1973．
7) 三宅直晴：口腔内感覚点の分布について（第1報）上顎粘膜の感覚点について．歯科学報，**51**：181-186，1951．
8) 関塚弥寿夫：上顎義歯口蓋部の設計条件が舌による異物感に及ぼす影響に関する実験的研究．歯科学報，**73**：1044-1066，1973．
9) 関根　弘：連結装置と床外形線．関根　弘ほか編／パーシャルデンチャーの臨床，医歯薬出版，東京，1977，p.461-476．

1 少数歯欠損に対する治療
2）遊離端欠損に対する治療

症例2 片側性遊離端欠損の症例

◆症例の概要

主　訴：⑧76⑤④ブリッジの後方支台歯である下顎右側第三大臼歯付近への食片の停滞（52歳，男性）．

既往歴：全身的にはとくに異常は認められなかった．

現　症：8̄に装着された全部被覆冠支台歯の近心歯頸部に実質欠損を伴う二次齲蝕が生じている．再治療を試みるため，クラウンを除去したところ，齲蝕は根管内および歯肉縁下に及んでおり，要抜歯と診断された（**A**）．

◆診査および診断

本症例では，8̄抜去後には，右側大臼歯部の咬合支持を失っており（Eichner B1），上顎大臼歯の移動を予防し，安定した咬合を長期に維持するためには，歯牙欠損部の補綴が必要であると診断された．さらに，既存の歯牙欠損部遠心の支台歯を喪失した片側性遊離端欠損形態であることから，強固な連結による歯牙支持様式の補綴は不適当と考えられ，歯牙欠損部における粘膜支持を導入した歯牙粘膜複合支持様式の可撤性局部義歯により補綴を行うこととした．

また，上顎は固定性補綴物を含む天然歯列であり（**B**），下顎の咬合圧負担能力に対する加圧条件が厳しいことが予想された．そこで，下顎義歯の設計に際し，咬合圧負担能力に関する診査を行った．すなわち，支台歯となることが予想される歯に対し，歯周組織を含めた咬合圧負担能力の診査を行い，続いて，歯牙欠損部に対し，顎堤の形態，義歯床の設定が可能な範囲，床下粘膜の被圧変位特性などの診査を行った結果，下顎は上顎歯列に対し十分な咬合圧負担能力を有すると診断され，歯の欠損部に76̄2歯の咬合面を回復することが可能であると判断された．

◆治療計画および処置

治療方針：歯内療法，歯周療法，外科療法などの広義の前処置に続く義歯の製作にあたり，

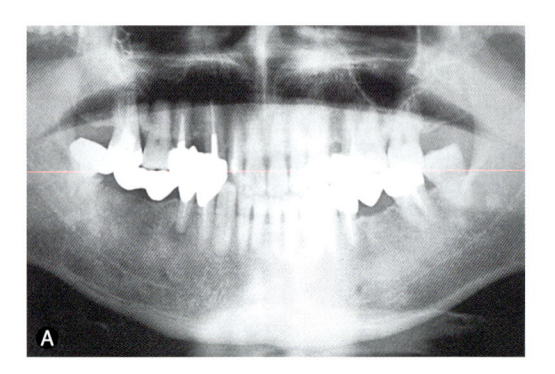

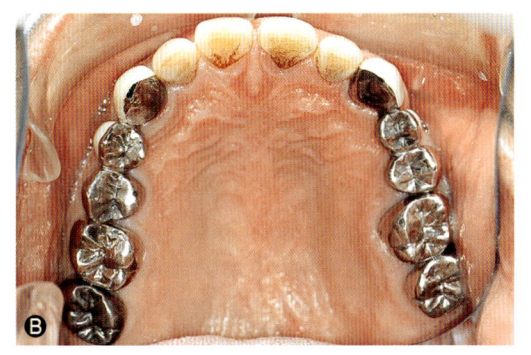

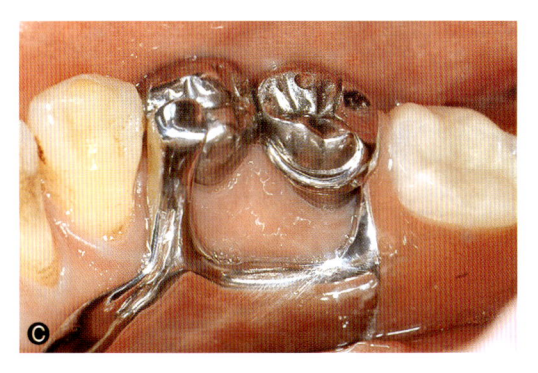

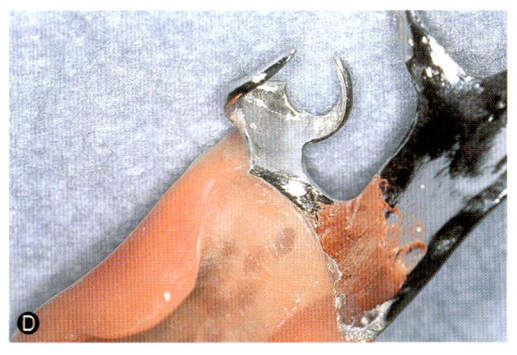

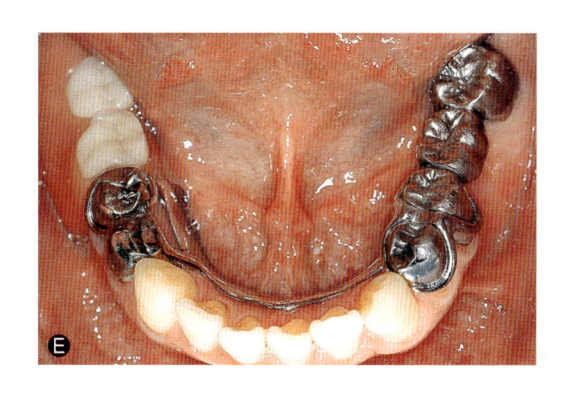

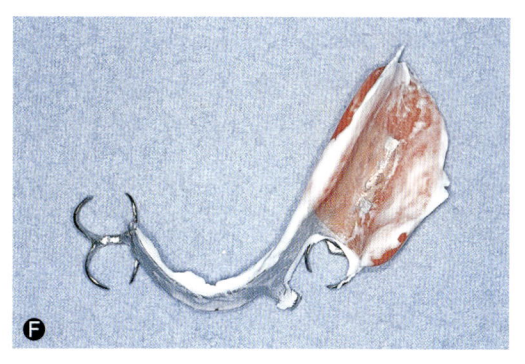

力学的条件を考慮して両側性設計を採用し，可及的に歯牙支持様式の割合を高めるために支台歯の増員をはかり，54|45 を支台歯として選択した．

支台装置としては，支持が確実で比較的構造の単純なタイプを選択し，|5 にはエーカースクラスプ，|45 には双子鉤，|4 近心にスパーを設定した．各支台装置とも隣接面板を設け義歯の着脱方向を規制することにより維持を最小限に抑え，支台歯の負担軽減をはかることとした．

一方，連結装置の設計にあたり，口底の深さを診査し，辺縁歯肉から3mm以上離れた位置へ，十分な強度を有するリンガルプレートの設置が可能であることを確認した．また，歯の喪失の原因が齲蝕であることを考慮し，自浄性の高い設計を心がけ，感覚・発音の点においても有効である金属床義歯を採用した（C）．とくに辺縁歯肉への影響を配慮し，歯頸部に近接する部位には金属材料を用いることとした（D）．

下顎歯列の咬合圧負担能力の向上のため，床下粘膜の局所被圧変位特性の差異を手圧による機能印象で補正し，さらに支台歯と床下粘膜との被圧変位量の差異を咬合圧印象で補正することとした．

処　置：診断用模型上において，支持・均衡の作用を確実なものとするために，支台歯に対する前処置を設計し，再治療を要した 54| には，前処置を付与した歯冠修復を施した．支台歯への適切な前処置ののちに，個人トレーを用い筋形成，wash impression による機能印象を採得した．設計に従い金属骨格を製作し，試適完了後に咬合床を組み込み，残存歯の咬合接触を基準に咬合採得を行った．ついで支台歯と床下粘膜との被圧変位量の差異を補正する目的で咬合圧印象を採得した後，人工歯排列，削合を行い，義歯を完成し，通法に従い義歯を装着した（E）．

◆経過観察

義歯装着直後の調整を終えたのち，定期診査による術後管理を継続中である．義歯は機能的に良好な状態で使用されており，患者の満足を得られている．

定期診査においては，患者の自覚的症状に加え，咬合接触状態と義歯床粘膜面の適合性（F）とを基本とする咬合の診査と，齲蝕，歯周疾患への対策としてプラークコントロールが適切であるかどうかを診査する必要がある．口腔内の術後変化への対応が適切に行われることにより，可撤性補綴物を用いた咬合の長期維持が可能であると考えられる．

1 少数歯欠損に対する治療
2）遊離端欠損に対する治療

症例3 臼歯欠損の症例── 765|67 欠損症例

◆症例の概要

　主　訴：奥歯で噛めない（咀嚼障害）（65歳，女性）．

　既往歴：全身的には，一昨年夏から血糖値が上昇したが，食事療法により昨年秋には治癒した．

　口腔内所見は，上顎は⑦6⑤，③2①にブリッジ，|12に前装鋳造冠が装着されている．下顎は3年前に5|67欠損にパーシャルデンチャーを製作したが，違和感が強く外出時以外はあまり使用していない．齲蝕と高度の歯周疾患により76|を抜去したため，咀嚼障害が生じた．

◆診査および診断

　顎関節および咀嚼筋について患者に自覚症状はなく，異常を認めない．残存歯の431|1345には，わずかな歯肉の退縮と歯槽骨の吸収が認められる．|45にはやや大きな歯槽骨の吸収がみられるが，鋳造歯冠修復により一次固定が行われている．2|2は，本人に抜去の記憶がなく，先天性欠損と思われる．

　また，欠損部の顎堤の吸収は中程度で，顎堤の高さはあるが幅がやや狭く，被圧変位量は中程度である．前歯部舌側の歯槽部にはわずかなアンダーカットがみられるが，臨床上問題はない．下顎隆起はみられず，小帯の付着位置にも異常を認めない（**A**，**B**）．

　顎機能に異常は認められず，4|5が残存しており，咬頭嵌合位は安定している．側方運動時のガイドも43|3部で確立されている．

　使用中の義歯について，患者は地域のリーダー的存在で，各種の会合で発言したりする機会が多く，発音時の舌側の床縁の違和感がとくに強いという．

◆治療計画および処置

　顎機能，残存歯，顎堤，咬合にはとくに異常は認められなかったため，咀嚼障害の改善と違和感の解消を念頭に入れて処置を行うこととした．

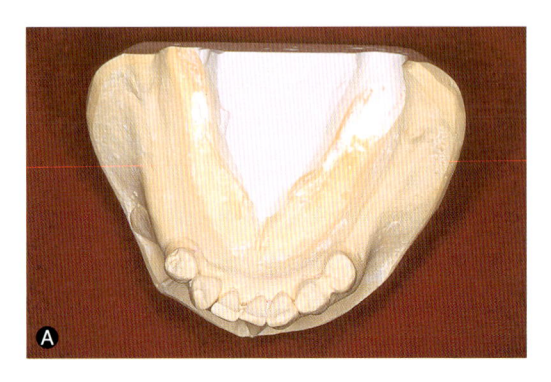

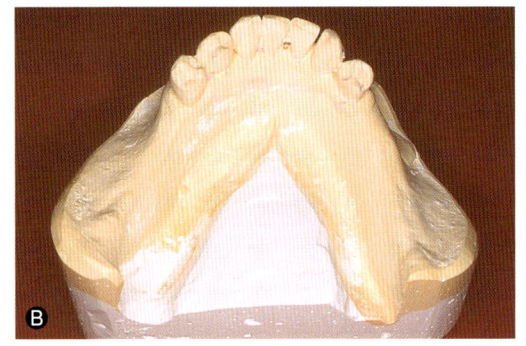

　義歯の維持と支持を確保するため，義歯床の面積はできるかぎり広くとる必要があると考えられた．また，術前のインフォームドコンセントを通じて，患者は学生時代から最近まで長期にわたり受診していた前医（最近高齢で閉院した）への信頼が厚く，信頼関係を中心とした新しい医師-患者関係の確立のむずかしさが予測された．

　支台装置：両側遊離端でKennedy 1級に分類される症例であるため，近心レストとし，遠心部にガイドプレーンを形成した．次に，咬合平面に対してほぼ鉛直な装着方向から必要なアンダーカットが確保できたので，鋳造鉤に比べ審美的に優れ，深いアンダーカットが利用できる線鉤を維持腕とするコンビネーションクラスプを使用することとした．

　連結装置：1回目の義歯では，連結装置に問

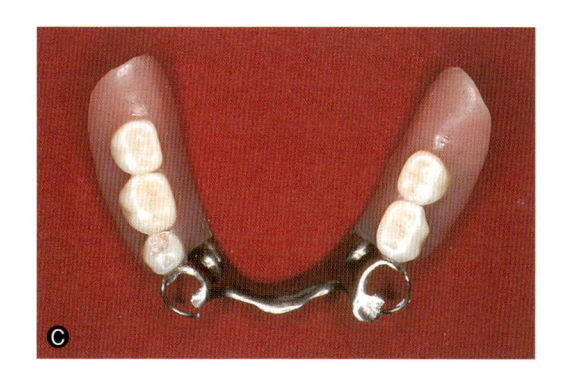

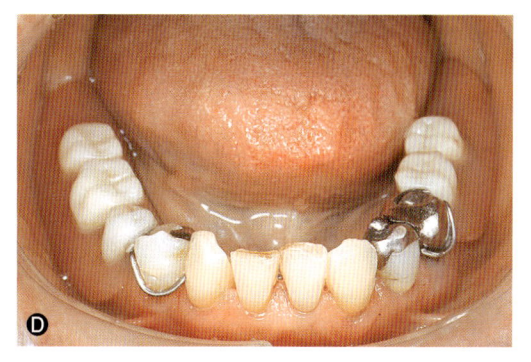

接維持を期待して前歯の歯頸部を覆うリンガルプレートを設計したが，発音時の違和感が装着後3カ月を経過しても消退しなかったため，2回目の義歯は，旧義歯のように歯頸部を覆わないリンガルプレートへ設計を変更した（**C，D**）．

　前処置：床下組織の粘膜調整はとくに行わず，印象の前日は義歯を使用しないよう指示した．支台歯の近心にレストシートを，遠心にガイドプレーンを形成した．

　印象採得：個人トレーを用いて機能印象を採得する方法が一般的であるが，メタルフレームを用いて模型改造印象法を応用する術式もある．本症例では，スペーサーとしてパラフィンワックス1枚分を顎堤部に，2枚分を残存歯部に設定して，トレー用レジンを用いて個人トレーを製作した．欠損部の顎堤をモデリングコンパウンドで選択的に加圧し，アルジネート印象材用の接着剤をトレーとモデリング部に塗布して，アルジネート印象材を用いて印象した．

　咬合採得：残存歯により咬頭嵌合位が安定しているので，これを基準に咬合採得を行った．咬合採得時の咬合床の偏位を防止する目的で咬合床に単純な形態の線鉤を付与した．次に，咬合堤を十分に軟化して咬合させ，対合歯の機能咬頭部の圧痕を残して他の圧痕部を削除し，咬合床が粘膜に向かって沈下しないように注意しながら咬合採得を終了した．

　咬合関係：側方運動時のガイドが確立しているので，中心咬合位のみで接触させ臼歯離開咬合とした．

　人工歯と重合：対合歯に鋳造冠が装着されているので，耐摩耗性に優れた硬質レジン歯を使用し，加熱重合レジンを用い，湿式により重合した．

◆**経過観察**

　義歯の装着後1カ月にわたり義歯の調整を行った．調整により舌側床縁に相当する粘膜部の発赤が消退したのちも，発音時の両側臼歯部の舌側床縁部の違和感がかなり長く残り，この部の削除・調整を繰り返した結果，この部の床面積は当初の予測よりかなり狭くなってしまった．義歯装着6カ月後の予後観察では，軽い違和感は残るものの日常生活での咀嚼障害と発音障害はほぼ解消されたという．

1 少数歯欠損に対する治療

3）複合（前歯・臼歯）欠損に対する治療

症例1 前歯欠損をブリッジで治療した症例

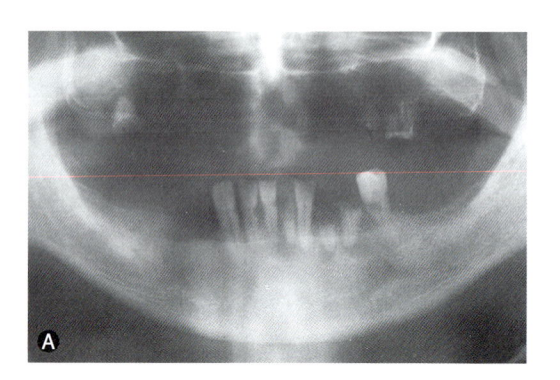

◆症例の概要

　主　訴：義歯の不適合による咬合咀嚼障害を主訴として来院（61歳，男性）．

　現　症：残存歯は 75|256，321|12345 で，上顎の歯はすべて残根，下顎も 134 は残根状態であった（**A**）．使用中の上顎義歯は残根上にクラスプが残っており，使用がほとんど不可能な状態であった．

◆診査および診断

　上顎の残根歯は動揺 $m_2 \sim m_3$ で，|56 には打診痛も認められた．下顎は 321|25 に歯頸部齲蝕があり，321 は冷水痛，|5 には温水痛がみられ，また 134 には根尖病巣が認められた．動揺度は 32|345 が $m_2 \sim m_3$，1|12 が m_1，ポケットの深さは 3|345 が 4mm，21|12 が 3mm であった．また，口腔内の清掃状態は不良であった．上下顎の顎堤の状態は比較的良好で，顎関節にも下顎運動障害などの異常も認められなかった．

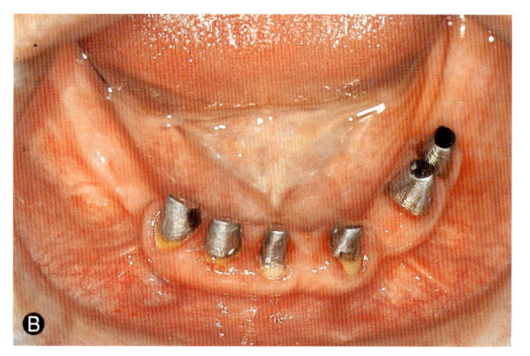

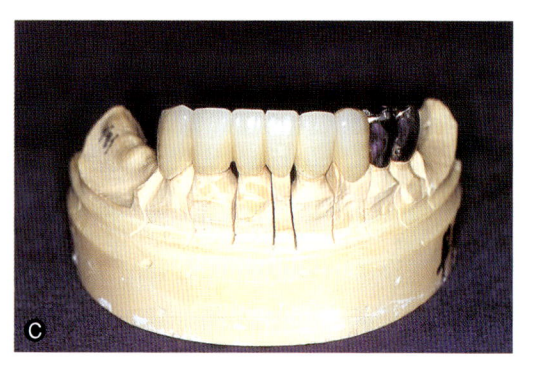

◆治療計画および処置

　最終義歯装着までは，抜去と同時に使用中の義歯を修理してそれを暫間義歯として使用することにした．

　前処置：最初にプラークコントロールを実施し，ブラッシング指導を行う．口腔衛生の目的は歯周病の原因となる局所因子の除去あるいは抑制であることを十分に説明し，患者の理解を得る必要がある．

　321|25 には歯頸部齲蝕があり，その齲蝕はかなり進行している．また，134 には根尖病巣が存在することから，すべての残存歯に歯髄処置を施すことにした．残存歯には動揺が認められることから，単独歯ではパーシャルデンチャーの支台歯として負担過剰となることが予測されたので，残存歯に対するスプリント処置を考えることにした．

　根管処置後，|13 は予後不良のため抜去し，7654|1367 欠損で Kennedy Ⅰ級2類の症例となった．

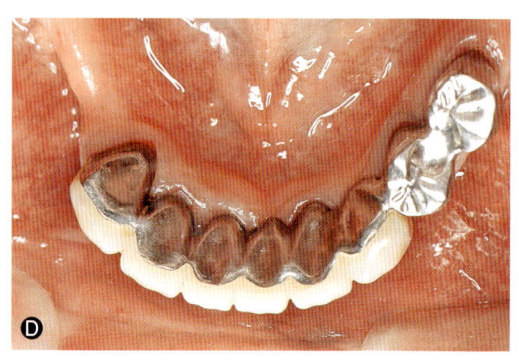

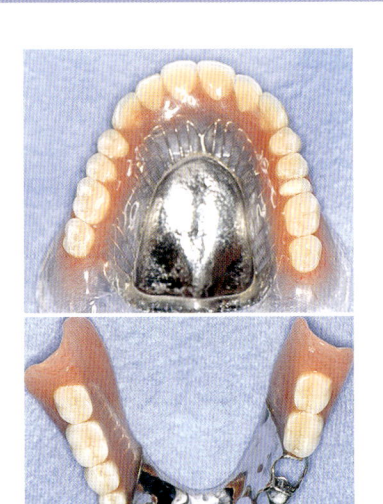

上顎：診査の結果，残存歯はすべて抜去することにした．その結果，無歯顎となるが，使用中の義歯を修理して，それを暫間義歯として使用することにした．

　補綴処置：スプリント処置としては連続クラウンによる一次スプリント処置とコーヌステレスコープクラウンによる二次スプリント処置が考えられる．一次スプリント処置と二次スプリント処置効果についての筆者らの短期間（2週間）での臨床実験結果によれば，両者に有意な差異は認められなかった[1]．しかし，筆者の長年の臨床的経験では，明らかに二次スプリントのほうが効果的で有効である[2]．

　そこで，第一の治療計画としてコーヌステレスコープクラウンによる二次スプリントを考え，患者と相談したが，費用の関係で断念せざるをえなかった．第二の治療計画として，321|12345 のブリッジ，つまり 321|2 は硬質レジン前装冠，|13 は硬質レジン前装ポンティック，|45 は全部鋳造冠を製作することにした．その後，7654|67 部に金属床義歯を製作することにした．残存歯をブリッジとする長所あるいは目的は，"類"にあたる中間欠損をなくすことにより，パーシャルデンチャーの設計を単純化して機能時に支台歯にかかる負荷を軽減し，支台歯を長期間保存することにある．

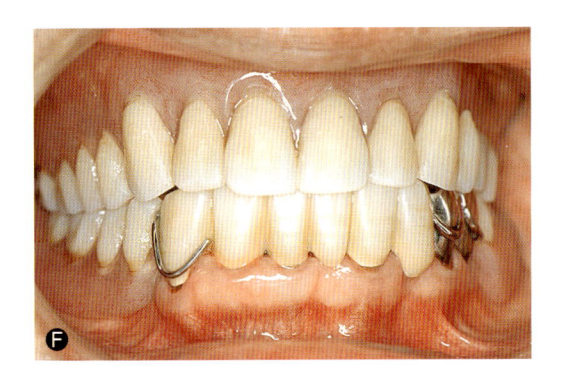

　最終補綴物の製作：ブリッジの製作：下顎 321|245 支台歯形成後（B），321|12345 のブリッジを製作した（C）．その際，3|5 の遠心面，|45 の舌側面にガイディングプレーンの形成，|4 遠心面，|5 近心面にレストシートを形成した．ブリッジを口腔内に試適後，適合状態を確認し，セメント合着した（D）．

　義歯の製作：個人トレーを用いて最終印象採得後，メタルフレームワークを製作した．|45 に双歯鉤，|3 には審美性を考慮してワイヤークラスプを用いた．また，大連結子には歯頸部から口底までの距離が6mmであったのでリンガルプレートを採用した．

　咬合採得後，咬合器装着，人工歯排列を行った．人工歯排列は，上顎がコンプリートデンチャーのためフルバランスドオクルージョンとした（E，F）．

◆経過観察

　上下顎義歯装着後5年が経過している．定期的にリコールを行っており，連結した支台歯には動揺が認められず，上下顎義歯は適合も良好で異常は認められない．また患者は最終義歯に機能的，審美的に満足しており，患者自身の口腔清掃および義歯に対する認識度が向上したこともあって，良好な予後経過が保たれている．

文　献

1) 芝　燁彦：コーヌスQ＆A　基礎と臨床の手引き．永末書店，京都，1990．
2) 芝　燁彦，五十嵐順正：コーヌステレスコープデンチャー．永末書店，京都，1984．
3) 芝　燁彦：コーヌステレスコープデンチャー．口腔保健協会，東京，1991．

1 少数歯欠損に対する治療
3）複合（前歯・臼歯）欠損に対する治療

症例2 臼歯欠損をブリッジで治療した症例

◆症例の概要
主　訴：下顎の義歯で左右をつなぐ金属が舌にあたって非常に気になる（義歯異物感）（62歳，男性）．

現病歴：若年時より齲蝕罹患傾向が高く，しばしば歯科医院で処置を受けた．現在装着している上下顎義歯は半年前某歯科医院にて，治療・装着された金属床義歯である．下顎のリンガルバーが非常に気になり，始終舌尖にあたる気がするということで来院した（**A**）．

◆診査および診断
下顎Kennedy Ⅱ級1類欠損，$\overline{76|6}$欠損について支台歯となる$\overline{54|57}$はすべて歯冠修復されていた．義歯の設計は典型的な臼歯複合欠損義歯の設計がなされていた（**B**）．リンガルバーの形態を幅，厚さについて測定したところ，通法にいわれている寸法とは異なり，幅は5mm，厚さは均一で0.5mmであった（**C**，**D**）．各支台歯は歯周組織にはほとんど問題はなく骨植も良好であった．$\overline{57}$は失活歯で築造ずみ，$\overline{54}$は生活歯であった．右側遊離端欠損部顎堤はとくに異常な被圧変位性は認められなかった．なお，上顎はクラウン・ブリッジなどによる修復歯列で，下顎の咬合支持はEichner B1であった．

◆治療計画および処置
Kennedy Ⅱ級1類欠損の症例の場合，左側の中間欠損は右側遊離端欠損に対する間接支台装置として通常は活用され，両側性の設計が教科書的には第一選択肢とされる．患者は通常の義歯の構成要素として不可欠なリンガルバーなどの大連結子の存在が全く受け入れられないと診断されたことから，左右側の欠損を個別に補綴する必要がある．$\overline{54|57}$いずれもすでに歯冠修復されており，新たに鋳造修復装置を設定することに抵抗はない．そこで，左側は通法による固定性ブリッジで，右側遊離端欠損は$\overline{54}$を支台歯とするテレスコープ義歯とすることにした．本設計は他の同様な症例で多くの成功例が

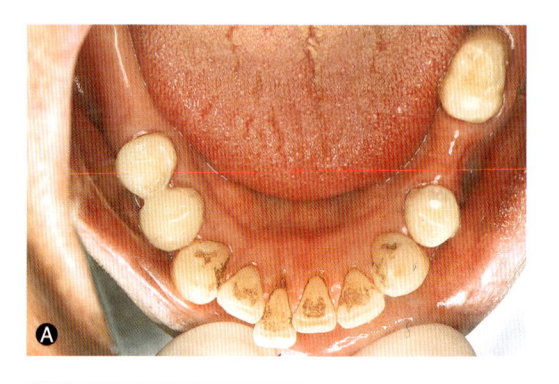

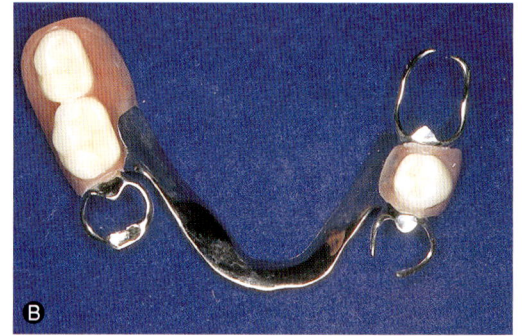

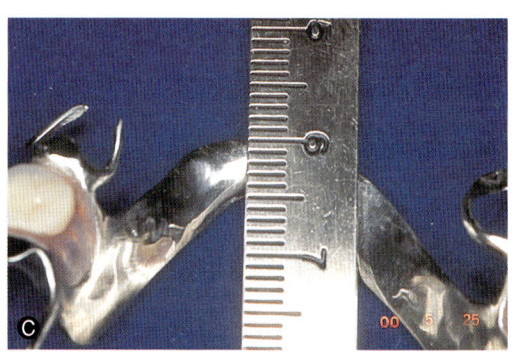

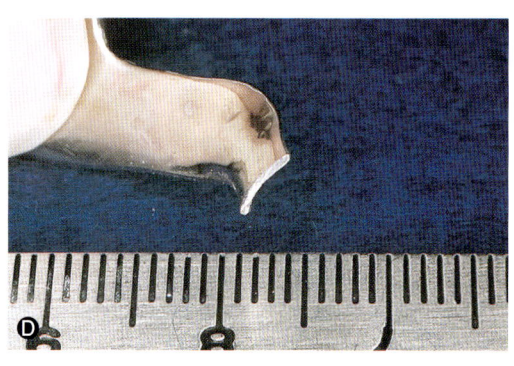

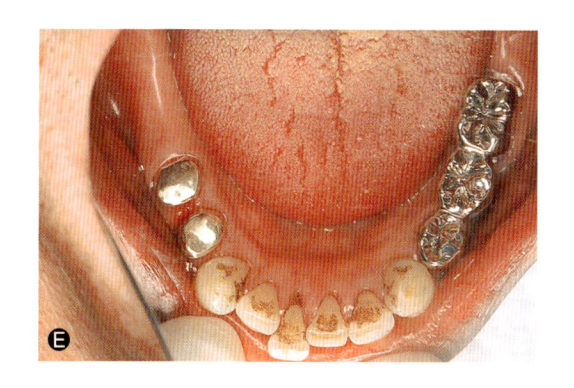

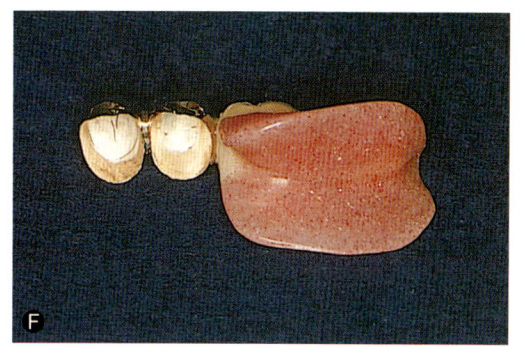

みられ，インプラント支台のボーンアンカーブリッジに比べ，患者への肉体的，時間的，経済的な負担も小さく，この場合適応症である．なお，右側のみでクラスプによるパーシャルデンチャーを設計することも可能であるが，どのような設計であってもリンガルバーの使用は避けられず，患者のニーズに合わない．

　そこで，まず，54|57 の旧クラウンを除去，支台歯形成後，個歯トレー法にて2回に分け，まず，|57（この場合，54|のテンポラリークラウンは口腔内に残す），ついで54|（この場合，|⑤⑥⑦のテンポラリーブリッジは口腔内に残す）の支台歯の印象採得，咬頭嵌合位における咬合採得を行った．ついで，完成した|⑤⑥⑦ブリッジを仮着し，54|テレスコープ内冠を試適後，全顎個人トレーにて76|欠損部の加圧印象と，54|の位置決め印象を行った．76|欠損部は通法により咬合採得後，義歯を製作，装着した．義歯の床外形は54|支台歯で不足すると思われる支持（サポート）分を補うにとどめ，歯槽頂からやや頰舌側に伸びた範囲とした．最後部は臼後隆起の前方約1/3にとどめ，顎堤の被圧変位性の小さな範囲で最大となるようにした（E，F）．

◆経過観察

　患者は当初，右側テレスコープ義歯の着脱法に慣れなかったが，装着後ほぼ2週間で慣れ，装着感には全く問題はないとのことであった．現在，まだ装着後，3ヵ月であるが，右側テレスコープ義歯の動揺が過剰とならないよう定期的な診査とTBIを継続的に行う必要がある．

文　献

1) McGivney, GP and Castleberry, DJ：McCracken's Removable partial prosthodontics.8th ed, Mosby, St. Louis 1989, p.131-134.

1 少数歯欠損に対する治療

3) 複合（前歯・臼歯）欠損に対する治療

症例3 臼歯複合欠損の症例

◆症例の概要

　主　訴：上下顎義歯の動揺による疼痛と咀嚼障害（72歳，女性）．

　全身的既往歴：特記事項なし．

　現病歴：患者は2年前，他院にて，|3 に硬質レジンジャケットクラウン，7—1|12567 欠損に対して支台装置として双子鉤を備えたレジン床義歯，下顎は 765|456 欠損に対して支台装置として 4|37 にいずれもレスト付き2腕鉤，大連結子としてリンガルバーを備えたレジン床義歯を装着した．装着後，下顎右側義歯床下粘膜の疼痛を覚え，12回の義歯調整を繰り返し，徐々に 4|, |3 間の隣接面コンタクトが失われて離開を生じ，リンガルバーの適合状態も不良となり，同部への食片の迷入と停滞が著明に認められるようになった．その間，上顎義歯前歯部義歯床に3回破折を認め，修理を繰り返した．6カ月前から，|3 の硬質レジンジャケットクラウンが脱落を繰り返し，これまでに4回再装着を行ったが，2日前に破損して再度脱落を認めたため，全顎的な治療を希望して当院を受診した（A～C）．

◆診査および診断

　顎関節と咀嚼系筋群にはいずれも自発痛，運動痛，圧痛を認めず，開口制限などの機能異常も認められない．残存歯の骨植状態は良好で，X線診査によっても歯周組織に異常は認められない．欠損部顎堤粘膜には，下顎右側後方部と上顎前方部に義歯不適合に由来すると思われる軽度の発赤を認めた．下顎右側欠損部顎堤の吸収は高度で，|4 には遠心レストの影響と推察される著明な遠心移動が生じている．

　また，問診時に患者は，生活環境など治療にあたって担当医に知っておいてもらいたい事項として以下の3項目をあげた．

　①現在，上下顎義歯ともに不適合なため，動揺が著明で床下粘膜に疼痛もあり，よく食べられない．会合やパーティーにしばしば出席する

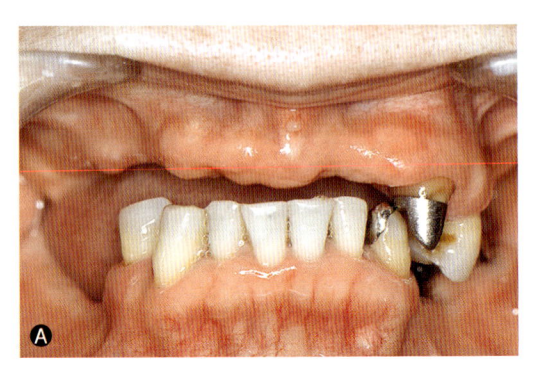

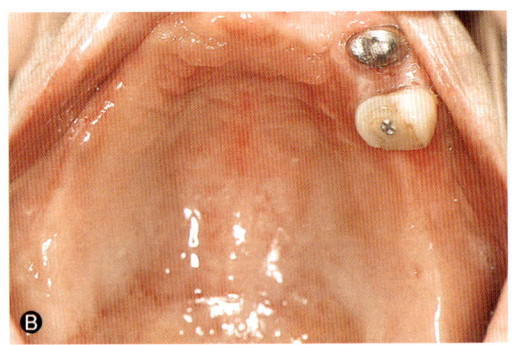

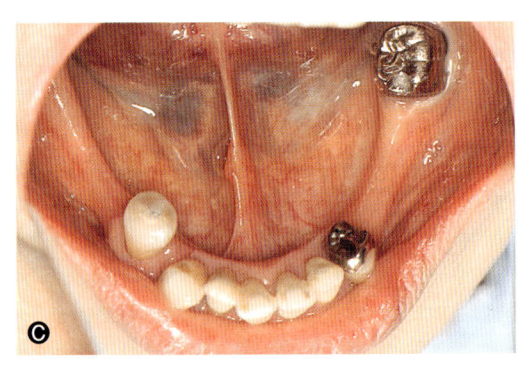

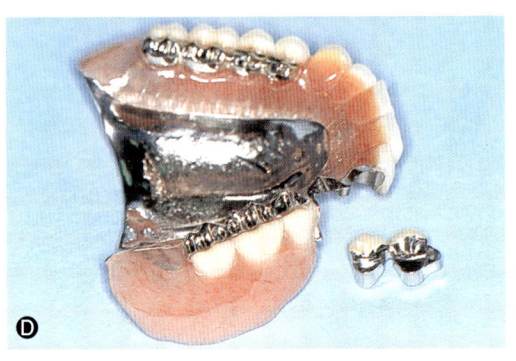

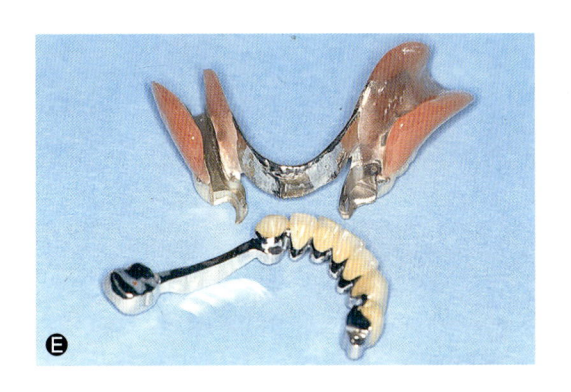

が，そこで出される肉料理や古漬けタクアンなど食べにくい食品はすべて残念ながら食べることをあきらめている．

②人前に出る機会が多いのに，これまでの義歯は金属がみえるため，歯をみせて笑えず困っていた．審美的で自然観のある金属のみえない義歯にしてほしい．

③歯にかかっている金具が舌に当たり違和感を覚える．また，同部に食品が停滞するため食事中とても気になる．自費治療により，できるだけ違和感がなく，何でも快適によく食べられる義歯を作ってほしい．

◆治療計画および処置

本症例のような遊離端欠損や少数歯残存症例に対しては，リジッドサポートにより支台歯と義歯床とのより確実な一体化をはかり，義歯の動きを小さくするとともに，支台歯への負担を軽減することが望ましい．また，審美性と装着感の点で患者からの要望もあり，クラスプの使用は避けることとした．そこで上顎では，リジッドサポートのための支台装置として3,｜4の陶材前装連結冠にパラレルミリングを応用し，さらに｜4の遠心部には長期的な適正維持力保持の目的で，自家製歯冠外アタッチメントを組み込むこととした（D）．下顎では，7｜の孤立歯に対して，自家製ミリングバーアタッチメントにより前方残存歯4＋3の陶材前装連結冠と一次固定をはかり，支台装置として4｜37にパラレルミリングを付与するとともに，4｜の遠心部には上顎同様に自家製歯冠外アタッチメントを組み込むこととした．また，鉤腕では著明

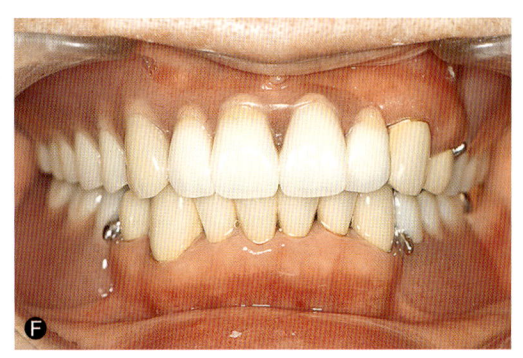

に生じるオーバーカントゥアや死腔がパラレルミリングを応用した場合には生じにくく，自浄性が高いため歯周組織の健康維持の点でも有利である．下顎義歯の大連結子には自浄性を高める目的でリンガルバーを選択し，残存歯の歯肉縁から4mm以上離して設置した（E）．

咬合接触様式は，上顎前歯が欠損しており，前方歯による誘導が構成できないため，両側性平衡咬合を構成する必要がある．また，患者が肉料理など食べにくい食品の咀嚼を望んでいることから，食品破砕効果の高いリンガライズドオクルージョン用ブレードティースにより，両側性平衡型リンガライズドオクルージョンを構成した（F）．

◆経過観察

装着後10年になるが，これまで義歯破損などのトラブルはなく，残存歯や欠損部顎堤にとくに異常は認められない．患者は，術前は食べることをあきらめていた肉料理や古漬けタクアンなど食べにくい食品を，何でも安心して楽に食べられるようになり，また審美性でも気になる点がなくなり，自信をもって歯をみせて笑えるようになったため，人前に出ることが以前よりもずっと楽しみになったとのことである．普段装着していても，以前のような違和感がなく，身体の一部のようだとの主観的評価を述べており，治療に対する満足度は高い．

文　献

1) 小出　馨：リンガライズド・オクルージョン．アドバンスドシリーズ3：欠損歯列・無歯顎の診断と治療．医歯薬出版，東京，1995, p.120-127.

1 少数歯欠損に対する治療
3）複合（前歯・臼歯）欠損に対する治療

症例4 前歯・臼歯欠損を義歯で治療した症例
――歯間空隙のメインテナンス，清掃性と設計

◆症例の概要

　主　訴：上顎義歯の審美障害と6|の動揺による咀嚼障害（65歳，女性）．

　既往歴：12歳のときに2+2を外傷により喪失，その後，③21|12③ブリッジを装着していたが支台歯が齲蝕になり抜去，その後何度か3+4の義歯を装着するも審美性および発音などに満足できず，8年前，本院に来院しインプラント義歯を希望した．口腔内診査の結果，骨量が不足していることと費用の問題でインプラント義歯不適と診断された．そこで，審美性と発音を考慮した金属床義歯を製作し装着していた．最近，6|の動揺が著しくなり来院．

　現　症：6|の動揺はm₄であり，歯槽骨の吸収も著明であった．3+4のパーシャルデンチャーは54|56双子鉤を用い，できるだけ床面積を小さくした金属床義歯で，粘膜適合性，咬合には問題はなかった．対合する下顎は一部歯冠補綴されているが，問題はなかった．

◆診査および診断

　3+4欠損の顎堤には，義歯圧痕や炎症は認められず，とくに問題はなかった．6|は歯槽骨の吸収も著明で動揺はm₄，つまり垂直的な動揺のため，支台歯として使用できないので抜去と診断した．

◆治療計画

　6|の抜去後，旧義歯に人工歯を増歯し，7|近心よりエーカースクラスプを付け旧義歯を修理したのち，抜歯窩の治癒後，新義歯を製作することとした．旧義歯は金属床義歯であるため増歯修理により口蓋を広くレジンで覆った状態となり，装着感などにかなり問題があった．

　義歯の設計　前歯・臼歯欠損を義歯で治療する症例では，その欠損形態は多様となる．しかし，パーシャルデンチャー設計において症例を分類することで，かなり単純化がはかれる．しかし，症例を分類する前に欠損部をブリッジかパーシャルデンチャーで補綴する場合，前歯部

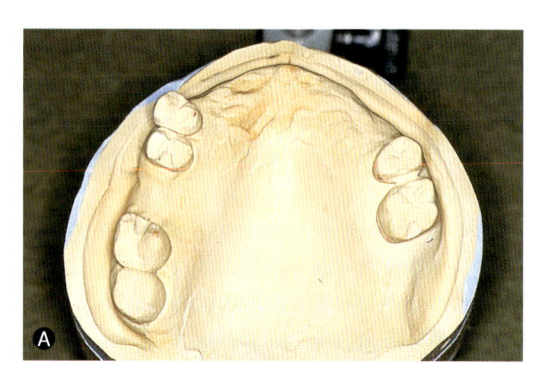

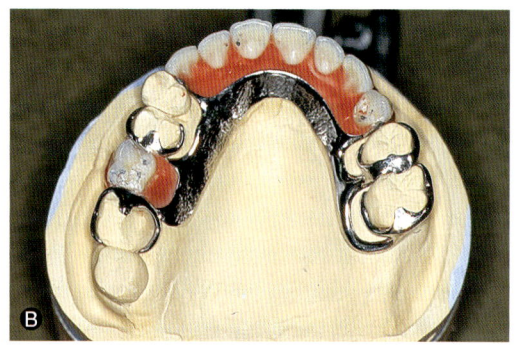

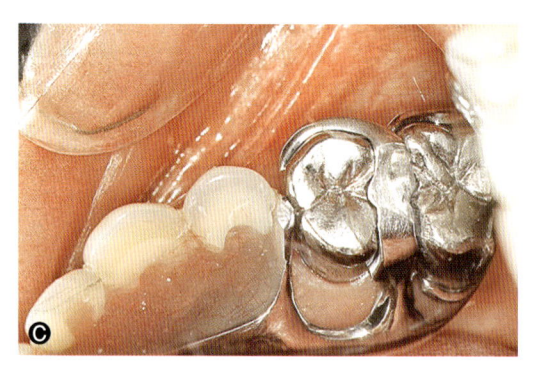

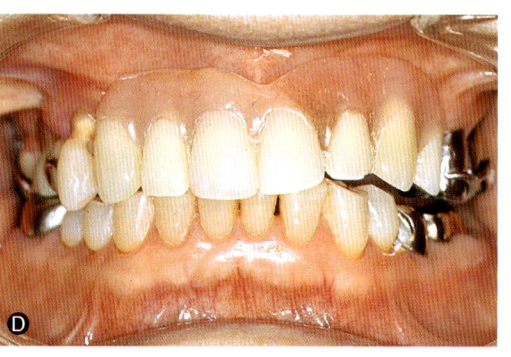

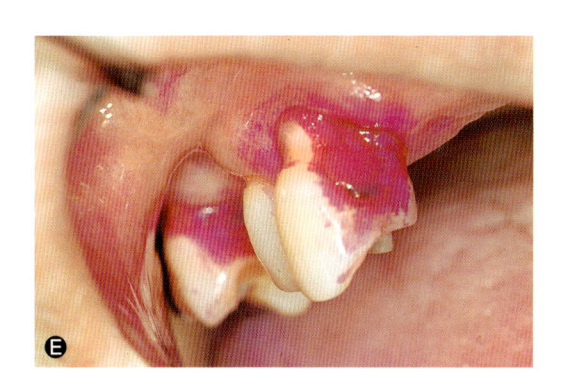

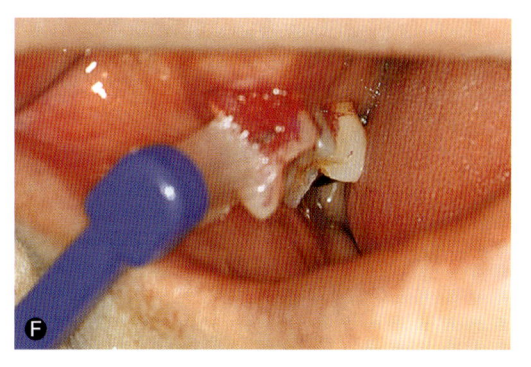

はできるかぎりブリッジで，両側性臼歯部欠損はパーシャルデンチャーで補綴する基本原則を考慮し，パーシャルデンチャー症例を分類する必要がある．そこで，症例は上顎か下顎か，片側に限局しているか，前歯部欠損と臼歯部欠損が連続しているか，両者ともに中間歯欠損か，臼歯部は遊離端かで設計の基本は分類される．それはパーシャルデンチャーの設計において最も有効な分類法であるKennedyの分類からも明らかなことである．

本症例（**A**）はKennedyⅢ級1類で，Ⅲ級の義歯は前後支台歯（レスト）を結ぶ線を軸に回転動揺する．そのため，対側に支台装置を設ける必要がある．また，陥入型のため誘導面は遊離端義歯と比べ大きく削除する必要がある．支台装置は欠損側に鉤体を設定した非緩圧型が最もよいと考えられる．前歯部欠損は前方遊離端と考え，支台装置は遊離端欠損の逆の遠心にレストを設定すべきである．義歯装着方向は咬合面に垂直とする必要があるが，前歯部欠損の場合，前歯部顎堤のアンダーカットを考慮し，やや装着方向を前方に傾斜させる．

これらの事項を考慮した設計として，**B**に示すような設計が考えられる．7̄5̄|は欠損側にレストを設け欠損側からのエーカースクラスプ，|5̄6̄は遠心部に咬合面レストを設け遠心からのエーカースクラスプとし，|4̄，|5̄近心には隣接面板を設置した（**C**，**D**）．また，発音・装着感を考慮するため，前歯・臼歯欠損を適応症とする大連結子ホーシュープレートで，床と支台装置を連結した．前歯・臼歯欠損の場合，臼歯部の安定性を優先し，義歯装着方向は咬合平面と垂直にし，前歯部床縁はアンダーカット部となる歯肉頬移行部に設定せず，サベイライン上に設定した．また，アンダーカット量が大きい場合は唇側の床をつくらない場合もある．この場合，人工歯脱離を防止するためアロイピン付きの人工歯を用いるなど，なんらかの対策が必要となる．

次に，歯間空隙のメインテナンス，清掃性であるが，支台歯の最もカリエスアクティビティが高い欠損側隣接面は，**E**のようにプラークが付着しやすい．患者が自分の歯の汚れを確実に自覚するため，定期的にリコールを行い，支台歯や義歯のプラーク染め出しが重要になる．またプラーク除去法であるが，**F**のような歯周病やインプラントの周辺，矯正治療などのために磨きにくい場所に届くように設計された小歯ブラシで清掃指導を行い，患者自身が口腔内に関心をもち自己点検を行うことも重要になる．

◆経過観察

義歯装着後2年が経過しているが，現在のところ良好な状態を保っている．

2 多数歯欠損に対する治療
1）中間欠損に対する治療

症例1 前歯欠損の症例──いわゆる前方遊離端症例

◆ **症例の概要**

主　訴：咀嚼中・会話中の義歯脱落，咀嚼困難（71歳，女性）．

現　症：患者は，上下顎パーシャルデンチャーの製作を希望して来院した．残存歯は7|7，3|+4 で，欠損部の上下顎顎堤はかなり吸収が進行している．上顎には支台装置にエーカースクラスプを使用したレジン床義歯が装着されており，義歯後縁はアーライン上に設定されている．下顎には3|4にエーカースクラスプ，大連結装置にリンガルバーを使用した両側遊離端義歯が装着されている．咀嚼中および会話中に上顎義歯が頻繁に脱落し，下顎欠損部顎堤粘膜に疼痛があるため，咀嚼が困難であるという．

◆ **診査および診断**

上下顎義歯を装着した状態で，前歯部または小臼歯部でコットンロールを咬ませると，上顎義歯は容易に脱落する．また，咬頭嵌合位でタッピングを行わせると，上顎義歯前歯部の大きな沈下が観察される．残存歯7|7は，やや近心に移動しており，歯冠長は短く，歯冠の豊隆が弱いため，クラスプの維持力に必要なアンダーカット量が不足していると考えられる．次に，上下顎の模型を咬合器に装着して観察すると，下顎前歯部は上顎前歯部顎堤よりかなり前方に位置しており，残存歯の咬合関係はいわゆる前後的すれ違い咬合である．そのため，咬合時の下顎前歯の突き上げによって左右のレストを結ぶ回転軸を中心に上顎義歯が沈下し，脱離しやすくなっていると考えられる．X線診査では，上顎残存歯の骨植状態は良好であった．しかし，下顎残存歯は歯周病による歯槽骨の吸収が進行しており，動揺は小さいが臨床的歯冠歯根比は1.0以上であった．

以上の診査から，この症例の問題リストを作成した．

①上顎義歯の維持力が不足しており，とくに

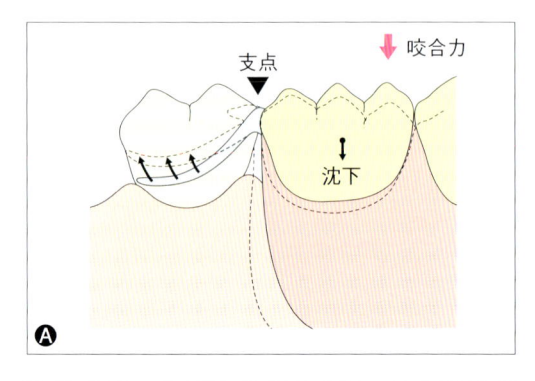

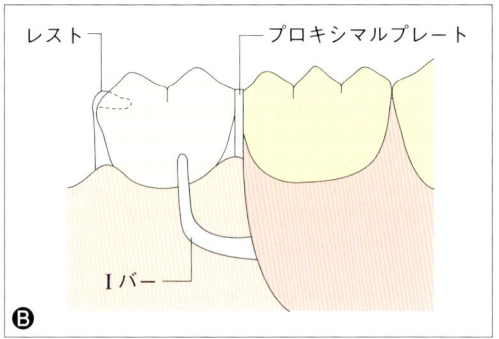

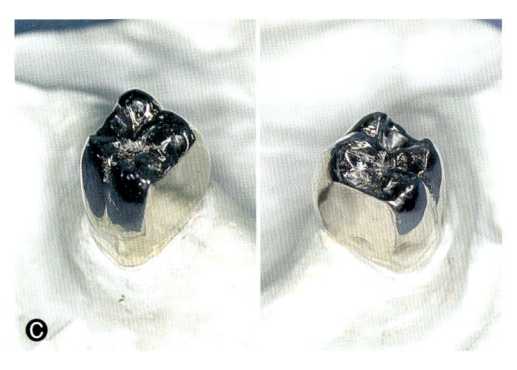

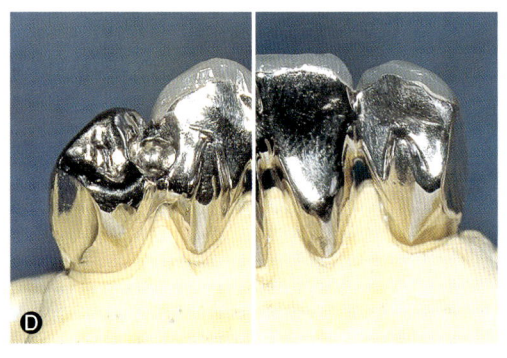

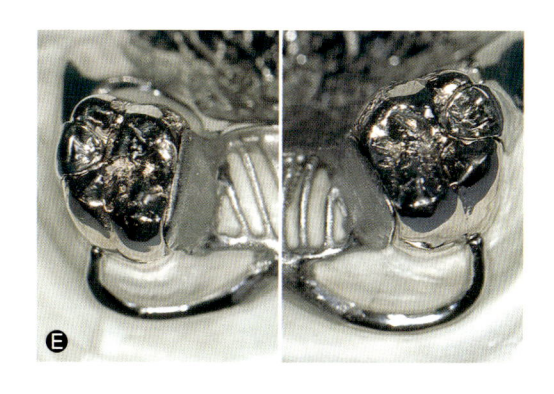

咀嚼時に脱落しやすい．

　②上顎の前歯部顎堤に対する下顎前歯の位置が前方で，いわゆる下顎前突の傾向がある．

　③上下顎義歯とも咬合時の沈下が著しい．

　④下顎残存歯の動揺はないが，臨床的歯冠歯根比が不良であり，残存歯の咬合力負担能力が低下していると思われる．

◆治療計画および処置

　治療計画：問題①にあげたように，7|7の歯冠形態の不良が原因でクラスプの維持力が不足しているので，7|7の歯冠補綴を行い，必要な維持力を得るためにクラスプ先端部の設定部位に適切なアンダーカット量を確保する．また，問題②に示したように，上顎前歯部人工歯は，歯槽頂よりかなり前方に排列されるので，上顎前歯部に咬合力が加わると，後方残存歯を回転中心とした沈下が生じやすい．旧義歯で採用されているエーカースクラスプでは7|7近心部が回転中心となるため，クラスプの先端部が上方に脱離する傾向がある（**A**）．そこで，回転の支点を欠損部から遠ざけるため，7|7の遠心にレストを設定する．また，義歯に加わった咬合力を歯軸方向へ誘導し，義歯の回転沈下を抑制するために7|7近心面にガイドプレーンを設定し，クラスプの維持アームはインフラバルジタイプを採用し，義歯の沈下により維持力が損なわれないようにする（**B**）．

　問題③にあげたように，いわゆる前後的すれ違い咬合であり，下顎残存歯と上顎義歯，上顎残存歯と下顎義歯が咬合するため，天然歯と義歯の沈下量の違いが強調される傾向がある．対策として，床面積はできるだけ広く設定して耐圧面積を拡大し，確実なレストを設置することにより義歯の沈下を制御する．

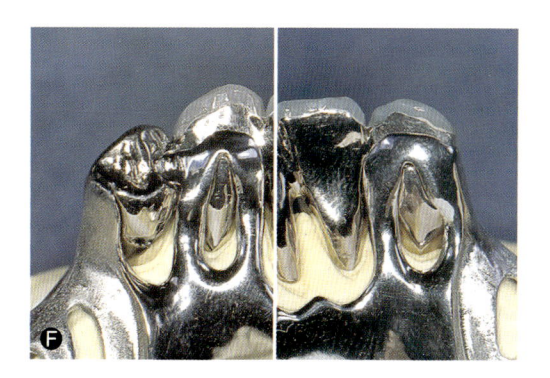

　問題④に示したように，下顎残存歯の臨床的歯冠歯根比が不良であるので，歯冠補綴により連結固定を行う．

　処　置：前処置として7|7および3|4に歯冠補綴を行った．7|7全部鋳造冠の咬合面に遠心レストシート，および近心面にガイドプレーンを設定した（**C**）．3|4の遠心面にもガイドプレーンを設定し，3|の舌面にシンギュラムレストシート，|4の咬合面に近心レストシートを設けた（**D**）．歯冠補綴物と支台装置を確実に適合させるために，義歯製作用の作業用模型に歯冠補綴物をトランスファーし，メタルフレームを製作した．上顎の支台装置には，いわゆるKratochvil型のRPIを近心側から設置した（**E**）．また，下顎の支台装置も同様にクラトビル型RPIを採用した（**F**）．さらに，小臼歯部にコットンロールを咬ませると容易に上顎義歯が脱落していたことから，人工臼歯はできるだけ顎堤頂上に排列して片側性平衡咬合を確立するとともに，義歯床研磨面の機能的形成により筋圧維持を期待した．

◆経過観察

　新義歯の上下顎義歯の維持は良好で，咬合時の沈下は旧義歯に比較して非常に小さくなった．

2 多数歯欠損に対する治療

1）中間欠損に対する治療

症例2　多隙性中間欠損の症例 ── 齲蝕が原因となった症例

◆**症例の概要**

主　訴：咀嚼障害と上顎前突様顔貌の改善を希望（61歳，女性）．

既往歴：全身的には特記すべき事項はない．上下顎とも多隙性欠損歯列で，残存歯は齲蝕罹患歯である．3|3の単純鉤をもつ21|12のみの可撤性義歯を装着し，下顎には齲蝕歯の8|8とは無関係に，43|，|34のエーカースクラスプをもつ765|67の遊離端義歯が装着されている．審美的要求は強いものの，残根状態の21|12の抜去には同意が得られなかった．

現　症：残存歯の753|34は失活歯で歯冠崩壊が顕著であり，8|7は生活歯であるが挺出し，傾斜が強い．

◆**診査および診断**

8753|347残存（6421|12568欠損），84321|123458残存（765|67欠損），顎関節側方X線規格写真および筋触診によっても顎関節や咀嚼筋の異常，開閉口路の偏位は認められなかった．

◆**治療計画および処置**

75|4の長期保存は困難と考えられた．残存歯の状態，位置から可撤性義歯の設計による残存歯の保護をはかる必要がある．また，将来的には8|7残存のIV級義歯となると考えられた．予後およびパーシャルデンチャーの装置の修理，変更を簡便かつ短時間で可能とする配慮が設計の時点で考慮すべき点と考えられる．

多隙性中間欠損の設計は，キーアンドキーウェイ，プレシージョンアタッチメントの設計による固定性補綴が基本であるが，本症例のように支台歯の動揺，歯周病などの不安要素がある場合，補修が容易なパーシャルデンチャーの選択が妥当であろう．設計に際しては，支台歯への側方負荷の可及的排除，パーシャルデンチャーによる支台歯の固定（二次固定），歯根内アタッチメント，コーピング冠や根面板などの採用による歯冠歯根比の改善，着力点の低位化，

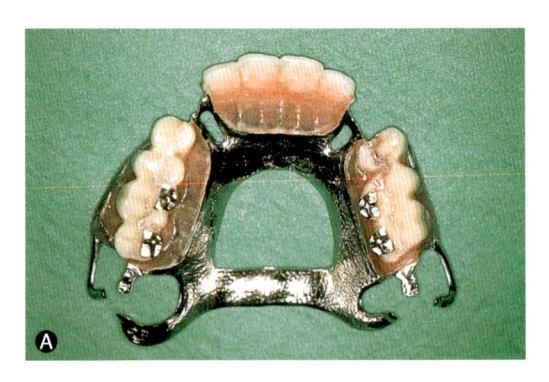

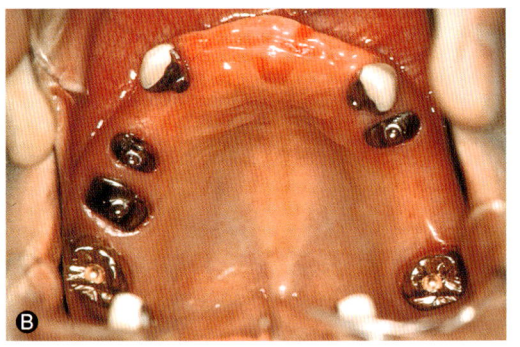

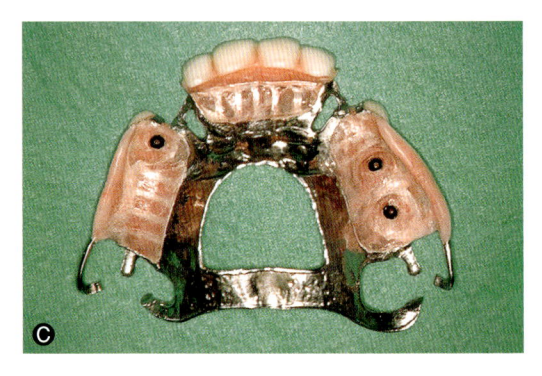

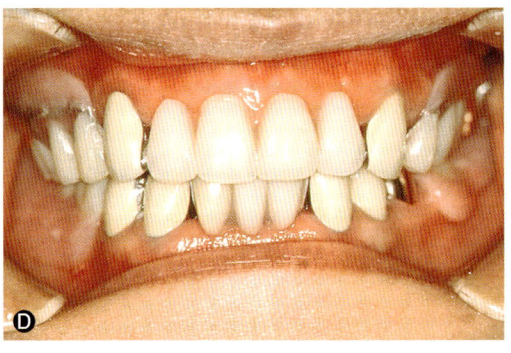

パーシャルデンチャーの構成要素や形態の単純化をはかる．

支台装置の歯冠補綴では，8|7には中心窩レスト，近心および口蓋側遠心偶角軸面の誘導面（guiding plane），頬側面に0.25mmのアンダーカットを形成し，B-Lバークラスプの支台歯とした．3|3には近遠心軸面の誘導面，基底結節レストを形成して，Ⅲ級2類のパーシャルデンチャーを製作した（**A**）．装着時，下顎の義歯床粘膜面の裏装，咬合彎曲の修正を同時に行って，咬合挙上と下顎位の設定，義歯の安定や3|3の負担過重に対処した．パーシャルデンチャー装着後，75|4の根管治療を行い，Oリングアタッチメントを製作（**B**）し，義歯の修理を行った（**C**）．

こうした処置と手順により，患者は下顎についてもアタッチメント義歯を希望し，下顎21|12の残根の抜歯に同意が得られた．さらに予防処置やブラッシングを行うようになり口腔衛生環境は好転した．下顎は43|345をコーヌス冠の支台歯とし，8|8は根面板としてパーシャルデンチャーを製作した（**D**）．唇側義歯床を削除して人工歯歯頸線と顎堤粘膜形態とを移行的にしたことで，口唇周囲の豊隆の自然感，患者のいう上顎前突様顔貌が改善された．

◆経過観察

パーシャルデンチャーによる支台歯の二次的固定，コーピング，根面板の採用による歯根膜の圧感覚受容がもたらす咀嚼の感覚など充足感が得られ，歯冠歯根比の改善による着力点の低位化，支台歯への機能的垂直圧と刷掃効率は予測を上回る75|4の長期保存が得られたが，5年後5|4は抜去し，裏装を行った．予後8年目

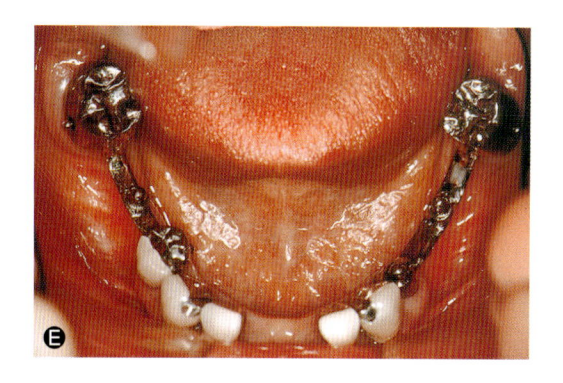

で3|3が脱落し，7+6の義歯となったが，患者は3|3の即日修理の措置に満足した．

以下に参考までに類似症例の設計例を示す．動揺歯の固定は可撤性補綴物による上記の二次固定（**A～D**）と一次固定（**E**）に大別される．**E**ではO'リングアタッチメントを連結桿上に設置することで，|74，|47の片側ごとの支台歯の一次固定，義歯による両側性の二次固定という二重固定によって支台歯の保護，維持と支持の広域分散がはかれる．**E**の設計では，43|3にRPIバークラスプの設置を準備し，|7|7にはB-Lバークラスプのための豊隆，中心窩レストを設計したものである．これらの準備により将来的な支台歯の脱落に対処することが可能となる．

文 献

1) 大山喬史ほか：O'ringを応用した新しいスタッドアタッチメント．補綴臨床，**7**：271-276，1974．
2) Dolder EJ：Bar dentures. *Int Dental J*, **14**：249-251, 1964.
3) 飯島守雄ほか：OPAアタッチメントを連結桿上に応用した局部床義歯．日大口腔科学，**14**：61-63，1988．

2 多数歯欠損に対する治療
1）中間欠損に対する治療

症例3 前歯・臼歯欠損への対応

◆症例の概要

主　訴：口臭と顎顔面の倦怠感および咀嚼疲労感（53歳，女性）．

既往歴：全身的には特記すべき事項はない．局所的には，ほぼ1年前，某開業歯科医師のもとで 753|3457，853|3458 を支台歯とする全顎陶材焼付ブリッジ（**A**）の治療を受けた．以来，口臭と咬合関係の不調を自覚し，再三の咬合調整を受けたが安定せず，しだいに顎顔面の倦怠感や疲労感が増大し，起床時や食後では暫時の持続的鈍痛が自覚されるようになった．膿臭を家人に指摘されるに及んで同歯科医師のもとでの治療を断念し，本学附属歯科病院に来院した．

現　症：上顎では，83|38 が生活歯，75|457 は失活歯であるが，根管治療の痕跡がなく，|45 は残根状態，|7 の支台歯合釘は穿孔した歯根外に突出し，歯頸部からの排膿が認められた．下顎では，5|5 は残根状態，|4 は支台歯合釘が穿孔した歯根外に突出し，5|45 の歯頸部からの排膿を認めた．

上下顎歯列咬合面の削除の痕跡は全顎に及んでいる．上下顎のいずれのポンティックもすべて鞍状型で設計されるブリッジである．Myo-monitorによる筋のリラクゼーション後に計測した安静空隙は約12〜13mmと大きく，閉口位では低位咬合特有の顔貌を呈する．

◆診査および診断

全顎Ｘ線写真および顎関節Ｘ線側方規格写真（Schüller法）の撮影，診断用模型のフェイスボウトランスファー，チェックバイトによる咬合器付着と咬合分析，中耳および蝸牛機能検査の結果，補綴物に起因する低位咬合と歯周疾患と診断した．

◆治療計画および処置

本症例では，①咬合高径の改善を含む下顎位の整位，②ブリッジの撤去，抜歯や歯周治療の期間における暫間補綴が必要となるが，即時義

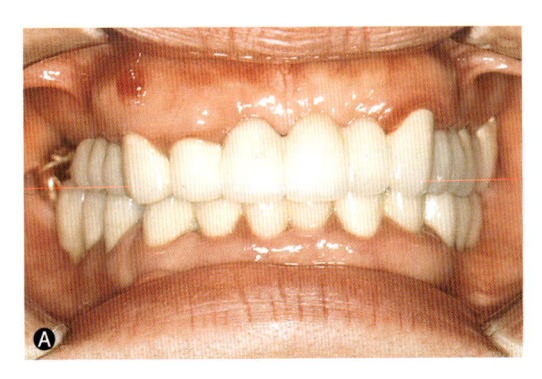

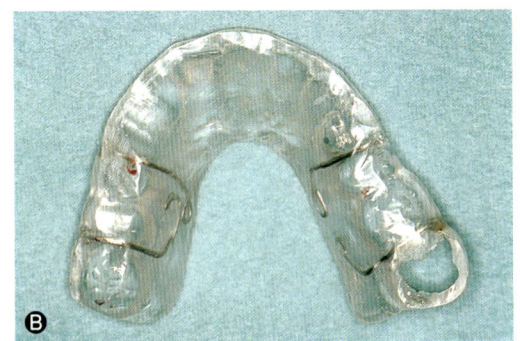

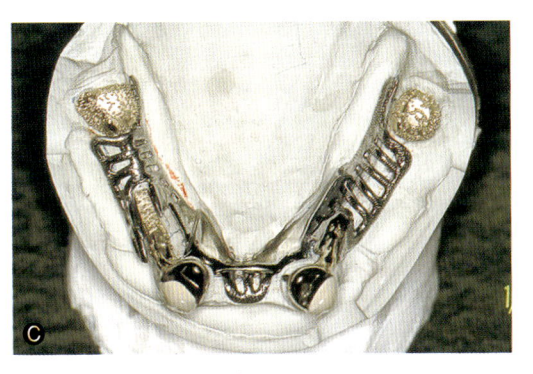

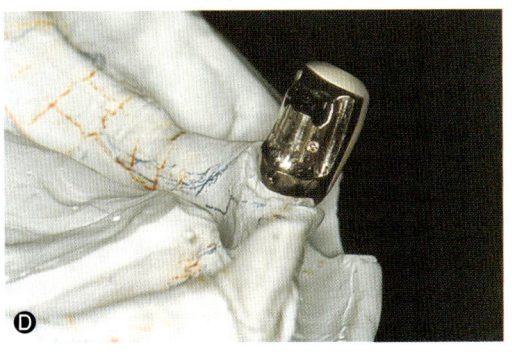

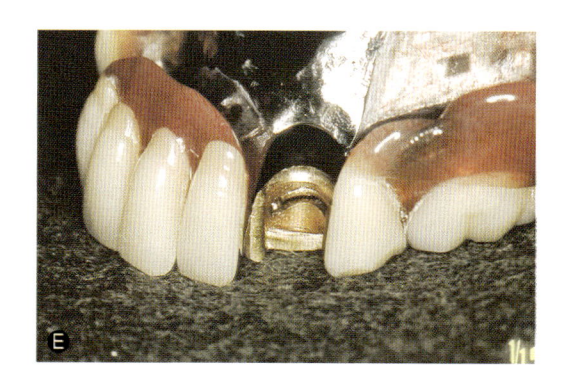

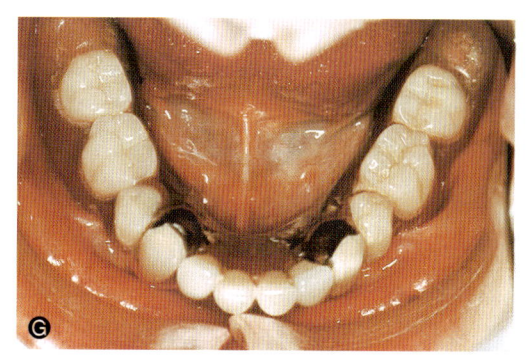

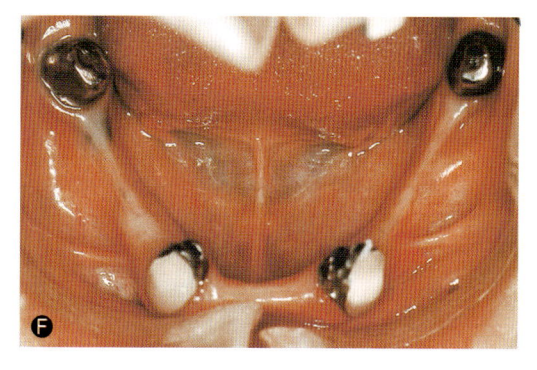

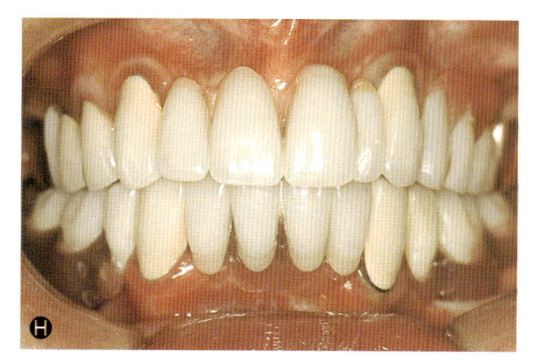

歯の製作で患者の同意を得た．

　咬合器に付着した診断用模型上で，常温重合レジンと既製ボールクラスプワイヤーを用いスプリントを製作し装着した（**B**）．

　個人トレーにより印象採得した即時義歯作業用模型は，フェイスボウトランスファーとスプリントを用いて採得したチェックバイトによって咬合器に付着した．即時義歯の完成後，上下顎のブリッジを切断除去し，75|457，5|45 の抜去を行い，即時義歯を装着した．常温義歯のレストは咬合面全域を被覆するよう製作し，表面にはリテンションビーズを付与して常温重合レジンを盛りつけた．歯周処置と並行して根管治療を行った．

　最終補綴物は，審美的要求からテレスコーピック義歯とすることとし，7543|38，下顎 83|38 の歯冠補綴を行った（**C**）．3|3 は金属焼付陶材冠の dowel, dimple-bar system の支台装置（**C～E**），8|8 は喪失後の対処としてコーピングクラウンとし，外冠表面にはリテンションビーズを付与して義歯床と固定した．

◆ **経過観察**

　F～H は，9 年間経過した支台装置とパーシャルデンチャーである．支台歯の陶材の一部破損や辺縁歯肉の発赤，人工歯への歯石付着が認められる．ほぼ 3 年に 1 回の義歯床の裏装，1 回の人工歯（Leivin blade）に対応する臼歯中心窩の充填を行っているが，9 年間患者は満足し，リコールにもきわめて協力的である．

　前歯・臼歯欠損の症例で，固定性ブリッジと可撤性パーシャルデンチャーのいずれかの設計の判断は，基本的には欠損形態の豊隆回復の必要性の有無と清掃性といえる．残存歯の連結固定が必要である場合，支台歯連結による一次固定と義歯による二次固定では，力学的作用に見解の相違はあるとしても，実際の臨床では予後管理や補修の容易さ，確実さは重要な判断要素となろう．本症例の患者は医師の妻で，自身の受けてきた歯科治療を評して"医者選びも寿命のうち"との名言を遺した．

文 献

1) 松本敏彦：Dowel, dimple-bar system による審美的補綴．日大口腔科学，**11**：35-41，1985．
2) Iijima M, et al：A case report of removable partial denture using the dimple-bar telescopic system. *J Oral Sci*, **40**：43-47, 1998.

2 多数歯欠損に対する治療
2）遊離端欠損に対する治療

症例1 両側性遊離端欠損の症例

◆症例の概要

主　訴：義歯で噛めず，顎の関節が痛くなる（53歳，女性）．

現　症：7―4|4―7欠損，1|1は上顎の口蓋側歯肉に咬み込んでいる（A）．左側に顎関節痛がある．旧義歯は3|3にレストなしのワイヤークラスプによるレジン床義歯で，顎堤の吸収とレジン歯の咬耗に伴う床の沈下と咬合位の低下を認める．他医院においてリラインによる咬合挙上や，金属床義歯の製作を行ったが，頭痛や舌の違和感などを生じて使用できなかった（B，C）．

◆診査および診断

残存歯は修復処置が多く施されているが，おおむね良好である．欠損部顎堤の吸収は中等度，粘膜に異常所見はない．咬頭嵌合位の前歯の咬合位からみて咬合高径は明らかに低下しており，左側側方運動時には第一小臼歯舌側咬頭の強い干渉が認められた．

義歯はレストの設計や床の外形からみて，支持力に対する考慮が不十分であり，上顎左側第一小臼歯の咬合干渉とあいまって主訴につながる症状を発現していると診断された．

◆治療計画および処置

咬合位の低下と側方運動時の咬頭干渉による顎関節痛があるので，治療用義歯として咬合挙上用のレジン床義歯を装着し，咬合調整を行いながら経過をみる．咬合の改善を確認した時点で，長期間咬合位を保持しうる金属二重構造義歯を製作する方針とした．

最初に透明レジン床に人工歯を排列した咬合挙上義歯を装着した．下顎前歯部で約1.0mm挙上し，咬合調整しながら経過をみたが，顎関節の痛みもなく，よく噛めるとのことであった．

約半年後に左側遊離端部から床破折を生じたため（D），咬合位の確保と破折防止を目的に金属構造義歯を製作した．

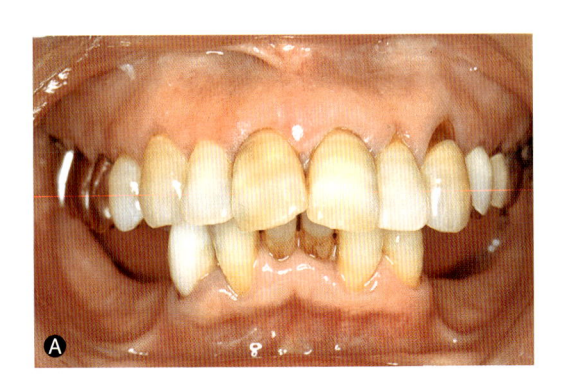

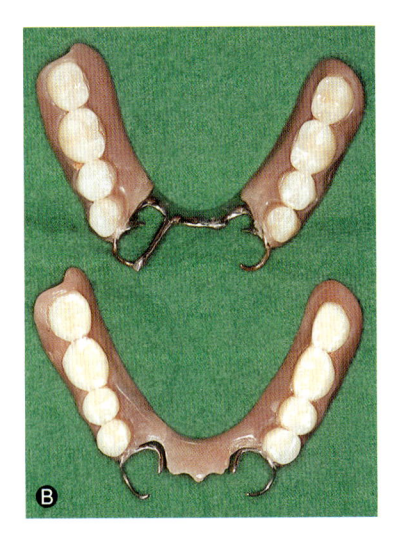

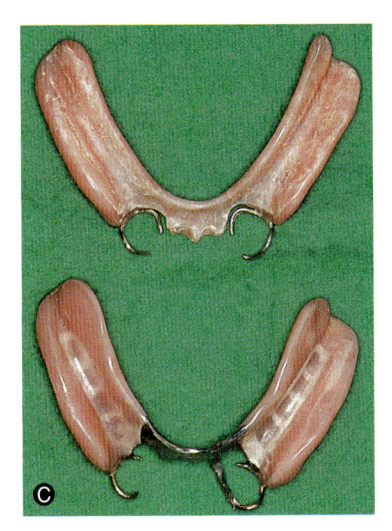

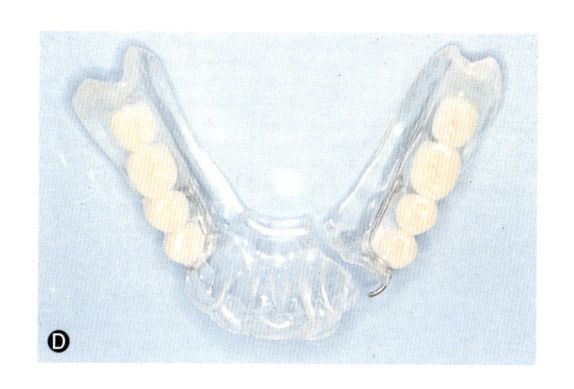

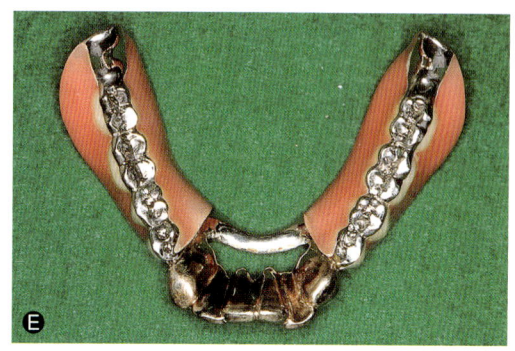

支台装置は両側犬歯をキャップクラスプとし，切歯は連続切縁レストで最大限の歯根膜支持を求める一方，粘膜支持も最大限に求められるように，機能印象の範囲内で床面積を広く設定した（E，F）．

支台装置と人工歯咬合面は一体化され，下部スケルトン構造やリンガルバーと立体的な二重構造を成している最も強固な構造である．使用金属は支台装置が白金加金，その他の構造はコバルトクロムのワンピースキャストで製作し，鑞着して一体化した．

本症例では，咬合挙上とその咬合位の保持という機能性を最大限に求めたため，下顎前歯部や臼歯部咬合面に金属が見える設計になっている（G，H）．審美性を重視する場合は，Ｉバークラスプ，ハーフクラスプ，隣接面鉤などを用いるが，歯根膜支持のためのレストを省略することは避けなければならない．

臼歯部人工歯はレジン歯または陶歯を用い，二重構造フレームワークは人工歯の下部に収める設計とする．

金属構造義歯は，通常の義歯以上に装着後の削合量を少なくし，できるだけゼロにすることが望ましい．そのためには機能印象，咬合採得と機能的咬頭路（FGP）を同時に採得する機能的咬合印象法，ならびに10μm単位の調整が可能なマイクロメーターを組み込んだ咬合器と高精度の技工技術が不可欠である．

印象法の考え方

パーシャルデンチャーの印象採得は，機能印象が必要である．本症例のような長い両側性遊離端欠損症例は，とくに歯根膜粘膜混合支持の

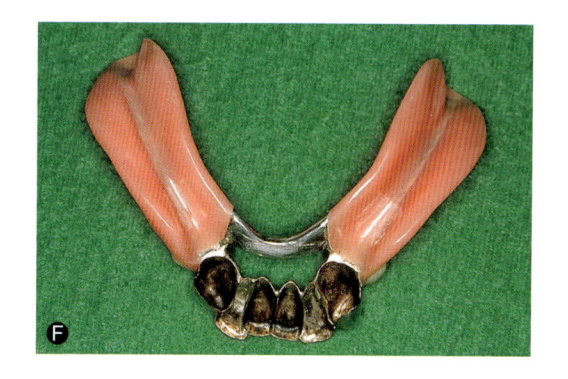

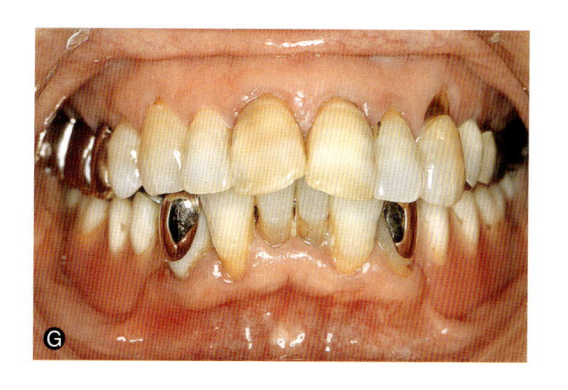

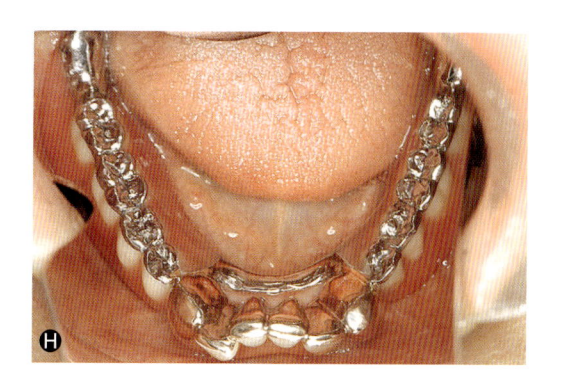

性格が強く，オルタードキャストテクニックの適応症といわれている．この方法は，まず解剖的印象から製作された作業用模型上で金属床義歯のメタルフレームを製作し（I），それを口腔内に試適したのち，遊離端欠損部に基礎床を設置して機能印象と咬合採得を行う方法である．採得された印象に石膏を新たに注入して作業用模型の欠損部を改造する（J～L）ので模型修正（改造）印象法と呼ばれる．有効な粘膜支持を最大限に求めるためにはよい方法である．

しかし，リライン法の進歩した今日の臨床においては，完成義歯の装着後に咬合圧下で直接法リラインを行えば，さらに精度が向上する．

本症例の場合は，金属構造義歯の設計であり，臼歯部人工歯と前歯の切縁など，対合歯と接触する部分はすべて金属で製作されるため，粘膜支持に加えて，対合接触にかかわる咬合面，切縁の製作精度を必要とする．そのため，機能印象と咬合圧印象およびF.G.P.テクニックを組み合わせて，同時に採得する機能的咬合印象法を用いた．この印象法とそれにつづく一連の技工操作を精密に行うことによって，完成後に口腔内で咬合調整を必要としない義歯の製作が可能になる．

◆経過観察

本症例は1983年4月に装着し，1999年6月現在，約16年経過している[4]．1987年3月，3̄のポストクラウンが歯根破折と診断されたが症状はほとんどなく，1990年8月までそのまま使用を継続できた．同月，ポストクラウンの除去，破折歯根の抜去，人工歯の追加修理を行ったが，義歯の維持安定は良好であり，支障なく経過した．

1991年12月，"義歯がゆるくなり，浮き上がりやすくなった"との訴えにより，2̄にワイヤークラスプを追加した．

1993年3月，"右側でりんごなどの厚いものを噛むと左側の顎が疲れる"などの訴えにより診査したところ，義歯の左右的な動揺がわずかにあり，義歯床の適合試験では左右差（左が厚い）を認めたため，装着10年後にしてはじめてリラインを直接法で行った．このころか

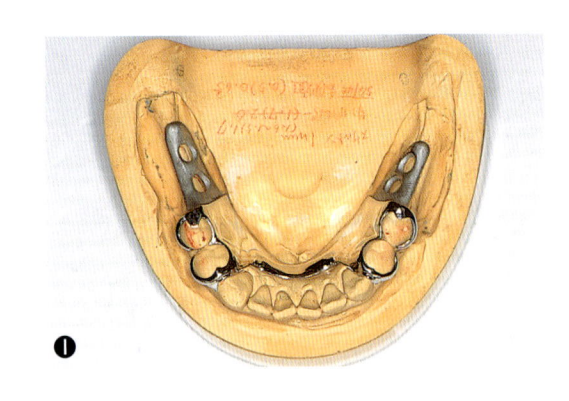

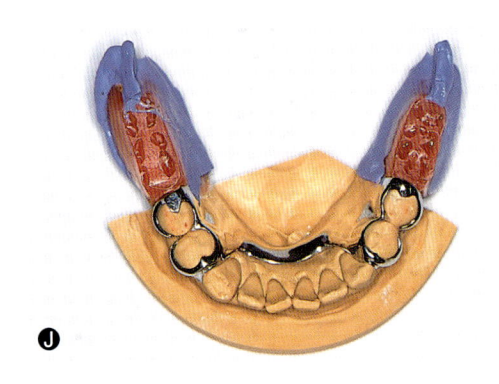

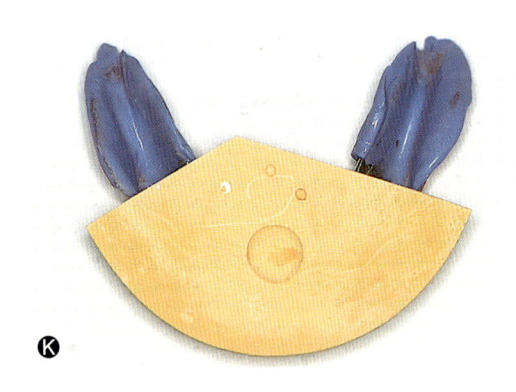

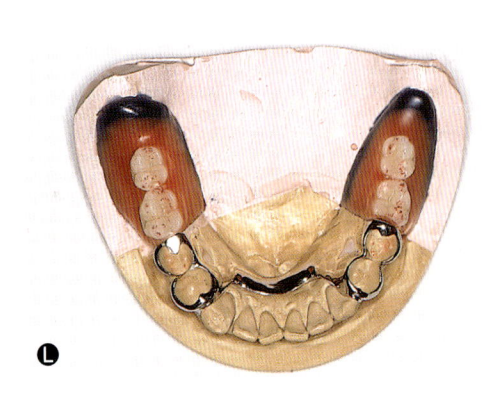

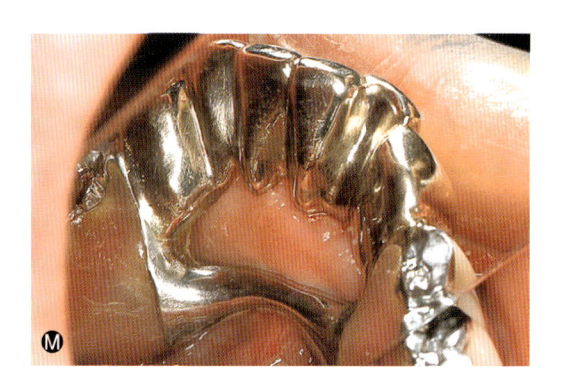

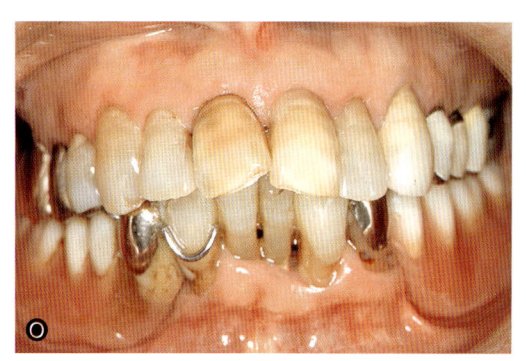

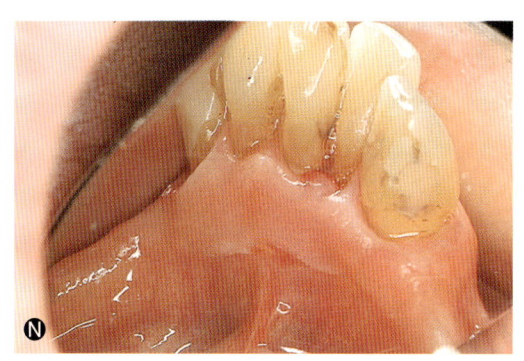

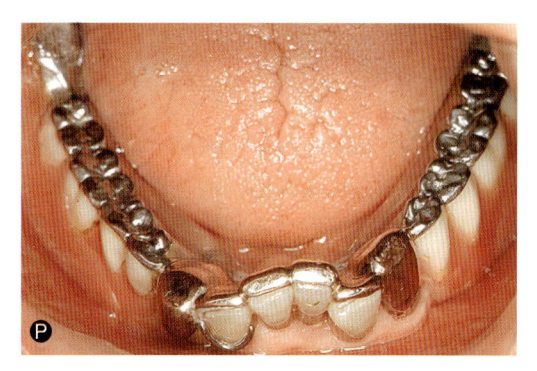

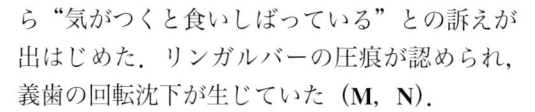

ら"気がつくと食いしばっている"との訴えが出はじめた．リンガルバーの圧痕が認められ，義歯の回転沈下が生じていた（**M, N**）．

下顎前歯と上顎右側大臼歯に歯周疾患の痛みや腫れなどの症状，それをかばうための咬合の不調和，義歯による疼痛，左側顎関節のクリックなど，さまざまな症状をときどき繰り返しながら，1997年11月，急性肝炎，胆嚢摘出の手術で入院した．

その後，"義歯を外していたため合わなくなった"との訴えで再来院した．義歯床レジンを大幅に削除し，暫間軟質裏装材（Softliner®）を用いて適合を調整した．約1カ月後，支台歯と支台装置の適合と暫間軟質裏装材は良好な状態を示したので，光重合レジンで直接法により，再裏装を行った．

1998年3月の咬合状態と下顎義歯の咬合面観は，15年前の装着時とほとんど変わらずに咬合位を保持し，良好に機能している（**O, P**）．

文 献

1) 阿部　實ほか：機能的咬合印象法．歯界展望，**62**（2）：213-225，1983．
2) 阿部　實ほか：パーシャルデンチャーの印象法とその考え方．歯科ジャーナル，**22**（4）：377-384，1985．
3) 阿部　實ほか：マイクロメーターを組み込んだ咬合器の試作．日本補綴歯科学会雑誌，**28**（1）：128-129，1984．
4) 竹花庄治ほか編：歯科技工アトラス5．第1版，医歯薬出版，東京，1983，p.179-195．

2 多数歯欠損に対する治療
2）遊離端欠損に対する治療

症例2　前歯・臼歯欠損の症例
―― 3|3 残存の歯周組織を考慮したオーバーデンチャーの症例

◆症例の概要

　主　訴：義歯の不安定感と咀嚼時の疼痛（50歳，男性）．

　現病歴：高度な歯周疾患により次つぎと歯を喪失し，現在は 543|23，3|3 残存のみとなった．3|3 残存歯は有髄歯で歯周疾患が進行中であり，歯槽骨は歯根長1/2まで吸収し，歯の動揺もみられる．

◆診査および診断

　本症例の咬合支持は，上顎両側犬歯の近心切縁斜面と下顎犬歯の遠心切縁斜面のみで，Eichner B4に分類され，十分な咬合支持を有していないので，咬合支持の立場からは困難な症例となる．3|3 残存歯は，有髄歯で齲蝕はないが，デンタルX線像では歯槽骨は歯根1/2にまで吸収している（**A**）．歯周ポケットも6〜7mm程度あり，辺縁歯肉は肥厚し，炎症による発赤が認められる（**B**）．

　また，このような残存症例では常にみられるように，歯冠は咬合平面より大きく挺出している．顎堤形態も，歯周疾患により歯を喪失したことから，また不適合な義歯装着によりかなり吸収し，条件はよくない．

　咬合支持域，残存歯の固植状態，歯周組織の状況，顎堤形態などすべてに悪条件が重なっており，コンプリートデンチャーの移行義歯としての基本的方針は避けられないが，可及的に 3|3 歯根の延命はかり，長期的な咀嚼力の発現を目指して，歯根アタッチメントを応用したオーバーデンチャーの設計を立案した．

◆治療計画および処置

　①補綴前処置としての歯周治療：3|3 残存歯の進行している歯周疾患を治療することから始める．歯周ポケットの切除（**B**），スケーリング，プラークコントロール，ブラッシング指導など，本治療計画においては歯周組織の炎症の防止が必須となる．

　②残存歯の咬合平面からの突出をなくし，ス

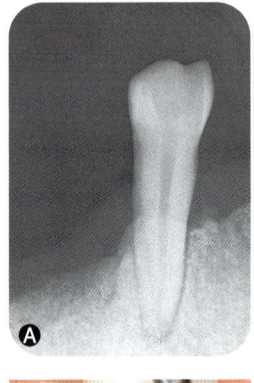

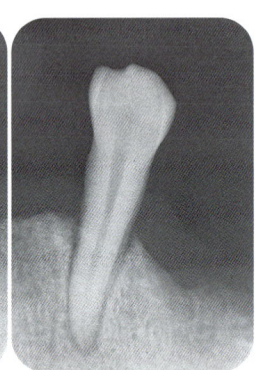

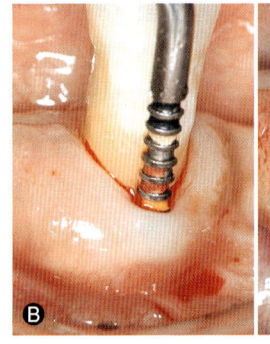

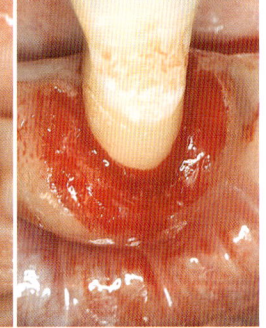

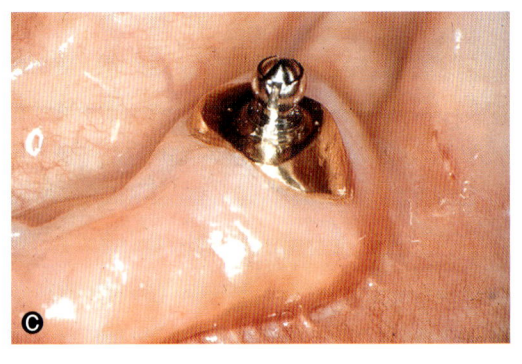

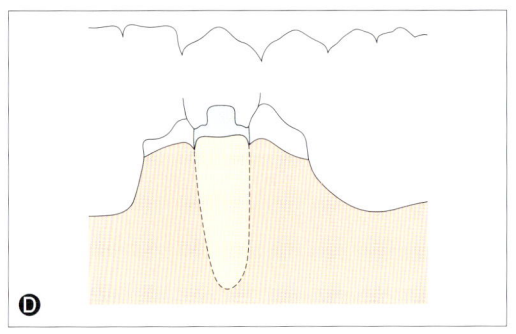

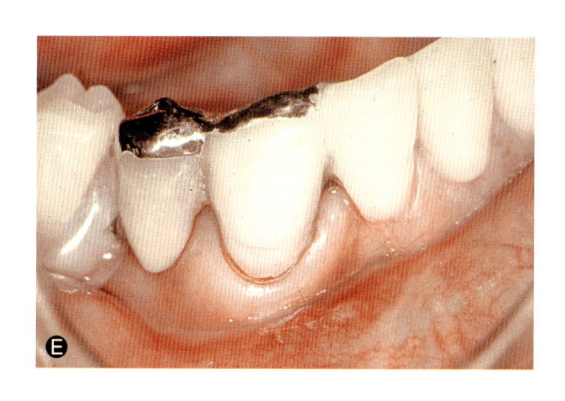

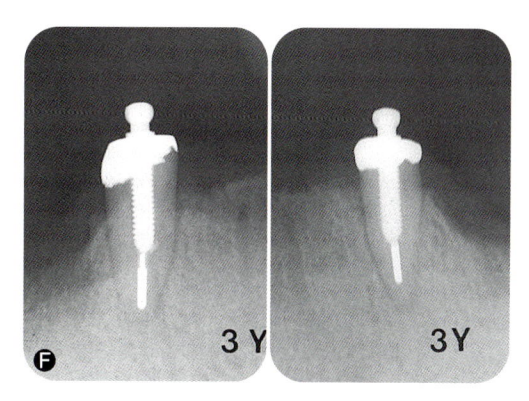

ムーズな咬合平面を確立し，歯冠歯根比の改善をはかり，義歯の安定のため，オーバーデンチャーの設計を行った．

③緩圧型歯根アタッチメントを応用し，支台歯への側方力の緩圧をはかる．補綴前歯周処置が完了した根面アタッチメントと辺縁歯肉の状態をCに示す．

④緩圧型根面アタッチメントを応用した理由：3|3残存症例において，コーヌステレスコープ，ドルダーバーなど，義歯床と支台歯を強く連結（リジッドコネクター）を応用し，支台歯も顎堤もすべて動員して義歯の非動化を目指し，義歯の一体化はかることは有効な方法である．しかしながら，本症例では，前述のように，悪条件が重なっており，とくに顎堤条件がよくないことは，リジッドコネクティングは支台歯への負担加重を招き，支台歯の喪失の原因となると考えた．このような理由で，緩圧型歯根アタッチメントを選択した．支台歯への側方力は，咀嚼時に義歯の人工歯の接触を介して発現するので，可及的に垂直力が生じるように，適正な中心咬合位と人工歯排列に注意を払わなければならない．

⑤歯周の衛生を考慮した設計：本症例における最も重要な治療概念は，歯周組織の炎症を防止し，プラークの付着を避けることにある．そこで，オーバーデンチャーによくみられる床面で歯肉辺縁をカバーして同部を機械的に刺激する形態を避けて，根面部の真上に硬質レジン前装の鋳造冠による人工歯としての形態を製作し，冠内面にアタッチメントのフィメールを固定するようにし，根面板部の歯肉をオープンにした（D）．義歯装着時の3|の健康な歯肉形態をEに示す．

⑥インフォームドコンセント：3|3の残存歯の延命をはかり，義歯の連結に応用することのメリットを説明し，そのために抜髄処置，歯冠切断に伴う歯冠の喪失を伴うことの同意をまず得ておく．そして，この歯の延命には，患者自身によるブラッシングの必要性を理解させ，併せて義歯の清掃の仕方も説明しておく．また，リコールシステムについても説明し，アポイント以外でも，咬合の変化や違和感，床の不適合，痛みの生じたときには必ず来院することを約束させる．そして，歯の延命と長期間にわたる本義歯による快適な咀嚼は，歯科医師と患者の両者の努力が必要条件となることを理解してもらい，治療方法（補綴設計）や長期管理の方針についての患者の積極的な同意を得ておく．

◆経過観察

インフォームドコンセントの効果により，ブラッシングによる口腔清掃を日常の行動習慣に取り入れ，リコールにも応じている．3年後の支台歯のデンタルX線像（F）においても，歯槽骨の吸収の進行はなく，逆に術前の歯根膜腔の拡大（A）が消失し，骨植の改善傾向がみられた．

2 多数歯欠損に対する治療
2）遊離端欠損に対する治療

症例3 前歯・臼歯欠損に対する治療 — 5|4残存の症例

◆症例の概要

主　訴：入れ歯がガタついてうまく噛めない（68歳，女性）．

現病歴：40歳代から歯周病のため上下顎残存歯を徐々に失いはじめ，数年前から残存歯は上顎の2本のみとなった．近医で上顎パーシャルデンチャーおよび下顎コンプリートデンチャーを製作するも，機能時の上顎義歯の動揺が著しく，繰り返し調整を受けたにもかかわらず，咀嚼障害はいっこうに改善されなかった．そこで再度，新義歯製作を希望して当院を訪れた．

全身的既往歴：特記事項なし．

現　症：上顎は右側第二小臼歯と左側第一小臼歯の2歯残存，下顎は無歯顎である．欠損形態はKennedy I級1類（上顎），Eichner C2に分類される．上顎右側第二小臼歯にはやや高さのあるメタルコーピングが装着され，左側第一小臼歯には全部鋳造冠による修復処置がなされていた（**A**）．上顎欠損部分には，この両歯を支台歯としたレジン床義歯が（**B**），対合の下顎にはコンプリートデンチャーが装着されていた．顎機能には特に問題はなかった．

◆診査および診断

上顎に装着されている義歯は，義歯床の不適合，ならびに支台歯と義歯床との連結強度不足に起因する機能時の動揺が著しく認められた．上顎の残存する2歯とも骨植は良好とはいいがたく，動揺度はいずれもm_1〜m_2であった．X線所見では，中程度の水平的歯槽骨吸収が認められた．残遺顎堤の形状は良好であり，顎粘膜の被圧縮性は小さかった．下顎の義歯に関しては，とくに問題点は見当たらなかった．以上から，上顎義歯の設計不良による補綴的障害症例と診断した．

◆治療計画および処置

今日では，遊離端欠損症例に対する義歯の設計時には，リジッドサポートを成立させるような治療方針が一般的となりつつある．Körberは，

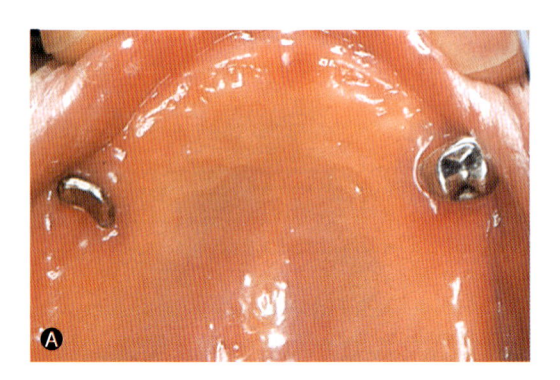

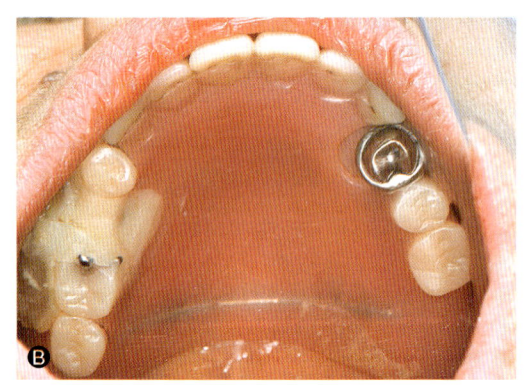

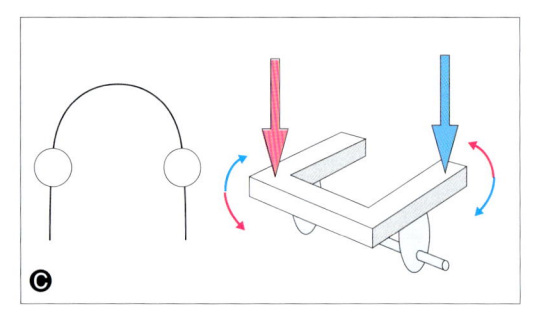

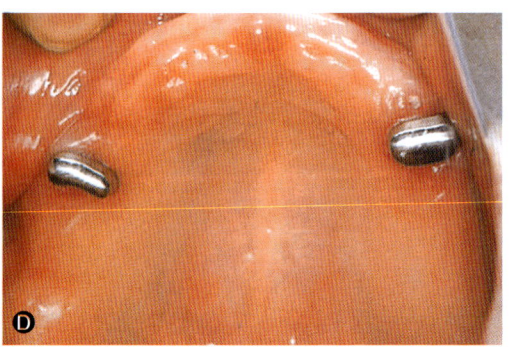

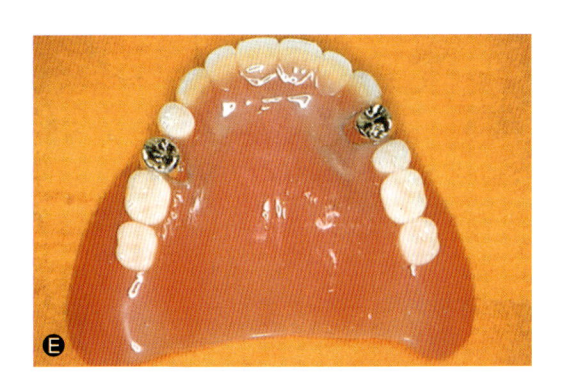

リジッドサポート成立の条件を満たす臨床的状況として，以下の点をあげている．

　①長い遊離端欠損，少なくとも3歯の長さ，すなわち犬歯あるいは第一小臼歯以降の欠損である．

　②顎堤粘膜が硬いもの，被圧縮性が高くフラビー状のものは不適当である．

　③支台歯の歯列内分布状態が適切である．

　④支台歯の歯周組織に異常がない．

　これらから，かなりの広い範囲の遊離端欠損様式に対してリジッドサポートは適応となる．しかし，残存歯列の支台歯配置には2つの禁忌症があるとされている．すなわち，残存歯あるいは残存歯群が対称的および対角線的配置のものである．この場合，当該支台歯を用いてはリジッドサポートは成立しない．対称的配置とは，両側の小臼歯のように支台歯が歯列の中央部で向かい合っている状況であり，両支台歯の連結によって歯列内に傾斜回転軸が生じる（C）．一方の対角線的配置とは，犬歯と大臼歯のような場合で，同様に対角線的に傾斜回転軸が生まれる．このような場合，軸を境に前後した義歯部分に交互に荷重が作用し，両支台歯は大きな変位を強いられる．義歯は傾斜軸の周りに，はじめ1つの方向に回転し，荷重の部位の変化に伴い今度は反対の方向へ傾斜する．歯周組織が十分に安静状態に戻らないうちに荷重方向が変化するため，支台歯は2つの方向へ強制的に変位させられ，歯周組織の障害が引き起こされる．

　本症例は対称的配置症例の典型例である．Körberは，このようなリジッドサポートの禁忌の場合には，Resilienz-teleskopeのような沈下可能なシリンダーテレスコープを支台装置として応用することをすすめている．これに対して，五十嵐は，顎粘膜支持を可能なかぎり最大に求めて義歯の動揺を抑制し，支台歯には義歯の安定を支える程度の役割を与えるようにしておけば，リジッドサポートは決して禁忌であるとは断言できないと述べている．本症例では，後者の考え方に基づき治療方針を立案した．

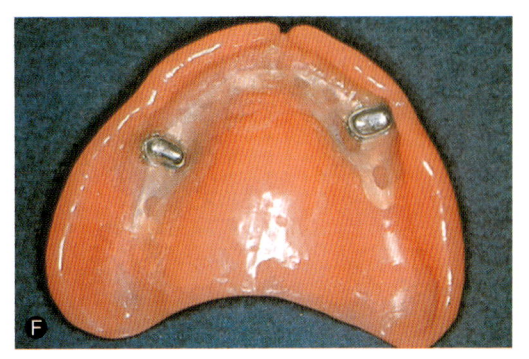

　上顎の両支台歯には強い維持を求めず，支持・把持を中心とする機能を期待した設計とした．支台装置にはコーヌステレスコープを選択したが，内冠のコーヌス角は全周8°とし，歯冠長も通常より短い形態とした（D）．これにより内外冠による維持力は義歯の離脱にわずかに寄与する程度のものとなり，むしろ義歯床をコンプリートデンチャーに準じる大きさにしたことで，主に床の辺縁封鎖による維持を求める設計となった（E，F）．下顎に関しては，通法に従ってコンプリートデンチャーを製作することとした．人工歯は前歯部にはレジン歯を，臼歯部には20°陶歯を使用し，咬頭嵌合位では上下顎臼歯部が均等に接触するように調整し，偏心位では片側性の平衡咬合となるようにした．

◆経過観察

　定期的にリコールを行い，両支台歯のメインテナンスを行っているが，義歯装着後数年を経過した現在においても，動揺度はm_1で，歯周組織の炎症も低レベルに保たれている．

　リジッドサポートの禁忌症といわれていた症例に対して，支台歯に配分される機能時の負荷を適切にコントロールすることにより，コーヌステレスコープも十分応用可能であることが判明した．

2 多数歯欠損に対する治療
2）遊離端欠損に対する治療

症例4　いわゆる側方遊離端欠損の症例

◆症例の概要

　主　訴：義歯が不安定で食事がしづらい（68歳，男性）．

　現病歴：15年前初診．上顎はこの時点で残存歯が左側にのみ集中した状態で，欠損部はいわゆる側方遊離端欠損となっていた．残存歯のうち357をテレスコープ支台装置としてリジッドサポート理論に基づいた有床義歯を設計，製作し，14年が経過した．1年前，残存歯のうち，3 の内冠が築造体ごと外れ，義歯が不安定となったため，義歯を再製作することとなった．患者は今までと同様な構造の義歯を強く望んだ．

◆診査および診断

　現在まで14年間装着されてきた上顎義歯は，装着期間中2回リラインを経験したが，全般的にはこの間大過なく機能している．この欠損型はいわゆる側方遊離端欠損と呼称されており，残存歯の配置が左右的にアンバランスであり，通常のクラスプ義歯では十分な義歯の安定が得られないため，しばしば義歯の側方回転沈下を生じる（**A**）．そこで，15年前の時点で，支台装置には把持効果に優れ，義歯床の安定に大きく寄与できるテレスコープ支台装置を選択した．14年間の経過観察中，患者の主観的な評価も，客観的な診査によっても大きなトラブルはみられなかった．通常，遊離端欠損というと後方歯が欠損する場合をいうが，症例のような「側方遊離端欠損」またKennedy IV級欠損にみられる"前方遊離端欠損"などの場合も，十分な設計と的確な義歯製作を行えば，より長期的な成功が得られる．しかし，14年間の装着によって義歯床用材料は変質し，色調もかなり黄変している．さらに，予防歯学的には義歯床表層のプラーク沈着が義歯床の吸水性の悪化とともに増加している．下顎は14年間に両側性の遊離端欠損となってしまったが，義歯により十分に補綴されており，上顎義歯が再び安定した状態で装着されれば義歯による咬合支持の回復はほぼ完全となることが予想される．

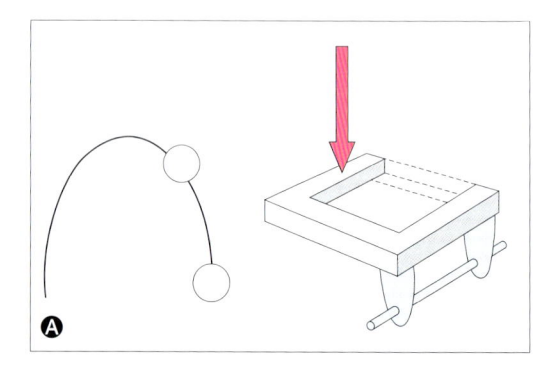

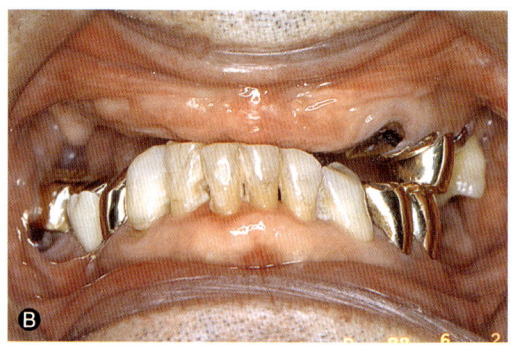

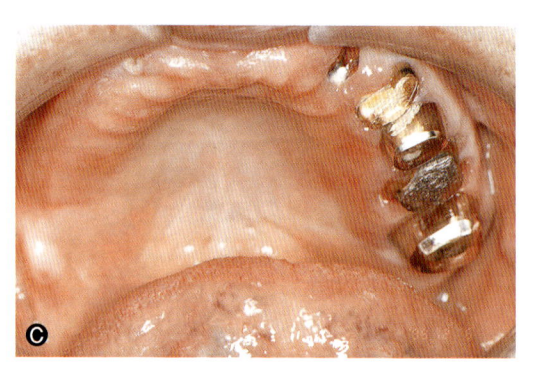

◆治療計画および処置

　15年前の時点で，すでに根面板となっていた46 は14年間義歯床に被覆されてきたが，周囲歯周組織の状態は不良で（**B**，**C**），テレスコープ支台装置とするほうが口腔清掃に有利であることから，再製作においてはこれら根面板も維持力を最低とした支持コーヌスとすること

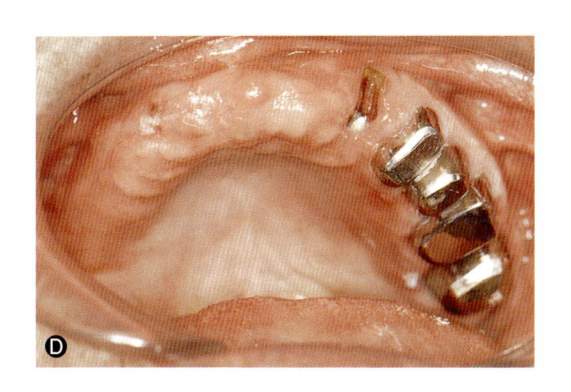

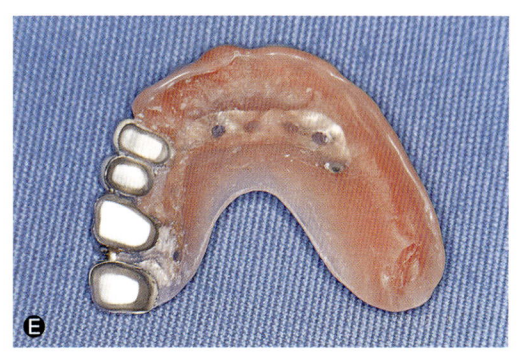

とする．現在使用中のテレスコープ義歯を改修するため，暫間義歯が必要となる．そこで，現状の残存歯の状態でまず |57 のテレスコープ内冠上に常温重合レジン製の外冠を製作し，他の人工歯部分はアクリルレジン歯を排列したフルプレートの暫間テレスコープ義歯を製作装着し，旧義歯を回収した．旧義歯は前歯人工歯を取り外し，また旧外冠メタルフレームワークを再利用するため，床用および前装レジンをすべて取り外した．これには，高温に熱したパラフィンワックス中に義歯を浸漬し，金属部を劣化させないようにして瞬時に取り外した．

新義歯では，上記の旧義歯の外冠・メタルフレームワークをそのまま再利用し，これに新たに加えた |46 の外冠・メタルフレームワークを鑞着して使用することとした．残根状となった 3| は，義歯装着後に抜去することとした．

義歯装着に先立ち，有床部の外形を点検し，過長の部位はあらかじめ削去した．次いで，新たに設定した内冠 |46 をまず合着し，義歯全体を装着した．短期的な経過，とくに義歯の沈下をみながら，装着1週間後に十分な咬合調整を行った（**D～F**）．

◆経過観察

義歯装着後の経過は良好で，義歯床の沈下もほとんど生じなかった．欠損側での咀嚼も十分に行え，患者の満足が得られた．3| の残根は義歯装着後抜去したが，3×2×2mm程度で，顎堤の治癒後の吸収はほとんど生じなかった．このように長期的な装着後の義歯再製作時に旧義歯のメタルフレームを再利用できることは，テレスコープ義歯の一つの大きなメリットであるということができる．本症例のようないわゆる"側方遊離端欠損"症例の場合，クラスプ義歯では機能時の義歯の安定を得ることが困難であるため，有床部の床外形をほとんどの場合，コンプリートデンチャーと同様のフルプレートとし，義歯の安定を企図することが多い．しかし，この場合でも義歯が欠損側に向けてしだいに沈下し，義歯によって構成された咬合平面が欠損部に向けて傾斜していくことがまれではない．この点，支台装置に把持作用に優れたテレスコープ支台装置を適用し，同時に有床部の適合を確保すると，義歯の沈下は最小となり，クラスプ義歯で生じる欠損部へ向けての義歯の持続的な沈下から免れる．しかし，テレスコープ義歯といえども，定期的な経過観察は重要で，有床部の適合診査，支台歯の歯周組織の点検などを怠りなく行い，適宜対応することが義歯の寿命と患者のQOLを保証していくうえで重要である．

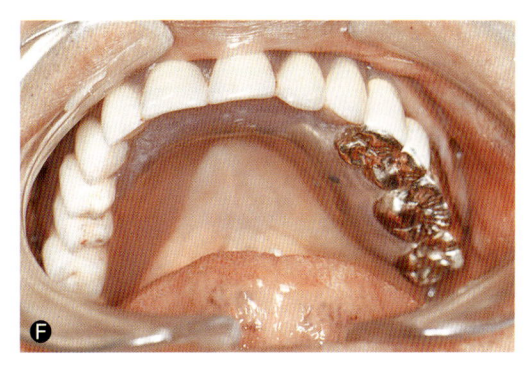

文　献

1) 河野正司，五十嵐順正訳：ケルバーのコーヌスクローネ．医歯薬出版，東京，1986．

3 すれ違い咬合に対する治療

症例1 前後的すれ違い咬合に対する治療

◆症例の概要
　主　訴：義歯の破損と不適合（62歳，女性）．
　現　症：$\frac{4|4}{765|567}$ 欠損．これまで2〜3年ごとに義歯の再製作を繰り返しており，また肝炎の既往がある．

◆診査および診断
　上顎残存歯の骨植は良好であるが，一部にクラウン辺縁の不適合と歯根の露出がみられる．下顎前歯部は歯周疾患が進行しており，軽度の動揺が認められる（**A**）．患者の要望や通院の条件から残存歯の処置を最小限にとどめ，直ちに義歯製作に取りかかることにした．

◆治療計画および処置
　すれ違い咬合に伴う過大な咬合力に抵抗する支持能と強度を有するとともに，装着感に留意した設計を考えた．
　一般にすれ違い咬合では，上下顎の少なくとも一方に動きの少ない強支持型の義歯を設計し，対顎の残存歯との間で咬合位を保持する設計が行われる．前後すれ違い咬合では上顎に大きな中間欠損部をもつことが多く，歯の支持，粘膜支持とも得られやすい．そこで，上顎に強支持型の義歯を設計することが多い．
　本症例では，上顎の残存歯すべてにキャップクラスプを設計した．残存歯冠に手を加えず，歯冠形態をそのまま利用する場合には，キャップクラスプの適用により支持・把持機能を最大限に利用することが可能となる（**B**）．$\overline{7|7}$は補綴せず，義歯床は床支持部のみにとどめ，口蓋を大きく開放して装着感の向上をはかった．ここで口蓋後方に床を延長しても，後方は咬合時に浮き上がる方向に動くので，支持に寄与するところは小さいものと考えられる．
　下顎は，$\overline{4|4}$咬合面とやや低位の$\overline{3|}$切縁に広くレストを設定し，歯の支持を得た．$\overline{|3}$は動揺が大きく長期保存が望めないことから，床を舌側に延ばして追加修理に備える設計とした（15

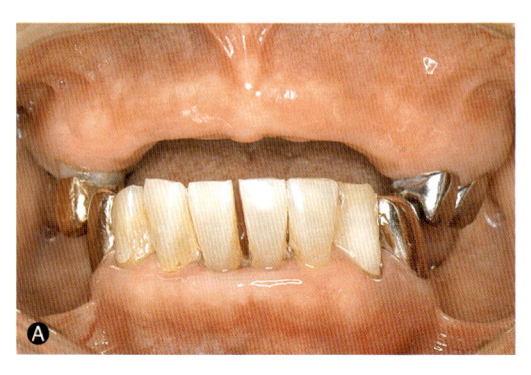

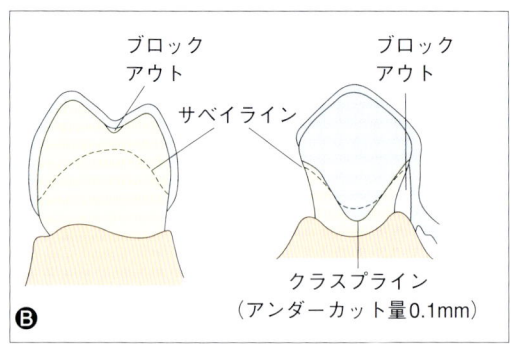

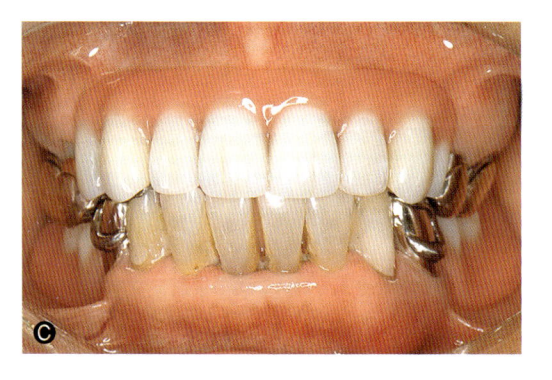

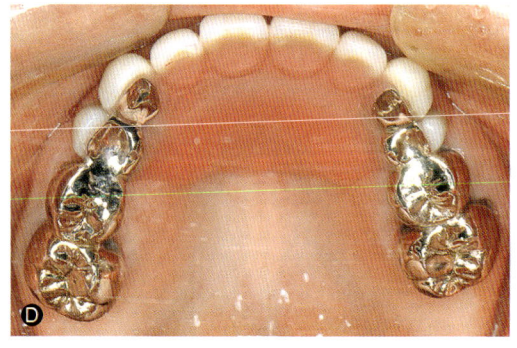

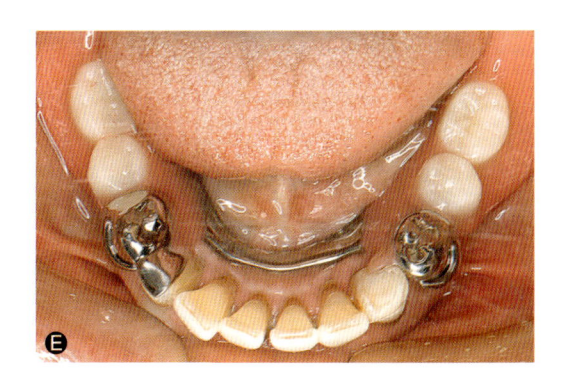

年前に装着，**C〜E**).

◆経過観察

　装着2カ月後に急性歯周膿瘍のため3̱を抜去，人工歯の追加を行った．義歯の機能にはほとんど影響がなかった．13年前（装着2年後），5̱抜髄に伴い，キャップクラスプに合わせてクラウンを再製作．11年前（装着4年8カ月後），上顎義歯を直接法にてリライン．8年前，4̱歯髄炎のため抜髄，4̱3̱に連結冠を装着する．このころからリンガルバーの下部に当たりを生じ，数回削除，調整した．

　前後すれ違い咬合では，義歯装着後，上顎義歯では前方が沈下，後方が浮き上がり，下顎義歯は後方が沈下して，咬合平面が相互に回転変位する現象が起こりやすい（**F**）．その結果，上顎では支台装置の不適合，前歯部顎堤のフラビー化，下顎義歯ではリンガルバーの当たりを生じることが少なくない．

　本症例でも装着7年で回転変位が著明となり，当たりを生じたものと考えられた．クラウンの装着により4̱3̱の歯冠形態も変化しているので，下顎義歯をレジンのリンガルプレート型に設計変更して再製作した．上顎義歯には多少の維持力の低下が認められるものの，大きな問題はなく，そのまま使用することとした（8年前，**G**）．

　しばらくして，4̱の動揺と疼痛を訴えて来院．歯周疾患に加え負担過重も一因と考え，4̱のクラウンを除去して同部をオーバーデンチャー型に変更した．このころすでに患者は肝臓癌を発症して療養中であったが，その後間もなく音信が途絶えた．さらに長期の経過を追うことはできなかったが，患者はこの上顎義歯にたいへん満足していた．比較的義歯床面積が小さく，装着感と機能とを両立できたことが患者の満足につながったものと考えている．

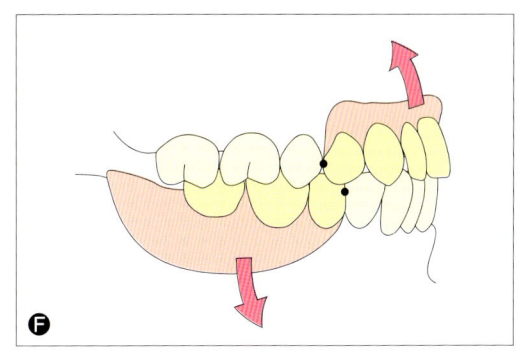

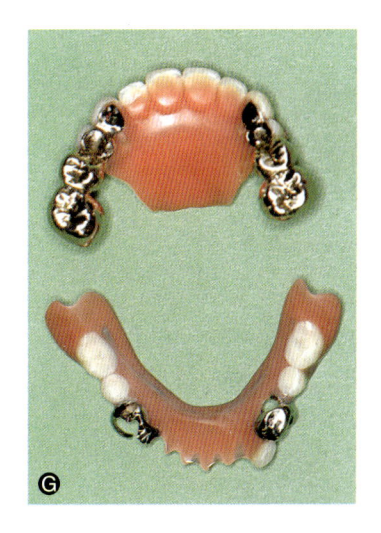

文　献
1) 尾花甚一監修：すれ違い咬合の補綴．第1版，医歯薬出版，東京，1994，16-22，82-86.

3 すれ違い咬合に対する治療

症例2 左右的すれ違い咬合に対する治療

◆症例の概要

主　訴：前歯部ブリッジの脱落による審美障害（49歳，女性）．

現　症：全身的には特記事項はない．欠損部位は 6|24568，754|5678 で，7|，|2 欠損にはブリッジが装着されていたが，|①②③ ブリッジは脱離し，|3 は残根状態であった（A，B）．321| は連結クラウンにより補綴されていたが，32| は残根状態であった．7| にはメタルコアのみ装着されていた．残存歯肉には軽度の発赤・腫脹が認められたが，歯の動揺はなかった．欠損部顎堤は中等度の骨吸収を示したが，被圧縮性は良好であった．咬合関係はみかけ上は 8|8 によって保たれていたが，咬合平面は下方に凸彎し乱れていた．前歯部は過蓋咬合を呈し，咬合位の低下がうかがえた．

◆診査および診断

本症例はみかけ上，右側での咬合がブリッジにより存在するようにみえるが，下顎右側の無縫冠ブリッジの除去および |8 の抜去を行うと，左右的には全く咬合支持がなくなった．そのため，左右的すれ違い咬合として対処する必要がある．また，過蓋咬合が著しく，審美性を回復するには咬合の挙上が必要と思われた．顎関節症の症状もなく，下顎安静空隙量は3mmあったので，この範囲内での挙上は可能と判断した[1]．

◆治療計画

患者は最初，脱落したブリッジおよび欠損部分のみの補綴処置を希望したが，この状態で補綴を行っても，審美性はもちろん，十分な咀嚼機能の回復も見込めないため全顎的な補綴処置の必要性を説明したところ，患者もこれを希望した．まず，残根の抜去および不適合補綴物の除去を行い，欠損部に即時義歯を装着後，歯内療法処置および残存歯の歯周処置を行う．その後に全顎的咬合再構成を行うことにした．この場合，過蓋咬合を改善するため前歯部で3mm

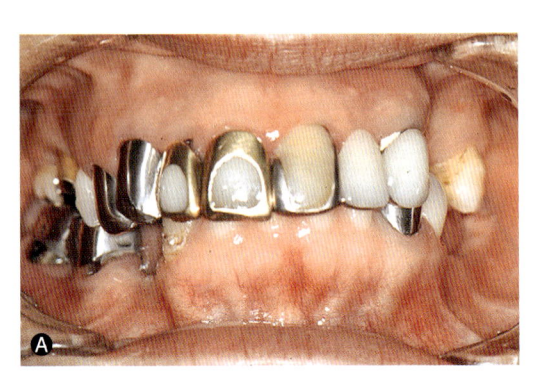

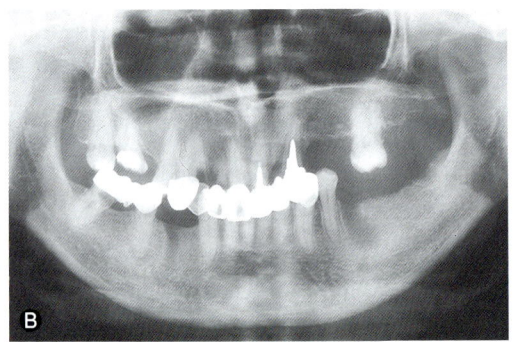

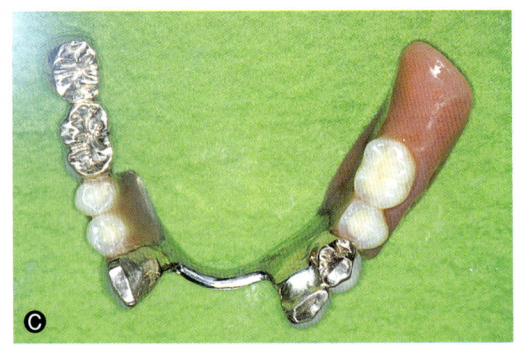

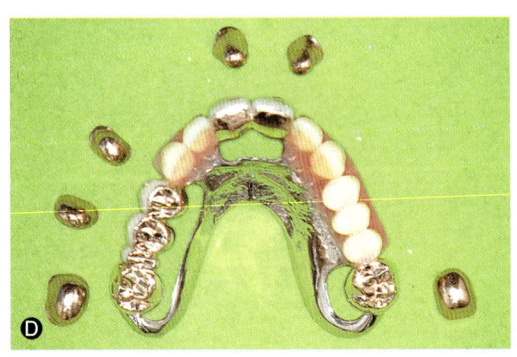

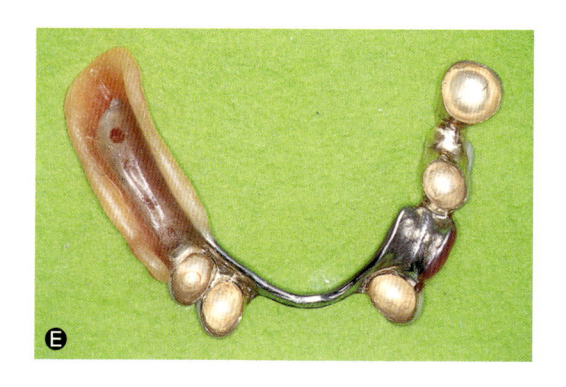

程度の咬合挙上を行う．

　左右的すれ違い咬合の治療に際しては，残存歯と欠損部との一体化をはかる必要がある．基本的処置方針として，以下の3つの方針が考えられる．

　①残存歯数が多く歯冠修復処置を施す必要がない場合には，多くの残存歯に維持を求めた義歯を装着する．

　②残存歯数が多く歯冠修復処置を施す必要がある場合には，パラレロテレスコープなどの強固な支台装置を設計する．

　③残存歯数が少ない場合には，歯冠修復処置の必要の有無にかかわらずオーバーデンチャーとする．支台装置はコーヌステレスコープや根面アタッチメントとする．

　本症例では，残存歯のほとんどに修復処置がなされており，かつ不適合であり，歯内療法処置も不完全である．また，支台歯として使用できるのは上顎では6本と少ない．そこで，③の処置方針をとることにした．支台装置にはCSCテレスコープ（Crown and Sleeve-Coping）を用いた．CSCテレスコープは円錐型の内冠を有し，外冠は内冠と頂点接触し，歯頸部1/3に外冠の回転を許容するわずかなスペースを有する．そのため，側方力が加わった場合でも外冠のみがわずかに回転し，側方力が支台歯にあまり加わらないような構造となっている．本症例のような左右的すれ違い咬合では義歯に回転力がかかるため，CSCテレスコープは維持装置として最適と考えられる．また，磁性アタッチメントも支台装置としてはよい結果をもたらすものと思われる．

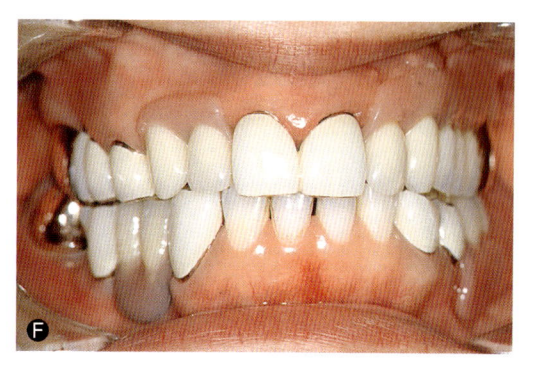

　下顎については，歯冠修復の行われている歯のみで十分な支持・維持が得られると判断し，$\overline{753|34}$ を支台歯とするCSCテレスコープを装着することにした．

　義歯の設計に際しては，予防科学的配慮から上顎の支台歯周囲は十分に解放したが，下顎については義歯の剛性の点から $\overline{3|34}$ の舌側の開放はできなかった（C）．また，上顎の大連結子は口蓋が深いため，ホースシュータイプとした（D）．一方，支台歯に強い維持力を求めないCSCテレスコープ義歯が正しく機能するためには，辺縁封鎖による維持力の増強が必要で，ワックスによる機能印象を行った（E）．

◆経過観察

　義歯の装着により審美性および咀嚼機能の大幅な回復が得られ，患者の満足も得られた（F）．

　経過は良好であったが，11年後に下顎義歯の左側連結部で破折を生じた．女性で咬合力が弱いにもかかわらず破折を生じたことから，左右的すれ違い咬合における力のバランスのむずかしさを痛感した．

　その後，6年間（装着後17年）に3回，同部位で破折を生じているが，その都度修理を行い，現在も一応口腔内で機能している．義歯を新製する時期にきているが，本人の同意が得られず現在に至っている．

文献
1) 山内六男ほか：咬合挙上と安静空隙量の関連に関する臨床的研究．補綴誌，**34**：515-518，1990．
2) 川添堯彬：CSCテレスコープによる補綴．日本歯科評論，**469**：196-205，1982．

3 すれ違い咬合に対する治療

症例3 複合的すれ違い咬合に対する治療——支台歯の保存と金属構造義歯がすれ違い咬合を回避した症例

◆症例の概要

主　訴：上顎の入れ歯がガダガダする．前歯なのでみた目も気になる（66歳，女性）．

現　症：$\frac{75421\ |\ 12}{6\ \ \ |\ 4567}$ 欠損．$\underline{3|}$ にOPAアタッチメントが装着されている．$\underline{3|}$ を抜去すれば完全に複合すれ違い咬合に移行するが，保存することによりかろうじてそれを防いでいる（**A**）．

現病歴：14年前に $\underline{21|12}$ を歯周疾患で抜去してレジン床義歯を装着した．3年後には，義歯とバンドクラウンの破損を生じたため，上顎には前歯部メタルバッキングのコバルトクロム製金属床義歯（**B**），下顎には二重構造設計の金属構造義歯（**C**）を装着した．その後11年間良好に使用を続けたが，$\underline{3|3}$ 歯頸部より根面齲蝕が徐々に進行し，クラウンの脱離に至った．

◆診査および診断

$\underline{3|}$ は，根面齲蝕はあるが骨植はよく，動揺もないため，抜去せずに活用することが複合すれ違い咬合を防ぐ意味で重要である．$|\underline{3}$ は早晩脱離の可能性があり，$|\underline{4567}$ のバンドクラウンの寿命も長くはないと診断できるが，積極的に除去することは歯根破折などの危険性のあることも考慮する必要がある．

◆治療計画および処置

複合すれ違い咬合の設計指針は，前後および左右すれ違い咬合の設計方針を組み合わせたものになる．上顎義歯の回転軸（支台間線）と下顎義歯のそれとを重ね合わせたときに生じる相互回転変位を阻止する方針を立てる．すなわち，①中間欠損部 $\underline{21|12}$，$\underline{|6}$ を強支持型の設計にする（**D**，**E**），②上下顎義歯の回転軸の交点 $\underline{|3}$ で咬合保持をはかる（**F**），③上顎はオーバーデンチャーとする（**G**），などがそのポイントである．

本症例の上顎義歯の設計は，$\underline{3|3}$ にテレスコーピッククラウン，$\underline{6|57}$ は口蓋側をメタル

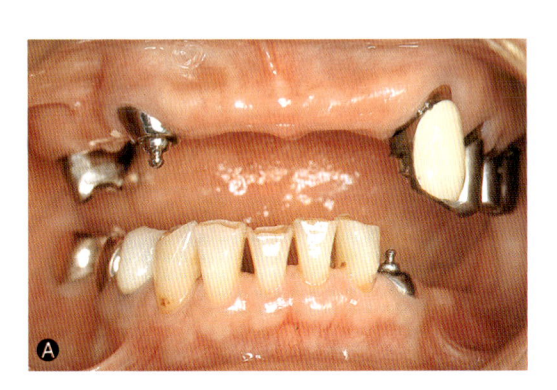

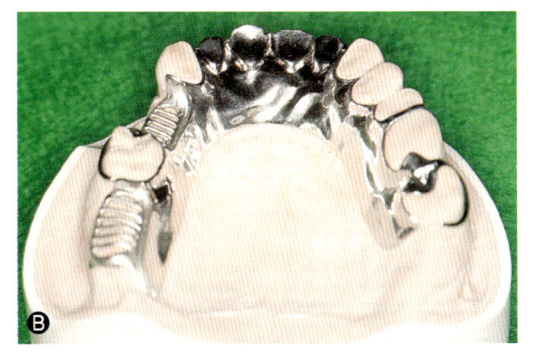

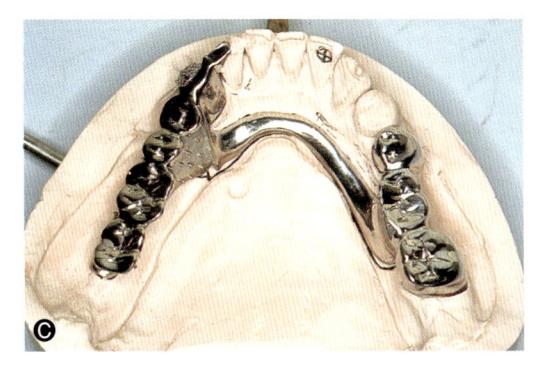

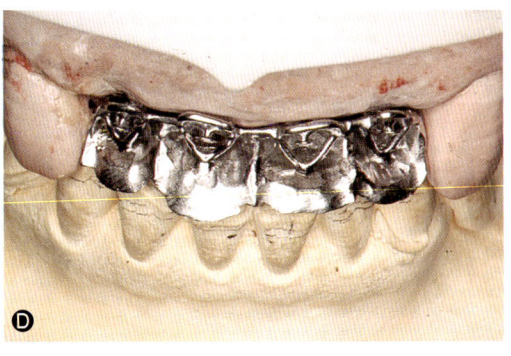

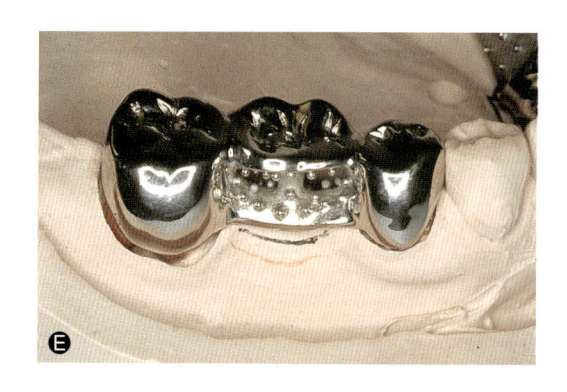

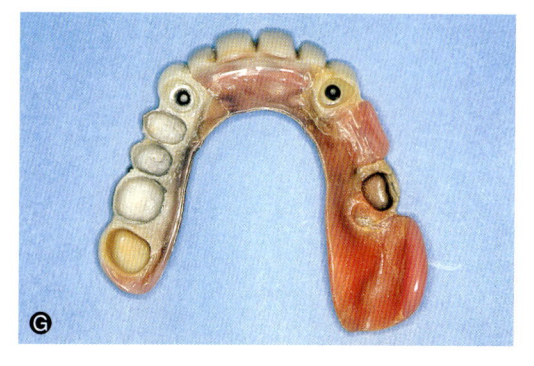

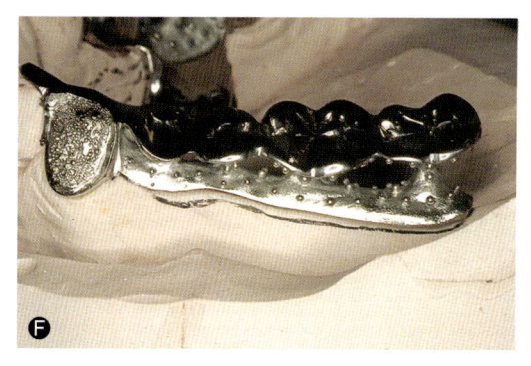

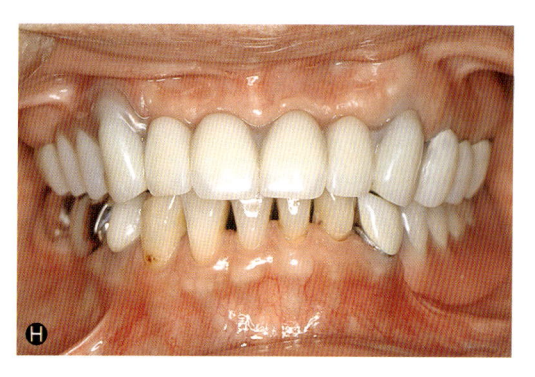

アップで拮抗させたレスト付きのキャストクラスプで，強固な歯根膜支持を得るとともに審美性に配慮した設計である．下顎義歯の設計は，$\overline{2|}$に切縁レスト，$\overline{3|}$にOPAアタッチメント，$\overline{75|}$にキャップクラスプ，$\overline{6|4567}$はメタルティースの二重構造，リンガルバーで左右の欠損部を連結した強固なコバルトクロム製金属構造義歯である．すでに11年間，咬合高径や咬合位を良好に保持しており，たとえすれ違い咬合に移行しても，相互回転変位を十分防止できる設計である．したがって，上顎義歯をオーバーデンチャーに改造して装着した．下顎金属構造義歯はコバルトクロム合金でワンピース鋳造し，完成した．

◆経過観察

$\overline{3|}$の改造後3年経過して，予測したとおり$|3$のクラウン脱落が起こり，$\overline{|4567}$のバンドクラウンも摩耗して咬合面に穿孔を生じたため，上顎をコンプリートオーバーデンチャーに改造した（**G**）．

その後17年間，すれ違い咬合に顕著な相互回転変位による義歯の動揺や破折，支台歯の喪失などの困難な状況は全くなく，きわめて良好に経過している．これは，①支台歯を安易に抜去せず保存し活用したこと，②金属構造義歯がその強度と耐久性，耐摩耗性により確実に安定した咬合を保持できたことが重要と考えられる．逆に，$3|$や$|3$が負担過重を起こさず長期間良好に機能を続けていることは，上下顎義歯の二次固定効果を立証している．

文　献
1) 尾花甚一監修：すれ違い咬合の補綴．第1版，医歯薬出版，東京，1994，p. 68-93.

4 オーバーデンチャーにより対応した症例

症例 オーバーデンチャーにより対応した症例

◆症例の概要

　主　訴：上下顎義歯の維持，安定不良による咀嚼障害（66歳，女性）．

　既往歴：特記事項なし．

　現　症：数年前に上顎にコンプリートデンチャーを，下顎に $\overline{321|234}$ 残存のパーシャルデンチャーを装着したが，とくに下顎義歯が安定しないため咀嚼障害を主訴として来院．

◆診査および診断

　残存歯をX線写真ならびにデンタルモビリティーチェッカー（DMC）で精査したところ，$\overline{21|2}$ はDMC値がいずれも4.6以上を示して動揺が著しく，齲窩も歯肉縁下深いため保存不可能と判断した．

　また，旧義歯について咀嚼能力の判定を山本式咬度表に基づいて行ったところ，数値は3であった．抜歯後，旧義歯を暫間義歯として修理し，粘膜調整を行いながら抜歯窩の治癒を待った．上顎顎堤の吸収および被圧変位性は中等度で良好，粘膜に異常は認められない．下顎臼歯部顎堤は吸収が顕著であり義歯の移動が予測されるため，残存歯の保護と，とくに義歯の維持安定に対する設計の配慮が必要であると考えた．

◆治療計画および処置

　治療計画：旧義歯を利用してパイロットデンチャーとし，粘膜調整を繰り返しながら，義歯床縁の適切な形態，人工歯のサイズと咬合のバランス，義歯の適切な豊隆度などを決定した．とくに下顎残存歯は挺出，移動しているため，歯冠を切断して歯冠歯根比の改善をはかり，着力点を低くして負担軽減効果をはかった．また，人工歯と残存歯の咬合平面の不一致をなくすことにより，人工歯排列を単純化した．さらに，歯根を保存することにより顎堤の保全をはかり，歯根膜に存在するといわれる圧受容器による円滑な咀嚼機能の維持をはかった．

　処置の概要：$\overline{3|4}$ は歯根のサイズが小さいた

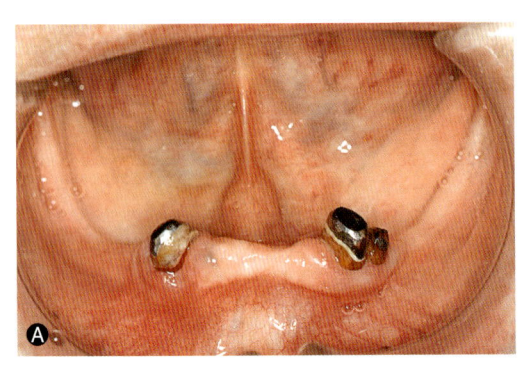

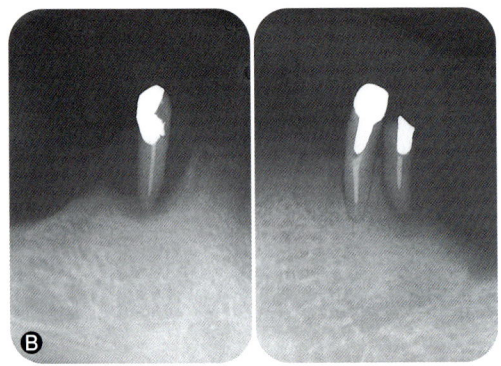

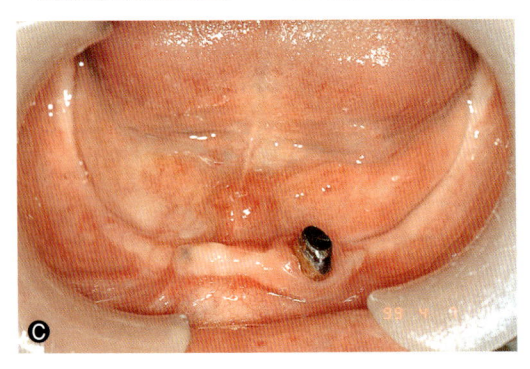

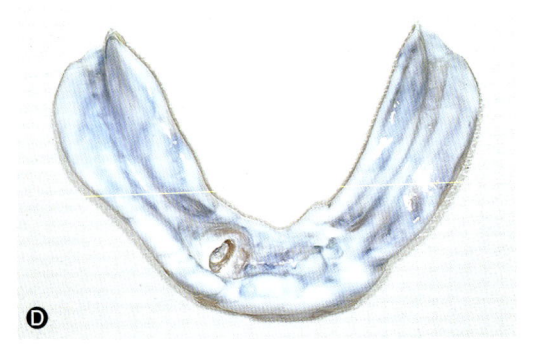

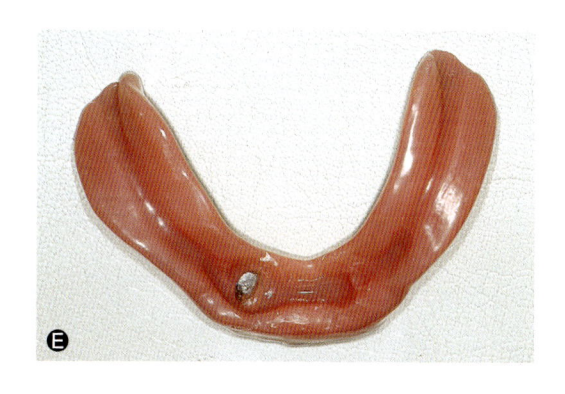

め根面板のみ装着し，3̲は根面板にキーパーを付着し，磁性アタッチメントを設計した義歯により維持力を補った．本症例のような義歯の負担様式は，原則として粘膜支持とする．一部歯根への支持も許容するが，機能時に義歯が何らかの理由で離脱しようとするとき，磁性アタッチメントが維持力を発現してそれを阻止する．したがって，基本的な設計方針は上下顎のコンプリートデンチャーに準じる．初診から4カ月後に最終義歯を装着した．義歯装着4週間後の山本式咬度表による咀嚼能力の判定では数値が4.5と改善された．

◆経過観察

義歯装着後は，1年に2～3回，不定期ながら経過観察を続けた．支台歯周囲の歯肉退縮が認められ，根面周囲のプラークの除去と清掃を行った．

最終義歯装着6年後，3|4̲の動揺と腫脹（**A**）を主訴として再来院した．X線写真（**B**）により診査したところ支持骨の喪失が観察され，抜歯適用と判断した．上下顎の義歯の動揺も若干あり，抜歯後粘膜調整（**C**，**D**）を行い，リライニングを施した（**E**，**F**）．

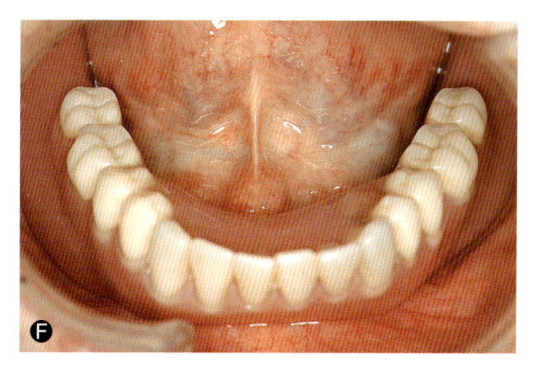

少数残存歯にオーバーデンチャーを適用した症例について松尾[1]は，生理的に退縮期に入った患者が感覚入力を少しでも補うためには，歯根を保存することがとくに大切であると述べている．しかし，一方では義歯床が常に根面周囲を覆っているため衛生学的な環境の悪化は否定できず，日常における根面周囲を含めた患者のプラークコントロールと根面に相当する義歯基底面の清掃や定期的な術後管理の徹底が予後に影響する．超高齢社会を迎え，オーバーデンチャーの適用患者は増加するといわれており，高齢者のQOLやADLの確保のためにも，的確な診査，診断に基づいた処置と予後管理の徹底が重要である．

文献

1) 松尾悦郎：アトラス　オーバーデンチャー．第1版，書林，東京，1981．
2) 山本為之：良く噛める総義歯．第1版，永末書店，東京，1993．
3) Preskil HW：Overdentures made easy：A guide to implant and root supported prostheses. 1st ed, Quintessence Publishing Com, London, 1996.

5 顎欠損に対する治療

症例1 腫瘍による上顎欠損症例の顎義歯

わが国において，上顎欠損が生じる主要な原因は，腫瘍，とくに悪性腫瘍である．この症例に適用される顎義歯の目的は，一般の義歯と同様に咀嚼機能，発音，審美性の改善であるが，顎欠損によってしばしば発現する嚥下障害に対処する必要もある．上顎欠損における補綴的対処の問題は，欠損腔の閉塞である．すなわち，欠損部を通じて鼻腔への唾液，食物などの漏出を防止することが第一の目標となる[1]．植皮などによる外科的な口蓋閉鎖処置は，心理的な面からも患者自身にとって，臨床的な価値は高い．しかし，軟らかな移植皮弁による義歯床下組織は咀嚼力の負担などの支持能力に欠けるばかりでなく，顎義歯の脱離に抵抗する維持機能の妨げとなることが多い．

症例Ⅰ：全部床顎義歯の症例

◆症例の概要

　主　訴：嚥下障害（63歳，女性）．

　既往歴：14年前に右側上顎腫瘍の診断で放射線照射療法，右側上顎骨部分切除を受け，当科を紹介され来院．

　現　症：上下顎無歯顎で上顎右半側全域にわたる硬口蓋，上顎骨，歯槽骨を含む欠損が存在し，欠損部は側鼻腔，上顎洞と交通している．後方は軟口蓋付近まで欠損が及んでいる（**A**）．

◆診査および診断

　本症例において嚥下機能を改善するためには，欠損腔の閉鎖が必要である．咀嚼，発音，審美性の改善も含めて全部床顎義歯による補綴処置が適応である．欠損腔のある上顎無歯顎の場合は，通常のコンプリートデンチャーのような辺縁封鎖を得ることはむずかしく，欠損腔周囲のアンダーカットを最大限に利用し，顎義歯の維持を求める必要がある．

◆治療計画

　顎欠損開口部の緊密な閉塞のためには，顎義歯の栓塞部を開口部の内方へ延長する必要がある（**B**）．このことは，顎義歯の維持にも効果的な場合がある．しかし，延長する欠損腔には複雑なアンダーカットが存在している．欠損腔の利用に関してはさまざまな工夫がなされているが[2]，本症例では機能印象法を用い，欠損腔に存在するアンダーカットを最大限に利用することにした．顎義歯自体の軽量化なども有効な一手段であるが，軽量化のためにあまりにも脆弱な顎義歯では咀嚼機能時に破損する危険もある．

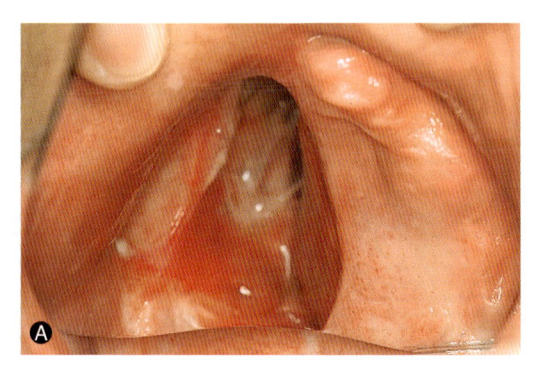

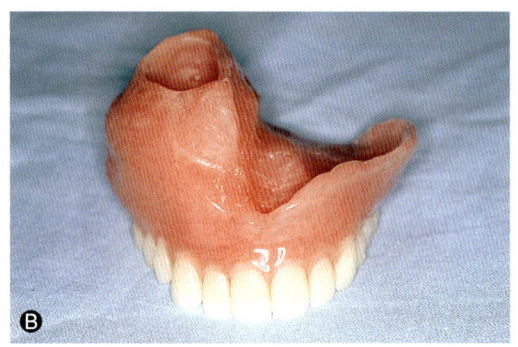

◆経過観察

　完成した顎義歯の栓塞部は開口部付近のアンダーカットを利用するとともに欠損腔の内方へ延長し，顎義歯の維持と開口部の緊密な閉塞を求め，良好な結果が得られた．現在14年が経過しているが，人工歯の摩耗，顎義歯の維持低下などが原因で4回再製作を行い現在に至っている．

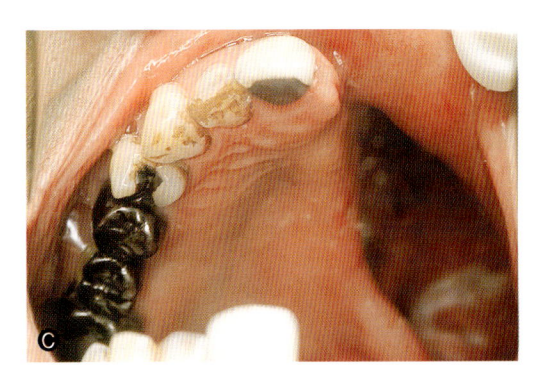

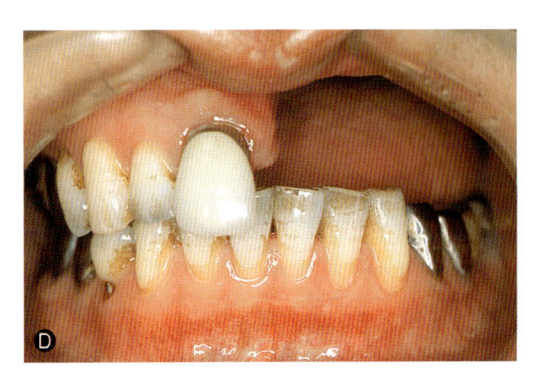

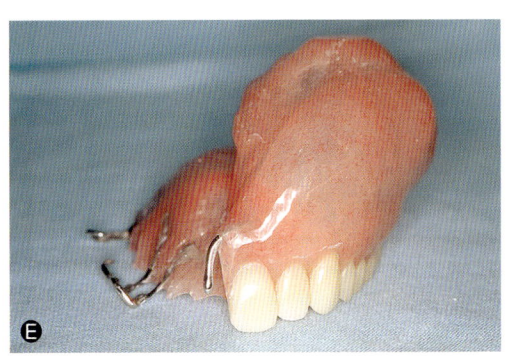

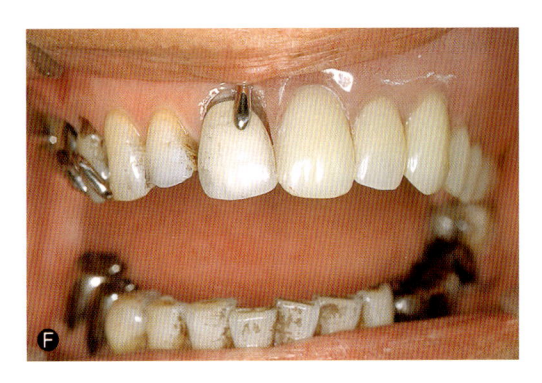

症例Ⅱ：部分床顎義歯の症例

◆**症例の概要**

主　訴：咀嚼障害（50歳，男性）．

既往歴：6年前に左側上顎腫瘍の診断で放射線照射療法，左側上顎骨部分切除術を受け，当科を紹介され来院．

現　症：口蓋の正中から左側半分の口蓋骨，上顎骨，歯槽骨を含む欠損が存在し，欠損部は左側鼻腔，上顎洞と交通している．後方は軟口蓋まで欠損が及んでいる（**C**）．下顎はすべて健全歯で，上顎も7─1|が残存している．残存歯の骨植状態は良好であり，開口障害，顎の変位はみられなかった（**D**）．

◆**診査および診断**

本症例においても，咀嚼，嚥下機能を改善するためには欠損腔の閉鎖が必要であり，部分床顎義歯による補綴処置が適応である．残存歯がある場合は，それを顎義歯の維持源として利用することになる．

さらに，顎欠損開口部の緊密な閉塞のためには，栓塞部を開口部の内方へ延長する必要もある．つまり，部分床顎義歯の場合は欠損腔周囲のアンダーカットと支台装置のアンダーカットの両者を考慮しなければならない．

◆**処　置**

部分床顎義歯の設計を行う際には，欠損腔のアンダーカットを含めて顎義歯の着脱方向を慎重に決定することが大切である．さらに，栓塞部は床下粘膜の裏打ちがないので，支台間線を中心に顎義歯の動きも大きくなりがちである．そこで，本症例では1|の直接支台装置にⅠバーを選択し，支台歯の負担の軽減と審美性を考慮した．また，間接支台装置も顎義歯を安定させるために設置数を多くした（**E，F**）．

◆**経過観察**

装着後6年が経過しているが，間接支台装置の破折により再製作を1回，栓塞部の不適合によるリラインを2回施行している．現在，年に2回メインテナンスを行い残存歯を管理しているが，良好な結果を得ている．

文　献

1) 田中貴信，石上友彦：顎補綴の症例．［旗手　敏，花村典之，細井紀雄編：歯科補綴の臨床（2）］，医歯薬出版，東京，1991，p.153-160．
2) 田中貴信，岸本康男，石上友彦ほか：可動機構を備えた顎義歯についての臨床的検討．顎顔面補綴，**11**（2）：45～54，1988．

Ⅲ編　歯列の欠損に対する治療

5 顎欠損に対する治療

症例2 腫瘍による下顎欠損症例の顎義歯

　顎欠損は上顎，下顎のいずれにも生じるが，同じ顎欠損といっても，上顎と下顎とでは，具体的に発現する障害と補綴的対処法が大きく異なる．すなわち，上顎のそれは欠損腔の閉鎖であり，下顎のそれは咬合の確保が問題となる．下顎においては，骨欠損部を金属プレートや自家骨移植などを適用して，分断されたsegmentを固定することで顎位を安定させ，下顎骨の連続性を修復し，その上に皮弁を用いて顎堤形態を回復することが多い．しかし，再建された下顎においても，咀嚼運動における咬合圧，側方圧など多方向からの圧が加わる．そこで，顎義歯を製作する際には，この圧に対する再建部粘膜の状態，舌の機能，周囲組織の状態などを注意する必要がある．そこで，機能印象などを利用し顎義歯床の負担域，舌の可動領域を十分に考慮した顎義歯を製作する必要がある．このような処置を適切に行うことで，比較的良好な術後経過を得ることも多い．

　しかし，下顎骨の連続性が再建されない場合の機能回復は困難なことが多い．なぜなら，連続性を失った時点で残存下顎骨は患側へ偏位し（**A**），下顎運動路も健側に回転中心をもち（**B**），顎位が不安定になるからである．このような場合，対向の上顎にパラタルランプを機能的に形成することで，不安定な下顎運動の終末位に対応することになる．

◆症例の概要

　主　訴：咀嚼障害（66歳，女性）．

　既往歴：11年前に左側下顎腫瘍の診断で左側下顎骨部分切除術を受け，金属プレートによる外科的再建術を受ける．同年，骨髄炎を生じプレートを除去後，顎義歯製作のため当科を紹介され来院．

　現　症：左側下顎骨が欠損して下顎骨の連続性が失われており，残存下顎骨は左側へ偏位している．$\overline{321|123}$と$\underline{654|245}$が残存しているが，動揺度はm₂であった．

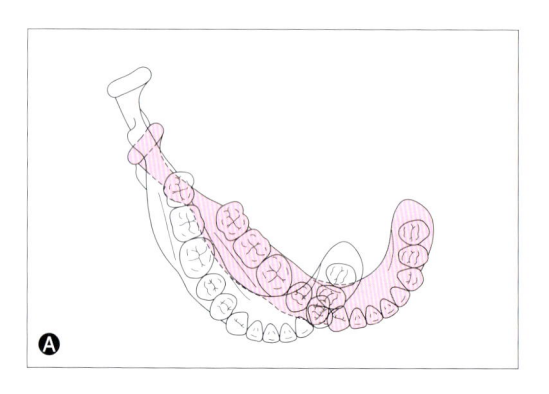

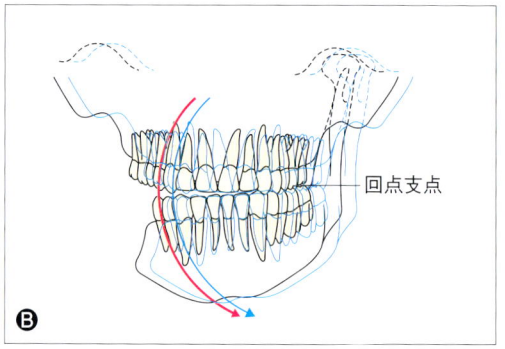

◆診査および診断

　本症例では，左側下顎骨は欠損し，下顎骨の連続性が失われており，残存下顎骨は左側へ偏位している．下顎運動路も右側に回転中心をもち，顎位が不安定である．そこで，咀嚼機能を回復するためには，上顎にパラタルランプを形成し，下顎運動の終末位を確認し，咬合関係をそこに与え対応することにした．

◆治療計画および処置

　上下顎の残存歯は骨植状態に不安があったので，磁性アタッチメントを$\overline{32|2}$と$\underline{54|45}$に装着し，その他の残存歯は根面板を装着し，オーバーデンチャーを製作することにした．まず，不安定な下顎運動の終末位を求めるために，咬合採得時に上顎の咬合床にゴシックアーチトレーサーの描記板を設置し，下顎の咬合床にスチールボールを設置し，上下顎が最も安定する顎位を求める（**C**）．咬合時，その位置に下顎

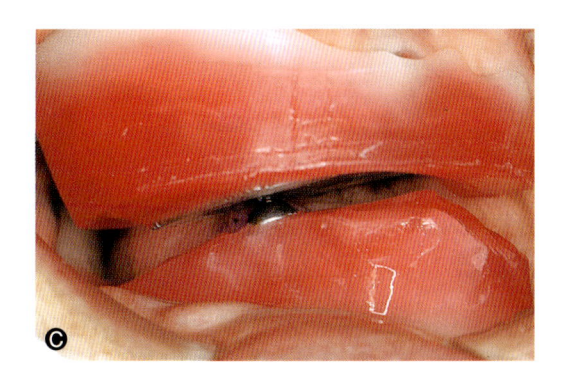

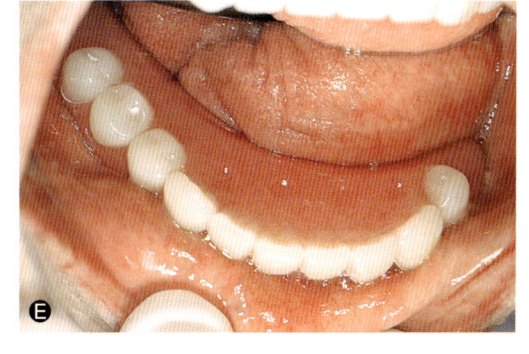

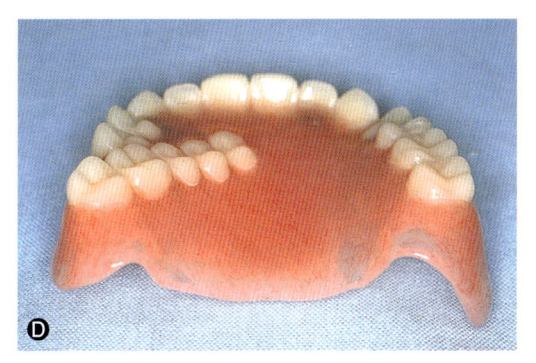

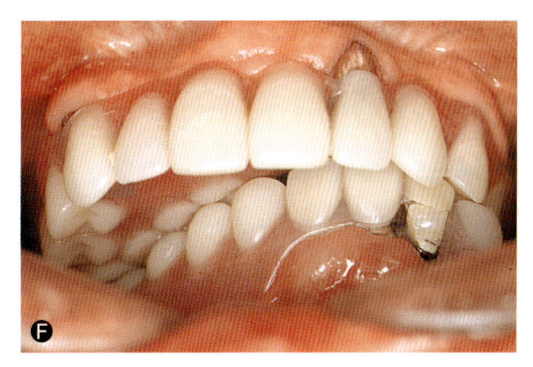

が安定するようにパラタルランプを付与する（**D**）．下顎は残存顎堤を十分に被覆するとともに，デンチャースペースを考慮しながら，顎義歯を完成させる（**E**）．**F**は，パラタルランプにより，咬合関係を回復した症例の正面観である．

◆経過観察

装着後11年が経過している $\overline{3}$ と $\underline{64}$ は，8年後に歯周病のために抜去した．現在までに抜歯や顎義歯不適が原因で，8回の顎義歯再製作を行っている．現在，年に6回程度のメインテナンスを行い，残存歯を管理し，顎義歯の調整を行っている．

文献

1) Beumer J Ⅲ, Curtis TA and Marunick MT：Maxillofacial rehabilitation. Ishiyaku EuroAmerica：113-223, 1996.
2) 石上友彦，田中貴信：下顎骨再建後の補綴処置．歯科ジャーナル，**38**（4）：579-584, 1993.
3) 竹内久裕，久保吉廣，坂東永一ほか：6自由度顎運動測定による下顎切除患者の顎口腔機能評価．顎顔面補綴，**16**（2）：11-24, 1993.

5 顎欠損に対する治療

症例3 口蓋裂に対する顎義歯

　現在，口蓋裂に対する治療は，外科的閉鎖，顎骨の形態修正，歯列の矯正など，適切な処置が連続的に行われるようになった．しかし，これらの外科，矯正処置後でも，ほとんどの症例では欠損歯の補塡や残遺孔の閉鎖，開口したsegmentの固定などを目的とした補綴処置が必要である．有床義歯により修復する場合もあるが，患者は浅い瘢痕状の口蓋を有することが多く，口蓋床を用いると口腔内が床で狭くなり，不都合な場合が多い．しかし，矯正後の歯軸傾斜のため，通常の固定性ブリッジの適応は，一般的に困難である．そこで，segmentの固定も含め，多数の支台歯を用いたコーヌステレスコープクラウンを利用した可撤性ブリッジを適用することを試みてきたが，多くの臨床例で良好な結果を得ている．しかし，コーヌスクラウンの維持力も長期的な安定には不安がある．

　最近，筆者らは比較的技工操作が容易で，長期的な維持力が安定している磁性アタッチメントを用い，顎裂のポンティク部を可撤式にしたブリッジにより補綴処置を行い良好な結果を得ている．顎裂部には，しばしば残根が存在することがあるが，残遺孔の拡大を防ぐためにも極力保存する必要もある．顎裂による欠損部を可撤式にすることにより，顎堤の欠損にも対応ができ，清掃性も良好である．

◆症例の概要

　主　訴：咀嚼障害（36歳，女性）．

　既往歴：口蓋裂の治療を生後から他大学の口腔外科，矯正科で昭和50年まで処置を受け，同年に近在の開業医で①②③のブリッジによる修復処置を行う．5年後，ブリッジ脱離により同歯科医院で①②③④のブリッジ再製作を行う．その2年後ごろから同ブリッジの動揺を感じたが放置していた．3年前ごろからブリッジの動揺が大きくなり当科を受診．

　現　症：左側唇顎口蓋裂による|2の欠損に対して①②③④のブリッジが装着されている

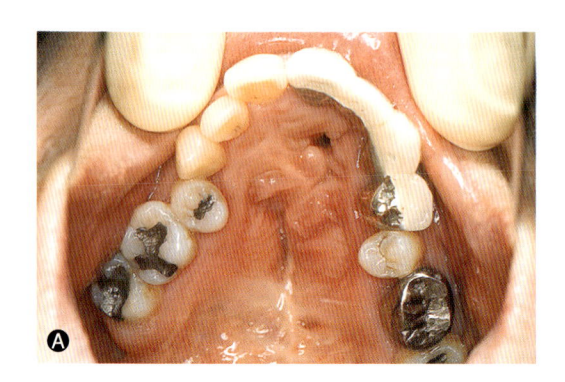

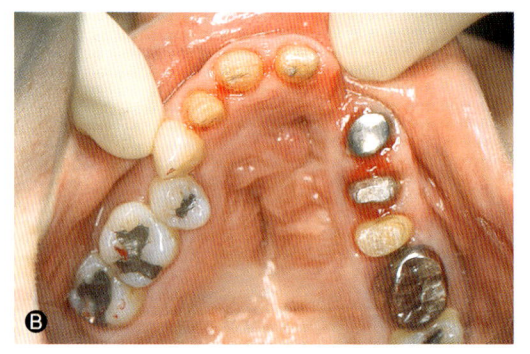

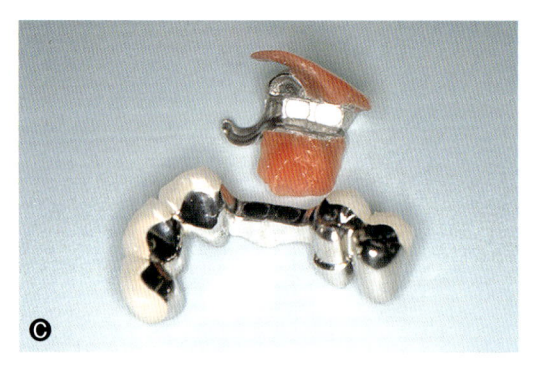

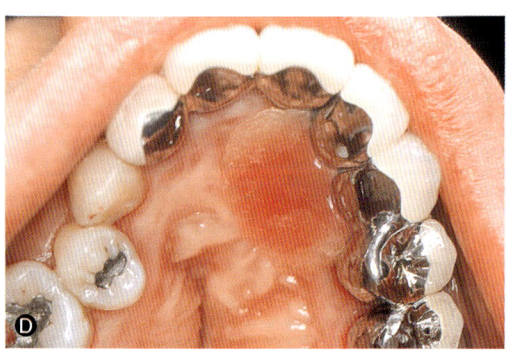

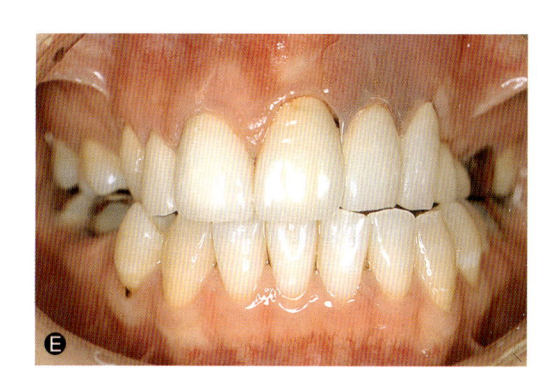

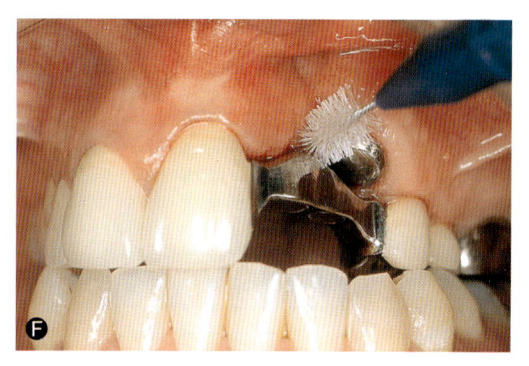

が，|3 は支台歯から補綴物が離脱しており，|4 のみでブリッジが維持されている状態である．上顎歯列がわずかに狭窄し，顎裂部には残遺孔が存在している（**A**）．

◆ **診査および診断**

本症例は，上顎がわずかに狭窄しており，矯正治療も必要と考えたが，患者の希望により現状の状態で補綴処置を行うことにした．|3 は齲蝕が進んでおり，保存も困難と思われたが，根面板を装着し保存することにし，②①|①②③④⑤のブリッジ処置を行うことにした．|2 部の骨欠損部には食物残渣が停滞していた．そこで，|2 部と残遺孔ならびに|3 の根面板の部位は，孔の閉鎖と欠損部の清掃性を考慮し，可撤式の有床ポンティックとした．

◆ **治療計画および処置**

|3 は齲蝕が進んでいたが，抜去はせず残遺孔の拡大を防ぐためにも根面板を装着し，極力保存することにした（**B**）．咀嚼機能，審美性の回復と segment の固定を目的とし，21|145 を支台歯とした陶材焼付鋳造冠ブリッジを製作する．欠損部はバータイプの完全自浄型にして清掃性を高めた．可撤式の部分には，比較的技工操作が容易で，長期的な維持力が安定している磁性アタッチメントを用いた．また，側方力および回転力に対する抵抗形態として，バーに高さ約4mm，テーパー約2°を付与した（**C**）．骨欠損部と残遺孔部の床形態を製作するために，ワックスによる最終印象を行い，形態を決定した（**D**）．

◆ **経過観察**

装着後まだ2年しか経過していないが，なんのトラブルもなく，患者は審美性，咀嚼機能にも満足している（**E**）．欠損部の清掃，根面板の周囲も歯間ブラシの施行により（**F**），良好な状態が維持されている．

文　献

1) 田中貴信，平沼謙二：唇顎口蓋裂患者の補綴治療．顎顔面補綴，**5**（1）：72，1982.
2) 田中貴信：磁性アタッチメント－磁石を利用した新しい補綴処置．医歯薬出版，東京，1992.
3) 石上友彦，田中貴信，川澄勝久：マグフィットEX600を用いたMagnotelescopic Crown（MT冠）の製作法．歯科技工，**25**（12）：1486～1491，1997.

IV編

無歯顎に対する治療

― コンプリートデンチャー

総説

　無歯顎は文字どおり，歯をすべて喪失した病態を指すが，"8020運動"が展開されている現在でも，齲蝕，歯周病，外傷，腫瘍など種々の原因によって無歯顎になる患者は少なくない．むしろ，高齢社会の進展に伴い，無歯顎患者も高齢化し，困難な症例が増加している．わが国では，65歳以上の人口は，2000年の統計によれば2,190万人と推計され，その約30％は歯のない者と推定されている．

　無歯顎に伴う咬合・咀嚼障害はコンプリートデンチャーの装着によって形態的，機能的，審美的，心理的回復がはかられる．

　コンプリートデンチャーは義歯床と人工歯から構成され，単純な形態と構造を有しているが，口腔内に装着して機能を営ませると，思うようにいかないことが多い．それは，基準となる咬合位が失われており，義歯床縁を決定する辺縁が可動粘膜であり，さらに義歯を維持，支持する基盤も被圧変位性を有する粘膜に委ねられているからである．加えて，咬合のバランスが得られないと義歯の安定もはかれないという，クラウン・ブリッジやパーシャルデンチャーとは異なった特徴を有しているのである．

　さらに，無歯顎患者は顎関節や咀嚼筋群を含めた顎口腔系の加齢による変化に起因した機能の低下や，全身疾患に罹患していることが多い．

　このような特殊性をもつ無歯顎患者の補綴治療にあたっては，十分に診査を行い，的確な診断のもとに治療計画を立案し，治療を進めていくことが必要である．ひと口に無歯顎患者といっても口腔内の条件，全身状態，要求度，満足度などは千差万別であり，症例に応じた対応と処置が必要である．適切なコンプリートデンチャーの装着により，摂食，咬合，咀嚼，嚥下，発音機能が回復され，審美性も改善される．

　このことは，患者の健康の維持・増進に寄与し，ADL，QOLの向上にもつながることになる．本編では，印象採得，顎間関係の記録，人工歯排列，装着，調整といった無歯顎治療の流れに沿った記述は教科書に譲り，症例中心に執筆いただいた．すなわち，無歯顎患者の個々の症例について，POS（problem oriented medical record system, patient oriented care system）の概念をできるだけ取り入れて，患者のもつ問題点を列挙し，どのような治療法を選択して問題を解決していくかを，治療の評価と経過観察を含めて記載されている．

　無歯顎患者の補綴治療に際し，有効な指針を提供することができれば幸いである．

症例 1　義歯の圧痕が認められた症例

◆症例の概要

　主　訴：義歯の不安定と機能時の動揺（69歳，男性）．

　既往症：約10年前に無歯顎となりコンプリートデンチャーを使用しているが，現在の義歯は約3年前に近隣の歯科医院を受診して補綴した．とくに義歯の取扱い法や清掃法などの指導は受けなかった．義歯は装着当初から機能時にやや不安定であったので，撤去すると余計に口腔内になじまないと考え，現在までできるだけ外さずに装着していた．

　現　症：義歯床下粘膜は，上下顎ともにやや炎症所見を呈している．とくに上顎では，口蓋中央のやや後方に義歯によると思われる圧痕様の所見がみられ，それよりも前方の口蓋粘膜には発赤が認められる（A）．

　上下顎のコンプリートデンチャーは，レジン歯が用いられていて，いずれも義歯床後縁が正しい外形よりも短く設定されている．また，下顎第二大臼歯はレトロモラーパッド前方の顎堤斜面上に置かれている（B）．義歯床粘膜面は，上下顎ともに調整のために削除された形跡が多く認められ，清掃状態は全体にやや不良である（C）．

◆診査および診断

　義歯床下粘膜の炎症所見部分は，上下顎の義歯を装着すると義歯床によって完全に被覆されることから，義歯に起因するものと推察した．また，口蓋部の圧痕様所見は義歯の口蓋後縁部と一致した．したがって，長時間の義歯装着，床の適合不良，清掃の不良などと考え合わせて，床下粘膜の炎症所見は義歯性口内炎と診断した．

　また，義歯不安定の原因の一つは，下顎第二大臼歯が前方傾斜している顎堤の斜面に排列されていることで，咬合時に義歯が前方移動し，不安定となると推察した．

　さらに，3年間の義歯使用によって口腔状態

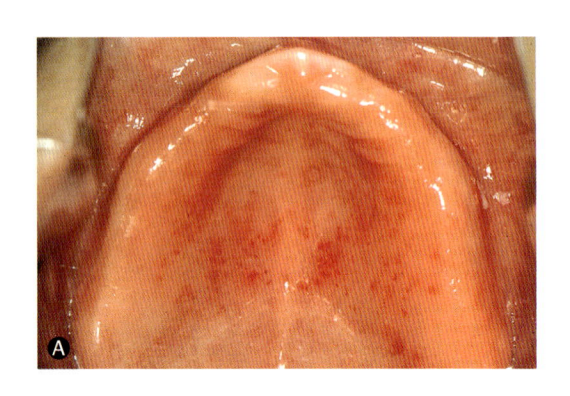

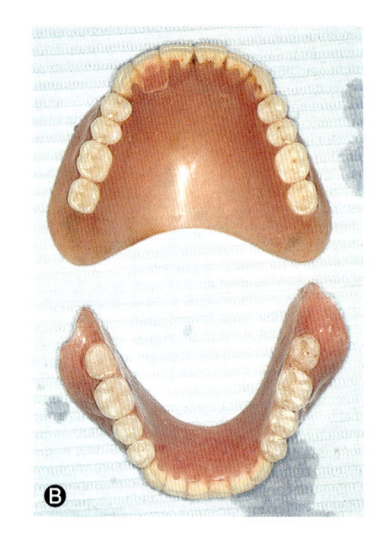

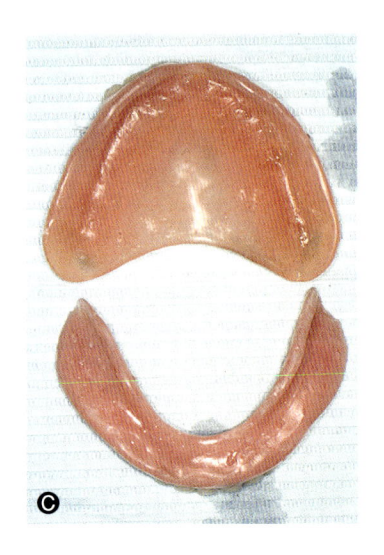

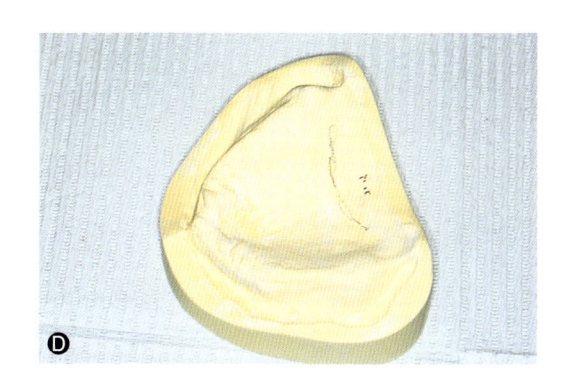

が変化し，義歯の動揺が生じていることなど，総合的診査から，新義歯による補綴治療が必要と診断した．

◆**治療計画および処置**

本症例のように，義歯床下粘膜に義歯使用による炎症や損傷，あるいはひずみが存在するとき，新たな義歯補綴治療の前処置として，これらの調整と治療が必要である．

1）インフォームドコンセント

診査と診断によって，まず，口腔内と義歯についての現状を患者に認識させた．そして，就寝時の義歯の撤去を含む義歯の取扱いと清掃について説明し，理解に基づいてこれらが実行できることを確認した．次に，新しい義歯補綴治療に先立って，義歯床下粘膜の健康化のための治療が必要であり，そのためには使用中の義歯を一部手直しすること，さらに，この治療には，新たな義歯補綴治療の開始までに約1カ月程度の時間を要することを説明して同意を得た．

2）粘膜調整の前準備

粘膜調整は患者が使用している現存義歯を用いて行うため，義歯の咬合高径，咬合関係，床外形などに不正があると正しい調整ができない．そこで，前もってこれらを修正する必要がある．

本症例では，咬合高径はほぼ正しく設定されている．床外形については，義歯の後縁が上下顎ともに正しい外形よりも短いため修正する．上顎では，研究用模型口蓋部の義歯による圧痕は，口蓋部義歯床の正しい後縁である口蓋小窩よりも約12mm前方に認められる（**D**）．

上顎義歯を口腔内に装着してアルジネート印象によって，義歯が付着した状態の模型を製作

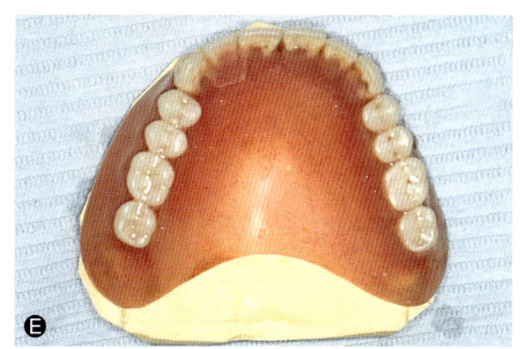

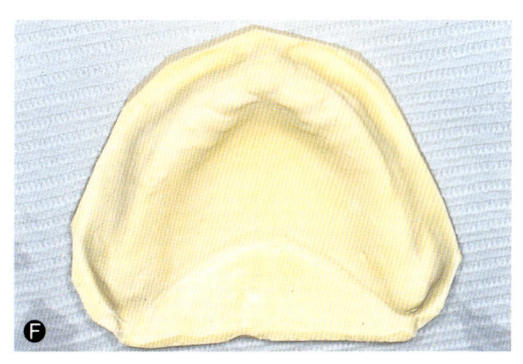

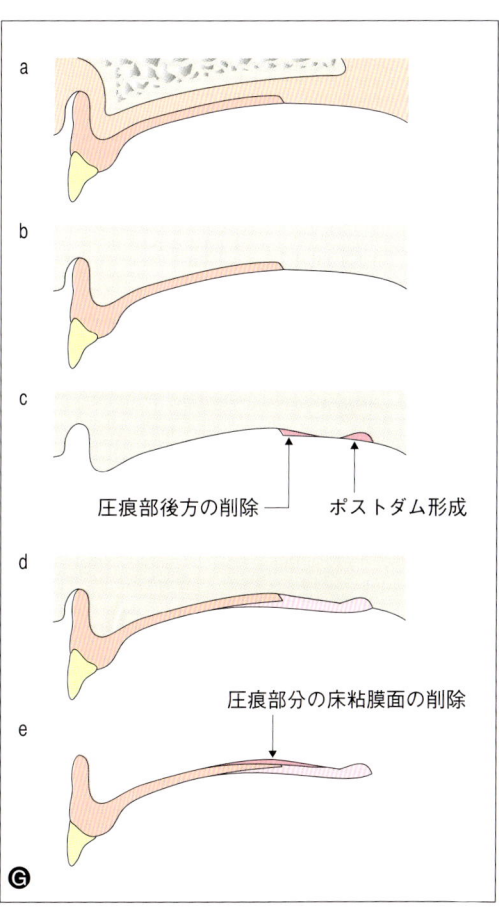

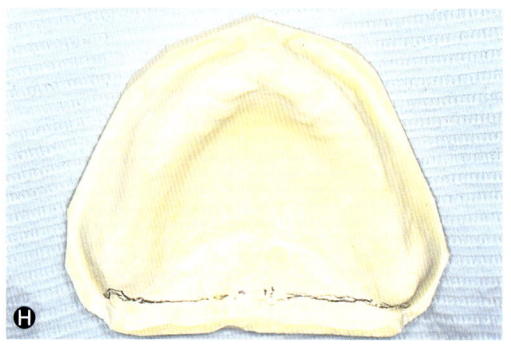

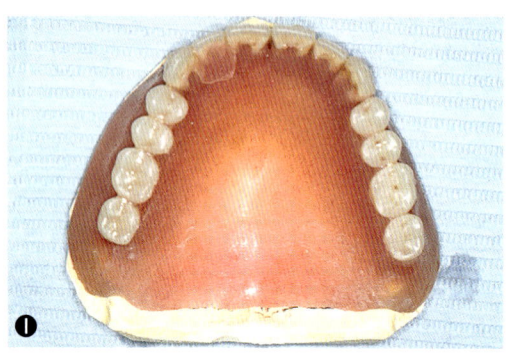

する（**E**）．模型から義歯を取り除くと，深い圧痕が模型口蓋部にみられる（**F**）．

上顎結節後端と口蓋小窩を指標として義歯の口蓋後縁を延長するが，圧痕が模型上に石膏のステップとして存在したままでは，ステップが床の粘膜面に転写されて粘膜調整に不都合である．そこで**G-a〜c**に示したように，模型上の圧痕後方の石膏を削除して円滑にし（**H**），さらに，新しく正しく設定される義歯床の口蓋後縁粘膜面には，ポストダム形成のための模型の削除をしておく．ポストダムは，圧痕部分の粘膜が粘膜調整によって正常に復すること，圧痕後方口蓋粘膜が床延長による咬合圧負担によって圧縮されることなどから，口蓋後縁の封鎖が不安定になることへの対策である．

模型のこのような前処理が終わったら，常温重合レジンで口蓋床を延長する（**I**）．次に，義歯を模型から取り外して，リリーフのために圧痕部分を中心とした部分の義歯床粘膜面のレジンを削除する（**G-e**）．

これらの方針と処置によって，上顎義歯の口蓋後縁を正しく修正した．また，下顎についてもレトロモラーパッド部に床後縁を延長し，さらに，顎堤の斜面上に排列されている第二大臼歯の咬合面を削除して無咬合状態とし，咬合による義歯の移動が少なくなるように修正した（**J**）．他の床縁設定はほぼ正しかったので，修正せずに粘膜調整を行うことにした．

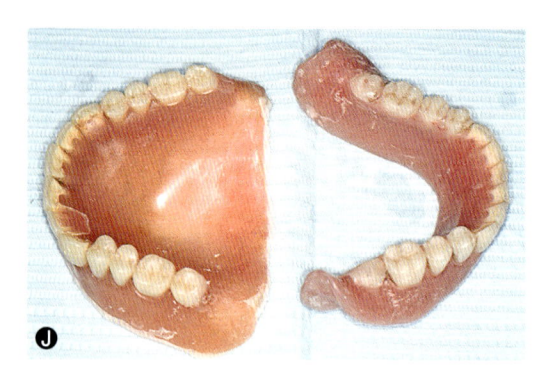

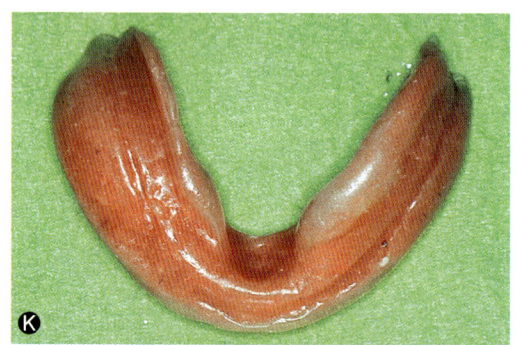

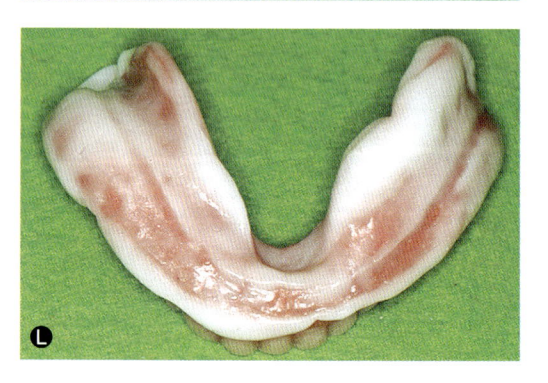

3）粘膜調整

粘膜調整材（ティッシュコンディショナー）として市販されている材料は非常に数多いが，そのほとんどは暫間的な軟性・弾性床裏装材である．もちろん，軟性・弾性床裏装材でもクッション性によって咬合圧の緩圧効果があるので，ある程度の粘膜調整効果は得られる．しかし，圧痕のような床下粘膜のひずみを解放して，機能的な粘膜の形態に治療することを目的とす

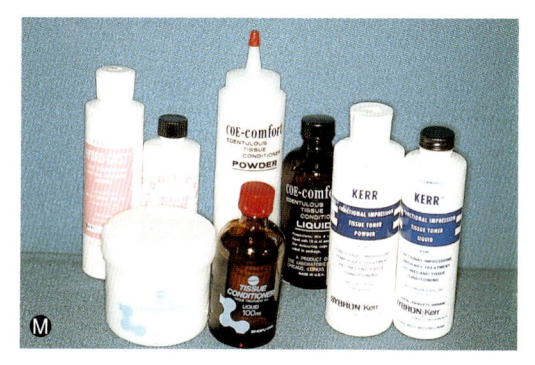

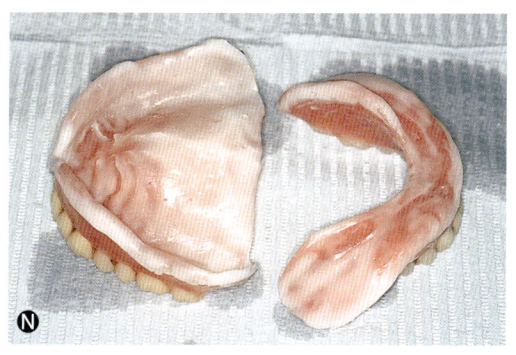

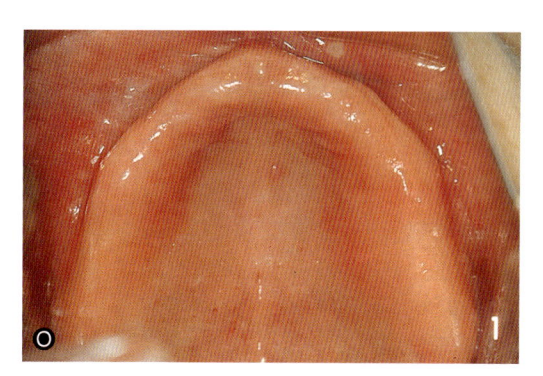

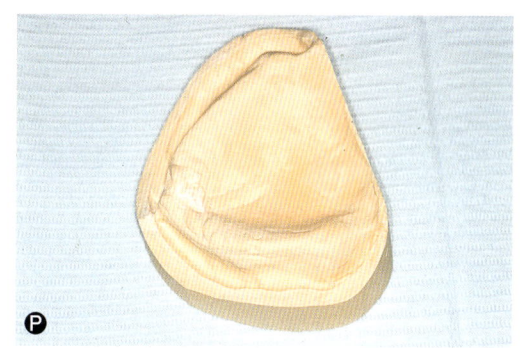

る本来の意味での粘膜調整にとって，粘膜調整材に最も必要な物理的性状は長時間の流動性（可塑性）である．

また，この材料が義歯床粘膜面に応用されて咬合圧負担の状態を診査しながら，継続的に粘膜調整が行われることから考えると，その色調が床用レジン色や透明のものよりも，白色のものが望ましい．

本症例とは別の症例呈示であるが，義歯に透明な粘膜調整材を応用すると，その厚径，すなわち，咬合圧負担の差がほとんど診査できない（**K**）．義歯床用レジンと同色のものでは，このような診査は全く不可能である．

白色の粘膜調整材を**K**と同一症例に応用すると（**L**），調整材の厚薄差，すなわち咬合圧負担の不均一性が明確であり，圧負担の強い部分，すなわち粘膜調整材の薄い部分の床粘膜面を削除して，再度，調整材の応用を繰り返し，圧負担を均一化するという本来の粘膜調整が可能である．

このような本来の使用目的での条件を満足させる粘膜調整材は，**M**に示すもののほか，2～3の製品に限定される．

本症例では，上記の要件をもった粘膜調整材を治療に用いた．調整の初期には，粘膜調整材に口蓋の圧痕の形態が認められたが（**N**），粘膜調整に最も必要とされる可塑性が持続する2～5日ごとに，床下粘膜の健康度と圧負担の状態や圧痕を診査しながら，新しい粘膜調整材による治療を継続した．

◆経過観察

粘膜調整を継続的に繰り返し，約1カ月後には上顎義歯床下粘膜の炎症所見は消退した（**O**）．また，口蓋部の圧痕も消失した（**P**）．

さらに，義歯用ブラシと義歯洗浄剤を使用した患者による義歯清掃の継続的実施，ならびに正しい義歯取扱いの徹底によって，上下顎ともに床下粘膜は健康となり，新しいコンプリートデンチャーのための補綴治療に着手することが可能となった．

症例2 フラビーガムの症例

◆**症例の概要**

　主　訴：義歯の脱落（75歳，男性）．

　既往歴：上顎無歯顎でコンプリートデンチャーを使用しているが，義歯の安定がわるく，咀嚼時に脱落しやすいという．使用中のコンプリートデンチャーは約10年前に装着した．

　現　症：上顎顎堤の前歯部および小臼歯部粘膜の被圧変位量は大きかった（**A**）．下顎歯列はほとんどの天然歯が残存しており，下顎前歯部が挺出していた．

　使用中の上顎義歯の粘膜面には粘膜調整材が裏装されているが（**B**），口蓋前方部ではレジン床面が露出し，後方部に向かって粘膜調整材の層が厚くなっている．

　安静空隙は約6mmである．

◆**診査および診断**

　広範囲のフラビーガムが認められるが，その原因として義歯装着後の変化，とくに咬合と床の位置の変化の関連を診査する必要がある．すなわち，一般に臼歯部人工歯は前歯部よりも早く咬耗し，咬合は低くなる．本症例も安静空隙が6mmであるから，咬合高径は小さい．咬合が低下すると下顎は下顎頭を中心に回転し，前歯部は前上方に移動する．そのため，前歯の早期接触が起き，上顎義歯の前歯部が突き上げられ，床の前方は粘膜を過圧し，口蓋床後方は下がり粘膜から浮く．このように義歯が変位した状態で粘膜調整材を裏装すると，前方は床が露出し，後方ほど厚くなる（**B**）．前歯，小臼歯部の床下組織はフラビーガムで軟らかいのに過圧状態を呈する．一方，口蓋後方部の骨吸収は少ないはずであるが，上顎義歯の後方部が下降し，床が粘膜から遊離するため粘膜調整材が厚くなる．したがって，上顎義歯を正しい位置に収めて診査することが肝要である．

◆**治療計画および処置**

　フラビーガムの症例の処置方針は，単に印象採得時にフラビーガムの範囲を無圧で印象する

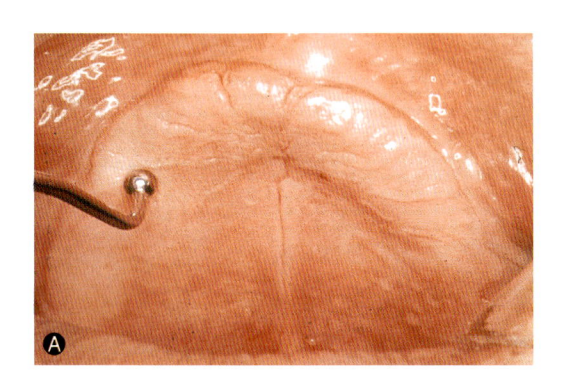

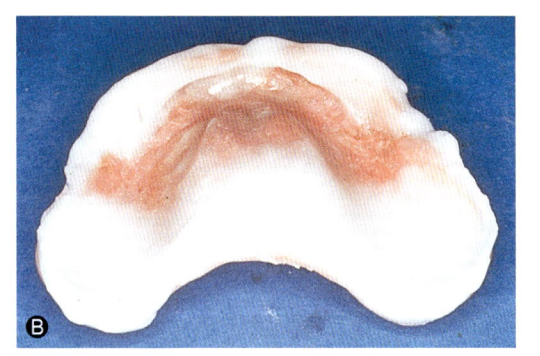

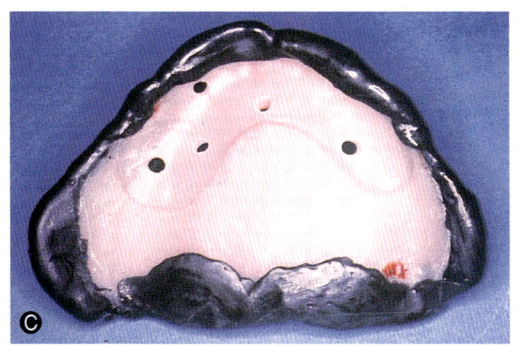

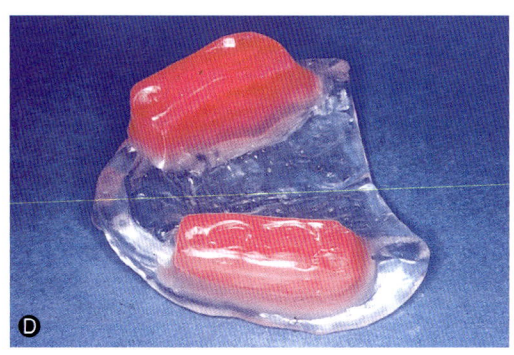

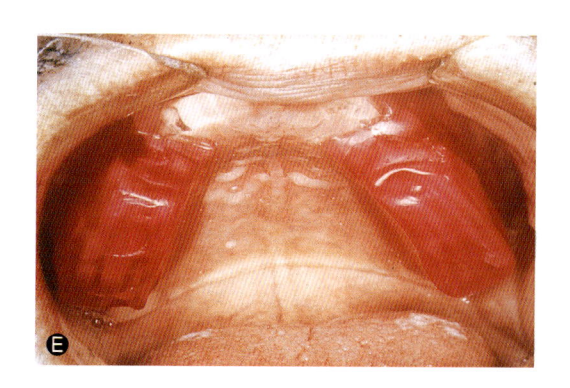

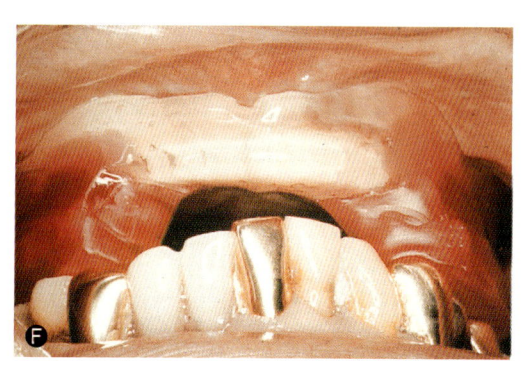

だけではなく，それ以降の処置過程中においても，軟弱な組織に圧が加わって床が変位しないようにすることが要点である．

精密印象採得時には，軟弱な組織の変位を最小限にするため，個人トレーのフラビーガム部をリリーフしておき，辺縁形成後にトレーのリリーフ部に遁路を設ける（C）．リリーフ部を残してペーストを塗布し，辺縁と臼歯部，口蓋部を印象する．トレーの露出部をリリーフし，1回目の不足部にフローの大きい酸化亜鉛ユージノール印象材を追加して最終印象を採得する．

咬合採得時には，軟弱な歯槽部に咬合圧が加わって基礎床で粘膜を圧迫して咬合床を変位させない状態で顎間関係を記録することが重要である．そのため，まず基礎床のみを装着して，過圧部の調整を行ったのちに，臼歯部のみに咬合堤を設ける（D）．このとき，基礎床を透明レジンで製作しておくと，透明レジンを通して床下の組織の状態を観察できる（E）．咬合したときに前歯部の歯肉が圧迫されていると，歯肉が貧血して白くなるのがわかる（F）．このような圧の偏在が起きない位置で中心咬合位の顎間関係を記録する必要がある．

人工歯排列においても，中心咬合位および偏心位で前歯が接触せず，臼歯部のみで支えるような咬合様式を選択する．

◆経過観察

フラビーガムを増悪させないためには，装着後の変化に対応したメインテナンスが重要である．

義歯装着後にも臼歯の咬耗，床の沈下などにより義歯の位置は変化し，前歯が早期接触して義歯の後縁が浮いてくる．こうなるとポストダムが無効となり，義歯の維持が悪化する．そのときに，義歯が変位したままの状態でリラインしてはならない．まず，咬合を修正して正しい位置に義歯を収める必要がある．

とくに本症例のように下顎天然歯が残存している場合には，注意が必要である．つまり，臼歯部の咬耗と下顎前歯の挺出で，前歯部の早期接触がいずれ起こるからである．また，天然歯でも通常は機能咬頭の咬耗で舌側より頰側咬頭が低いアンチモンソンカーブとなっているが，この状態では，上顎義歯の安定に非常に不利である．そのため，下顎前歯切端の削除と対合歯列の咬合面の形態修正（咬合面再形成）によって咬合のバランスを保つようにするのが先決である．

文献

1) 山縣健佑：総義歯のトラブル解決法．書林，1991．
2) 山縣健佑：無歯顎難症例への対応．デンタルフォーラム，1988．
3) 山縣健佑：無歯顎補綴学．デンタルフォーラム，1995．

症例 3　義歯性線維腫の症例

◆ 症例の概要

主　訴：上顎歯肉唇移行部に形成された膨隆物の不快と，上顎コンプリートデンチャー脱落による咀嚼機能への不満（63歳，男性）．

既往歴：白内障および眼底出血で手術を受けたが，そのほかに特記すべき全身的既往歴はなく，歯科的にも上下顎無歯顎以外に特記すべき既往はない．

現病歴：現在の上下顎コンプリートデンチャーは，20年以上前に無歯顎となって初めて調製したものであり，機能的にも自然観の面でも支障なく使用していたが，約10年前から上顎コンプリートデンチャー前歯部義歯床辺縁が当たり，当該部の歯肉唇移行部に組織の膨隆を生じた．膨隆物はしだいに大となったが，コンプリートデンチャーによって得られる機能に障害を及ぼすことはなかった．しかし，1週間前に上顎義歯床に破折が生じ，容易に脱落を招き，機能的に不備が生じたので来院した．膨隆物に関しては，自発痛および義歯動揺による疼痛を伴わず，機能的に問題がないため，違和感は覚えるものの放置していた．

◆ 診査および診断

上顎前歯部顎堤は，触診により基底部から自由に動くフラビーガムを呈していた．このフラビーガムに続く膨隆組織は，上顎コンプリートデンチャー前歯部床辺縁相当部から有茎性に増殖したことを示しており，表面は滑沢でやや赤色を，形態は分葉状で軟らかい弾性を有し，圧痛を認めない（**A**）．膨隆組織の病理学的所見は，表面が錯角化を呈し，不規則に上皮突起を伸長させる重層扁平上皮で覆われており，粘膜下組織で中等度の炎症性細胞浸潤を伴う密な線維性結合組織の増殖を認めた．

上下顎コンプリートデンチャーは，床縁の位置が短く適合状態は不良で，人工歯咬合面が平坦となっており，咬合平衡は失われていた．とくに上顎コンプリートデンチャーは，上唇小帯

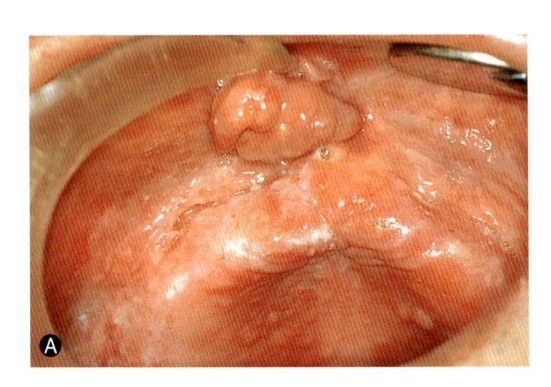

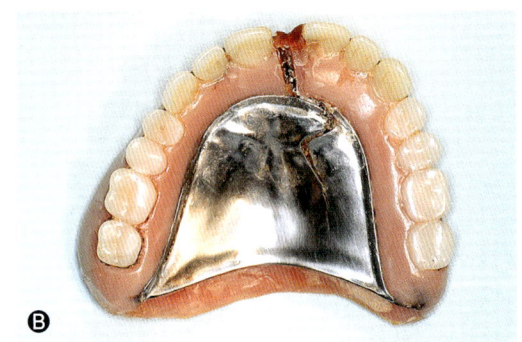

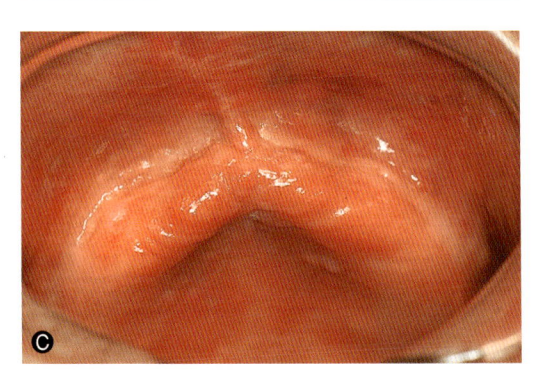

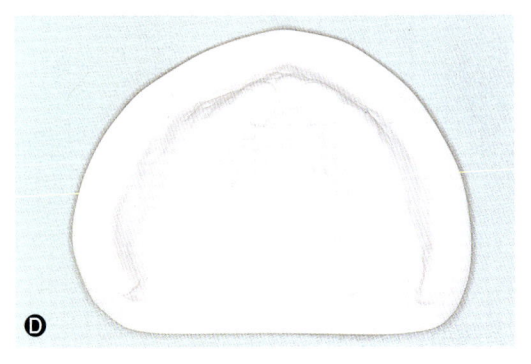

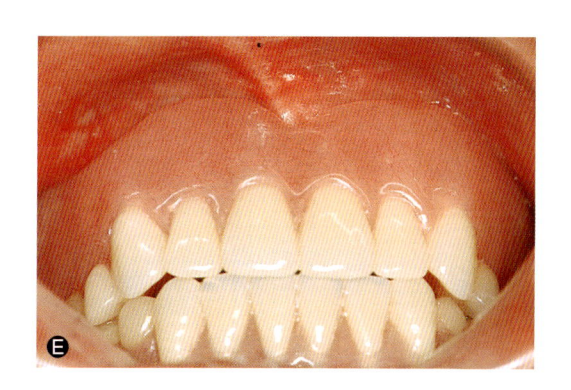

部から口蓋に破折線を認め（**B**），開口で容易に脱落し，下顎コンプリートデンチャーとの咬合により近遠心的な移動と転覆を生じ，義歯床粘膜面に広範囲にわたる汚物の付着を認めた．

以上の義歯を含めた口腔環境状態と膨隆組織の診査結果から，上下顎コンプリートデンチャー不適合とそれに伴う義歯性線維腫と診断した．

◆ **治療計画および処置**

患者の主訴は上顎コンプリートデンチャーの破折とそれに伴う咀嚼機能障害であるが，前歯部歯肉唇移行部に形成された義歯性線維腫を放置したまま新しいコンプリートデンチャーを調製し，満足できる機能と自然観の回復をはかることは困難である．そこで，義歯性線維腫の形成原因と，どのような処置が必要であるかを，そして処置することによって義歯調製にどのような利点を招くかを説明したあとに，最初に義歯性線維腫の処置を行うこととした．

義歯性線維腫に対する処置方法としては，形成原因となっている慢性の機械的刺激を除去し膨隆組織の消退をはかる保存的治療方法と，膨隆組織を外科的に切除する治療方法がある．保存的治療方法では，本症例の形成開始から約10年経過の背景を考慮すると，膨隆組織の消退に長時間を要し，患者の望む生理機能回復への効果が早期に望めない．そこで，患者は全身的に外科処置に対する問題を抱えておらず，さらに義歯性線維腫が真の腫瘍でなく粘膜疾患であり，術後早期に新義歯調製が可能で患者の望む機能回復に有利であることを説明し，外科的な治療方法を選択することとした．切除は，有茎性であるため茎部より全摘出で行い，同時にフラビーガムの部分切除も行った（**C**）．切除後は義歯を装着しないように指示し，術後2週目に義歯の形態と咬合関係の改善を行って経過観察を，術後5週目から新義歯調製を行った．

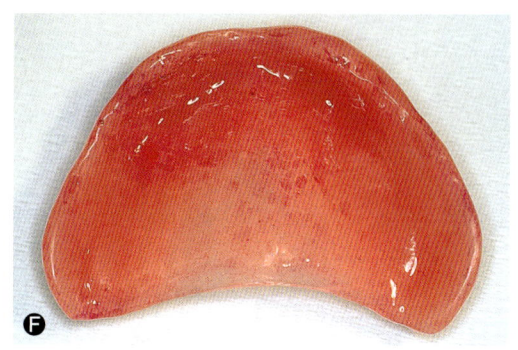

新義歯調製に際してはとくに留意すべき事項はなく，通常のコンプリートデンチャー調製に準拠して行えば問題を招くことはない．しかし，義歯性線維腫の発生原因から考えれば，義歯床辺縁の位置設定を辺縁形成で確実に行い（**D**），中心位と中心咬合位の一致および偏心咬合位での咬合平衡を確立することによって，機能時の義歯の動揺と移動が生じないように努めることが肝要となる．

◆ **経過観察**

義歯性線維腫の切除後5週目より術後の経過観察を行いながら，新義歯調製を開始し，術後15週目に義歯の装着を行った（**E**）．調製した義歯に関しては，自然観の回復や生理機能の回復の面で問題を生じることなく，患者は満足しているとの意見であった．また，口腔を視診したところ，新たな組織の増殖を招くこともなく装着後約3カ月（術後約30週）が経過している．しかし，経過観察中において，患者の口腔衛生への認識の低さが憂慮された．義歯性線維腫の発生原因の主体が反復する機械的刺激であることは，多くの意見が一致するところである．加えて，清掃のわるい義歯床下の食物残渣の停滞と，その部分に増殖する微生物の産生物による刺激との説もあり，再発防止の面で今後の口腔衛生指導が重要となる（**F**）．また，このことは，義歯に対する患者の認識改善にもつながり，良好な予後を演出することを可能とする．

2 顎堤に問題があった症例
1）高度な吸収が認められた症例

症例1 フレンジテクニックを用いた症例

◆**症例の概要**

主 訴：下顎義歯が不安定なため咀嚼が困難（78歳，女性）．

◆**診査および診断**

口腔内を診査したところ，上顎顎堤は中等度の吸収であり，使用中の上顎義歯の維持は十分であった．下顎顎堤は高度に吸収しており，顎堤頂の位置を特定することはできない（**A**）．また，下顎顎堤粘膜に異常は認められないが，咀嚼中にしばしば痛みを感じ，疼痛部位は一定しないという．

シリコーン系材料を用いて下顎義歯の粘膜面の適合を診査したところ，義歯咬合位における粘膜面の適合は良好であった．しかし，患者に大きく開口させると，下顎義歯は後上方に脱離し，会話中にもしばしば下顎義歯は浮き上がるという．以上の診査の結果から，旧義歯における問題点として，以下のことがあげられる．

①下顎顎堤形態が平坦で，軽いタッピングにも下顎義歯は容易に変位することから，咬合と筋のバランスに問題があることが疑われる．

②会話中に下顎義歯が浮き上がることから，下顎義歯の人工歯排列位置（舌房の狭小）や下顎義歯周囲の筋圧の不均衡が疑われる．

③大開口時の下顎義歯の遠心方向への脱離から，唇頰側義歯床研磨面，とくに前歯部唇側歯床研磨面の形態不良が疑われる．

④咀嚼中，顎堤に痛みがあるが，疼痛部位が特定できないことから，特定部位の過長や粘膜面の不適合によるものではなく，咀嚼運動や開閉口運動時の下顎義歯の変位が疑われる（**B**）．

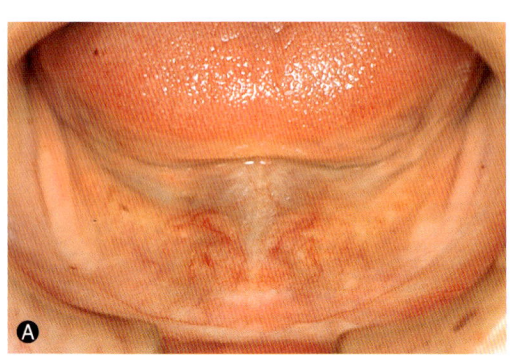

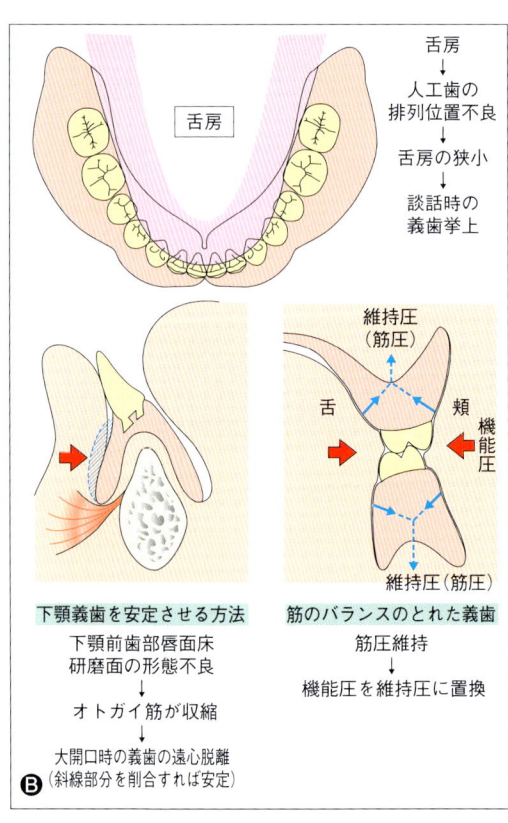

◆**治療計画および処置**

問題点①にあげたように，本症例の疼痛は，義歯粘膜面の不適合によるものではなく，筋と咬合のバランスの欠如によって起こるものと考えられる．つまり，義歯の咬合位では安定しており粘膜面の適合もよいが，開口時や談話時に義歯は容易に変位する．そのため，咀嚼中に咬頭嵌合位とは異なる部位で上下顎人工歯が咬合接触して，漸次，咬頭嵌合位へ嵌合していくが，その過程で義歯は顎堤粘膜上を滑走し，そのときの擦過によって疼痛が発現したものと考えられた．この咬合接触滑走状態は，示指を患者の義歯の左側臼歯部へ，母指を右側臼歯部付近へ置き，上下顎歯列弓間に咬合紙を介在させて患

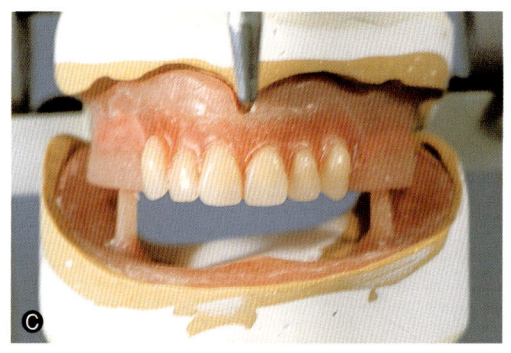

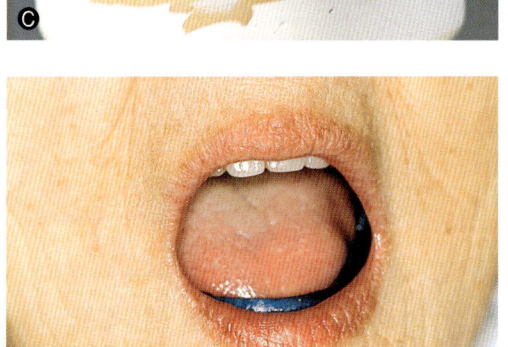

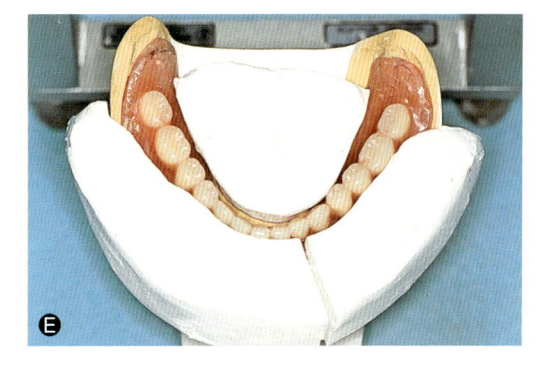

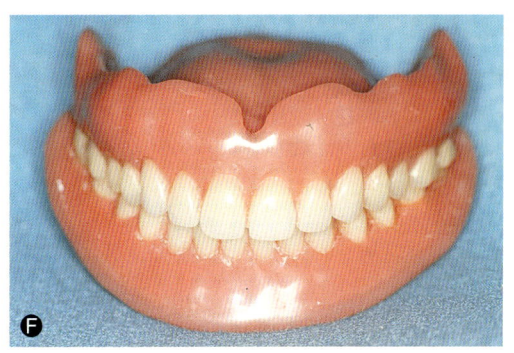

者にタッピング運動を行わせることにより容易に確認できた．したがって，問題点②〜④にもみられるように，本症例では談話中および大開口時の義歯の変位を抑制することによって問題を解決できると考えた．

そのためには，義歯周囲組織の動態と適合する位置に人工歯を排列するとともに，義歯床研磨面を患者自身の機能運動により形成する必要がある．このことにより，義歯に不必要な側方力が加わりにくくなるだけでなく，周囲筋の良好なバランスにより筋圧維持が得られる．また，義歯と周囲組織が緊密に適合して義歯床下への空気の侵入が阻止され，義歯の維持力の増強も期待できる．さらに，完成義歯を使用して，動的機能（ダイナミック）印象を行うことにより，義歯周囲組織の動態とのさらに優れた適合性が得られる．

閉口印象用の個人トレーを用いて辺縁形成を行い，通法に従い咬合採得後，模型を咬合器に装着した．

談話時や開閉口時の義歯の安定を確保するために，フレンジテクニックを用いて人工歯の排列位置および義歯床研磨面の形態を決定する．

まず，デンチャースペースを記録するため，その準備として上顎前歯の排列を行い，咬合高径保持装置を製作した（**C**）．次に，適量のソフトワックスを下顎基礎床上に盛り，嚥下運動を主体とした機能運動を行わせることにより，頬舌側圧が相殺し，筋のバランスがとれた領域とされているデンチャースペースが記録される（**D**）．記録されたデンチャースペースから石膏コアを製作し，そのコア内に人工歯を排列した（**E**）．さらに，人工歯が排列された蠟義歯研磨面上にソフトワックスを盛り，機能的歯肉形成を行って義歯研磨面を完成した（**F**）．最終的に，ダイナミック印象およびリラインによって義歯を完成した．

◆経過観察

完成した新義歯は，片側性均衡咬合が確保されていたにもかかわらず，咀嚼中の上顎義歯の脱離と粘膜面の軽度の疼痛を訴えた．そこで，偏心位における接触滑走時のテストを行い，咬合調整と義歯粘膜面のリリーフを行ったところ，この愁訴ならびに旧義歯における問題はなくなり，旧義歯では摂取できなかった肉類などの咀嚼も可能になった．

2 顎堤に問題があった症例
1）高度な吸収が認められた症例

症例2 リンガライズドオクルージョンを付与した症例

◆症例の概要

　主　訴：義歯の維持・安定不良による新義歯の製作希望（73歳，女性）．

　既往歴：20年前に腎臓結石，5年前から胃潰瘍により通院し，2種類の薬を内服している．

　現病歴：4年前に上下顎コンプリートデンチャーを製作したが，半年前くらいから下顎義歯床下粘膜面の疼痛を自覚し，他院で下顎義歯粘膜面に弾性材料による治療を受けた．

◆診査および診断

　使用中の義歯装着時における顔貌ではリップサポートが不足しており，上唇に縦皺を認めた（**A**）．口腔内写真を**B**に，X線写真を**C**に示す．垂直的な下顎位の診査には，下顎運動測定装置（MKG K6-Ⅰ）を使用して下顎安静位と嵌合位の間の距離を測定したところ，約2〜3mmの間隙が認められた．上顎顎堤は前歯部に中程度のフラビーガムがあり，口蓋正中部に骨隆起が認められた．下顎顎堤は吸収が著明であり，オトガイ孔部の触診を行ったが圧痛・不快症状は認められなかった（**C**）．顎堤粘膜の診査では，下顎前歯部の唇側床縁相当部に白斑状の圧痕および左側臼歯部顎堤頂のやや頰側寄りに潰瘍状の発赤した部位を認めた（**B**）．

　上顎義歯は，安静時には比較的安定し吸着は良好であるが，下顎のタッピング運動時には不安定となり，後方から義歯の離脱を認めた．下顎義歯は容易に離脱し，下顎義歯の床後縁はレトロモラーパッド前縁で，頰側床縁は外斜線部まで延長されていなかった．唾液の分泌量および性状はとくに問題なく，服用薬剤による影響は認められなかった．

　以上の結果から，下顎義歯の維持安定をはかるために下顎義歯の床拡大，および床下粘膜の異常を改善させるために粘膜調整が必要であると診断した．

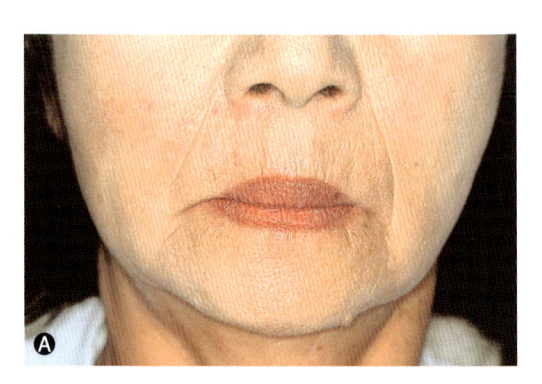

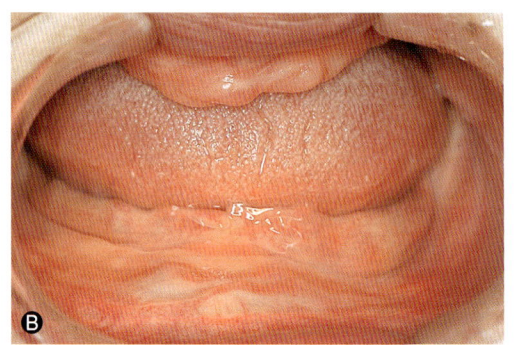

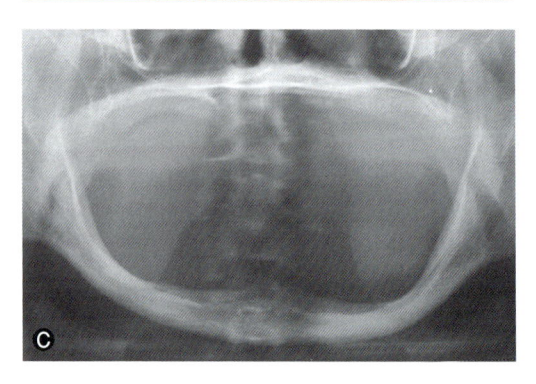

◆治療計画および処置

　患者には，旧義歯の義歯床を修正し粘膜を健康状態に改善させたあとに，新義歯製作を行っていくことを十分説明し，同意が得られたので義歯修理を行うことにした．下顎義歯床縁の拡大修正には，義歯を口腔内に装着しアルジネート印象を行い，石膏注入後，作業用模型上で常温重合レジンを用いて行った．形態修正後，下顎義歯床に粘膜調整材を裏装した．この処置後

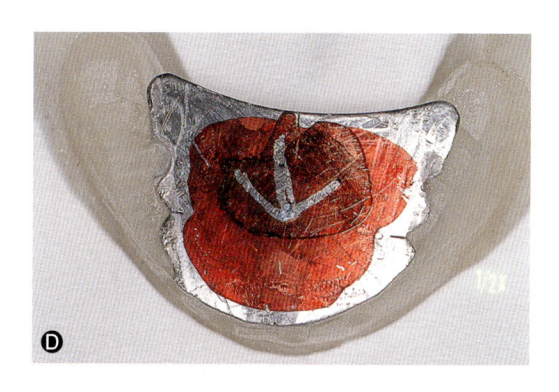

に下顎義歯の維持は改善され，十分な吸着が得られた．上顎義歯の後方からの離脱の原因は，咬合不調和，とくに前歯部の咬合接触によるものと診断し，咬合調整を行った．義歯調整と粘膜調整を2回行い，床拡大を行った義歯の装着が可能であることを確認し，新義歯製作を行うことにした．下顎の概形印象は，前述の義歯床拡大修正に使用した模型を用いて，モデリングコンパウンド用既製トレーを選択し形態を修正し，モデリングコンパウンドとアルジネート印象材で連合印象を行い，診断用模型を製作した．最終印象は個人トレーを用い，上顎フラビーガム部はリリーフを行うことでこの部位を無圧的に印象採得した．顎間関係の記録は通法に従って仮想咬合平面をもとに設定し，咬合高径は安静空隙量，顔の形態的バランス，旧義歯の咬合高径を参考にして決定し，その後，咬合器にフェイスボウトランスファーした．下顎の水平的位置の決定は，ゴシックアーチ描記とタッピング点を参考にし決定した（**D**）．顆路の調整はチェックバイト法で行った．前歯部人工歯排列は審美性，発音機能を診査確認するとともに，顆路傾斜も考慮して被蓋量を決定した．臼歯部の下顎顎堤の吸収度，上下顎顎堤の形態・対向関係から下顎には20°人工歯を，上顎30°人工歯を用いてリンガライズドオクルージョンを付与することとした（**E**，**F**）．リンガライズドオクルージョンは，上顎の舌側咬頭だけによる咬合接触様式であり，上顎の舌側咬頭が下顎の内斜面を滑走する．したがって，咀嚼サイクル範囲内のきわめて限られた範囲で機能するため，従来のフルバランスドオクルージョンより側方圧が発生しにくい利点がある．

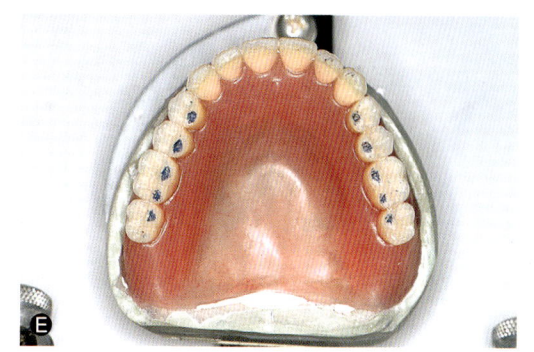

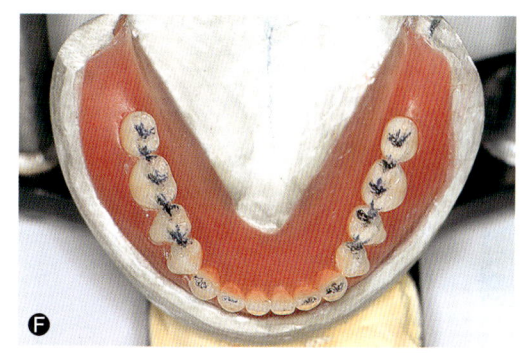

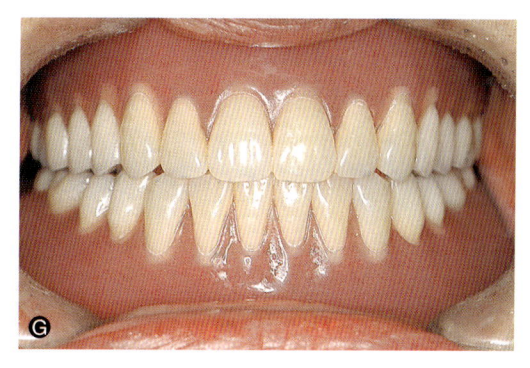

◆ 経過観察

完成義歯の口腔内装着状態を示す（**G**）．義歯装着は，粘膜適合試験材により義歯床と粘膜面の適合を診査，調整を行った．咬合調整は，下顎臼歯内斜面を主に行った．咬合調整後に，デンタルプレスケール（Fujiフィルム社）を使用し，左右臼歯の咬合接触圧が均等であることを確認した．義歯装着1週間後の調整時に舌側部の疼痛を訴えており，同部位に褥瘡性潰瘍を認めた．原因は過長な床縁と診断し，同部位を削除し咬合調整を行った．上顎に関してはとくに問題を認めず，下顎に関して3回の調整ののち，長期経過観察へ移行した．

2 顎堤に問題があった症例
1）高度な吸収が認められた症例

症例3 無咬頭歯を排列した症例

◆症例の概要
　主　訴：咀嚼障害（52歳，男性）．
　現　症：口腔外科で粘膜類天疱の治療を継続中である．口腔内には，水疱が自壊した潰瘍底と瘢痕治癒の部位が観察される（**A**，**B**）．また，顎堤吸収が高度に進行しており，義歯の維持・支持・安定の確保がきわめて困難であることが予測される．

◆診査および診断
　問診，触診から，顎関節，筋には，とくに異常は認められなかった．
　上下顎ともに顎堤の吸収は著明であり，上顎前歯部顎堤には過形成組織が認められた．とくに下顎の顎堤吸収は顕著であり，明瞭なレトロモラーパッドは認められなかった．
　上下顎顎堤の対向関係は，前頭面からみた場合には，仮想咬合平面と顎堤頂間線とのなす角は70～75°であり，交叉咬合排列の適応であることが判明した（**C**，**D**）．一方，矢状面からみた場合には，下顎前歯部顎堤は上顎のそれに比して前方に突出しており，通常の垂直・水平被蓋の付与は困難であり，前歯部人工歯の排列は切端咬合排列が予測された．
　咬合採得完了後の作業用模型を咬合器に装着し，上下顎顎堤頂にユーティリティワックスを立てた状態をみると，上下顎顎堤対向関係が明瞭となる（**C**，**D**）．また，仮に使用中の義歯があり，これを診断用義歯として改造することが可能である場合には，交叉咬合排列および切端咬合排列の適応症であることが義歯の製作を始める以前に診断でき，患者への説明もその時点で可能である．

◆治療計画および処置
　本症例では，下顎無歯顎顎堤が上顎のそれに比して大きく，正常な臼歯部人工歯排列（上顎臼歯部人工歯頬側咬頭が下顎のそれを被蓋する）を行うと，下顎臼歯部人工歯は舌側寄りに，そして上顎のそれは頬側寄りに位置させなけれ

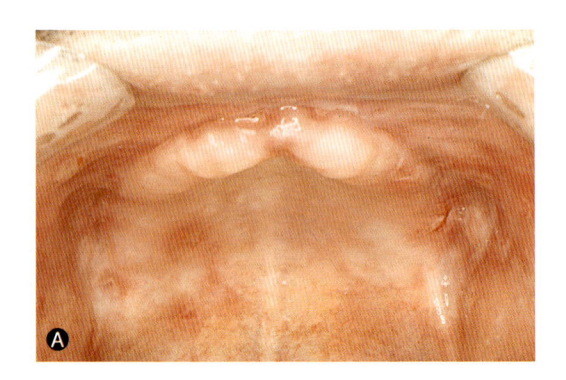

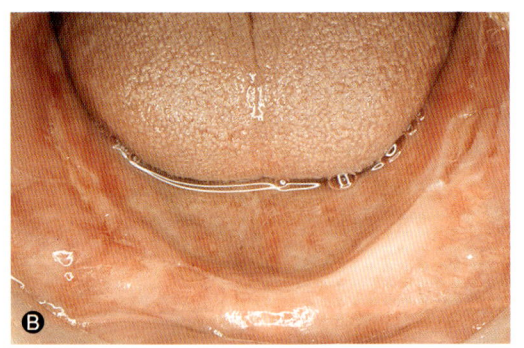

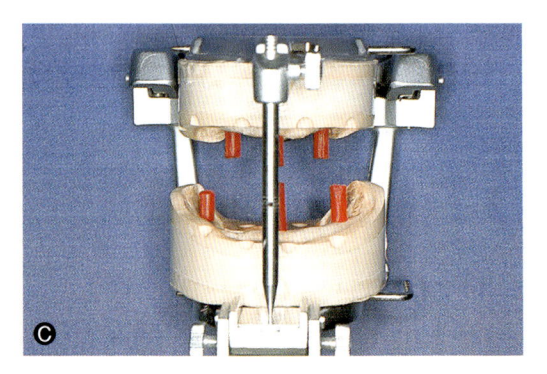

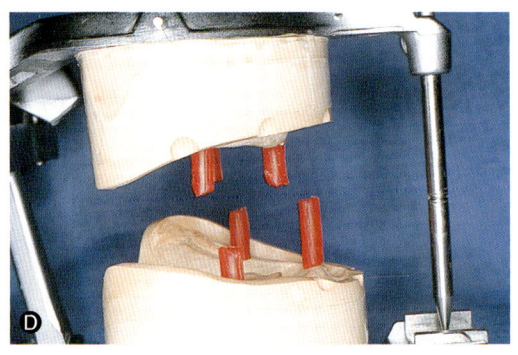

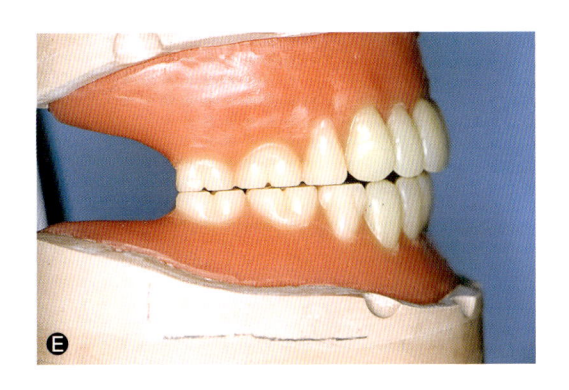

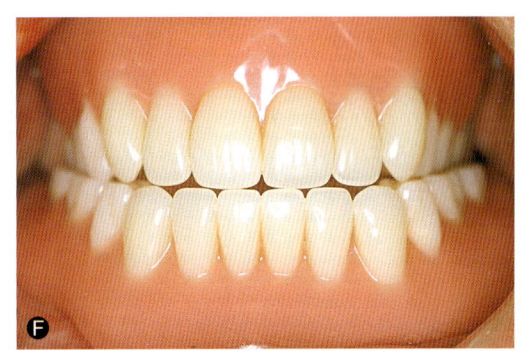

ばならず，舌房が狭くなるばかりでなく，上顎義歯は転覆しやすくなる．

　上顎義歯の転覆，すなわち義歯の維持・安定には，顎堤頂に対する臼歯部人工歯の頬舌的な排列位置のほかに，臼歯部人工歯の頬舌的傾斜角度および咬合小面傾斜角度が影響する．すなわち，このような症例において義歯の維持・安定を確保するためには，頬側への分力（転覆力となる）を小さくする必要がある．このためには，側方調節彎曲の付与や自動削合による咬合小面の形成が有効である．

　さらに，本症例の場合，上下顎顎堤が顕著に吸収しているため，結果的に顎堤頂間距離が極端に大きくなっている．いい換えると，顎堤粘膜から咬合平面までの距離が長いため，転覆力が大きいことになる．

　以上のことから，本症例では維持・安定の確保が困難であり，これを解消するためには交叉咬合排列法を採用し，さらに，上顎義歯の転覆力として作用する頬側への分力を可及的に小さくするために，非解剖的人工歯（無咬頭歯）を使用することにした．なお，無咬頭歯を使用する一つの利点として，人工歯に咬頭と窩がないことから，水平被蓋の量を比較的自由に設定できることがあげられる．本症例の場合は，後方歯ほど交叉の程度が大きくなった．また，無咬頭歯の排列方法には各種があるが，顎堤への側方圧を可及的に回避可能なHardy法を採用した．なお，最後方臼歯人工歯の設定位置に関しては，解剖的人工歯と同様に，義歯自体の推進運動を回避するために，下顎レトロモラーパッド前縁部の矢状面的に斜面になっている顎堤部分には人工歯を排列しないことを原則とすべきである（E）．

◆経過観察

　装着後の数回の調整によって，患者の満足を得られるまでの機能と顔貌の回復を行うことができた（F）．

　無咬頭歯を用いた場合の装着後の咬合調整は，咬合紙によって咬合接触部位を診査し，加圧部があれば，下顎人工歯咬合面の当該部位にサンドペーパーストリップスを挟み，これを引き抜くことにより行う方法が推奨できる．

　切端咬合排列の場合の前歯部の咬合調整に関しては，臼歯部よりも弱い咬合接触を付与することが必要である．すなわち，上顎前歯部の過形成組織を発生させないように，また，増悪させないような配慮が必要である．

　なお，粘膜類天疱瘡は表皮下水疱形成を特徴とする疾患群であり，口腔内では頬部と歯肉粘膜が好発部位である．また，瘢痕化のため小口症，舌萎縮をみることもあるといわれており，さらなる経過観察が必要である．

2 顎堤に問題があった症例

2）骨隆起が認められた症例

症例1 口蓋隆起

◆症例の概要

　主　訴：上の入れ歯ががたつき痛い（75歳，女性）．

　既往歴：上顎は7年前から無歯顎，下顎は約1年前に無歯顎となった．

　現　症：上下顎にレジン床のコンプリートデンチャーが装着されているが，口蓋正中部に大きな口蓋隆起があり，褥瘡性潰瘍が認められる．

◆診査および診断

　ホワイトシリコーンによる適合試験では上下顎義歯ともに不適合を認めたが，口蓋隆起部では床粘膜面が試験材から露出し，咬合圧負担の著しい不均一が診断された．

　補綴治療後7年経過していることから，歯槽骨の吸収による顎堤の形態変化が生じ，義歯が不適合となり，口蓋正中部の大きな口蓋隆起を支点として義歯が動揺し，また，口蓋隆起への圧集中が起きて粘膜に褥瘡性潰瘍が生じたと診断した．

◆治療計画および処置

　前処置：顎堤の形態変化による現存義歯の不適合をリラインによって修正したのち，粘膜調整を行って口蓋隆起部の褥瘡性潰瘍を治療した（**A**）．しかし，口蓋隆起部の粘膜は菲薄で，他の部位の口蓋粘膜に比べて被圧縮性も著しく小さい状態であった．

　インフォームドコンセント：患者に口蓋隆起の存在を認識させ，除去手術をすすめたが，観血処置に恐怖を示した．そこで，新義歯の補綴治療について，①この部の義歯床にリリーフが必要なこと，②レジン床ではリリーフによって舌房が狭小化して異物感や発音障害の可能性があること，③これらの障害を回避するためには無口蓋義歯があるが，維持・支持・安定に不安があること，④金属床義歯にすれば口蓋床が薄くなり通常の口蓋形態の義歯でも異物感が少ないことを説明し，金属床とすることで患者の同

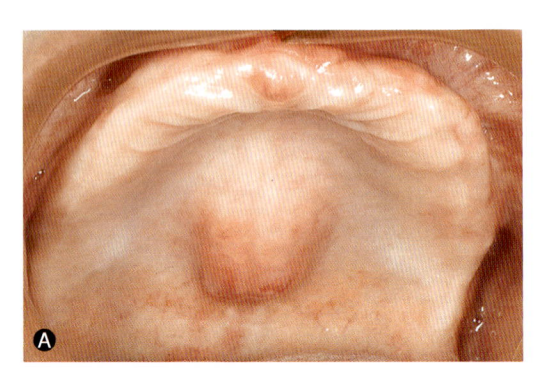

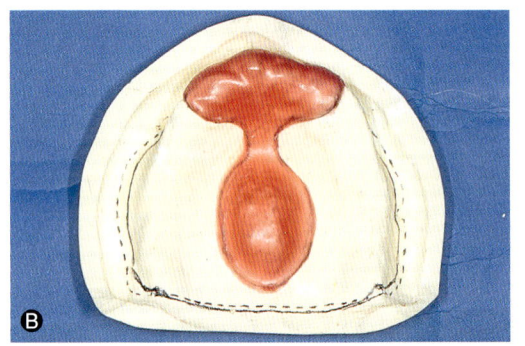

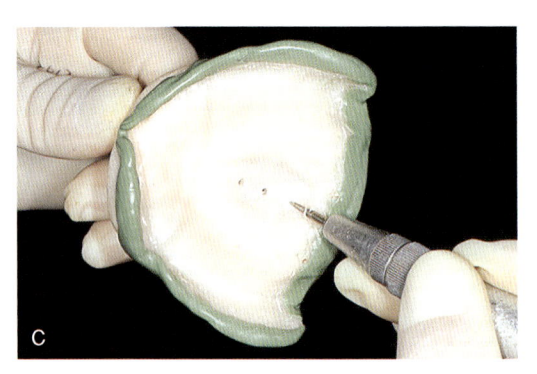

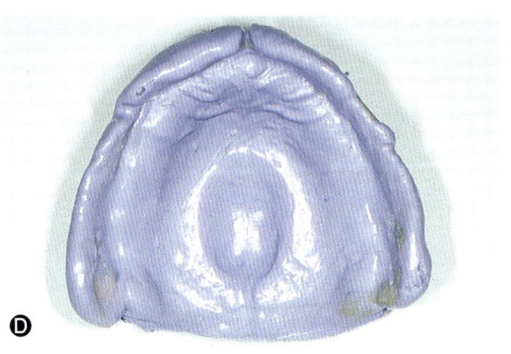

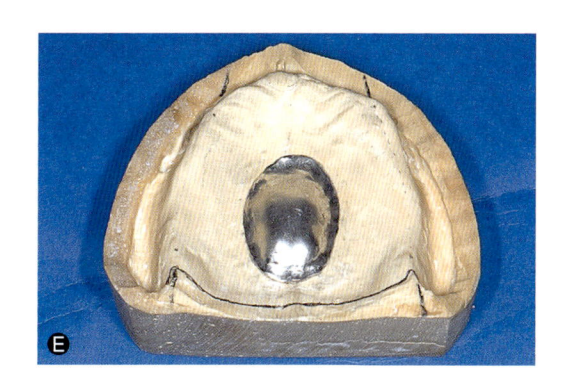

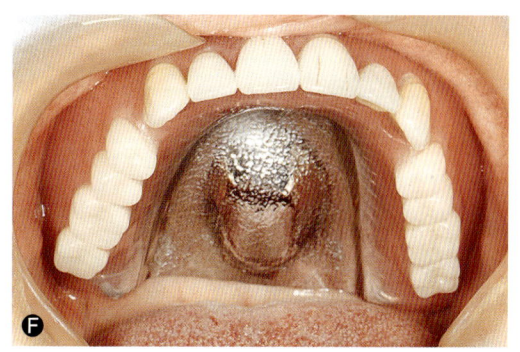

意を得た．

補綴治療：印象採得の方針としては，選択的加圧印象によって口蓋隆起部を無（弱）圧印象し，咬合圧支持に適している顎堤と口蓋隆起部以外の口蓋部を加圧印象することにした．

アルジネートによる概形印象から得た研究用模型上で，無（弱）圧印象を目的とする口蓋隆起部と口蓋ヒダ部にパラフィンワックス1枚を貼布し，加圧印象を目的とするその他の部にはスペーサーを置かずに個人トレーを製作した（**B**）．

この個人トレーを用いて，通法どおりコンパウンドによる辺縁形成を完成したのち，弱圧部の印象圧をさらに小さくするために口蓋隆起部に印象材の逃路を形成した（**C**）．

その後，シリコーン印象材を用いた精密印象によって印象を完成した（**D**）．

作業用模型を製作したのち，咬合床によって無歯顎の上下顎顎間関係を決定した．このとき，上顎咬合床が口蓋隆起を支点としてわずかに動揺した．このことから，口蓋隆起部の緩圧がまだ不十分であると診断した．

そこで，咬合器装着，人工歯排列，蠟義歯の口腔内試適の操作が完了し，歯科技工所に金属床製作を依頼するとき，口蓋隆起部に鉛箔を貼布してリリーフするように指示した（**E**）．金属床完成後に，金属床義歯形態の蠟義歯を再度口腔内に試適し，口蓋隆起部のリリーフの状態を確認した．その後，金属床のコンプリートデンチャーを完成し，補綴治療を完了した（**F**）．

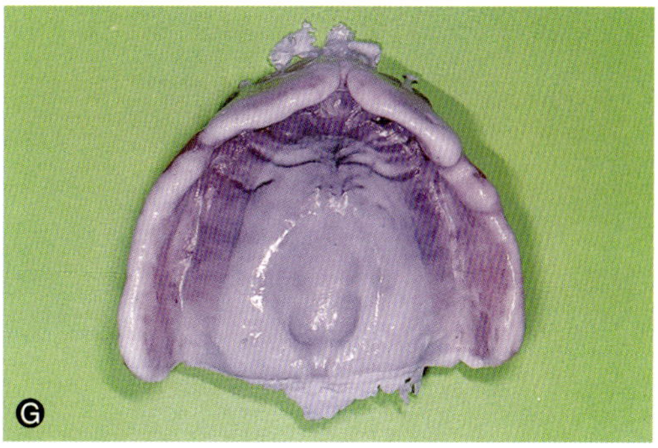

◆経過観察

補綴治療完了約1カ月後に，ホワイトシリコーンで適合試験を行った．口蓋隆起部が十分にリリーフされ，顎堤部で咬合圧支持が十分に行われていることが明らかで（**G**），維持・支持・安定ともに良好で，異物感が少なく，治療効果の高い補綴治療が達成された．

2 顎堤に問題があった症例
2）骨隆起が認められた症例

症例2 下顎隆起

◆症例の概要

主 訴：使用中の義歯が外れやすく，床下に物が入って痛い（72歳，女性）．

現病歴：上顎は12年前に無歯顎になり，下顎は32|23を高度の歯周疾患により3カ月前に抜去して無歯顎になった．パーシャルデンチャーに人工歯を追加修理して使用している．

現 症：上顎顎堤は前歯部，臼歯部ともに，顎堤は高く，口蓋は深い．粘膜の被圧変位量は正常である．下顎は32|23の抜歯窩の治癒が完全ではないため，同部の顎堤は不整であり，唇側顎堤にはアンダーカットが認められる．小臼歯部舌側には，著明な下顎隆起が両側に棚状に突出している（**A**）．

◆診査および診断

下顎隆起は下顎小臼歯部の舌側歯槽面に発生する骨の隆起で，左右両側に対称的に存在する場合と，片側にみられる場合がある．加齢とともに大きくなるといわれている[1]．成因は，咬合性外傷によるストレス説，先天性異常などが考えられるが，病因はわかっていない．補綴学的には，バーや床の着脱の妨げになること，粘膜が菲薄なため，疼痛閾値が低く，しばしば疼痛や褥瘡性潰瘍が起きることが問題となる．したがって，緩衝（リリーフ）することが必要である．下顎隆起を触診すると同部を覆う粘膜は菲薄なことが認められた．

◆治療計画および処置

コンプリートデンチャーによる治療で問題になるのは，両側性に認められる著明な下顎隆起の処置である．外科的処置により切除するか，除去せず補綴的に対応するかが，第一の選択である．インフォームドコンセントを行った結果，外科的処置には同意が得られなかったので，下顎隆起を保存した状態でコンプリートデンチャーを装着する処置方針とした．次に，義歯の舌側床縁を下顎隆起のどの位置に設定するかがポイントとなる．床縁の設定位置は，次の3通りが考えられる．

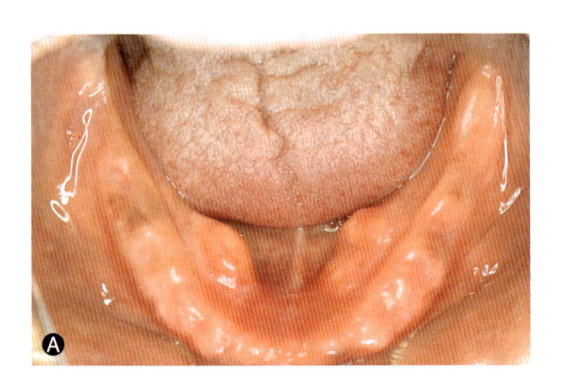

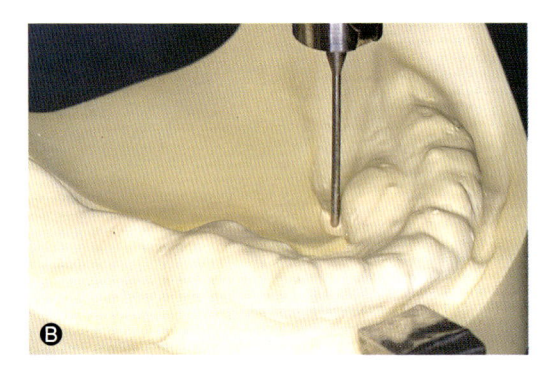

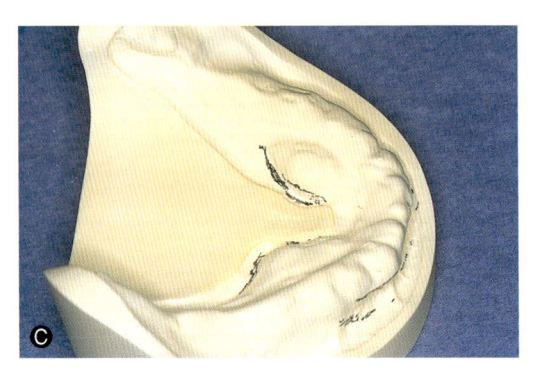

①下顎隆起の直上でとめる．
②サベイングして義歯の着脱方向を決定し，サベイラインに一致させる．
③アナライジングロッドでアンダーカットを測定し（**B**），アンダーカットをブロックアウトして，床縁を口腔底まで延ばす．

①は，機能時の義歯の沈下により疼痛を起こ

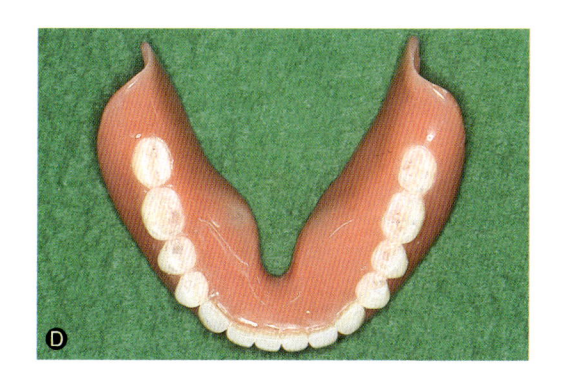

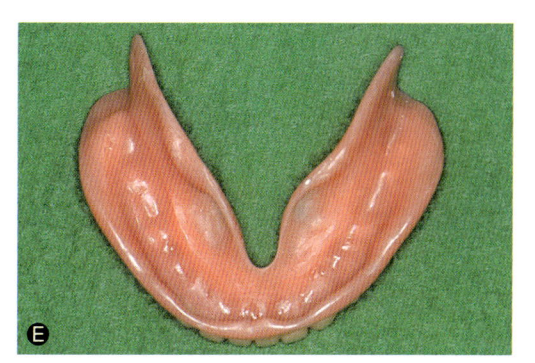

すので不可である．②は，床縁による封鎖が得られないので，義歯床の浮上が生じやすく，主訴の改善がはかれない．③は，下顎隆起の下部をブロックアウトして下顎隆起を完全に覆い，床縁も口底の粘膜によって封鎖されるので，維持・安定は改善される．しかし，舌房が狭くなる点が心配される．

　以上のことを考慮し，③の処置方針に沿って治療を進めた．研究用模型上でサベイングを行い，下顎隆起部のアンダーカット量を測定した（C）．アンダーカット部をワックスでブロックアウトし，下顎隆起部を0.5mm，ワックスでリリーフして個人トレーを製作した．トレーの全周にわたり辺縁形成を行ったのち，シリコーンラバー印象材を用いて，下顎隆起のアンダーカット域を含めて印象採得を行った．さらに，作業用模型上で両側の下顎隆起部に0.5mm厚径の鉛箔を貼付してリリーフを行い，咬合床を製作した．顎間関係の記録，蠟義歯の試適を行い，コンプリートデンチャーを完成した．人工歯は陶歯を使用した（D：下顎義歯咬合面，E：リリーフした下顎義歯粘膜面）．上下顎ともに義歯の維持力はきわめて良好で，手指で義歯を外そうとしても，抵抗が強く困難であった．

◆経過観察

　装着1週後の観察では，舌小帯付着部に褥瘡性潰瘍が認められたので，十分避けるように床縁を削除した．また，右側下顎隆起部に疼痛を訴えたので，咬合調整を行い，中心咬合位，偏心咬合位における咬合のバランスをはかり，その後適合検査を行ったところ，右側下顎隆起部の負担圧がまだ高いことが確認されたので，同部の床内面を1層削除してリリーフを行った．心配された舌房の狭小化による舌運動の制限は認められず，違和感もなく患者の不満は全くなかった（F）．咬合調整と下顎隆起部のリリーフをその後一度行い，装着1カ月後に治療を終了した．患者は，下顎義歯の維持力が著しく向上し義歯の浮上もなくなったため，床下に物が入らなくなり，咀嚼機能も向上し，満足している．

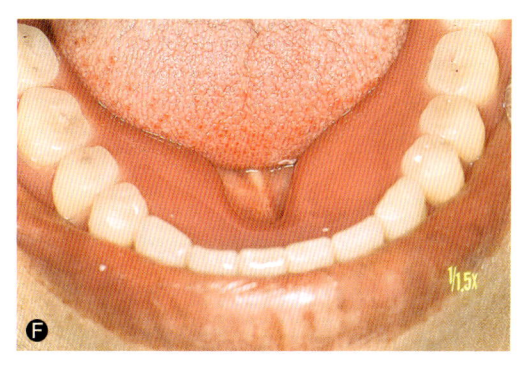

文献

1) 中澤　章，安川　浩，鳥居一也ほか：下顎隆起の出現と咬合接触との関係－同一個人の加齢による変化．歯科学報，**95**（9）：1001-1006，1995．

3 上下顎顎堤の位置関係に問題があった症例

症例1 上顎前突の症例（Ⅱ級関係）

◆**症例の概要**

　主　訴：前歯部の前突感が気になる，義歯の裏に食べ物が入る，前歯で噛み切れない（69歳，男性）．

　現病歴：歯の喪失以前から上顎前歯の前突が強かった．約8年前に無歯顎となり，現在までに3回上下顎コンプリートデンチャーを製作しているが，いずれも前歯の歯並びに不満があった．現在使用している義歯は3年前に製作したが，約1年前から上顎義歯が落ちやすくなり，下顎義歯にも動揺と食片の貯留が認められるようになった．

　現　症：正面ならびに側貌において鼻下の豊隆は著しく（**A**），上口唇と義歯床との間に食片の残留感がある．また，同部位における装着時の違和感も大きい．上下顎義歯は大きく開口しても離脱しないが，咀嚼中は上下顎の義歯が浮き上がり，義歯床内面に食べ物が貯留する．さらに，下顎を大きく前方に移動させても前歯部での接触が得られないため，食品の切断，咀嚼が困難である．

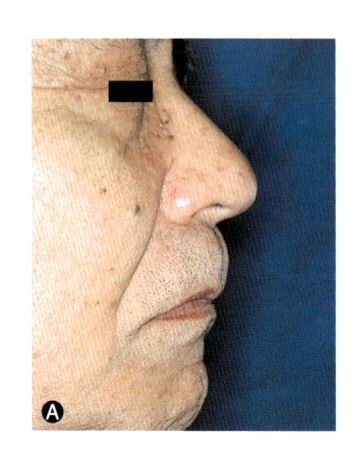

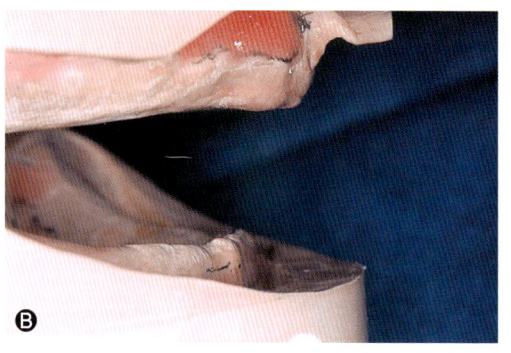

◆**診査および診断**

　鼻下から上口唇の触診で鼻翼直下に義歯床縁を触知し，同部位の顎堤と義歯床に間隙を認めた．上顎前歯切縁は常に下口唇上縁に接触し，下口唇に圧痕を形成している．また，これを回避するため，緊張性の随意的な口唇の閉鎖が認められる．残存顎堤は，上下顎とも幅と高さは十分に保存されているが，アンダーカット量が大きく，床辺縁部の適合ならびに辺縁封鎖は得られていない．顎堤の対向関係では，顎堤弓の前後的な相違が大きく，上顎の前突が著しい（**B**）．咬合関係において，前歯部の垂直被蓋は1mm，水平被蓋は7mmで，中心咬合位からの前方滑走で前歯部は接触しない．

　骨格的な上顎前突に加え，残存顎堤の吸収が生じていないため，前歯部人工歯の排列が制約を受け，審美的な人工歯排列が困難になったと診断した．排列位置不良によって生じた前歯部の不適切な被蓋関係が，食品切断能を低下させ，咬合平衡を阻害し，さらにアンダーカット量が大きいなどの条件も加わって，義歯の維持不良，咀嚼障害を訴えたと考えられた．

◆**治療計画および処置**

　審美的要求から，唇側の義歯床翼は厚くならないよう留意し，許容範囲内で上顎前歯の唇側傾斜を制限する．下顎前歯の排列は，義歯の維持安定に支障のない範囲で唇側に移動または傾斜させる．その結果，水平被蓋が大きく設定される場合は，垂直被蓋を増加することにより対応する．この際，調節性咬合器を用いた排列，削合を行い，前歯部人工歯での干渉を防止して咬合平衡を確保する．

　上顎前突の症例に対して，以下の治療計画を立案した．

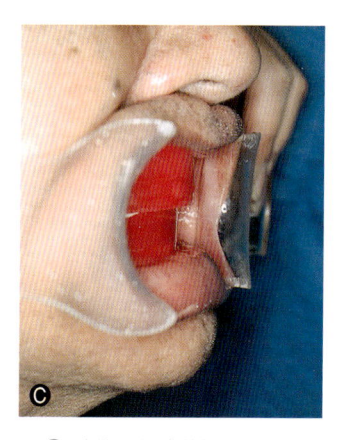

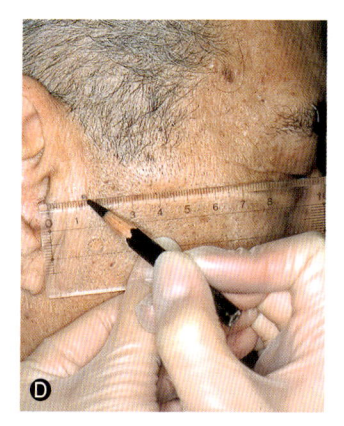

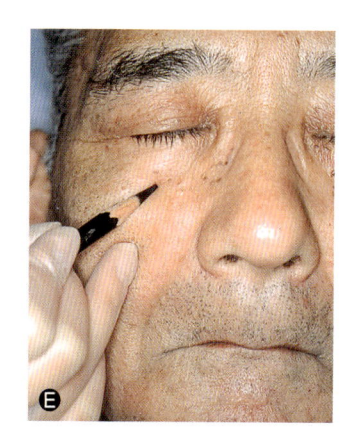

①顎堤の対向関係の前後的ズレによって生じる義歯床粘膜面の負担過重を軽減するため，下顎の臼歯部人工歯を1歯削除し，義歯への荷重重心を適正化する．

②義歯の着脱方向を調整することによって顎堤のアンダーカット量を減少させ，さらに義歯床縁を延長することにより辺縁封鎖を確実に行い，維持力を得る．

1）顎間関係の記録

顔貌の回復：義歯による口唇支持を考慮して咬合床の唇側に豊隆を与えるが，本症例では患者の主訴から，とくに前突感が強くならないよう配慮する（C）．

垂直的顎間関係の決定：咬合高径を通常より低く設定すると下顎が前上方に移動し，結果として前歯部の水平被蓋が減少するので，上顎前突症例の排列には有利である．しかし，本症例のように顎堤の高さが十分に存在する場合では，上下顎の顎堤間距離が近接するので，前歯部人工歯の排列スペースが減少し，人工歯の歯軸傾斜が制限されるという欠点もある．本症例では下顎安静位法により，安静空隙を2mmとして垂直的顎間関係を決定した．

水平的顎間関係の決定：上顎前突の症例では，上顎顎堤が下顎顎堤よりも前方に位置しているため，咬合採得時に下顎咬合床の前歯部付近に負担過重を生じやすい．

2）調節性咬合器とフェイスボウトランスファー

調節性咬合器の使用は，患者の顆路傾斜が極端に急なとき，平坦なとき，左右側で著しく異なるとき，あるいは顆路要素との関係から人工歯の被蓋関係を決定し，円滑な接触滑走を得ようとするときには有効である．本症例で用いたHanau wideview咬合器は，平衡側顆路の調節が可能なアルコンスロット型の半調節性咬合器である．咬合器の基準面はフランクフルト平面であり，後方基準点として平均的顆頭点（D）を，前方基準点として眼窩下点（E）をフェイスボウ（イアピースタイプ）に記録する（F）．これにより上顎に対する下顎頭の位置関係が正確に咬合器上に再現できる．

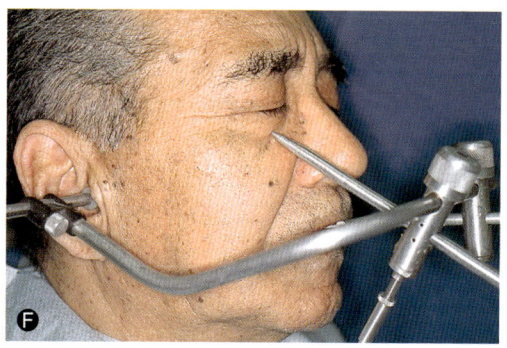

アルコン型咬合器とコンダイラー型咬合器：咬合器の上顎フレームに顆路指導部が設置され，下顎フレームに顆頭球が設置された咬合器をアルコン型咬合器，その逆の構造を有する咬合器をコンダイラー型咬合器という．アルコン型咬合器は，生体の顎関節構造に類似しているため下顎運動を理解しやすい．顆路指導部の構造からスロット型とボックス型があるが，顆路指導部と顆頭球が分離しない前者では主に多数歯欠損の補綴に，両者が容易に分離する後者では主にクラウン・ブリッジの補綴に用いられる．

3）模型の咬合器付着

咬合器のゼロセッティングを行った後，平均

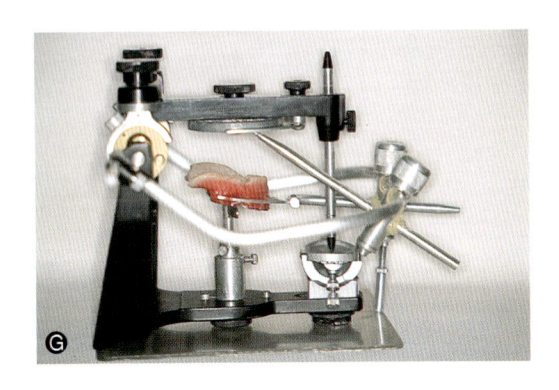

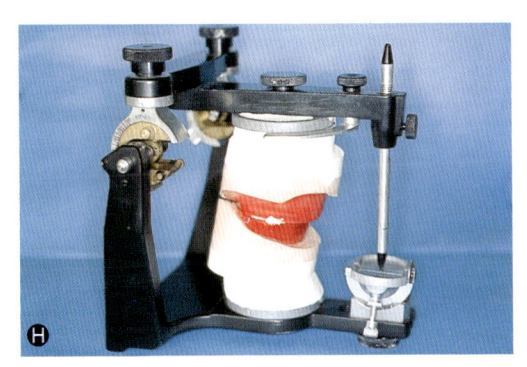

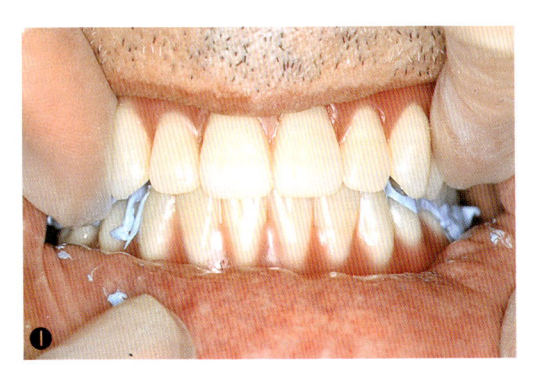

的顆頭点と眼窩下点を基準にフェイスボウトランスファーを行う（**G**）．作業用模型の基底面には，あらかじめ数カ所溝を付与しておき，分離材を塗布してスプリットキャスト法による咬合器付着を行う．上顎模型の付着にはキャストサポートを用い，模型の重みでバイトフォークがたわまないよう注意する．調節性咬合器は多くの場合，フランクフルト平面を基準平面としているので，咬合器に付着された咬合床の仮想咬合平面は後ろ上がりになる（**H**）．下顎模型は上顎模型付着の後，咬合採得時の記録に従って付着する．

4）排列，試適とチェックバイト採得

咬合床に従って人工歯排列を行い，蠟義歯試適により垂直的，水平的顎間関係を再度確認する．顎間関係に誤りがなければ前歯，臼歯の排列を検討する．顔貌から，上顎前歯では唇側傾斜が若干強いこと，下顎前歯では下口唇の豊隆不足が観察された．

顆路調節のためのチェックバイトは，前歯部を目安として約3mm下顎前方位で採得する．このとき，前方への滑走運動を指示すると人工歯の咬頭干渉で義歯床を変位させることがあるため，患者には下顎前方位での閉口を指示し，人工歯が軽く接触したところで上下顎蠟義歯を固定する．閉口時には術者が蠟義歯に指を添え，咬合接触による蠟義歯の変位がないことを確認し，酸化亜鉛ユージノール系の咬合採得材を用いて，前方咬合位のチェックバイトを記録する（**I**）．咬合採得材料としては，このほかにシリコーン系材料，即硬性石膏が用いられる．

5）咬合器の調節

上顎模型をスプリット面に沿って取り外し，矢状顆路調整のロックスクリューを緩めた後，チェックバイト採得後の蠟義歯を模型上に戻す．上顎模型の基底面と咬合器上弓のスプリット面との間にできた間隙は，矢状Christensen現象によってできた間隙である（**J**）．この空隙を閉鎖適合させることによって矢状顆路傾斜を調節する（**K**）．前後左右的にスプリット面が一致したときの顆路傾斜を読みとる．本症例では，フランクフルト平面に対する顆路傾斜は$50°$である．フランクフルト平面に対する咬合平面のなす角度を約$10°$とすれば，患者の矢状顆路傾斜は$40°$である．

Christensen現象と矢状顆路傾斜：無歯顎者に上下顎咬合床を装着して前方運動を行わせると，前歯部では上下顎咬合床が接触しながら滑走するが，臼歯部では下顎頭が関節窩前壁に沿って前下方に移動するため，上下顎咬合床は離開する．この現象をChristensen現象というが，このくさび状の離開は顆路傾斜と比例し，傾斜が急になるほど大きくなる．したがって，くさび状の間隙を前方チェックバイトによって記録すれば，咬合器の矢状顆路傾斜を調節できることになる．チェックバイトは通常，3〜

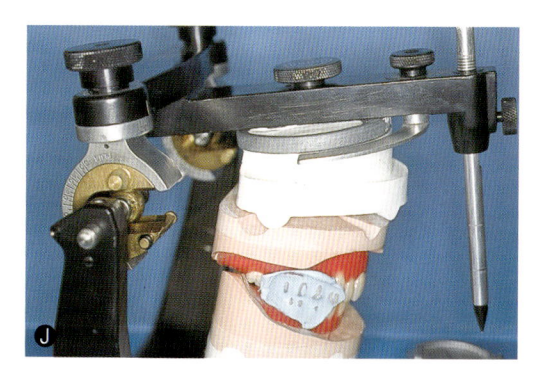

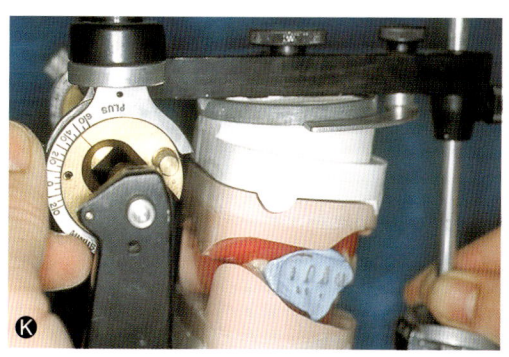

5mm前方位で採得され，顆路は直線として表示される．

側方顆路角は左右側のチェックバイト記録を用いて調節するか，矢状顆路傾斜から次の式を用いて算出するのが一般的である．

L＝H/8＋12（L：側方顆路角，H：矢状顆路傾斜）

切歯路の調節は矢状顆路傾斜，人工歯の咬頭傾斜角の関係から決定する．ここで，患者の前歯部における水平被蓋が大きいこと，過蓋咬合の傾向がないことなどから，矢状切歯路傾斜は10°とし，咬頭傾斜角30°の人工歯を25°前後まで削合することとした．

6）人工歯排列の修正

蠟義歯試適の結果を参考に，前歯部の歯軸傾斜ならびに臼歯部の調節彎曲を修正する．上顎前歯は，唇側の豊隆を損なうことなく歯軸のみを舌側傾斜させた．下顎前歯の排列においては，水平被蓋3.5mmに対して1.0mmの垂直被蓋を与えた．臼歯部排列では$\overline{4|4}$人工歯を削除し，$\overline{5|4|4|5}$人工歯の隣接面を削除して顎堤に対する前後的な負担圧バランスに配慮した（**L**）．

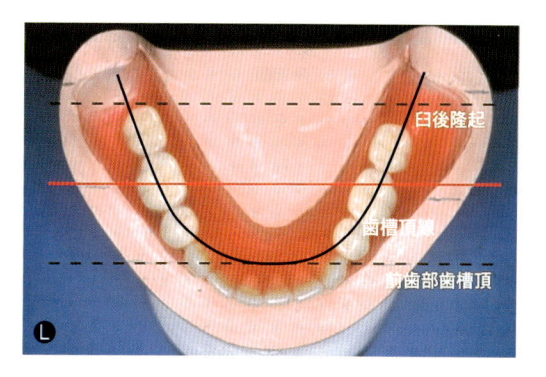

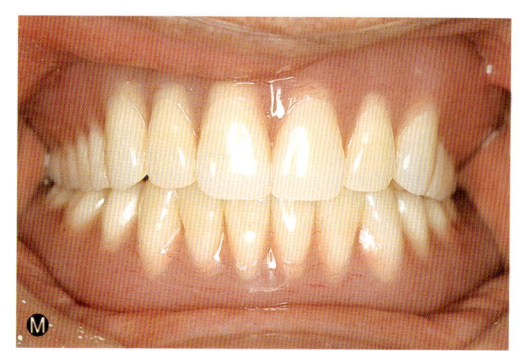

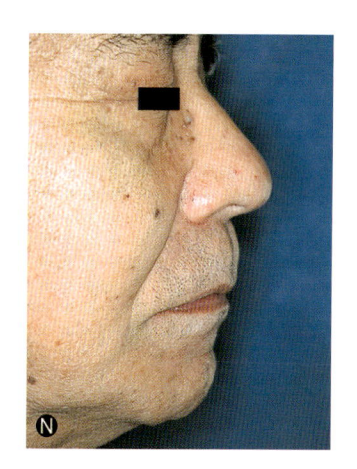

7）義歯装着

本症例では，唇側顎堤のアンダーカットが大きいので，これが最小となる方向に義歯の着脱方向を設定した．また，義歯床縁は辺縁封鎖が可能な位置まで延長して義歯を完成した（**M**）．

◆ 経過観察

調節性咬合器を用いた義歯製作でも，咬合器が患者の顎運動を完全に再現しているわけではないので，口腔内での調整は必要である．現在，咬合調整を中心に行っているが，訴えは解消し，審美的にも満足している（**N**）．

3 上下顎顎堤の位置関係に問題があった症例

症例2 下顎前突の症例（Ⅲ級関係）

◆症例の概要

　主　訴：咀嚼時に上顎義歯が外れやすくなった（68歳，女性）．

　現病歴：上下顎コンプリートデンチャーを10数年前から装着しており，現在使用中の義歯は6年前に"30度陶歯"を使用して，筆者が製作・装着したものであり，6カ月ごとの定期検診による調整と必要に応じたリラインを行い，ほぼ満足な経過をたどっていた．なお，リラインは製作以来すでに数回行っており，人工歯も一部に破損がみられたため，新義歯を製作・装着することとした．

◆診査および診断

　上顎は顎堤吸収が進行して顎堤弓は縮小しており，さらに，前歯部には過形成組織が認められた．下顎も顎堤吸収が進み平坦化しており，顎堤頂は頬側に移動し，顎堤弓の幅径は上顎のそれに比して，顕著に大きかった（A，B）．

　上下顎顎間関係は著しい下顎前突を呈し，臼歯部も頬舌的なずれが著明であった．なお，咬合器上で顎堤頂間線と咬合平面とのなす角度を計測すると，前歯部は70°，左側大臼歯部では65°であった（C）．また，咬合支持が可能な顎堤領域は，上顎の過形成組織部と下顎レトロモラーパッドおよびその前方斜面（図のピンクの部分）を除くと，わずかしか存在しないことが判明した（D）．また，使用中の義歯は上顎義歯の維持・安定がやや不良で，片側でロールワッテを咬むと，上顎義歯の非作業側では義歯の容易な浮き上がりが観察された．

　以上の診査結果から，上下顎顎堤の対向関係に顕著なずれがあるため，人工歯の唇舌的・頬舌的排列位置がポイントとなる症例であると診断した．

◆治療計画および処置

　処置方針を以下のとおり設定し，処置を行った．

　前歯部人工歯の排列：リップサポートを考慮

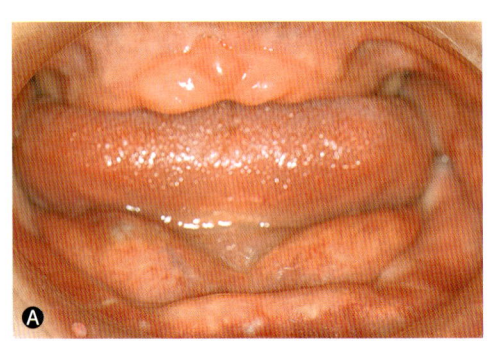

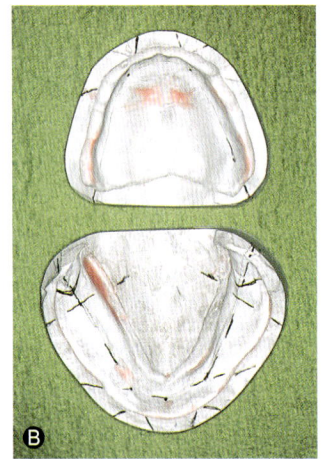

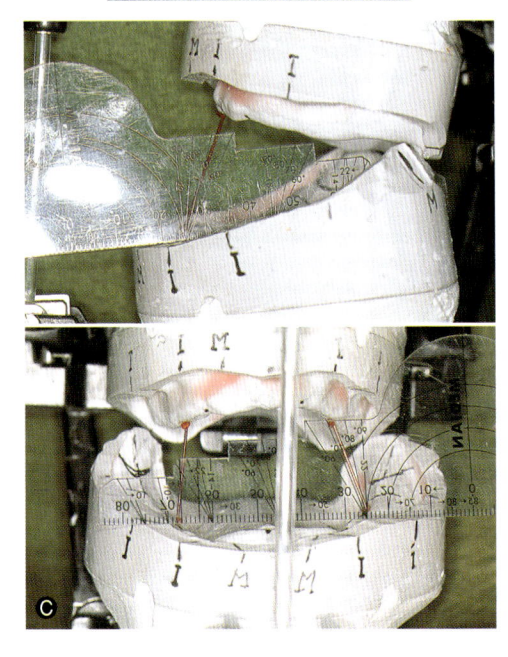

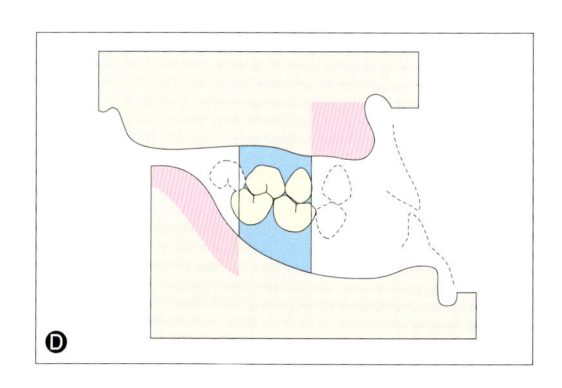

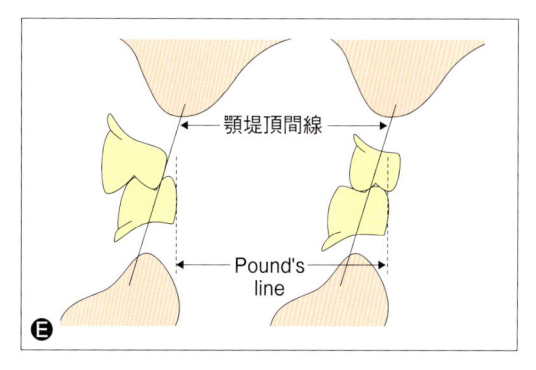

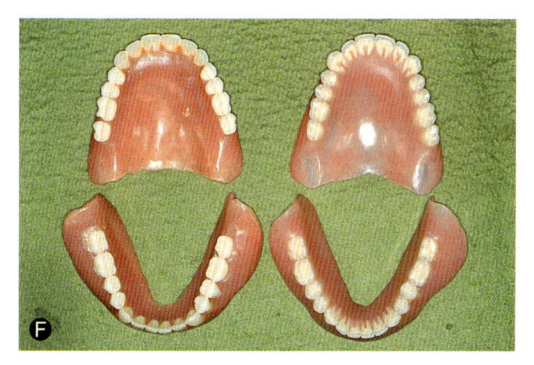

して審美性を回復するためには，上顎前歯部人工歯を顎堤頂に対して著しく唇側に排列しなければならない．この場合，前歯部での咬合接触は義歯の転覆の原因となるため，中心咬合位，偏心位ともに咬合接触は与えない．

臼歯部人工歯の選択と排列：臼歯部の頬舌的排列位置は，可及的に舌側寄りで顎堤頂上に排列することにより力学的安定性の向上を期待したいが，舌房を侵害するため，下顎ではPound's lineよりも舌側に排列することは望ましくない．なお，旧義歯では，下顎臼歯部人工歯の頬舌的排列位置を舌側限界であるPound's lineに一致させ，それに対して上顎を正常被蓋で排列した．その結果，上顎臼歯は顎堤頂間線から大きく頬側に外れて，片側性平衡咬合は確保できなかった．そこで，30°陶歯を使用して両側性平衡咬合を与えることにより，義歯の維持・安定を確保した．一方，新義歯では，上顎の力学的な維持・安定を最優先に考え，可及的に人工歯を顎堤頂間線上に近づけることを目的として，交叉咬合排列を採用するために，交叉咬合用人工歯（SR-オーソシットPE［K型］®，Ivoclar社製）を選択・排列した（**E**）．また，上下顎顎堤の前後的なずれ（**D**）に対しては，支持可能な顎堤上でのみ，すなわち大臼歯部相当部でのみの咬合接触を付与することとした．

咬合高径：下顎前突症例では，咬合高径をやや高めに設定したほうが，上顎に対する下顎の相対的位置が後退するために有利である．また，前歯部の排列も歯軸の傾斜が改善される．しかし，本症例では上下顎顎堤の近遠心的経過は前方部へ大きく離開しているため（**C上**），咬合高径の挙上はその平行性をさらに悪化させることが予測された．なお，咬合高径は通法どおり下顎安静位を基準として決定したが，結果的には，咬合は挙上されなかった．

◆**経過観察**

新・旧義歯（**F**）の臼歯部人工歯の排列位置を比較すると，下顎の頬舌的排列位置については，新義歯のほうがやや頬側寄りでアーチは広いにもかかわらず，上顎では新義歯のほうが明らかに舌側に排列されて，ほぼ顎堤頂間線上に近づいており，交叉咬合排列の効果がみられる．このため，口腔内に装着して片側でロールワッテを咬んでも上顎義歯非作業側の浮き上がりは少なく，片側性平衡が確保された．

患者は，新義歯では上顎の維持・安定が向上して咀嚼時の動揺が減少し，より快適な咀嚼感が得られたと喜んでいる．危惧された交叉咬合による咀嚼運動時の違和感や，舌房の狭小化に関する不満はなかった．なお，6カ月後の定期検診においても，咀嚼機能は良好に維持され，義歯の動揺も少なく，旧義歯に比べて義歯の調整量は少ないように思われた．

4 顎間関係に問題があった症例

症例1 下顎位が不安定な症例

◆**症例の概要**

　主　訴：下顎顎堤が咀嚼時に痛み，下顎義歯が落ち着かない（68歳，女性）．

　既往歴：旧義歯使用中に左側顎関節症を発症し，旧義歯を利用して顎関節治療を行った結果，症状は一時的に消失した．

◆**診査および診断**

　患者の上顎顎堤は標準的な形態で，フラビーガムなどの粘膜異常は認められなかった．下顎顎堤は骨吸収が進行しており，舌側には義歯性線維腫が認められた（**A**）．

　下顎義歯床下粘膜に生じた咀嚼時の疼痛の原因として，義歯床粘膜面と顎堤粘膜の不適合と咬合の不調和が考えられる．鑑別診断は，まず下顎義歯に手指による垂直圧を加え，痛みの発生の有無により，義歯床粘膜面の適合状態を確認する．次いで，上下顎義歯を装着し，タッピング運動による痛みの有無と義歯の動揺を診査する．本症例では，手指による垂直圧では疼痛は出現せず，タッピング運動で疼痛と義歯の動揺を認めたため，疼痛の原因は咬合の不調和と診断した．

◆**治療計画および処置**

　新義歯製作の前処置として，下顎の粘膜調整を行った．義歯製作は通法に従い印象採得，咬合採得を行いゴシックアーチを描記した後，臼歯部人工歯は摩耗を防止する目的で陶歯を排列して完成した．

◆**経過観察**

　約8年間，咬合調整を繰り返した．その結果，下顎臼歯部の人工歯は維持孔が露出した（**B**）．この間，義歯床粘膜面のリリーフはほとんど行わなかった．また，右側と比較して左側の削合量が多かった．しかし，前歯部正中の変化と前歯部の削合はほとんどなく，臼歯部と比較して相違を示した．

　患者には左側顎関節症の既往歴があるため，再来院時には必要に応じて回転パノラマX線撮影と顎関節4分画撮影を行い，骨の形態変化と下顎位，下顎運動範囲の確認を行った．MRIによる画像診査では，右側関節円板は正常，左側は復位を伴わない前方転位であった．

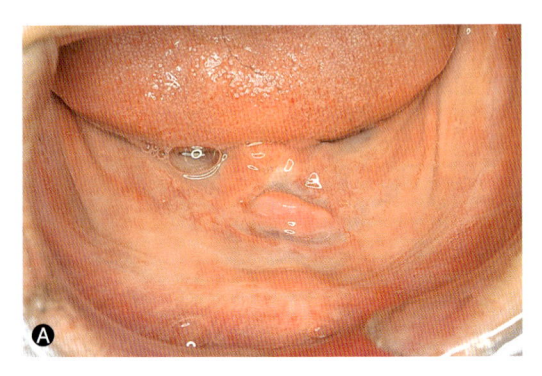

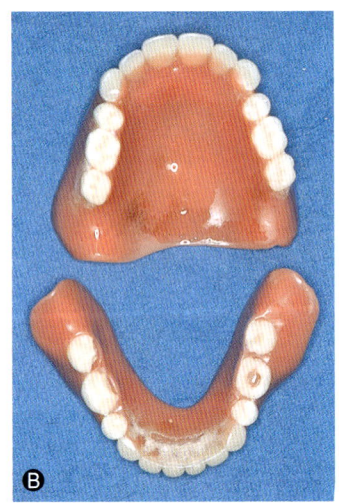

　新義歯調整終了時には人工歯の咬合は緊密ではなく（**C**），約8年後では緊密な咬合が得られ，左側人工歯の位置は下顎が約半歯前方に移動していた（**D**）．左側下顎頭は，術直後には下顎頭頂部付近にびらんが認められたが，約8年後には下顎頭のびらんは修復されており，形態も変化し短縮していた．

　顎関節4分画撮影による開口時の下顎頭は，右側は関節結節前方までの十分な運動領域があった．左側下顎頭は，義歯装着直後では関節

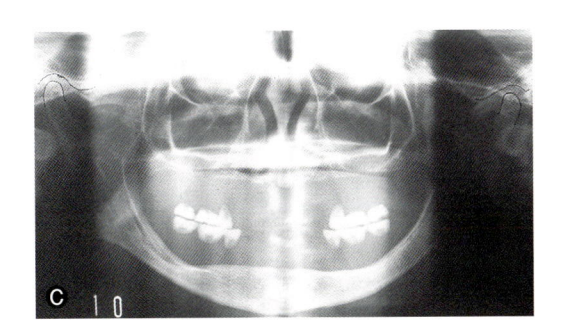

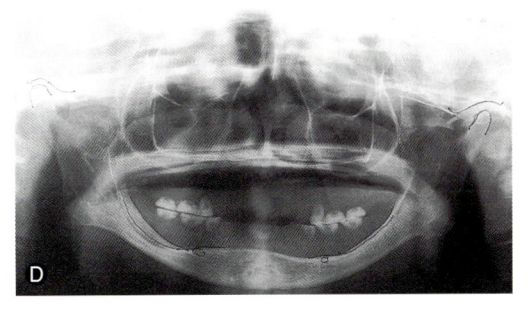

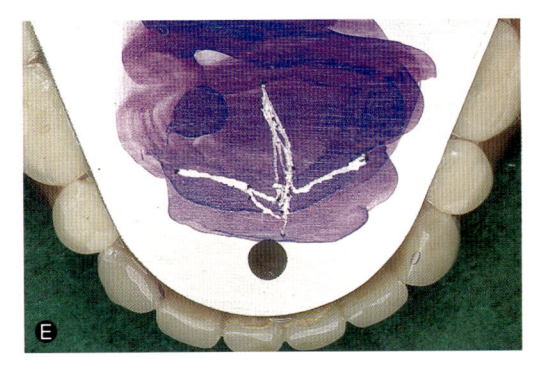

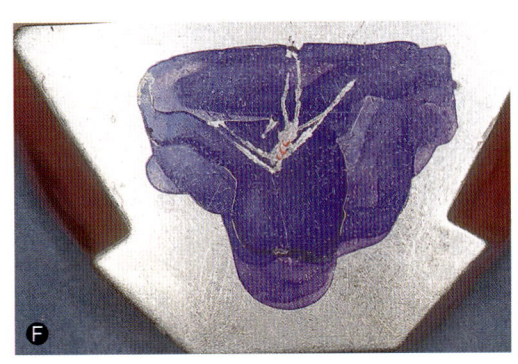

結節の直下であったが，8年後には関節結節の前方まで運動域が拡大していた．

義歯装着後約2年経過時に，ゴシックアーチトレーサーを常温重合レジンで使用義歯に固定し描記させた．前方運動はやや左側に偏位し，タッピングポイントは前後に約2mm程度の領域があり，右側作業側での運動経路はタッピングポイントとの一致はなかった（E）．約8年後のゴシックアーチ描記図は，前方運動経路は大きく右側に偏位していた．左右側方運動経路は右側と左側で起点と終点が一致せず，タッピングポイントは前方運動経路上で大きく右側に偏位し，左右側方運動の運動終点部の約3mmの範囲に分布していた（F）．

顎関節治療後に新義歯を装着し，その経過観察を行った．患側である左側は経時的に下顎頭形態と運動域の変化が起こり，義歯の咬合位に影響を及ぼしたものと考えられる．X線による経過観察では，下顎頭位や下顎骨骨体の変化はほとんど観察されず，顎関節症の再発は調整期間を通じて認められなかった．しかし，ゴシックアーチ描記による下顎運動の変化が生じて下顎運動の安定は得られておらず，むしろタッピングポイントの領域の拡大がみられ，下顎位の不安定が増大する傾向をみせている．今後も定期的な経過観察が必要とされる症例である．

文　献
1) 伊藤孝介：非復位性関節円板前方転位症例の治療前後における下顎頭の位置と骨形態に関する臨床的研究．鶴見歯学，22：85-96，1996．

4 顎間関係に問題があった症例

症例2 オーラルディスキネジアの症例

◆**症例の概要**

主 訴：義歯が飛び出し，入れていられない（79歳，女性）．

現病歴：2～3年前に，周囲の人から「何か食べているの」といわれ，口の動くことに気づき，老人病院でオーラルディスキネジアと診断された．その数年前にパーキンソン病が発症し，薬物療法を行っていたところ，パーキンソン症状が軽減するに伴い，しだいにオーラルディスキネジアの症状が出現した．

◆**診査および診断**

既往から脳神経，脳血管障害があり，治療薬の長期使用による副作用がうかがえる．咀嚼様運動と舌挺出が主症状である．口唇，舌，下顎など口腔を主体とした部位が不随意に動くため，診断は容易である．

無歯顎で義歯は使用しているが，咬合がきわめて低く，安静空隙量が8mmもあり，老人様顔貌を呈している（**A**）．義歯はレジン歯が極度に咬耗した状態で，多様な咬合位で適応し，咬合の不安定性がうかがえる．

オーラルディスキネジア（oral dyskinesia：OD）とは，口腔系にみられる特徴的な不随意運動であって，無意識的に下顎，口唇などを反復性あるいは常同性に動かし，自分の意志ではコントロールできない異常な症状を示す疾患で，高齢者に多くみられる（**B**：下顎の不随意運動のため，舌で義歯を押し出している）．

歯科的立場から，極度の低位咬合による咬合の異常が，顎口腔系から正常な末梢入力の減少あるいは消失によるオーラルディスキネジアの発症，増悪を誘発したことが考えられ，義歯による咬合の改善が必要と診断した．

◆**治療計画および処置**

チアプリド（グラマリール®錠）の投与により舌，口唇の不随意運動が軽減する．本剤はディスキネジア，老年期脳血管障害時の異常行動，情緒障害に対し有効とされている．

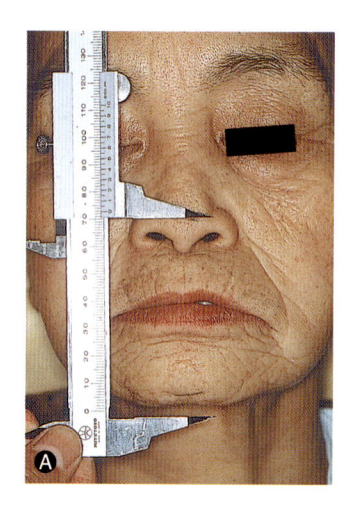

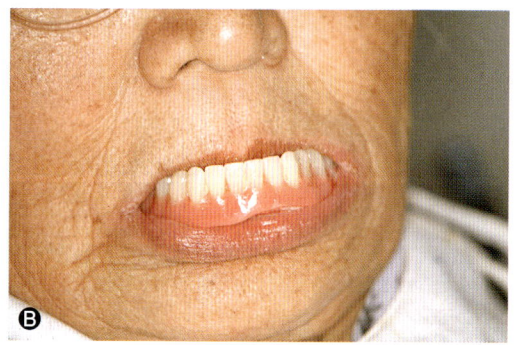

治療法は，脳神経の障害が主因とされているため，現在のところ薬物療法が主流を占め，他の療法は補助的療法とされている．

歯科的立場からは，異常咬合が発症，増悪の誘因と考え，新義歯を製作することにした．

新義歯の製作にあたって最も考慮することは，安静空隙量が2mm程度になるよう咬合挙上することである．そのほかに**C**に示す症状に合わせて，補綴処置方針を立てた．すなわち，咀嚼運動様の不随意運動がみられるため，咬合のバランス調整に配慮した．また，舌の挺出症状がみられるため，舌房の入るスペースと下顎の前方移動に対応できるように被蓋に配慮した．新義歯は，旧義歯に比べ咬合高径を6mm高くして装着した（**D**）．新義歯を装着したと

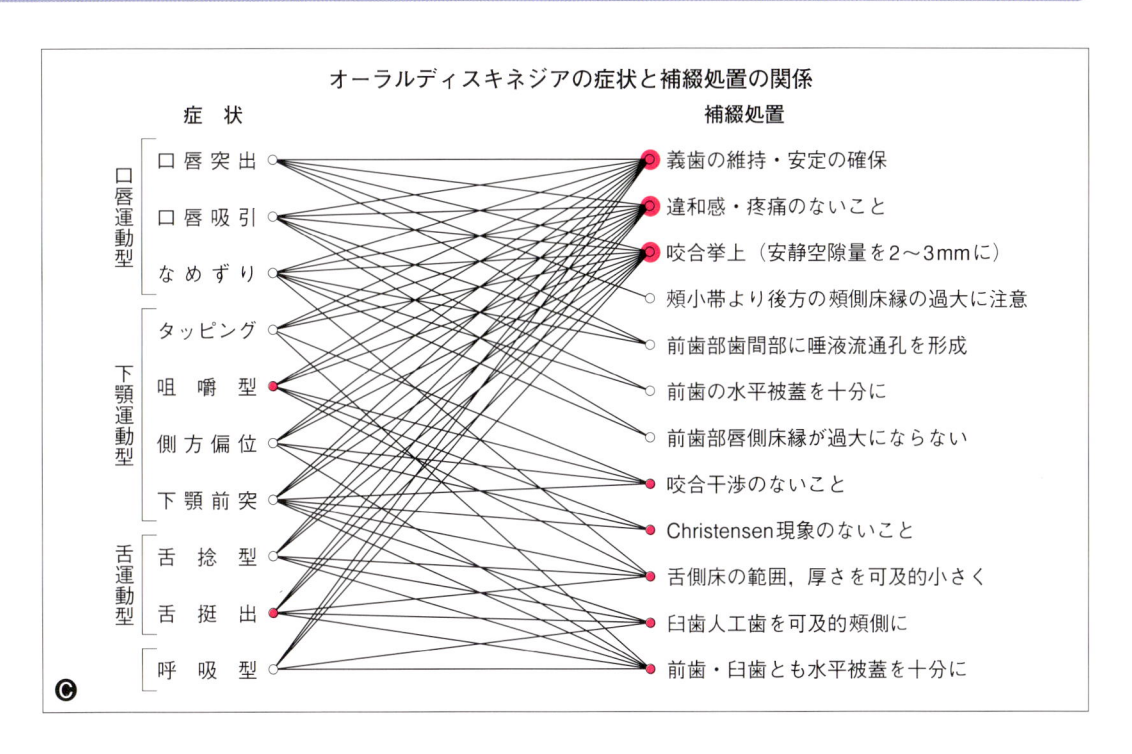

オーラルディスキネジアの症状と補綴処置の関係

症状	補綴処置
口唇運動型：口唇突出／口唇吸引／なめずり	● 義歯の維持・安定の確保
下顎運動型：タッピング／咀嚼型／側方偏位／下顎前突	● 違和感・疼痛のないこと
舌運動型：舌捻型／舌挺出	● 咬合挙上（安静空隙量を2～3mmに）
呼吸型	○ 頰小帯より後方の頰側床縁の過大に注意
	○ 前歯部歯間部に唾液流通孔を形成
	○ 前歯の水平被蓋を十分に
	○ 前歯部唇側床縁が過大にならない
	● 咬合干渉のないこと
	● Christensen現象のないこと
	● 舌側床の範囲，厚さを可及的小さく
	● 臼歯人工歯を可及的頰側に
	● 前歯・臼歯とも水平被蓋を十分に

Ⓒ

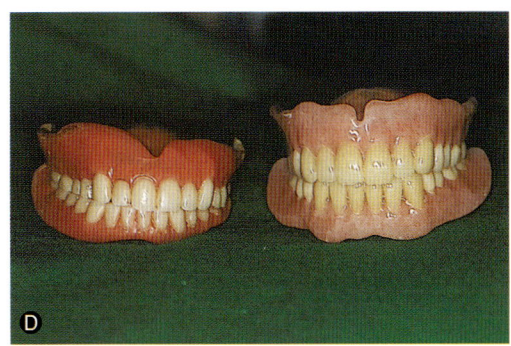

Ⓓ

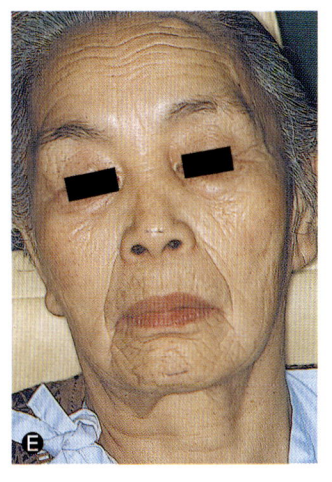

Ⓔ

ころ，顔貌が長くゆったりし自然な感じである（E）．旧義歯では新義歯装着時の咬合高径に比べて極度に低いことがわかる．

◆経過観察

装着当初は不随意運動の発現頻度が少なく，しかも動きも少なくなった．また，薬物のグラマリール®の投与を半分にしたが，症状の増悪はみられず，副作用の意識障害が軽減され日常生活が好転した．

IV編　無歯顎に対する治療

5 義歯装着後に問題が生じた症例

症例1 床下粘膜に疼痛が生じた症例

◆症例の概要

主　訴：義歯の粘膜面に咬合時疼痛が生じ，咬むことが困難（68歳，女性）．

既往歴：全身的既往歴：心筋梗塞，糖尿病．

局所的既往歴：高度の歯周疾患により40歳代より歯を喪失し，50歳代前半で無歯顎となった（A，B）．現在使用している義歯は5年前に装着した．

◆診査および診断

顎粘膜は菲薄化し被圧縮性も乏しい．加齢的変化や全身疾患とそれに伴う投薬などにより，唾液の分泌量が正常より著しく減少している．歯の喪失状況に伴って，顎堤の幅・高さとも不十分である．下顎が左側に変位し，左側では人工歯の排列スペースが小さい．

旧義歯の人工歯の排列位置はまずまずであるが，高度の摩耗により咬合関係に不調和が認められる．

床内面と顎堤粘膜面との適合度の診査（ホワイトシリコーン）を行ったところ，旧義歯の粘膜面との静的状態での不適合が認められ，機能時には咬合圧により義歯の沈下・移動が生じている．

人工歯の摩耗による咬合不全，機能時の義歯不適合，粘膜の菲薄化，粘膜の性状変化，唾液の分泌障害などの複合的要因により，咬合時の疼痛が生じたと診断した．

◆治療計画および処置

義歯装着後の疼痛の原因としては，義歯の動揺による床縁の接触，咬合時の義歯の沈下による骨隆起部などの影響，軟組織と義歯の摩擦，大口蓋孔やオトガイ孔などの神経に対する圧迫，咬傷などが考えられる．作業側に生じた側方分力が義歯を非作業側方向に移動する力として働くと，骨吸収の少ない十分な高さが存在する顎堤の場合は，作業側と非作業側舌側に過剰接触部を生じる．これに対して本症例のような場合は，側方移動による圧迫部が作業側顎堤頂に生じることがある（C）．

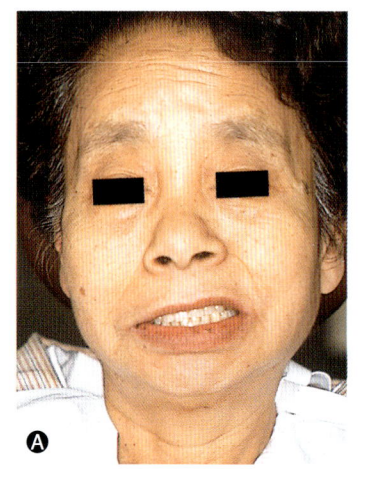

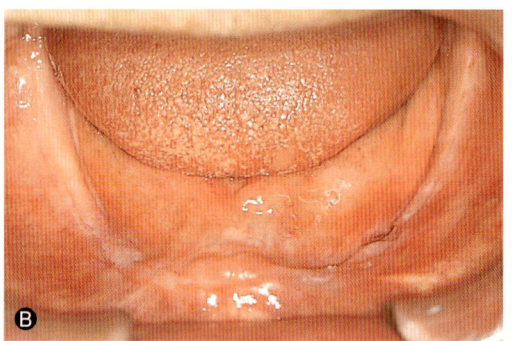

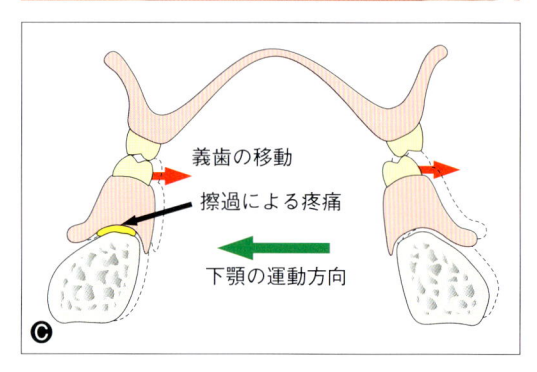

そこで，①旧義歯の咬合面再形成による咬合の安定化，②義歯床内面の適合度検査と床内面過剰接触部の削除，③粘膜調整材による粘膜調整，④摂食に関する生活指導，⑤人工唾液の利用，により旧義歯の改善を行った．その後，義

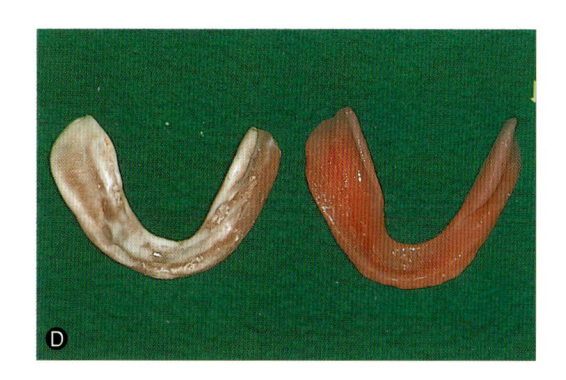

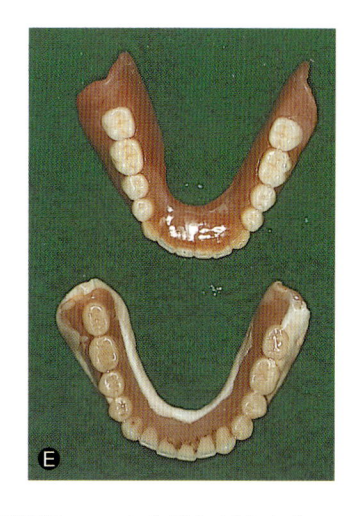

歯の再製作に移行する．新義歯製作に際し，選択圧による当該部位の緩圧を配慮した印象採得に留意し，咀嚼，咬合時における義歯の側方移動に配慮して人工歯排列を行った．具体的には咬頭傾斜の低い人工歯を利用し，上顎頬側咬頭内斜面と下顎舌側咬頭外斜面の過剰な接触が中心咬合位および各偏心運動時に生じないように，リンガライズドオクルージョンに近い考えの排列および咬合接触を付与した．以上の処置によっても，粘膜の状態によってはさらに，当該部位のリリーフや床材料そのものに対する考慮も必要である．

本症例では，全身的条件や唾液の分泌量などを考慮し，義歯床粘膜面に軟質裏装材を利用し，咬合圧に対し粘膜面の保護を積極的にはかることとした．粘弾性の存在する床用材料を用いて補綴した場合には，顎堤の吸収や，粘弾性の喪失による義歯そのものの沈み込み，および付随する咬合の変化に十分注意し，短い間隔で軟性材料を裏層していかなければならない．本症例では，ゴム弾性を有する床用材料を用い，裏層間隔を長くする工夫と咬合の変化を最小限に押さえるように設計した．

◆経過観察

新義歯装着後，短い期間内に咬合圧の伝達が特定部位に集中しないように，また咬合圧の側方分圧が義歯の側方移動を起こさないように，十分咬合調整を行った（D，E）．

装着当初は主訴の下顎左側臼歯部顎堤頂上部に若干の疼痛を生じたが，咬合調整により疼痛は消失した．予後良好と判定しメインテナンスに移行，3カ月後，半年後のリコールを実施，引き続き生活指導・義歯使用上の留意点の指導を行った．

5 義歯装着後に問題が生じた症例

症例2 褥瘡性潰瘍が生じた症例

◆症例の概要

主　訴：下顎の義歯が当たって痛む（68歳，女性）．

既往歴：全身的既往歴として緑内障，結核，肝炎，糖尿病など，局所的既往歴としては齲蝕および歯周疾患により抜歯，約3年前よりコンプリートデンチャー装着．

現　症：$\overline{7+7}$ 欠損のコンプリートデンチャーの義歯床が左側臼歯部頬側に当たっているため，疼痛がある（**A**；患者の口腔内所見）．

◆診査および診断

診　査：視診で下顎左側大臼歯部の歯肉頬移行部に褥瘡性潰瘍を確認．次いで，触診で粘膜の被圧縮度の診査を行ったのち，ホワイトシリコーンを用いて適合試験を行った．その結果，患部は過度の接触を示した（**B**；適合性試験用材料）．

また，他の症例では，咬合関係に異常が認められたことから，咬合紙で診査を行い，咬頭嵌合位，前方位，側方位などを記録した．このとき，義歯に触れながらタッピングなどをさせ，早期接触などの診査を行うことが必要である（**C**；別症例の口腔内所見）

診　断：顎堤部の吸収に伴う義歯の適合不全および義歯床縁の設定部位の不良による義歯性の褥瘡性潰瘍．

◆治療計画および処置

一般に，義歯装着後の患者の訴えで最も多いのが疼痛の発現であり，その部位にはしばしば潰瘍の形成を認める（**D**；デンフィットによる診査）．

原因としては，①義歯の動揺による床縁の圧迫，②義歯の沈下による床下粘膜の限局的な圧迫，③顎堤粘膜・唇・頬・舌などの軟組織と義歯床などの摩擦が考えられる．いずれの場合も，設計や印象採得あるいは咬合の与え方に問題があると考えられるが，そのほかにも義歯装着後に顎堤の吸収が進んでいくことによって床

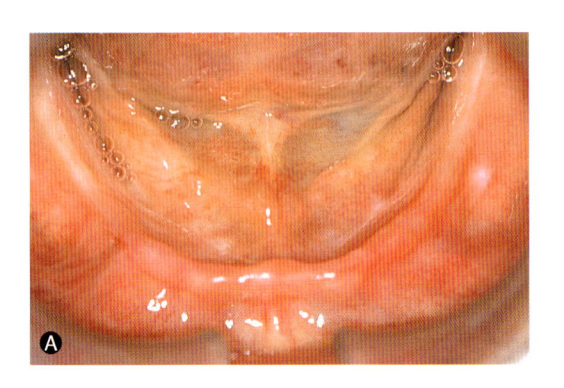

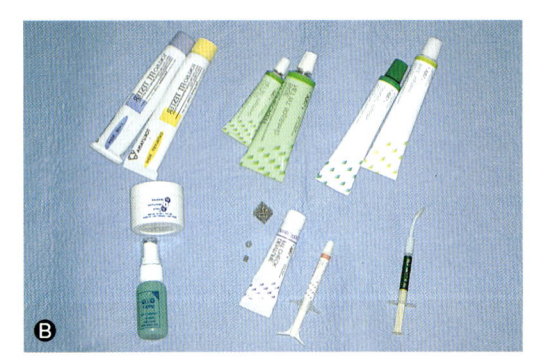

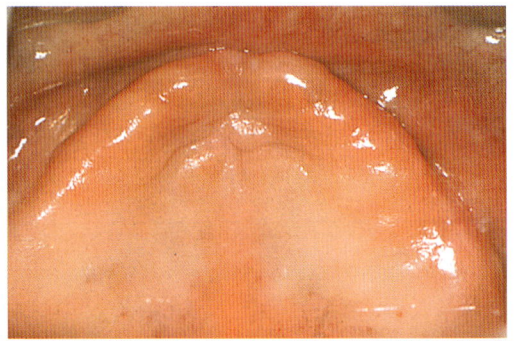

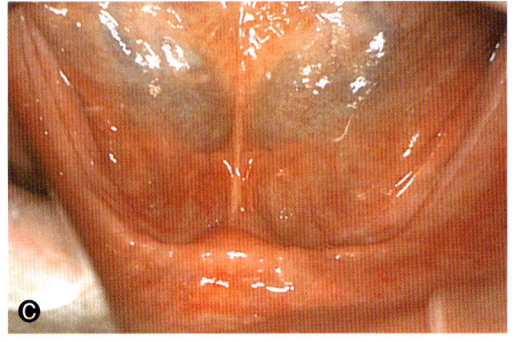

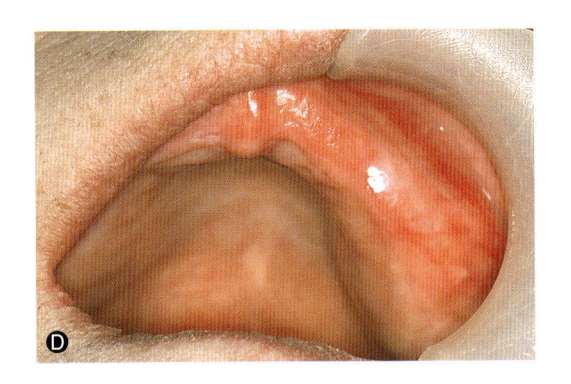

内面が不適合状態になることはしばしば経験する．リコールにより，問題が生じたときにはリラインなどの処置で対応できるわけであるが，数年後，突然来院することもまれではない．

本症例も，疼痛の発現はそこに主たる原因があると推測される．

処置方針は，コンプリートデンチャーに損傷などが認められないこと，全身疾患があることなどから，まず適合試験による診査を行い，当該部位のリリーフにより粘膜の炎症を除去し，経過観察を行うこととした．

また，咬合関係に問題が認められた症例では，咬合器再付着後に選択削合をして修正を行った．

顎堤に機能圧を義歯製作時の目標に従って負担させることが必要であり，定期的に診査を行うことが望ましい（**E**；咬合器再付着と咬合接触）．

◆経過観察

褥瘡性潰瘍は，口腔粘膜の圧迫などの機械的刺激による組織の循環障害によって起こる炎症性変化の延長であるから，原因を除去すれば数日で治癒することが期待できる．しかし，リリーフをしすぎると床の不適合を生じることになり，慎重に取り扱うことが肝要である．

本症例では，義歯製作後，1週間で経過観察を行い治癒を確認した．

疼痛の発現時に早期に対処することが，治療を短期間で終了するポイントである（**F**；他の症例での褥瘡性潰瘍）．

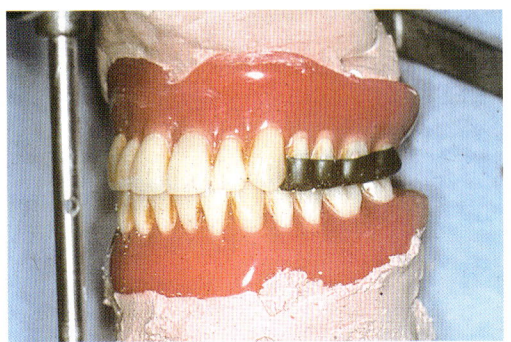

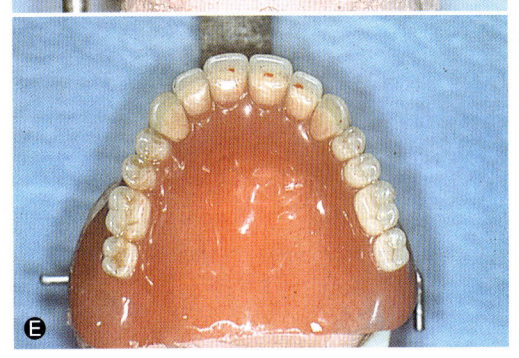

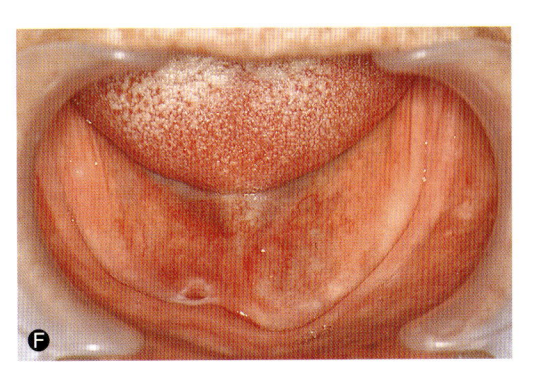

5 義歯装着後に問題が生じた症例

症例3 咬傷が生じた症例

◆症例の概要

主　訴：食事中に頰を咬む（73歳，女性）．

現病歴：約2年前に上下顎コンプリートデンチャーを装着するも，数日前から，咀嚼時に頰粘膜をたびたび強く咬み疼痛を覚え，腫脹を認めるようになった（**A**）．

現　症：咬合高径は正常のようにみえるが，少し低い感じもうかがえる．義歯の維持，安定は良好である．

◆診査および診断

一般に，咬傷の原因として考えられるのは，①人工歯の削合や，咬耗による咬合面辺縁の鋭縁，②人工歯の被蓋状態の不適，③咬合平面の上下的位置の不正，④垂直的顎間距離の異常，⑤歯列弓の大きさや形態の異常，⑥咬合接触状態の不正，などである．

このうち，頰の咬傷の原因は，①人工歯の水平被蓋が不足している（**B**），②低位咬合によって頰粘膜が弛緩している（**C**），③下顎人工歯が頰側に寄りすぎている，④頰側咬頭の頰側縁が鋭い，などである．

舌の咬傷（**D**）の原因は，①人工歯の水平被蓋が舌側で不足している，②咬合平面が舌の側縁より低い，③下顎人工歯列が舌側に寄りすぎている（**E**），④舌側咬頭の舌側縁が鋭い，⑤低位咬合（**F**），などである．

また，口唇の咬傷の原因として，①口唇支持の不足，②上顎前歯部切端の位置の不適などが考えられる．口唇支持が不足で口唇が弛む場合や，上顎前歯切端が上口唇下縁よりも上方にある場合には，上口唇が内方に捲れ込んで咬傷が起こる．上顎前歯切端が前突し，長すぎる場合には，下口唇に当たり，疼痛を生じる．

また，犬歯の人工歯排列位置ならびに咬合接触状態が不適当であれば，下唇内側の口角部に近い部位に咬傷が好発する．

咬傷の症状としては，咬傷部位に限局した疼痛，潰瘍性変化，そして粘膜下血腫を認めることがある．頰粘膜の咬傷の好発部位は，第二大臼歯部から口角にかけて帯状に広がる痛点の欠如域（キーゾウの無痛領域）である．その程度は，大きな血腫を生じるものから，患者が疼痛や違和感を感じるものまで種々である．

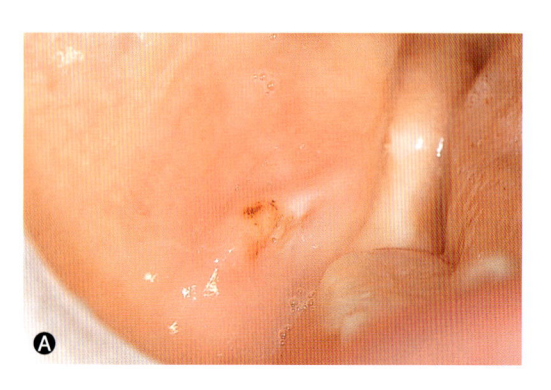

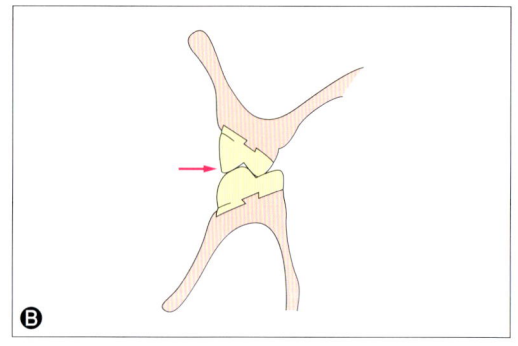

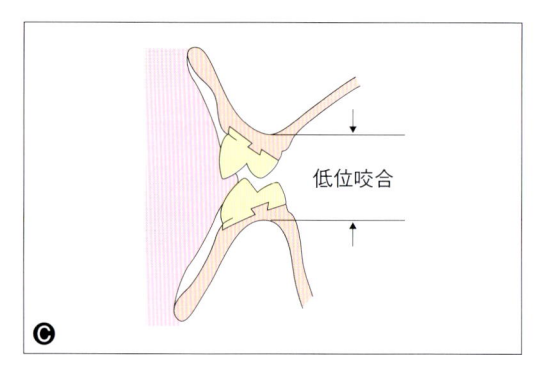

一般的に，人工歯咬合面頰舌側辺縁の鋭縁は，頰舌の粘膜を傷つける危険があるので，十分に丸めて研磨しておく必要がある．

本症例においては，フィットチェッカーのよ

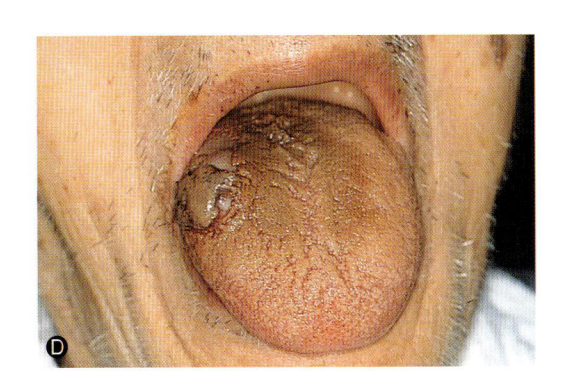

うなシリコーンペーストを人工歯の咬合面から頰側面に盛って咬合させ，人工歯の床面の露出部と頰粘膜の咬傷部位との位置関係を視診により確認したところ，人工歯の被蓋状態は，頰側，舌側ともに異常は認められず，歯列弓の大きさ，形態も適正であった．このことから，頰粘膜に咬傷が生じた原因が咬合高径に起因すると考え，顎間距離をオトガイ-鼻下点で計測したところ，安静位で68.0mm，咬合時には63.0mmであり，さらに頰粘膜の弛みも多少認められたので，咬合高径の不正による咬傷と診断した．

◆治療計画および処置

　局所の治療としては消毒，薬物（ケナログ）塗布および抗生物質トローチなどの投与を行う．原因の除去として，本症例では咬合高径の改善を目的に，使用している義歯を治療義歯としてオトガイ-鼻下点距離を65.0mmとなるように，上顎両側臼歯部咬合面に分離材を塗布し，下顎臼歯部咬合面を1層削除して新生面を露出し，咬合面に常温重合レジンを素早く両側に盛り上げ，患者に中心咬合位でタッピングを行わせ，咬合面以外にはみ出したレジンをトリミングする．この操作を繰り返し，下顎を2.0mm挙上した．咬傷は数日で治癒し，咬合状態も安定した．1カ月後に新義歯を装着した．

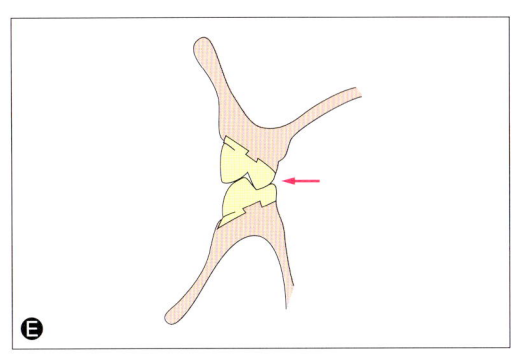

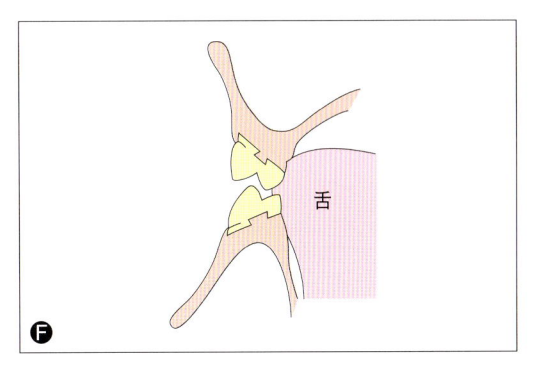

◆経過観察

　新義歯製作にあたっては，治療義歯（現在使用している義歯）の咬合関係，形態などを参考にしたため，新義歯装着後は咬傷は認められず，下顎安静空隙も約3.0mmに保たれている．また，咀嚼能力も改善され，顎関節の異常も認められなかった．

5 義歯装着後に問題が生じた症例

症例4 上顎義歯の維持・安定不良が認められた症例

◆症例の概要

主　訴：上顎義歯の維持不良と咀嚼時の下顎義歯床下粘膜の疼痛（73歳，男性）．

現病歴：現在使用中の義歯は3つ目で，4年前に製作されたものである．義歯の使い方には慣れているにもかかわらず，咀嚼時中に上下顎とも義歯が踊るという．上顎義歯の維持・安定の不良は，装着当時から認められた．下顎義歯床下粘膜の疼痛が，今回来院したきっかけとなった．

◆診査および診断

コンプリートデンチャーが脱落しないで口腔内に維持されているのには，3つの大きな要因がある．

①接着：これは，被印象体を変位させずにどれだけ精密に印象採得したかによる．義歯床下粘膜の微細な形態を再現し，その表面積が大きければ大きいほど接着力は増す．加圧印象を意識しすぎて義歯床下粘膜を過度に圧迫し変形させると，接着力は低下する．義歯床粘膜面と義歯床下粘膜との適合状態を，シリコーン系の流れのよい適合試験材を用いて診査する必要がある．また，このときに床縁の適合状態も同時に診査することができる．

②吸着：床縁は吸着に関連する部位である．床縁から外気が入り込まないように，封鎖されている必要がある．とくに上顎義歯床後縁の位置がアーラインより短い場合には，十分な吸着が得られない．また，床後縁がアーライン上にあっても，床後縁が粘膜を軽く圧迫していないと，義歯が移動したときに，その部から外気が入り込み，吸着は絶たれ維持不良となる．"アー，アー"と患者に断続的に発声してもらい，口蓋後方の粘膜の振動する部分と振動しない部分の境を消毒した水性鉛筆を用いて点で描記した（**A**）．この点をつないだものがアーラインとなる．使用中の義歯床後縁は，アーラインより約7mm短く，かつ後縁の適合は不良で

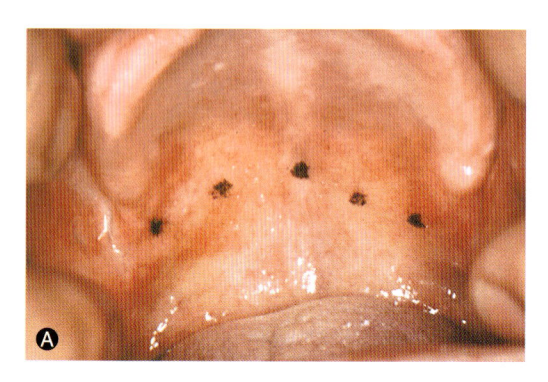

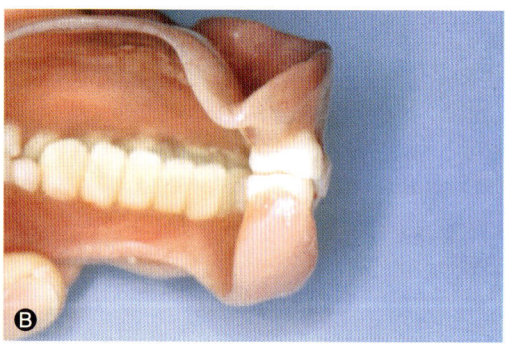

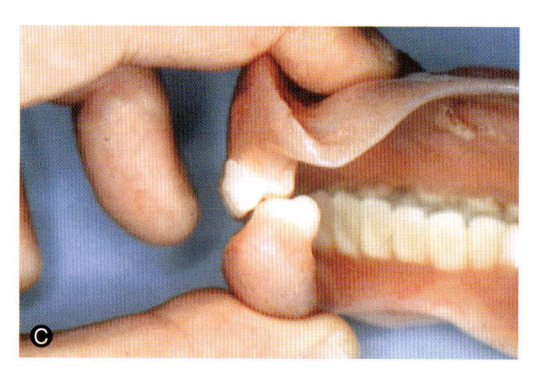

あった．

③粘着：唾液の分泌減少も維持低下の原因となるので，安静時唾液は視診で，また咀嚼時に関連する刺激時唾液は問診で診査する必要がある．本症例では，唾液分泌には問題がなかった．

以上のことから，上顎コンプリートデンチャーが維持不良である原因を義歯床後縁の位置が不適切なことと，ポストダミングが行われ

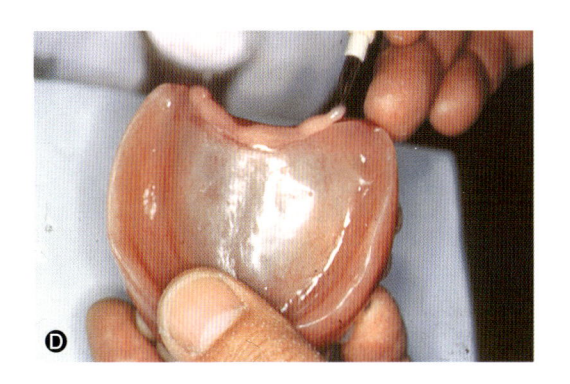

ていないことと診断した．

　義歯の維持・安定が不良の場合には，義歯床と粘膜の適合がわるい場合と，人工歯，とくに臼歯部人工歯の排列位置が頰側に出すぎて片側性咬合平衡が成立しない場合とがある．上顎義歯の臼歯部人工歯排列位置が頰側に突出し，かつアンチモンソンカーブを呈している（**B，C**）．このために，左右側どちらで咀嚼しても，咀嚼初期の段階で上顎の義歯は離脱する．このことを診査するには，臼歯部人工歯，たとえば第一大臼歯を示指で左右交互に垂直方向へ圧下した場合に，非圧下側が浮上すれば，片側性咬合平衡が成立していないことを表す．本症例では，左右側ともに片側性咬合平衡は成立していなかった．片側性咬合平衡が成立していない状態で咀嚼を行えば，上下顎の義歯は揺れ動き，本症例のように下顎義歯床下粘膜に擦過によって疼痛が生じる．下顎の頰側義歯床外形が短いこと（頰棚を十分に覆っていないこと）も，咀嚼時に下顎義歯床下粘膜に疼痛が発生する原因であった（**B，C**）．

◆治療計画および処置

　主訴である上顎コンプリートデンチャーが維持不良である最大の原因は，義歯床後縁の位置が不適切なこととポストダミングが行われていないことにある．そこで，まず常温重合レジンを用いて使用中の義歯の後縁をアーラインまで延長した．延長した後に義歯床後縁の内面に常温重合レジンをさらに追加して加圧し，ポストダミングも行った（**D，E**）．上顎義歯を口腔内に装着し，上顎前歯部舌面を唇側に向かって押してみても義歯の離脱は起きず，上顎義歯後縁の封鎖が確実に行われた．

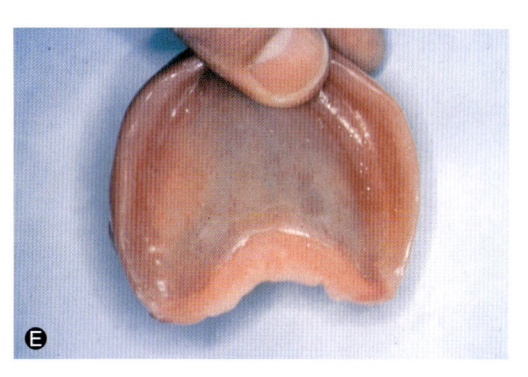

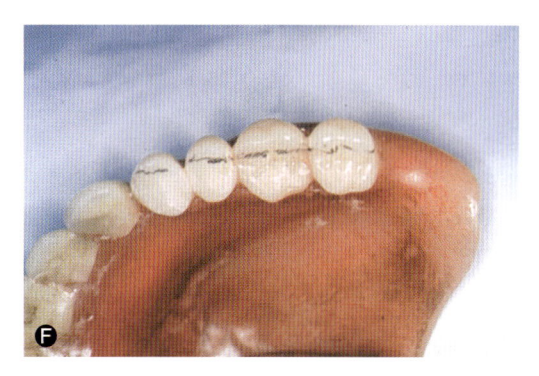

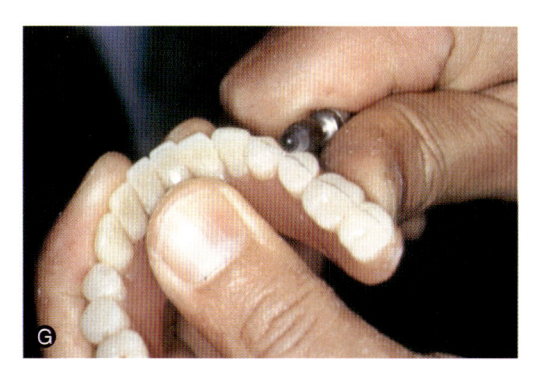

　咀嚼時の下顎義歯床下粘膜の疼痛に関しては，臼歯部人工歯の排列位置が頰側に出すぎていること，およびアンチモンソンカーブを呈していることが原因であり，そのために片側性咬合平衡が成立していない．**F**に示すように，上顎左側臼歯部人工歯は，咬合面上に黒線で示した部位まで削除する必要がある．下顎も同様に，臼歯部人工歯が外側すぎる部分は削除しなければ，咀嚼時の安定は望むことができない．黒線の部分までカーバイトバーで削除した（**G**）．削除したために咬合面の幅が狭くなったので，咀嚼効率の低下を防ぐために，常温重合レジンを咬合面に添加して舌側寄りに咬合面を復元し

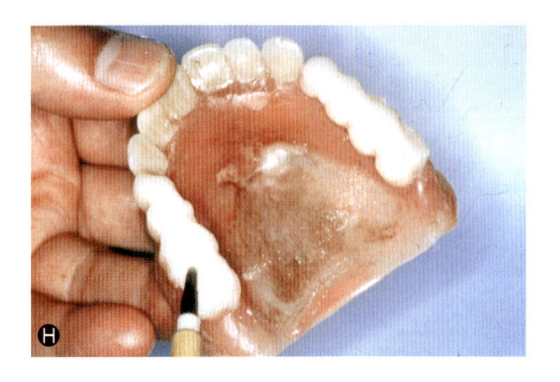

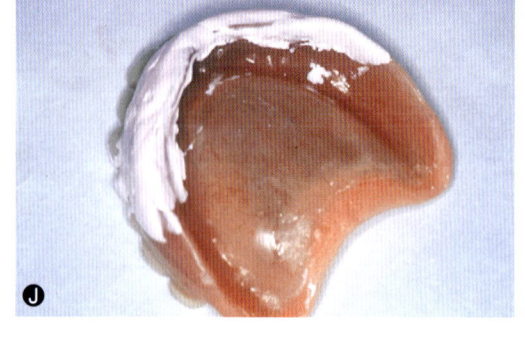

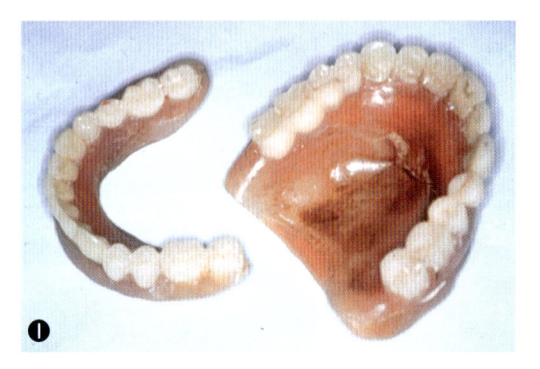

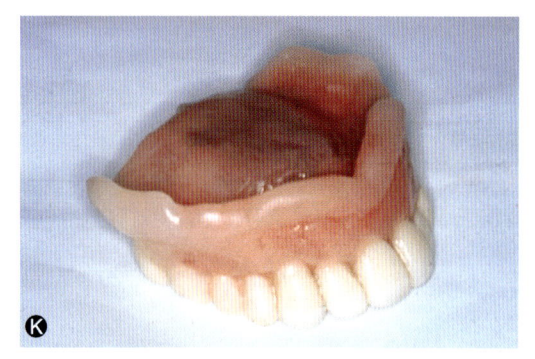

た（**H**）．咬合接触状態を確認しながら，最終的には咬合面のカービングを行いスピルウェイを付与し，咀嚼効率の改善をはかった（**I**）．

上顎義歯の場合には，床内面に盛った適合試験材が床縁まで流れていきにくいので，義歯床縁と義歯床粘膜面に分けて行う．本症例では，床縁（**J**）および義歯床粘膜面ともに適合状態が不良であった．義歯と義歯床下粘膜の適合不良も維持・安定不良の原因であることと，新義歯製作の前処置も兼ねて，ティッシュコンディショナーを上下顎義歯に適応した（**K**，**L**）．義歯床下粘膜に炎症があるとその部は腫脹しており，その時点で印象採得を行うと腫脹した状態の義歯床が出き上がってしまう．この場合に，炎症が治まったときにその部の腫脹も消退し，炎症が存在したときの義歯床内面と炎症が消失した義歯床下粘膜との間には隙間が生じ，接着力が弱まることになる．

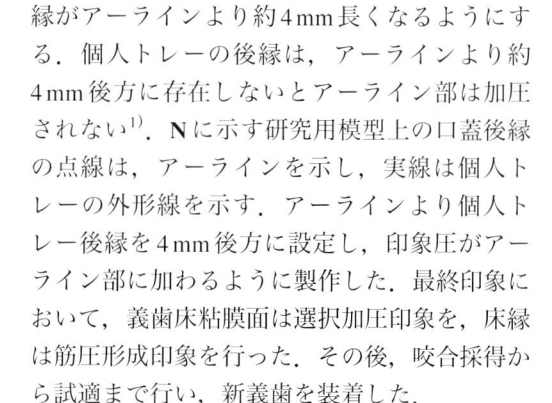

使用中の義歯の咬合面，義歯床粘膜面および床縁を改善することにより，主訴であがっていた問題点は解決された．これを参考にして新義歯の製作を行った．

アルジネート印象により得られた印象体にアーラインを写し取り（**M**），研究用模型の後縁がアーラインより約4mm長くなるようにする．個人トレーの後縁は，アーラインより約4mm後方に存在しないとアーライン部は加圧されない[1]．**N**に示す研究用模型上の口蓋後縁の点線は，アーラインを示し，実線は個人トレーの外形線を示す．アーラインより個人トレー後縁を4mm後方に設定し，印象圧がアーライン部に加わるように製作した．最終印象において，義歯床粘膜面は選択加圧印象を，床縁は筋圧形成印象を行った．その後，咬合採得から試適まで行い，新義歯を装着した．

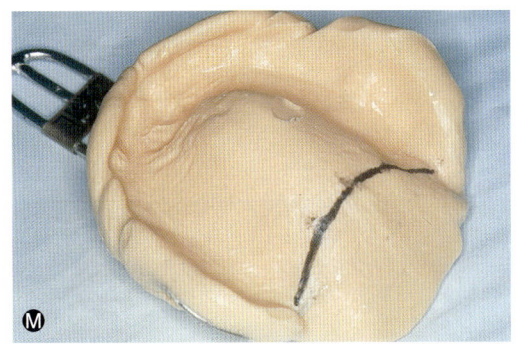

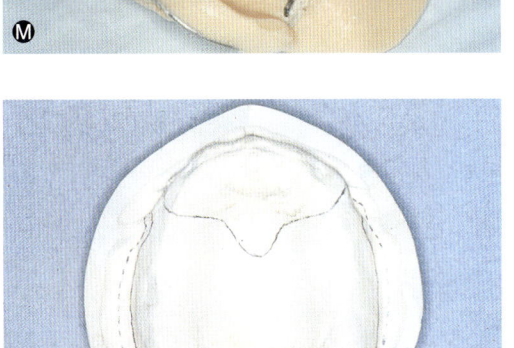

◆経過観察

　新義歯について，示指で義歯を押すことにより上顎コンプリートデンチャーに十分な維持力があるかを検査した．中切歯部を唇側方向に押すことにより，上顎義歯床後縁中間部の維持力を検査することができる．同様に，右側犬歯部で左側上顎結節付近の維持力を検査し，左側犬歯部で右側上顎結節付近の維持力を検査し，十分な維持力があることを確認した．

　装着1週間後に，Oに示すように上顎軟口蓋部に潰瘍が生じた．アーラインを描記してその上から上顎義歯を装着すると，右側の潰瘍相当部の床後縁がアーラインを越えていた（P）．長すぎる義歯床後縁を調整すると潰瘍は消失し，その後，快適に義歯を使用した．

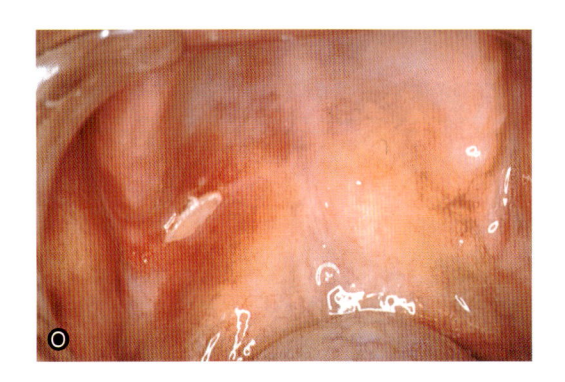

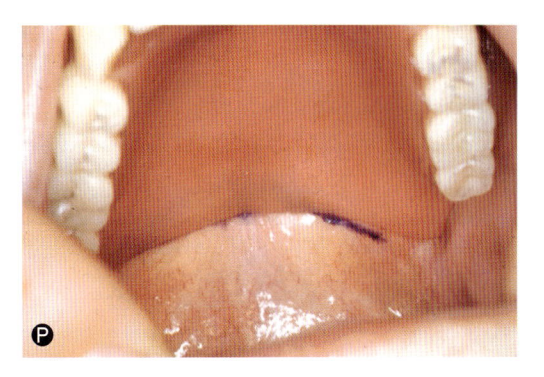

　1年後，2年後のリコール時も問題はなかった．ただし，現在装着している義歯の年数が6年以上経つと顎関節症の他覚症状が発現しやすい傾向があり，また，同一義歯を6年以上装着していると義歯の安定がわるくなるという調査結果[2,3]をふまえて，リコールを確実に続行しなくてはならない．

文　献

1) 坂下邦夫：印象によるAh-line付近の粘膜の変位に関する研究－印象用各個トレー後縁の位置の影響について．歯科学報，**88**：1069-1104，1988.
2) Sakurai K, et al：A survey of temporomandibular joint dysfunction in completely edentulous patients. *J Prosthet Dent*, **59**：81-85, 1988.
3) 櫻井　薫ほか：無歯顎者における顎関節症－総義歯による補綴処置上考慮すべき問題点．ザ・クインテッセンス，**6**：1451-1459，1987.

5 義歯装着後に問題が生じた症例

症例5 発音障害を訴えた症例

◆症例の概要

主　訴：会話がしにくい（65歳，女性）．

現病歴：上下顎無歯顎で，2カ月前に上下顎コンプリートデンチャーを装着した．とくに，"サ"行，"タ"行が発音しにくいという．義歯の維持・安定は良好で，咀嚼などに不満はない．

◆診査および診断

義歯による発音障害の原因は，①義歯の不安定，②口蓋床による異物感，③口蓋後縁の床と軟口蓋の運動との不調和，④下顎舌側床翼の過延長，⑤歯列弓の狭小，⑥上顎口蓋側歯槽堤の豊隆不足，⑦咬合高径の不適，⑧前歯被蓋度の不適，⑨咬合の不調和，とくに前方運動時の前歯部の妨害，などが考えられる．

症状，発音しにくい音別にみると，発音中に上下顎の人工歯が衝突し，カチカチ音が発生する場合は咬合高径が大きい疑いがある．また，[s, ʃ]は咬合高径，前歯被蓋度，S隆起と，[t, tʃ]はS隆起，口蓋ヒダ部の歯肉形成と，[k]は口蓋床後縁と関連する．

本症例は，咬合には問題はないので，口蓋側歯槽部の形態が関与していると思われる．そのため，口蓋と舌との接触範囲をパラトグラフィーで検査する．すなわち，上顎義歯の口蓋部にアルジネート印象材の粉末を散布して（**A**），発音させると舌の接触範囲がわかる．

このとき，[s, ʃ, ç]などの摩擦音では，特定の位置で口蓋と舌背の間に適切な空隙をつくることが大切である．とくに[s]では，パラトグラムの前方変曲点の間のいわゆる"せばめ"がつくられることが重要である．つまり，上顎中切歯の舌側から歯槽部と舌の間の間隙で鋭い気流をつくるために，この部分の豊隆度が関係する．これが"S隆起"を形成する意義である．したがって，もし[s]が発音しにくいなら，義歯の相当部を削除あるいはワックスを盛ってテストしてみる．これで改善されるなら

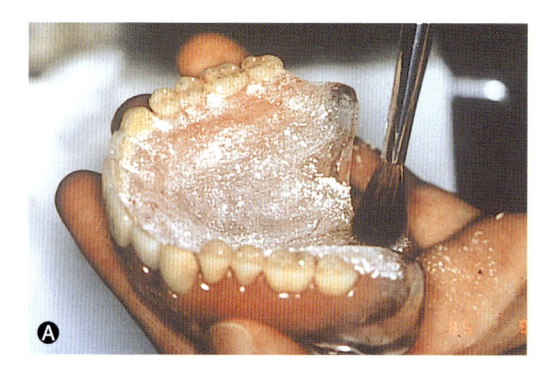

A

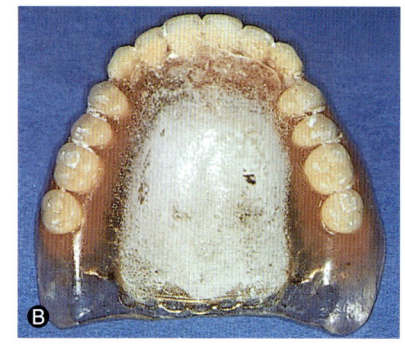

B 修正前 サ

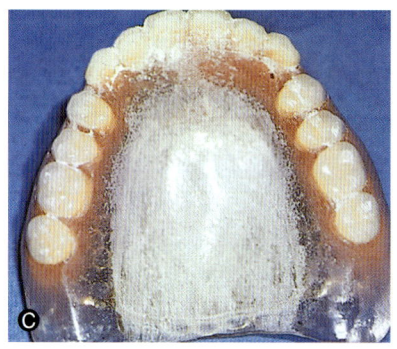

C 修正後 サ

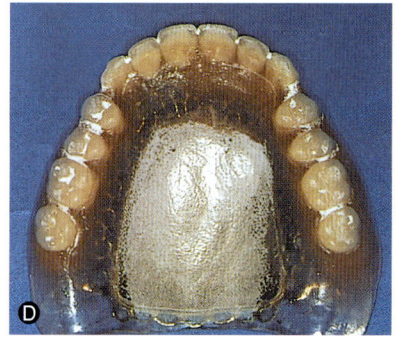

D 修正後 タ

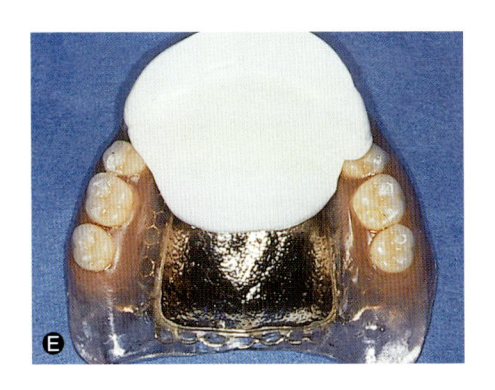

ば，その形を義歯に再現する．もし，豊隆が高すぎて"サ"の発音時に舌が前方に接触すると，"タ"や"チャ"と聞こえてしまう．

逆に，［t, d, k, n, r］などでは，気道をいったん閉鎖することが重要なので，舌が連続的に接触できて，しかも異物感を生じない，適度の厚みにする．

◆治療計画および処置

アルジネート印象材の粉末を塗布した義歯を装着して"サ"と発音させたが，上顎側切歯の舌面から歯槽部との舌の接触が不足している（**B**）．

そこで，上顎前歯の舌側歯槽部にワックスを盛って"S隆起"を形成した．この状態でテストすると，［サ］のパラトグラムで前方変曲点の間のいわゆる"せばめ"がつくられるようになった（**C**）．また，［タ］のパラトグラムでも［t］の発音のため，舌が連続的に口蓋側歯槽堤部に接触している（**D**）．

ワックスを盛った部分にシリコーンラバー印象材を圧接し，コアを採得した（**E**）．

次に，ワックスを除去し，即時重合レジンを盛り，シリコーンのコアを圧接してワックスの形態を再現した（**F**）．

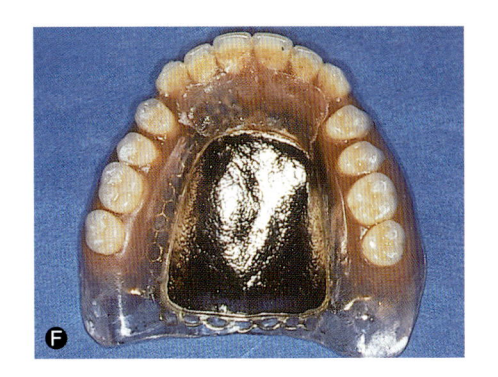

◆経過観察

このように，歯槽部の形態も調音活動に適するような形態である必要がある．これは，特定の音の発音時に，舌が歯列および口蓋に働きかけるからである．

舌の接触範囲すなわちパラトグラムは，音によって異なるが，同一の音では一定のパターンになる．義歯を装着した状態でも，本来のパラトグラムのパターンとなることが望ましいと考えられ，粉末パラトグラム法は発音の障害を訴えた場合の診断や処置の手がかりとして利用できる．その際に，口蓋の範囲だけではなく，歯列との接触範囲もチェックする必要がある．

文 献

1) 山縣健佑：義歯と発音－無歯顎臨床でのポイント．口腔保健協会，東京，1998．
2) 山縣健佑：無歯顎難症例への対応．デンタルフォーラム，東京，1988．
6) 山縣健佑：無歯顎補綴学．デンタルフォーラム，東京，1995．
7) 山縣健佑：総義歯のトラブル解決法．書林，東京，1991．

5 義歯装着後に問題が生じた症例

症例6 嘔吐反射が認められた症例

◆症例の概要

主 訴：上下顎の義歯を装着すると嘔吐感がある（64歳，男性）．

現病歴：使用中の義歯は12年前に装着したもので，その当時から上下顎の義歯を装着すると吐き気が生じた．上顎はなんとか装着していられるが，下顎は吐き気のために長時間装着できず，普段はポケットに入れていた．義歯はこれがはじめてである．食事のときには上顎義歯のみを装着している．咀嚼時の疼痛はなかったが，話しづらいとは感じていた．今回，下顎の義歯を紛失したことを機に来院した．

◆診査および診断

使用中の上顎の義歯は，**A**に示すように金属床であるが，右側上顎結節付近の床は，下顎の義歯床と近接しており，レジン床の厚径が薄く，そのためになんらかの衝撃で破折したと考えられる．この部分は金属の必要がある．

食事に関しては，硬いものや粘性のものは咀嚼できず，また，上顎義歯床下に食物残渣が貯留するという．術者の手指を用いた触診により，上顎コンプリートデンチャーの維持や安定は良好であり，臼歯部の排列位置は適切であった．食事に関する症状の原因は，下顎の義歯を装着せずに咀嚼を行うために生じた．唾液の量や粘稠度は普通であり，本症例では唾液の性状が維持不良の原因にはならない．

顎関節，咀嚼筋や頭頸部の筋に対する触診時の圧痛もなかったが，顎関節雑音は右側開口末期にクレピタスが生じた．これは，下顎の義歯を装着せずに咀嚼，嚥下および発音機能を行っているために，顎関節部に形態的な異常が生じた可能性があるが，疼痛など患者の自覚症状はなく，また，X線検査によっても下顎頭など顎関節部の硬組織の異常は発見されなかった．

顔面計測によると34mm低位であったが，低位咬合やカンジダ症でよくみられる口角びらんは存在しなかった．上顎義歯床後縁はアーライ

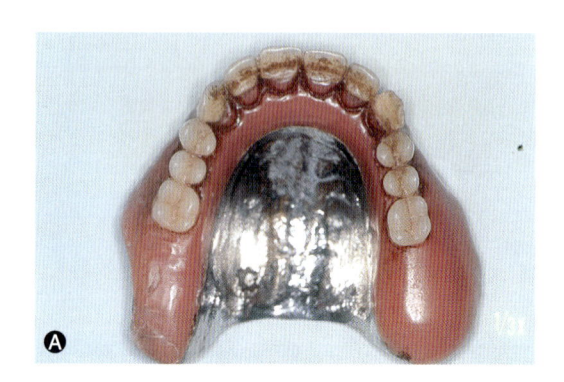

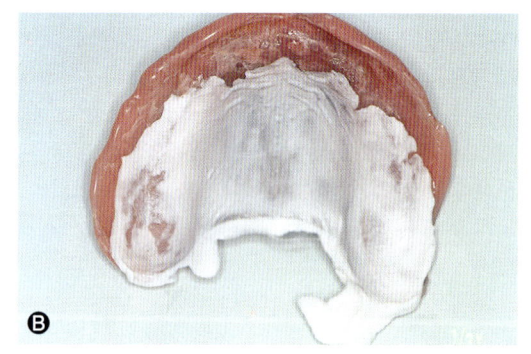

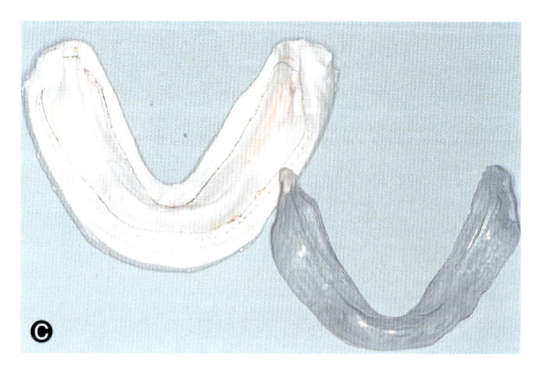

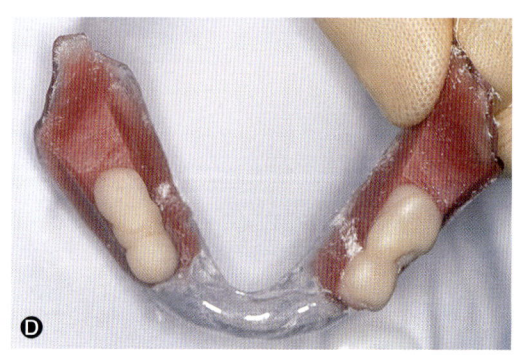

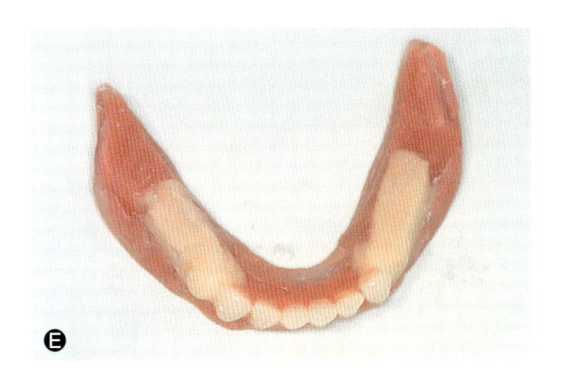

ン付近に設定してあり，床後縁が長すぎて嘔吐反射が生じるわけではない．上顎義歯装着による嘔吐反射は，床後縁が粘膜と接触したり，しなかったりすることで生じることが多い．**B**のように後縁の適合をシリコーン系の材料で診査してみると，あまり適合はよくなかった．この状態では，機能時に生じる義歯移動により床後縁と粘膜の接触状態が変化して嘔吐反射が生じやすいと考えられる．

嘔吐反射は心理的な要因も無視できない．性格は心理テストにより，非常に用心深く，非常に不安が強く，また非常に心気症傾向が強く，全体的には情緒不安定傾向が認められた．したがって，適合が良好で，床の外形が適切に設定してある治療用義歯を製作して，嘔吐反射は起きないことを証明し，新義歯を装着することからの不安を取り除く必要があると診断した．

◆治療計画および処置

床外形は過敏な部位を避けること，また義歯を装着している訓練が必要である．使用中の義歯の適合が悪く，嘔吐感が生じた場合には，患者は義歯とは気分のよくないものだという先入観ができてしまう．まず適合の良好な義歯を装着し，その先入観を絶たなければならない．

下顎コンプリートデンチャーを紛失していること，および嘔吐反射のために下顎のコンプリートデンチャーを装着していることが困難であったことを加味して，早期に治療用義歯を製作する必要がある．嘔吐感の原因が床外形にあるのか，あるいは義歯の維持安定が悪いことに起因しているのかをまず確定する必要がある．アルジネート印象によって得られた模型上でプラスチックパターン加圧成形（顎関節症用のスプリント製作と同様の方法）により床の部分を製作し（**C**），また最終印象用の個人トレーも製作した．この床はまだ義歯床粘膜面があるだけで，床縁および義歯床研磨面は口腔内で常温重合レジンを用いて筆積みで製作した．加圧成形で製作した基礎床に，常温重合レジンを用いて，**D**のように歯槽部と人工歯部を製作する．床縁は，吸着が成立するように常温重合レジンを盛って筋圧形成を行った．咬合高径は約32mm増加した．**E**に短時間で完成した治療用義歯を示す．臼歯部は平坦な咬合面とし，前歯は人工歯を口腔内で排列し，常温重合レジンで床に結合した．約1カ月間使用したが，嘔吐感は生じなかった．これは，床外形が適正であったこと，さらに維持安定が良好であり床が粘膜下の神経を刺激しないためである．

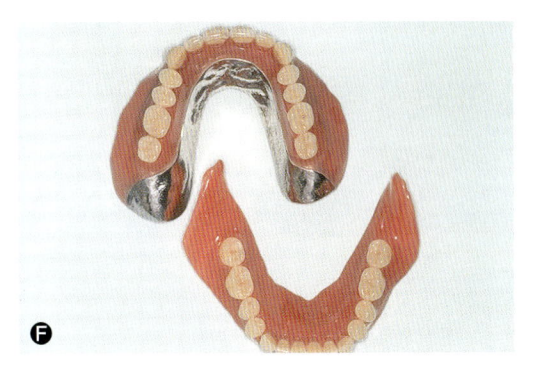

Fには完成した無口蓋義歯と下顎の義歯を示す．咬合高径は初診時より35mm増加した．上顎は優型な残存歯槽堤であることと，旧義歯より被覆している範囲が狭くなるという心理的な観点から，無口蓋義歯を選択した．

◆経過観察

下顎のコンプリートデンチャーを装着したために咬合高径は増加したが，咀嚼時や発音時の支障は全くなかった．治療用義歯で下顎義歯を装着していることに慣れてもらったので，嘔吐感や違和感も存在しなかった．初診時に存在した顎関節部の開口時の雑音（クレピタス）にも消失した．1年後の定期診査時にも全く問題がなかった．

文献

1) 櫻井 薫ほか：総義歯装着者に対するパーソナリティー要因の調査（第1報）．老年歯科医学，**10**：317-318，1996．

5 義歯装着後に問題が生じた症例

症例7 大きく開口すると義歯が脱落した症例

◆症例の概要

主　訴：大きく開口すると上顎義歯が脱落する（70歳，男性）．

既往歴および現病歴：特記すべき事項はなかった．約1年前に，上顎にはコンプリートデンチャーを，下顎にはパーシャルデンチャーを製作，装着したが（**A**），装着当初から上顎コンプリートデンチャーの維持不良を認めたという．とくに，開口時における義歯の脱落が顕著であったため，自分自身で上顎の義歯床後縁部に義歯安定材を使用していたという．なお，顎関節，筋および口腔軟組織には，異常は認められなかった．

現　症：上顎義歯の臼歯部人工歯の排列位置は，大きく頰側に位置している．

◆診査および診断

本症例では，義歯を口腔内で観察すると，口蓋後縁の位置がAh-lineより大きく前方に位置していることが確認された（**B**）．一般に，開口時に上顎義歯が脱落する原因として，適合性が不良なこと，辺縁封鎖が確立されていないこと，床縁が長すぎること，床翼形態が義歯周囲軟組織と調和していないことなどがあげられる．

本症例における義歯床口蓋後縁部の設定位置は明らかに誤っており，このために辺縁封鎖が確保されていない．また，上顎義歯を後方から観察すると歯槽頂に対し人工歯の排列位置が大きく頰側にずれており，それに伴って臼歯部の研磨面が床辺縁よりもさらに頰側に位置していることが観察された（**C**）．このために，開口時には頰側研磨面に加わる筋圧が離脱力として作用していたことが疑われた．

このことから，上顎義歯の開口時の脱離は，口蓋後縁部の設定位置の誤りと，臼歯部人工歯の頰舌的排列位置の誤りが原因であると診断した．

なお，患者は新義歯装着までの期間，現在の義歯を使用できるように改善してほしいと希望した．

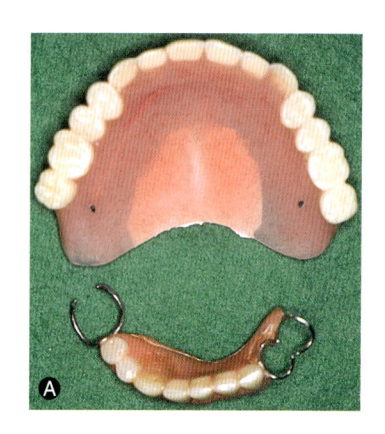

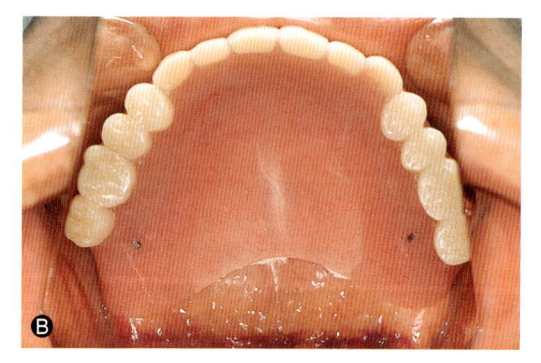

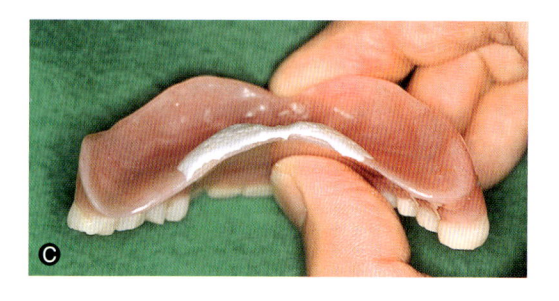

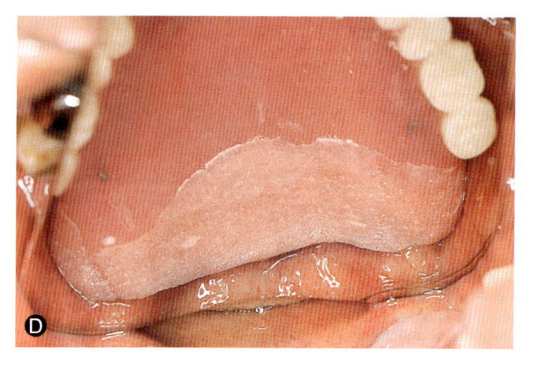

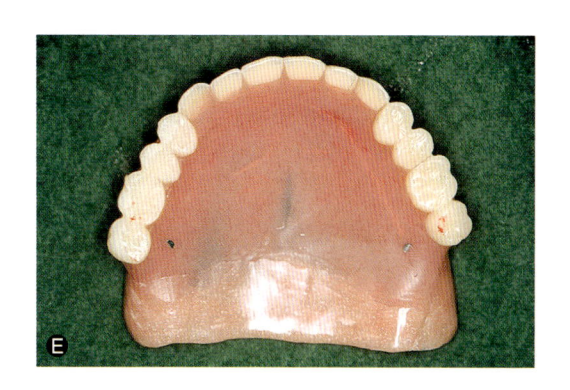

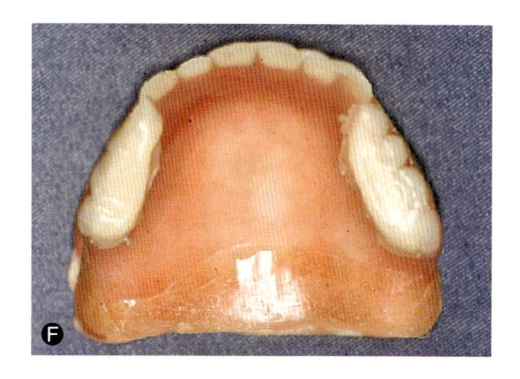

◆治療計画および処置

　上顎コンプリートデンチャーの口蓋後縁は，可及的に後方に延長することによって，義歯床と粘膜との接触面積が増加し，結果的に維持力が向上することになる．しかし，これを後方に延長しすぎると，発音や嚥下などの生理的機能が損なわれるばかりではなく，嘔吐反射を催起する結果となり，義歯自体の機能が著しく損なわれることとなる．なお，その設定方法には，解剖学的ランドマークを利用する方法と機能的に決定する方法とがある．

　解剖学的ランドマークから決定する方法としては，硬軟口蓋移行境界部付近の正中部に存在する口蓋小窩を利用する方法である．なお，口蓋小窩は，本来，唾液腺の開口部であり，この後方2～3mmの位置に骨口蓋の最後端である後鼻棘がある．一方，左右側方の位置については，翼突上顎切痕（ハミュラーノッチ）を参考とする．なお，同部には筋や靱帯の付着がなく，義歯床によって加圧された状態を維持できる．しかし，口蓋小窩が術者の目で確認できる症例は約半数であるといわれており，不明の場合には，後述の機能的な方法を用いる．

　機能的に口蓋後縁を決定する方法には，患者に"アー"と発音させ，軟口蓋の動きを観察する方法がある．すなわち，"アー"と発音することによって，軟口蓋が挙上し，発音が終わると元の位置に下がる．そのときに現れる軟口蓋を横に走る折れ目が"振動線"あるいは"アーライン（Vibrating line：Ah-line）"である．振動線は，骨口蓋後縁に付着する口蓋帆張筋が，発音時に軟口蓋を挙上させるために出現する．

　本症例では，解剖学的ランドマークと機能運動を利用することによって，上顎コンプリートデンチャー口蓋後縁の位置を決定し，この位置を皮膚エンピツなどにより義歯粘膜面にマークし，常温重合レジンを用いて，義歯床後縁部を延長した（D，E）．

　人工歯の排列位置が歯槽頂間線を大きく頬側に外れる場合には，咀嚼時に上顎コンプリートデンチャーに転覆力が発現する．また，頬側の研磨面形態は人工歯の排列位置に大きく左右され，機能運動時に義歯周囲筋群から加わる筋圧が離脱力として働くことが考えられる．そのため，本症例では，臼歯部人工歯の口蓋側に常温重合レジンを添加したのちに，人工歯頬側面を含めた研磨面を削除して，開口時における筋圧を緩和した（F）．

◆経過観察

　新義歯装着後，数回の調整を行い，義歯補綴治療を終了した．なお，本症例では，印象採得時に前述の方法に従って上顎義歯床後縁を決定したのち，同部をトレーコンパウンドで加圧印象した．このことは，最終印象時に義歯床後縁部に相当する粘膜を加圧することによって，完成義歯の後縁封鎖を十分に行う目的のほか，口蓋後縁部における印象材の"流れ"を防止し，同部の正確な印象採得を行うためにも有効な処置である．また，加熱重合レジンの重合による変形が避けられないため，印象採得時にポストダム域を加圧するだけでは義歯床後縁部の浮き上がりを補正できないこともある．本症例でも，印象採得時にポストダム域を加圧して得られた作業用模型面に，さらにポストダムを形成することによって，口蓋後縁部の緊密な適合を得ることができた．

5 義歯装着後に問題が生じた症例

症例8　大きく開口すると義歯が浮き上がった症例

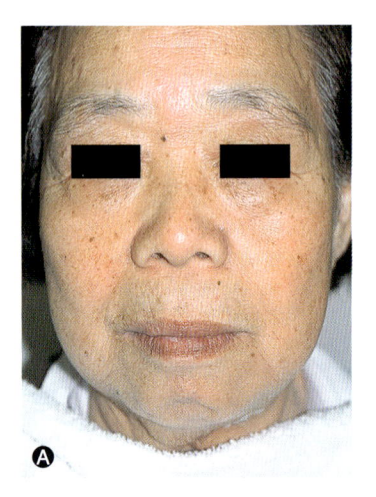

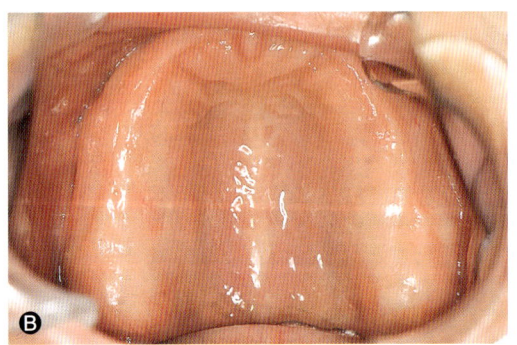

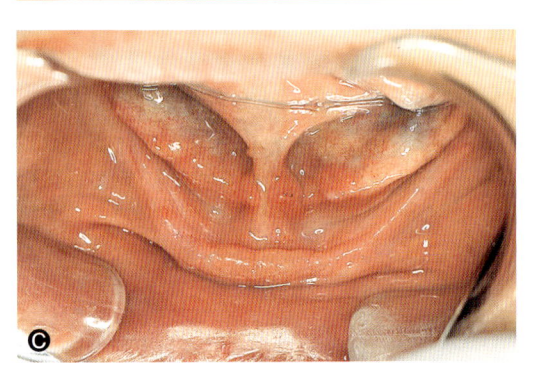

◆症例の概要

　主　訴：下顎の義歯が浮きやすいので改善して欲しい（72歳，女性）．

　現病歴：40年ほど前に無歯顎となってから，複数の義歯を使用してきた．約3年前に現義歯を装着して問題もなく使用してきたが，半年ほど前からゆるくなったように感じた．装着中の義歯を観察しても，床の形態，咬合高径などにも問題点はない．人工歯には摩耗面がみられる．顔貌は健康で，とくに病気はない（A，D，E）．

◆診査および診断

　口腔内は，上顎は前歯，臼歯部ともに顎堤の幅・高さは十分であり，口蓋隆起がみられる．顎堤粘膜の触診では，隆起部はやや硬いが，他の部分は硬くない．下顎は顎堤の幅も高さも十分で，触診で骨鋭縁や凹凸や下顎隆起はない．顎堤粘膜はやや硬いが，通常の範囲である．唾液の量およびその粘度も年齢相当と思われる．

　上顎は，顎堤の形態や面積，粘膜の硬さ（厚さ）や唾液の量などからみて，義歯の維持の問題は少ないが，下顎は患者の訴えにあるように，粘膜の硬さからみて維持に問題が生じることはありえよう（B，C）．

　一般に，無歯顎患者で大きく開口すると義歯が浮き上がるという訴えに対して，まず考えるべきことは，義歯床が不動範囲を超えて延長されていないかを疑うことである．小さな開口では吸着を示しても，大きく開口すると可動粘膜が義歯床を持ち上げるように働くためである．次に考えることは，床粘膜面と顎堤との適合状態に問題はないかと疑うことである．さらに考えることは，義歯床面積が小さすぎて維持力が不足するのではないか，また床面積を拡大する余地があるかということである．

　本症例では，数年間も問題なく過ごしてきたので，義歯床が狭すぎるとか，逆に床縁が長すぎたとは考えがたい．顎堤粘膜と義歯との適合状態が変化して維持力が不足するようになったと考えるのが妥当な線であろう．

◆治療計画および処置

　治療方針の第一の選択は，不適合になった下顎義歯をリラインして適合をはかり，維持力を増して開口時の脱離を防ぐことであろう．第二の選択は，義歯を再製することであろう．

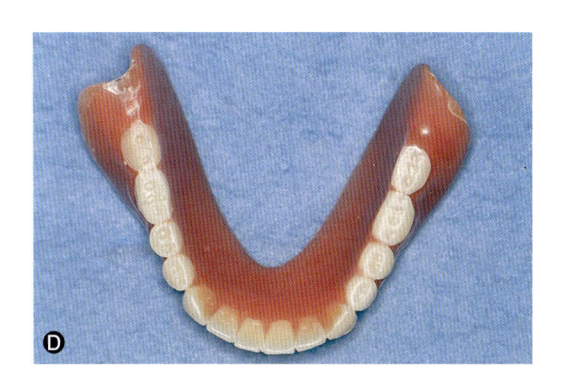

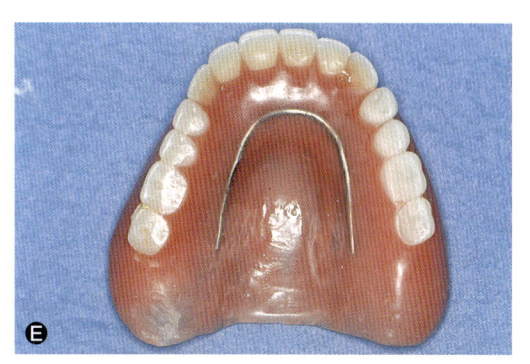

そこで，患者には大きく開口すると下顎の義歯が浮き上がる原因を説明して，処置法としてのリラインおよび義歯の再製について，治療に必要な時間や経費，さらに慣れには時間が必要なことなどを十分に説明した．その結果，患者の選択した処置は，義歯の再製を行うことであった．通法に従い，概形印象して製作した個人トレーを使い，術者が主にして軽く筋形成したのち，インプレッションペーストで採得した精密印象をボクシングして作業用模型を得た．この上で咬合床を製作して仮想咬合平面を決定したのち，下顎安静位と顔貌を参考にして1回目の咬合採得を行った．スプリットキャスト法で装着した咬合器上で口内法のゴシックアーチトレーサーを付着し，ゴシックアーチを描記して，その尖端の位置で上下顎の位置関係を固定して咬合採得を終えた．

人工歯排列と歯肉形成の後，蠟義歯試適を行って，前歯をわずかに修正したが，とくに問題もなく，また下顎の維持も十分とみた．そこで，作業用模型ごとスプリットキャスト法に従って埋没し，削合，研磨の過程を経て完成した．完成した義歯を口腔内に装着して，通常の項目を確認してから，摂食の注意と義歯の取り扱いを指示して帰宅させた．

ところが，次回の来院時に，大きく口を開けると下顎の義歯が浮き上がるとの訴えがあった．義歯の適合試験を行うと，顎堤粘膜には均等に接触しており，適合状態はきわめてよい．しかし，大きく開口すると，訴えのように確かに浮き上がる．そこで，辺縁の過長によると判断して，辺縁部を慎重に削除することにした．

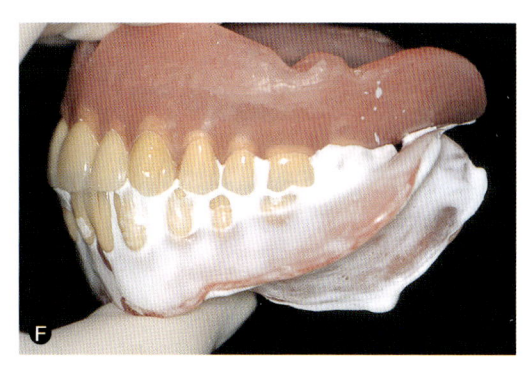

義歯の適合試験材を義歯床内面に少量盛り，口腔内での位置を固定して，部分的に筋圧形成をやや強く行うと，床縁部に透けた部分ができる．この部分を少量ずつ削除する操作を全周にわたり行った．その結果は，大きく開口しても義歯が浮き上がらなくなった．削除面を十分に研磨して終了した（**F**）．

◆経過観察

その後，数回にわたって予後をみたが，快調とのことであり，問題は解決とみた．

新義歯の製作過程で，印象採得時に筋形成量がわずかに不足していたが，開口量が少ないので，蠟義歯試適時には発見することができなかったものと思われる．新義歯が装着されて機能すると，とくに大きく開口するときに，義歯床辺縁部の可動部分が動くことで，辺縁封鎖が破れて義歯が浮き上がったものと考える．

5 義歯装着後に問題が生じた症例

症例9 審美的不満を訴えた症例①

◆症例の概要

主　訴：口元の見映えがわるいため，義歯を作り直してほしい（63歳，男性）．

既往歴：1年前に某歯科医院にて上下顎コンプリートデンチャーを装着した．装着当初は前歯での食物の切断が困難であったが，咬合調整により改善され，めん類などはよく噛み切れるようになった．しかし，逆に，食塊の粉砕に困難が生じ，ときどき舌の咬傷と耳鳴りが発生するようになった．2カ月前くらいから，家族および職場の同僚に顔貌の変化，義歯床の色の不具合，口元の貧相を指摘されていた．

現　症：閉口時の正貌観では，下唇が翻転しており，赤唇部は上唇のそれと比較して幅広くみえる．また，オトガイ周囲の皮膚は緊張状態を呈している．口角は皮膚内に陥没し，口角部から外下方に伸びる皺がみとめられる（**A**）．閉口時の側貌観では，上唇の最突出部よりも下唇のそれが前方に位置している．オトガイ唇溝がかなり深く入り込んでいる（**B**）．全体として下顔面がつぶれた感じとなっている．

上顎前歯部顎堤に軽度の浮動性顎粘膜が認められ，頬粘膜に咬傷瘢痕を認める以外には，口腔内所見としての特記事項はない．

旧義歯の咬合面観では，前歯人工歯の切縁と歯頸部がともにきれいなアーチ状を呈しており，正面観では前歯人工歯の切縁は直線状を呈している．咬合状態は，下顎義歯の正中が上顎義歯のそれに対して約2mm右側に偏位している．また，前歯の被蓋は少なく，一見したところ反対咬合にみえる．義歯床の色はオレンジがかったピンク色である（**C**）．

◆診査および診断

義歯装着時のフリーウェイスペースは約6mmであり，中心位と習慣性咬合位との前後的なずれは1.5mm，前歯部の垂直被蓋は0mm，水平被蓋は-1.5mmであった．また，開口時にごく軽度のクレピタス様顎関節雑音が認められた．

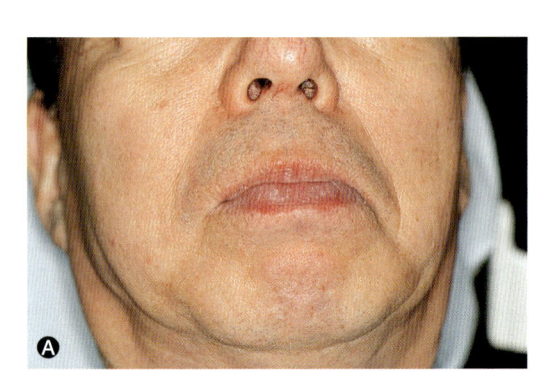

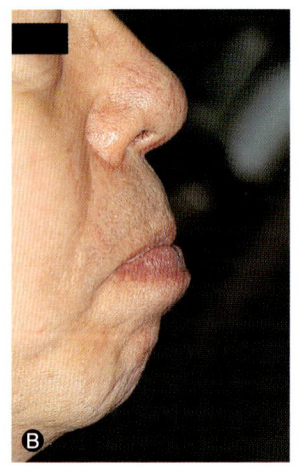

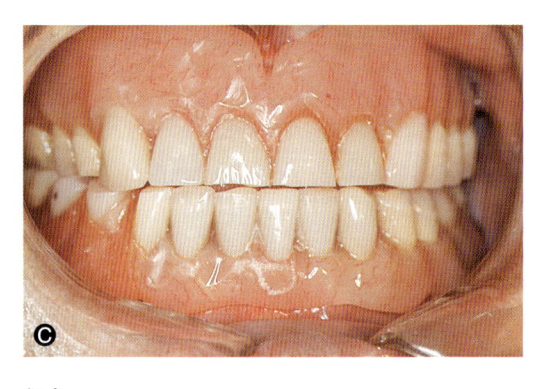

家族および職場の同僚に指摘されていた顔貌の不具合，頬粘膜に観察された咬傷瘢痕および関節雑音は，低い咬合高径に起因していると考えられた．すなわち，"前歯でめん類が噛めない"という訴えに，臼歯部人工歯の咬合面の

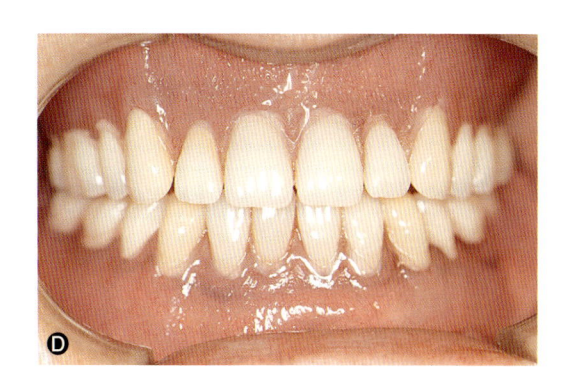

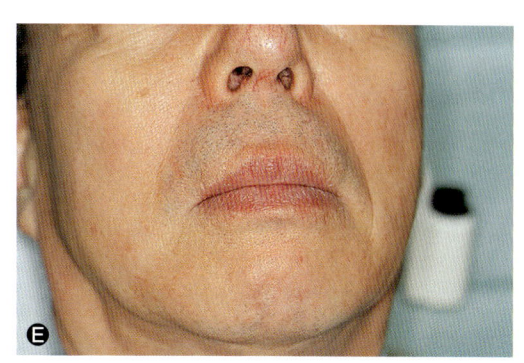

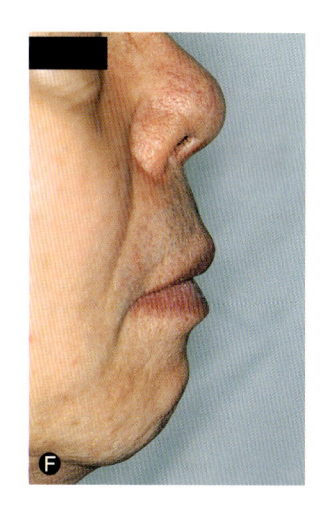

削合によって対処した結果，咬合面が平坦になり，咬耗が助長され，さらなる咬合高径の低下をもたらせ，"反対咬合ぎみの切端咬合"になったと推測された．一般に，咬合高径の低下は咬合力や咀嚼能率の低下，顎関節・聴障害，舌や頬の咬傷の原因となるが，本症例においても同様であった．

なお，上顎前歯部に認められたフラビーガムは，切端咬合による慢性機械的刺激が原因であると診断した．

主訴である"口元の見映え"には，咬合高径に加えて，前歯部人工歯の排列に問題があると診断した．すなわち，排列位置，人工歯歯冠軸の近遠心的ならびに頬舌的傾斜，歯冠の捻転など，個性的な排列を行う必要がある．加えて，義歯床レジンの色の選択にも留意すべきである．

以上の結果から，新義歯の製作が必要であると判断した．

◆治療計画および処置

新義歯を製作するにあたり，以下の点にとくに留意した．

適切な咬合高径の付与：旧義歯のフリーウェイスペースから判断して，新義歯では咬合高径を旧義歯より4mm程度挙上させる．

メリハリと個性化を加味した人工歯排列：2|2の歯冠軸を1|1よりも舌側に傾斜させ，約1/2mm後上方に排列し，31|13とのコントラストをつける．また，上下顎前歯群全体で捻転，傾斜，唇舌側転位および部分重ね合わせの排列を行い，さらに切縁に凹凸彎をつけるように削合して個性化を演出する．

加齢と個性を加味した自然観のある歯肉形成：患者と同一世代の有歯顎者の一般的な歯肉状態を考慮したうえで，stippling，festoon，cleftおよび歯根露出を模倣して自然観をかもし出す．

頬粘膜と顎粘膜との色彩が調和した義歯床用レジンの色調選択：床用レジン色見本と顎，頬粘膜を対比させたところ，色見本の中間色付近であったため，ライブピンク色と透明色を1：2で混和して調製した透明性の高い床用レジンによって対応する．

以上の処置方針のもとに，通法により義歯を製作し，装着した．

◆経過観察

装着された新義歯（D）は色彩および形状，形態ともに自然観があり，顔貌も患者の希望どおり回復された（E，F）．また，咀嚼，発音障害や咬傷もなく，現在までのところ，顎関節音は発生しておらず，いつのまにか耳鳴りは消失したとのことである．患者は数回の装着初期リコールで満足し，現在に至っている．

5 義歯装着後に問題が生じた症例

症例10 審美的不満を訴えた症例②

◆症例の概要

主　訴：上下顎義歯装着時の顔貌が不満であり，上顎義歯が脱落する（56歳，女性）．

既往歴および現病歴：無歯顎であること以外に全身的，歯科的に特記すべき既往はなく，健康状態は良好であるとのことであった．

約40年前に歯周疾患との診断で無歯顎となり，初めてのコンプリートデンチャーを装着した．その後，学生時代に2組の義歯を調製し，さらに社会人になって"美容専門の歯科"で3組の義歯を製作した．しかし，1組目の義歯では聴力障害を，2組目では審美性に不満があり，3組目では咀嚼機能に不満足で使用を中止するとともに，2組目の義歯に義歯安定剤を貼付して使用していた．さらに，一昨年，昨年と"一般の歯科医院"で製作したが，審美性と咀嚼機能の回復の両面で不満をもち，使用を中止した．その後は再び，前述の2組目の義歯に義歯安定剤を貼付し，自分自身で審美性の回復をはかっていたとのことであった．

◆診査および診断

問診によれば，患者は職業をもち社会活動で第三者と会合する機会が多いとのことであった．また，若いころからコンプリートデンチャーを装着していることへの引け目が強く，義歯の装着が皺のない若々しい顔貌を作り出すものと強く信じていることを知ることができた．

義歯非装着時の正面・側面の顔貌はともに強度の陥凹を呈しており（**A**），口腔周囲表情筋および口唇の緊張を認めなかった．義歯安定剤を貼付した義歯装着時の顔貌では，人中，鼻唇溝および口腔周囲組織の皺が全く消失しており，口唇閉鎖も困難な状態にあった（**B，C**）．

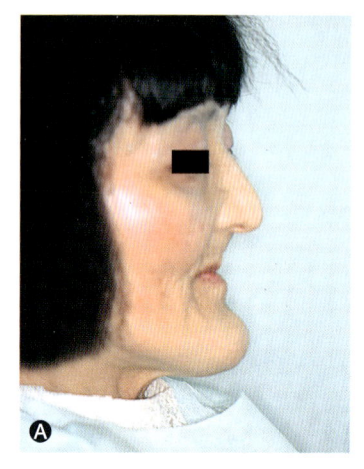

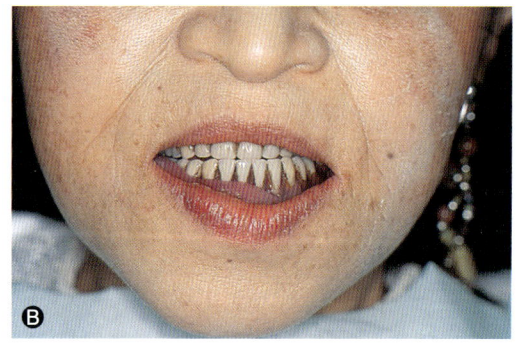

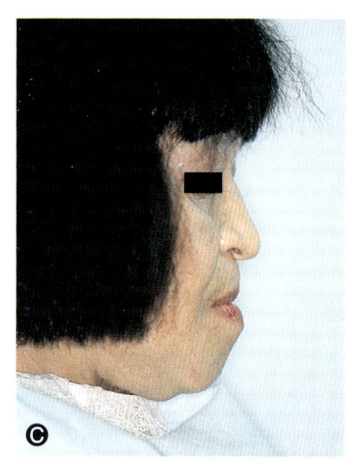

上顎顎堤は，上顎結節の存在を認めないほど高度に吸収が進行し，前歯部顎堤はすべてフラビーガムにより構成されていた．口腔前庭は全周にわたって幅広く，とくに頰小帯後方では，頰側に凸の形状の空隙として認められた．下顎顎堤は，上顎と同様に高度に吸収し，小帯およびレトロモラーパッドの存在を認めなかった．口腔前庭も同様に幅広く，とくにバッカルシェルフ部で頰側への広大化が顕著であった．

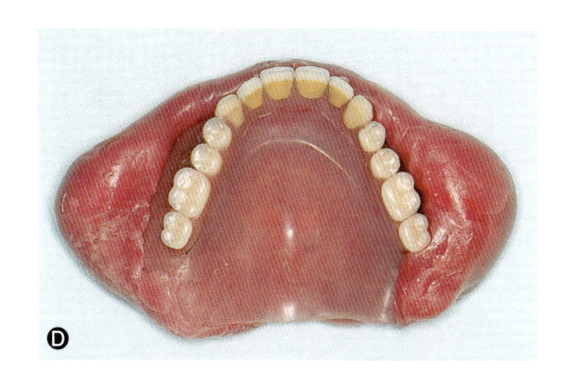

上下顎義歯は，粘膜面，床翼を問わず人工歯が埋もれるほど義歯安定剤が貼付されており，貼付前の義歯形状をうかがい知ることは全く不可能であった．なお，上顎義歯の重量は，義歯安定剤を含めて約82gであった（D）．適合状態は不均一であり，咬合状態は反対咬合の状態にあった．また，下顎を前突させて咬合する悪習癖が認められた．

以上の診査結果から，義歯安定剤の長年にわたる不正使用が招いた無歯顎に伴う高度な顎堤吸収，義歯不適合および口腔周囲表情筋の緊張障害と診断した．

◆治療計画および処置

本症例では，義歯製作によって望める審美性や機能回復の程度について，術前に患者と十分なコミュニケーションをもつこと，および術前から予後観察期間を含めての患者教育が治療の成否を左右すると考えた．とくに，患者が審美性に対する強い欲求から義歯安定剤を用いて自己の顔貌を修正していた背景を考慮すれば，歯科医師は自然な顔貌と調和した上質な審美性のあり方について，患者の言葉で事例を交えて話をすることが重要で，全治療過程の主体が患者との会話にあるといっても過言ではなかった．

コンプリートデンチャーの印象には，患者の口腔内外の環境条件を考慮し，フレンジテクニック印象法を用いた．この印象法によって，義歯の維持安定と口腔周囲組織の緊張とを確保することができた（E）．

一般に，患者は白くてきれいな人工前歯を望み，できるだけ目立たないような前歯部排列を望むことを念頭において，人工歯選択，人工歯排列および蠟義歯試適を繰り返し行った．

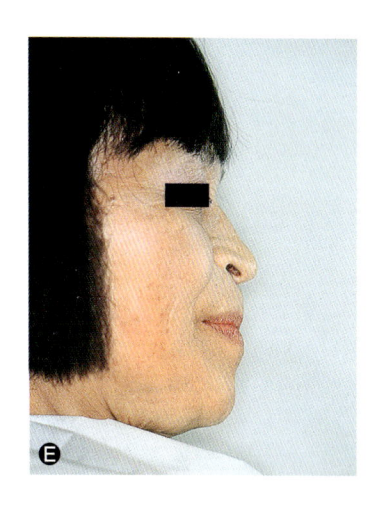

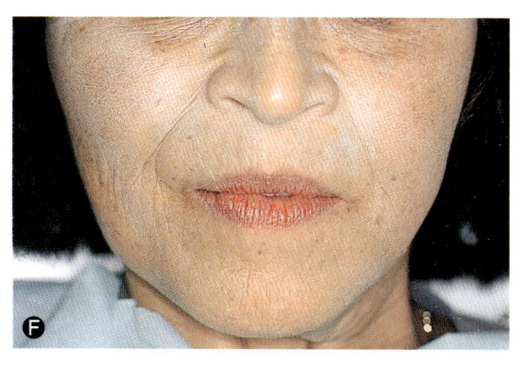

装着後の調整では，長年の悪習癖により，中心位と中心咬合位との不一致が生じているために，鏡をみながら装着したコンプリートデンチャーの中心咬合位を習得するように指示した．また，口腔周囲筋の緊張回復のために，義歯非装着時の状態で口輪筋や頬筋のストレッチを行うように指示した．

◆経過観察

審美性への要求が高く，しかも口腔周囲組織が全く緊張を失っている本症例では，フレンジテクニック印象法による床翼形態の決定は，顔貌の回復に有効であったと考えられる．また，患者も満足して使用し，義歯安定剤を貼付する必要もなくなったとのことであった．しかし，製作したコンプリートデンチャー装着時の顔貌に"腫れぼったさ"が残っている点を認めざるをえない（F）．今後，口腔周囲筋に対するストレッチの効果が上がり，緊張の回復が達成できた場合には，製作した義歯の床翼形態に修正が必要になることが予測される．

5 義歯装着後に問題が生じた症例

症例11 粘膜の灼熱感を訴えた症例

◆ 症例の概要

主　訴：上下顎に義歯を入れてから，歯肉がヒリヒリする（73歳，女性）．

現病歴：初診時の4年前，某歯科医院で上顎のフルブリッジを装着．その直後から，口の中が気持ちわるくヒリヒリするようになった．症状は軽減せず，その約1年後，ブリッジの撤去を主訴に別の歯科医院を受診．ブリッジを撤去し，義歯製作を行った．しかしながら，症状は軽減せず増悪したため，来院した．

既往歴：50歳ごろから高血圧症で通院中，67歳時に胆石の手術を受け，71歳時に心臓疾患で入院加療した．以後，不眠も加わり，就寝時に，精神安定薬を服用している．

◆ 診査および診断

初診時，極度のうつ状態を示しており，他愁訴として，食欲不振，睡眠障害などが認められた．

義歯および口腔内には，訴えに相当する異常所見は認められなかった（**A**，**B**）ので，口腔心身症と診断した．

◆ 治療計画および処置

口腔内には異常所見がないことを説明し，処置方針として，傾聴，受容を中心とした簡易精神療法を行うと同時に，抗うつ薬（塩酸マプロチリン30mg/日），精神安定薬（ジアゼパム6mg/日）の投与を行うこととした．しかしながら，現在の症状と精神的因子とのかかわり合いに触れられることを避けようとする態度が続いた．治療開始後1カ月で義歯再製作を強く希望するようになった．再製作しても症状はいったんはよくなるが，消失することはむずかしいことを説明したうえで再製作を行った（**C**，**D**）．その間，口腔内のヒリヒリ感に変化は認められなかった．義歯再製作約1カ月後も症状に変化がないことから，徐々に精神的関与について認めるようになり，この段階で生活歴を聞くことができた．患者は裕福な家庭に生まれている．

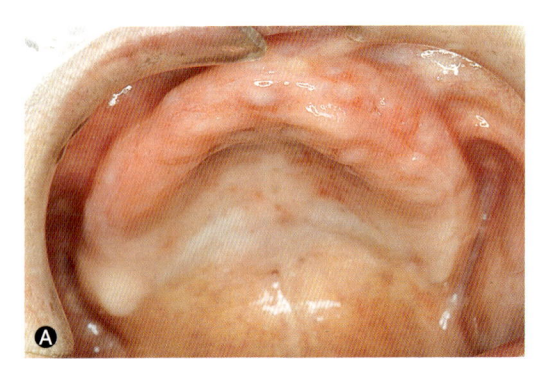

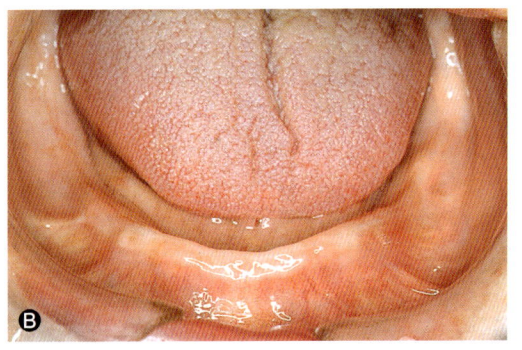

23歳で結婚．PTAなどの会長を勤めるなど対外的に積極的に活動したが，子供が高校を卒業すると同時に，すべての役員をやめた．その後，姑が倒れ，3年ほど看病して最後をみとり，祖父もその後1年ほどで死亡した．その後，相続に関し兄弟間でトラブルが生じ，ご主人から"すべておまえが悪い，おばあさんをいじめぬいて隠居させた"などといわれたことが契機となって今は別居していると涙ながら訴えた．これらのことから，患者は，家庭内でのトラブルを原因としたうつ状態であり，その身体的一症状として現在の状態があることが理解された．生活史を話すようになってから，気づき，そして現在の症状と精神的関与との洞察を得ることができ，同時に患者自身のカタルシスが得られた．さらに，家族の来院を求め，治療に対する協力を要請した．このころから症状の軽減が示され，治療開始約3カ月で症状はほとんど消失

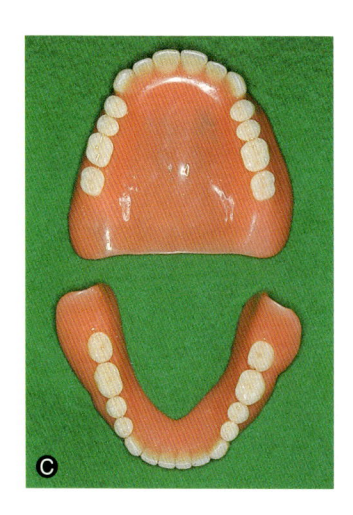

した．

◆ 経過観察

気づき，洞察が得られてから，約1年間は1カ月に1回の割合で経過観察と簡易精神療法を行った．ときどき歯肉のヒリヒリ感は認めるものの，以前のようには気にならなくなり，表情も明るくハキハキと対応するようになった．現在は，義歯の経過観察のみで症状の再発は認められない．

老年期におけるうつ状態またはうつ病の特徴としては，非定型病像を呈することが多く，環境因子，心因の影響が大きいとされている．**表1**は，当科で診療が開始された1996年10月から1998年12月までの心身医学的アプローチを行った患者の概要を示したものである．男性7例，女性28例の計35例で，新患総数905例中，3.9％を占めた．その心理的背景としては，うつ状態またはうつ病が14例40％と最も多く，次いで神経症が12例34％，混在型が3例9％と全体の約50％にうつ状態が認められた．治療法としては，簡易精神療法を中心とし，抗精神薬の投与を行っているが，症状の緩解は20例57％に認められた．また，精神科とのリエゾン療法を積極的に行っているが，歯科的訴えをもって来院する患者への紹介は困難であり，簡易精神療法を基本としたラポール形成が必須となる．当科では，9例26％に対してリエゾン療法を行ったが，追跡調査によりそのうち4例が精神科でも治療中断となっていた．このことは，心身医学的アプローチを必要とする患者の診療のむずかしさを示しているものと考えている．

老年期においては，親しい家族との死別や社会的地位からの引退によって，社会的役割やつながりを失う喪失体験や社会的離脱がみられる．さらに，この現象の出現には文化的，心理的，生物学的要因が加わってくる．これらの背景を十分に理解し把握することが，歯科治療を行ううえで重要であると考えている（**表1**）．

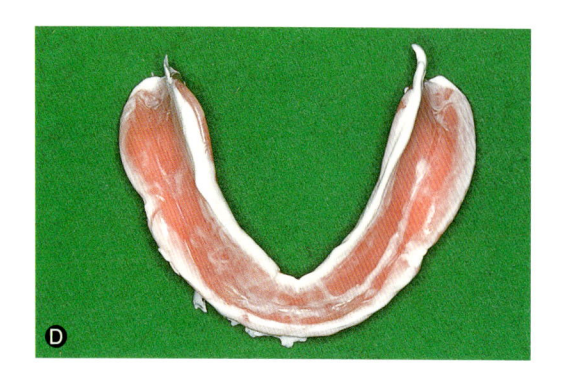

表1 患者総数と心理的背景について
（1996年10月〜1998年12月）

- 心身医学療法を行った高齢患者数
  35例（高齢患者総数905例中）
  男性7例，女性28例
- 心理的背景について

うつ状態およびうつ病	14例	(40%)
神経症	12例	(34%)
うつ状態，うつ病および神経症	3例	(9%)
不明	3例	(9%)
精神分裂病	1例	(3%)
その他	2例	(6%)

文献
1) 朝田　隆，假屋哲彦：老年期のうつ病・うつ状態の症状と診断．老年精神医学会雑誌，**1**（3）：279-287．

5 義歯装着後に問題が生じた症例

症例12　下口唇のしびれ感を訴えた症例

◆症例の概要

主　訴：右側下口唇部のしびれ感と，ときに小臼歯部歯肉頰移行部付近を中心に電撃様の疼痛が生じる（73歳，男性）．

既往歴：上下顎ともに無歯顎で，約2カ月前に上下顎のコンプリートデンチャー補綴治療を他院で受けたが，咀嚼が可能になるにつれて，主訴の症状が出現したという．

現　症：上下顎ともに顎堤の吸収は大きく，下顎では左右側ともに小臼歯から第一大臼歯部の骨吸収がとくに著しい．

上下顎のコンプリートデンチャーは床外形や形態はほぼ正しく設定，製作されている（A）．また，直接リラインが行われていて，維持・安定は良好である．

◆診査および診断

訴えのある下顎右側小臼歯部の歯肉頰移行部付近を指頭で触診すると，粘膜下にクリクリと動く小さな突起物が触知できた．また，この部を小さなインストルメントで加圧すると，患者は電撃様の疼痛を訴えた．

パノラマX線写真による診査では，下顎骨は小臼歯部から大臼歯に向かって左右側ともに陥没状に骨の吸収がみられる．しびれ感を訴える右側を部分的に示すが（C），この部の骨頂部に骨の小さな透過像所見が認められる（Cの矢印部）．この所見は，有歯顎の第二小臼歯の根尖付近の頰側骨面に存在するオトガイ孔が，歯の喪失に伴う歯槽部の骨吸収によって相対的に骨頂付近に移動した状態であり，Dに示す無歯下顎骨によっても示されている．

オトガイ孔からは下顎骨体を通る動・静脈とともに下顎神経が出ていて，オトガイ神経と名づけられている．オトガイ神経は下口唇・口角・オトガイに分布している（E）．

本症例では，Dの下顎骨にみられるのと同様に骨吸収が著明で，大臼歯部頰側の頰棚（バッカルシェルフ）の延長が小臼歯部にまで及んで

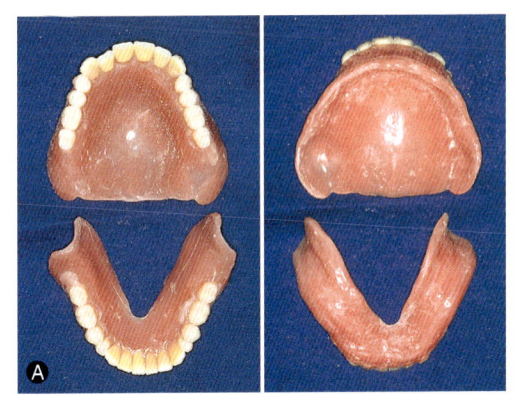

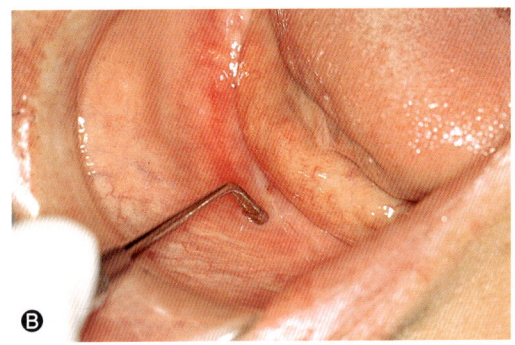

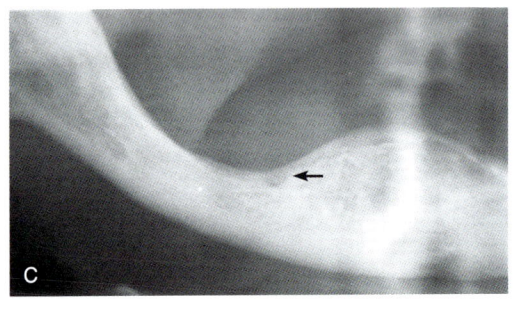

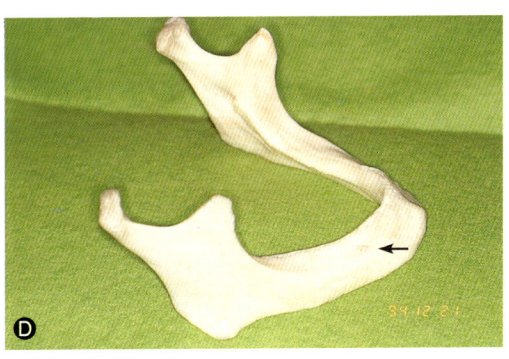

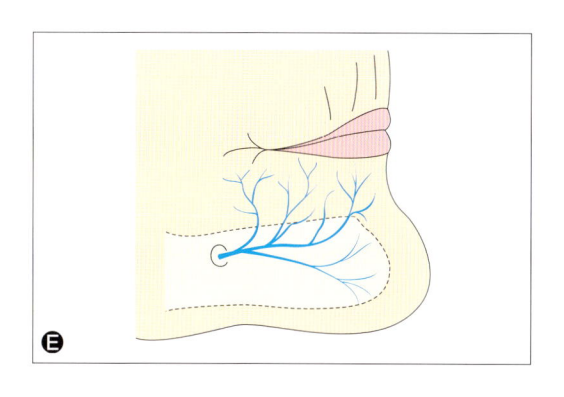

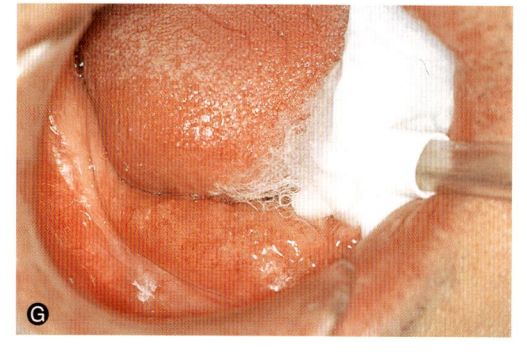

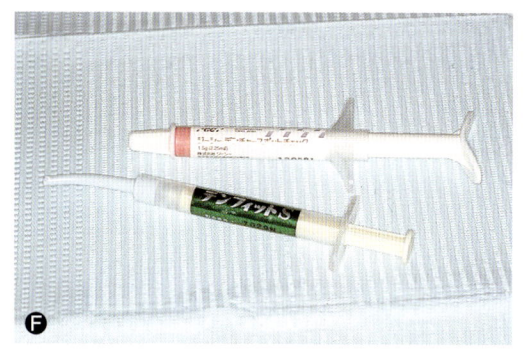

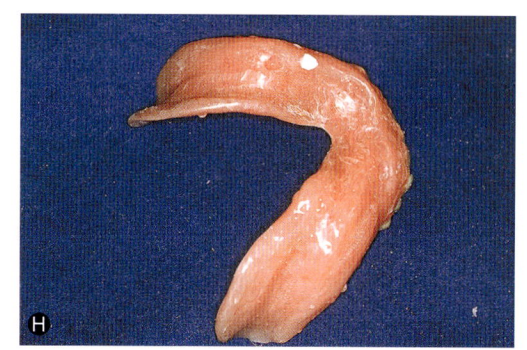

いることから，義歯のリラインによって義歯床縁がこの部を被覆し，この部が咬合圧負担域となったために咬合・咀嚼時の圧がオトガイ孔部にも加わり，オトガイ神経を圧迫・刺激して電撃様疼痛が起こったと考えられる．さらに，これに継発する神経の炎症性変化によって，その支配領域である下口唇部のしびれ感が生じたと診断した．

◆治療計画および処置

オトガイ神経の圧迫を除くためには，義歯によってオトガイ孔部に加わる咬合・咀嚼圧を軽減すればよい．しかし，リラインによって義歯床縁の延長と適合性の向上が得られて，義歯の維持と支持が良好となっているので，安易に，大きく床縁を削除することは避けなければならない．

そのためには，オトガイ孔に対応する義歯床粘膜面の位置を正確に知ることが必要である．このような診査には，スポット適合試験材（F）の応用が適している．この試験材の少量を小インストルメントの先端につけ，オトガイ孔部を触診しながら，その部の粘膜に付着し（G），義歯を装着して静かに咬合させると，試験材が義歯床粘膜面に転写される（H）．このとき注意することは，当該部の粘膜を乾燥状態にしておくことで，唾液などが存在すると試験材が粘膜に付着しない．

転写されたスポット適合試験材を指標として，小さなラウンドバーなどを用いて義歯床粘膜面を少しずつ削除する．義歯を口腔内に装着して，ロール綿などを右側小臼歯部に介在して咬合させ，電撃様疼痛が消失するまで少量ずつ床を削除することによって，この部に加わる咬合圧を軽減する．もし，しびれ感だけが主訴のときは，少量の削除で1週間程度経過を観察し，症状が緩解しないときは再び同様の処置を繰り返せばよい．

◆経過観察

電撃様疼痛は直ちに消失した．右側下口唇のしびれ感も経日的に緩解し，約2週間でほぼ消失した．また，この処置によって義歯の維持・安定は損なわれなかった．

5 義歯装着後に問題が生じた症例

症例13 義歯性口内炎が生じた症例

◆症例の概要

　主　訴：入れ歯が合わなくて，痛くてよく噛めない（70歳，男性）．

　現病歴：40代前半で下顎のパーシャルデンチャーを経験し，上下顎無歯顎になったのは63歳であったとのことである．来院時使用していた上下顎コンプリートデンチャーは，2年前に某歯科医院で製作されている．装着直後から疼痛を繰り返し，再度の調整にもかかわらず改善がみられなかった．

◆診査および診断

　全体に床面積が小さく，再度の咬合調整で人工歯の咬合面形態は原形をかなり失っており，義歯不適合による咀嚼障害と診断した．

◆処置方針および処置

　使用中の義歯の床縁を延長し，粘膜調整材を貼付した．咬合面には，常温重合レジンを築盛して咬合の改善をはかった．これら一連の調整により，諸機能の改善を確認したうえで新義歯の製作を行った．個人トレーを用いてシリコーン印象材による精密印象を採得した．咬合採得にあたっては，改良した使用中の義歯を参考にした．人工歯は，前歯部にレジン歯，臼歯部には陶歯を用いた．装着後4回の調整で良好な機能が営めるようになり，義歯清掃と口腔清掃を再度指導したうえで観察期間へ移行した．

◆経過観察

　3カ月と6カ月の経過観察時には異常は認められなかったが，1年経過後の観察時に上顎口蓋粘膜に発赤を認めた（**A**）．無痛性であることから，義歯性口内炎と診断した．中性紅により義歯の汚れを染色したところ，デンチャープラークの付着が広範囲に認められた（**B**，**C**）．装着後の清掃指導で，ブラシによる清掃と義歯洗浄剤による清掃を指導してあったが，ブラシが細かいところまで届いていなかったことと，洗浄剤の使用を1カ月あまりで中止していたため，真菌の増殖を惹起したものと考えられた．

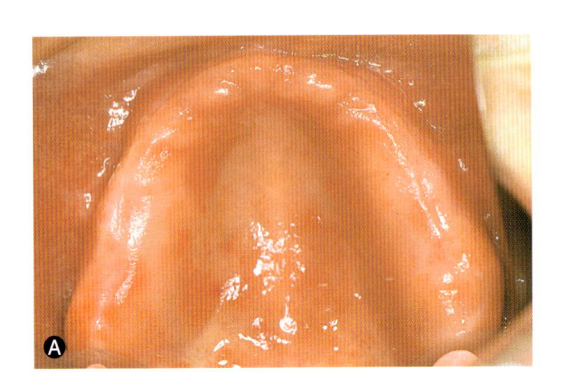

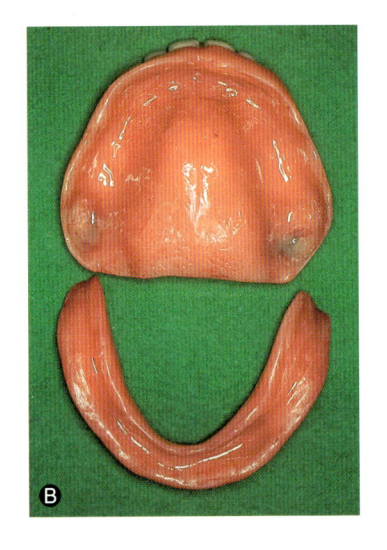

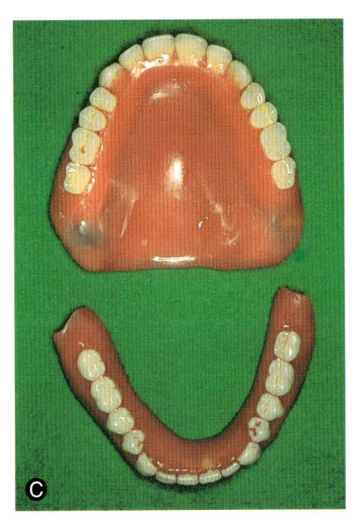

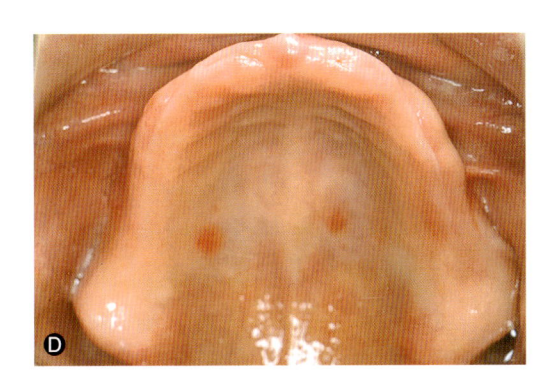

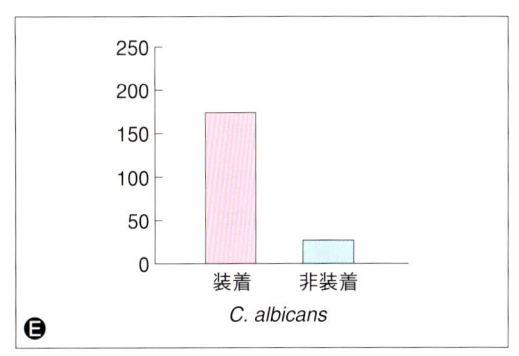

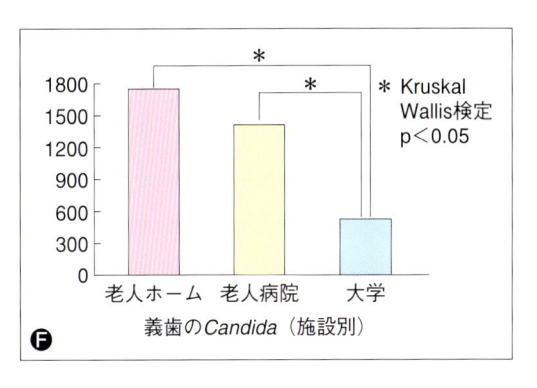

再度，ていねいにブラシの当て方と洗浄剤の使用を指導した．その後，1週間で発赤は消退した．

義歯性口内炎は真菌（*Candida albicans*）による感染症とされており，無痛性で発赤を伴う．義歯と口腔の衛生状態を良好にすることで防止できる（**D**）．また，義歯洗浄剤，とくに溶解酵素系のものは真菌に対する効果が高いといわれている．口腔粘膜の洗浄には，amphotericin B（ポリエンマクロライド系真菌症治療薬）のシロップタイプを含嗽剤として使用することも有効とされている．

微生物学的調査によると，義歯使用者に *C. albicans* が多く認められる．筆者らの調査結果でも，義歯使用者に *C. albicans* が多く認められた（**E，F**）．さらに，高齢者の場合，生活環境あるいはADLにも影響されることを示唆する結果が得られている．

義歯性口内炎は，*C. albicans* の増殖を抑えることで予防できる疾病であるため，義歯清掃の指導，とくに細かいブラシの当て方などの指導を徹底する必要がある．義歯洗浄剤と超音波洗浄器の併用は，短時間に所定の効果を得るには有効な手段の一つである．夜間，義歯を装着したまま就寝したい患者に対しては，超音波洗浄器は欠かせないものと考えている．ADLの低い高齢患者においては，患者のみならず介護者に対する指導，すなわちオーラルヘルスケアの一環としての義歯清掃の重要性を十分に認識してもらうことが重要である．

文献

1) 貞森紳丞ほか：義歯性口内炎の臨床的研究．第2報　義歯の取り扱いと義歯性口内炎との関係．日補綴歯会誌，**34**：202-207，1990．
2) 浜田泰三：義歯洗浄剤の臨床的意義．the Quintessence別冊/デンチャープラークコントロール：67〜72，1985．
3) 細井紀雄ほか：コンプリートデンチャー患者の予後調査からみた義歯清掃に関する2，3の問題．the Quintessence別冊/デンチャープラークコントロール：67〜72，1985．

5 義歯装着後に問題が生じた症例

症例14 義歯床下に食片が挟まることを訴えた症例

◆症例の概要

主　訴：食事のたびに義歯と床下粘膜との間に食片が挾まって困る（82歳，女性）．

既往歴・現症：約8カ月前に上下顎のコンプリートデンチャーを製作したが，上下顎とも維持・安定が不良で，食事のたびごとに義歯床粘膜面と床下粘膜との間に食片がは挟まって痛くて困っているという．

全身的には高血圧と喘息があり，市内某病院に通院中である．

◆検査および診断

義歯床粘膜面適合検査の結果を**A**，**B**に示す．上顎右側大臼歯部は，抜歯後早い時期に義歯を製作したようで，不適合が著しい（**A**）．下顎の床縁は部分的に過長が疑われる（**B**）．上顎口蓋部の粘膜には，とくに異常は認められない（**C**）．

咬合関係は，上顎右側第二大臼歯が下顎の床後縁部と接触しており（**D**），義歯の維持・安定不良の原因となっている．

10年ほど前に，摂食時に片側の下顎の頰側前庭部に食片がたまって困るという症例に遭遇したが，精査の結果，咬合採得時に側方に偏位していたことがわかり，新義歯を製作して訴えを解消した経験がある．

また，義歯製作後2～3年を経過すると，上顎の口蓋部を除き，上下顎の顎堤には経年的な形態変化が起って，義歯床粘膜面部が不適合となり，食片が挟まりやすくなることが多い．

◆治療計画および処置

この主訴に対しては，義歯粘膜面の適合性の診査と床縁の形態・設定位置，咬合関係，人工歯の排列位置，ニュートラルゾーンとの関係など，義歯の維持・安定不良の原因の究明が最も重要である．

まず，過長な床縁形態を削除・修正し，次に上顎右側第二大臼歯を削除した．さらに全体的な咬合関係の修正を行った．続いて義歯床粘膜

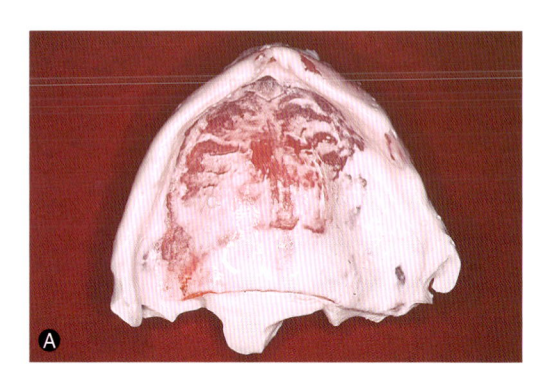

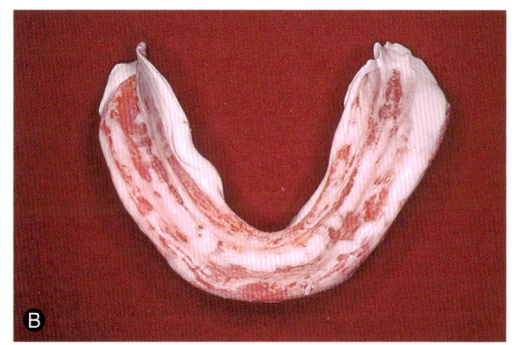

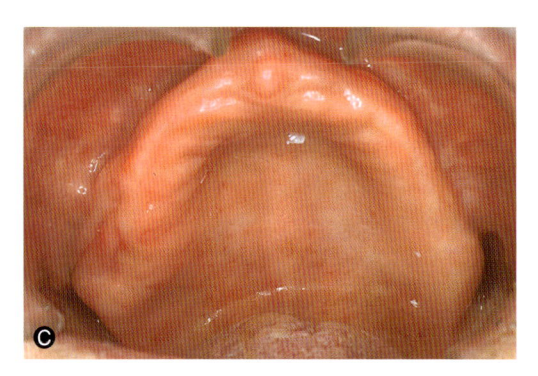

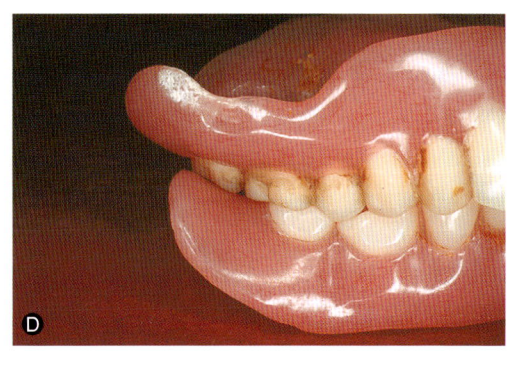

面に粘膜調整材を盛り，粘膜調整を2～3回繰り返した．

ここまで処置が進むと義歯は安定し，摂食時の食片の挟み込みは，ほぼ解消された．

一般に，咀嚼時の下顎のコンプリートデンチャーの維持・安定はむずかしい問題で，適切につくられた義歯でも，胡麻粒，ピーナッツの破片やトマトの種子などが義歯と粘膜の間に入り込んで疼痛の原因となりやすく，これらの食品は摂取困難な食品にあげられている．

一般的な対処法としては，まず，床外形線の設定位置，床縁形態，咬合関係について検討する．床縁が過長な場合はその部に発赤や褥瘡性の潰瘍がみられることが多く，この部を調整する．床縁が過短な場合は床縁の延長が必要である．

床縁形態の適・不適は，義歯の粘膜面に適合検査材を盛り，口腔内に挿入して機能運動を行わせると診査できる．

次に咬合関係の調整を行う．早期接触と咬頭干渉の除去を行い，義歯の維持と安定をはかる．

通常は，この後はリライン（床裏装法）に移行するが，この症例では，咬合平面の設定や人工歯の数，排列位置などに不適切な問題があり，暫間リライン材でリラインを施し，直ちに新義歯の製作に着手した．

研究用模型上で個人トレーを製作し，辺縁形成を行い，流動性のよいシリコーン印象材で選択的加圧印象を行った．

咬合採得後，咬合床を咬合器に付着し，口内型ゴシックアーチトレーサーで水平的顎関係を確認した．

通法に従って，蠟義歯の試適と重合，研磨を経て義歯装着当日には適合状態，咬合関係の診査と調整を行い，審美的な満足度についても再度確認した．

装着当日は食事は形の小さく軟らかいものをとるように指示するとともに，新しい義歯を装着したまま就寝するように指示した．

◆経過観察

翌日来院させて，まず義歯床下粘膜部と義歯床縁について綿密に診査し，次いで義歯の粘膜面の調整と咬合関係の調整を慎重に行った．

さらに，義歯装着後，3日目，1週間目，10日目，2週間目にそれぞれ来院を指示して，慎重に診査と義歯の調整を行った．主訴であった義歯床下に食片が挟まる状態は解消し，咀嚼，嚥下，発音機能は回復し，審美的にもほぼ満足が得られたので，リコールに移り，異常なく今日に至っている．

5 義歯装着後に問題が生じた症例

症例 15 レジンアレルギーが認められた症例

　わが国の文献にはレジンアレルギーの報告はほとんど認められないが，最近，上顎のコンプリートデンチャーのリライン時にレジンアレルギーを経験したので，その概要について述べる．

◆ **症例の概要**

　主訴：上顎コンプリートデンチャーの維持・安定不良（75歳，男性）．

　既往歴・現症：5年ほど前に上顎にコンプリートデンチャー，下顎にパーシャルデンチャーを装着した．その4カ月後に，歯周病により下顎の第一・第二小臼歯を抜去し，人工歯を追補して修理した．さらに2カ月後に下顎のパーシャルデンチャーをリライン用常温重合レジン（トクソーリベース®）でリラインした．この時点では，床下粘膜部にはアレルギー反応はみられなかった．義歯装着後4年ほど経過して，咀嚼時の上顎義歯の維持・安定不良を主訴として当科に来院した．上顎の床下粘膜には，床の過圧による発赤部が点在するが，その他に異常な所見はみられない．

　また，全身状態については特記すべき所見はない．

◆ **診査および診断**

　通法に従って床の形態，咬合関係，粘膜面の適合状態などについて診査した．その結果，床下組織の経年的変化による義歯床粘膜面部の不適合と診断した．

◆ **治療計画および処置**

　床の形態，咬合関係などにとくに修正を要する所見が認められなかったことから，まず，咬合調整と粘膜調整を行い，直接法によるリラインを行うことにした．

　咬合調整を行ったのち，粘膜調整材を用いて床下粘膜の粘膜調整を行った（**A**）．粘膜調整後の上顎義歯床下粘膜の状態を**B**に示す．

　リラインに際しては，リライン材に光重合型機能印象性裏装材（FDr®）を使用した．メー

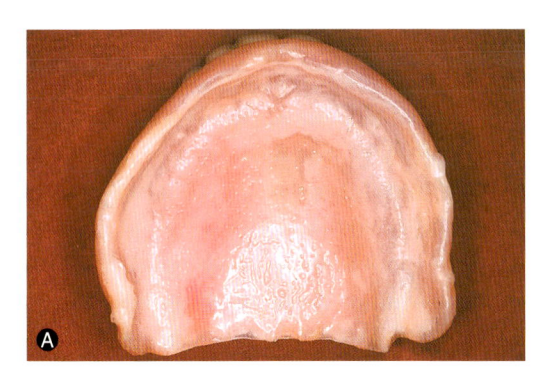

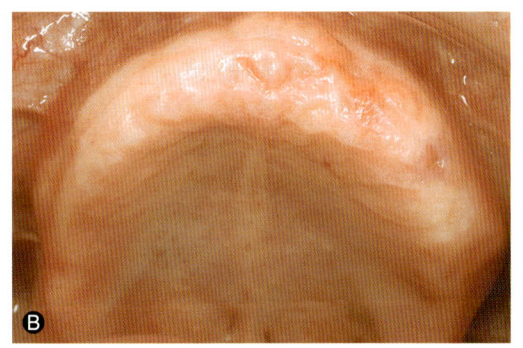

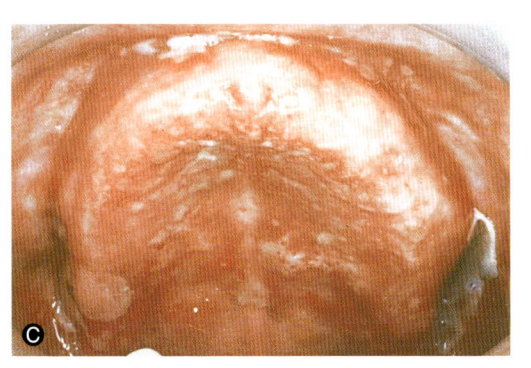

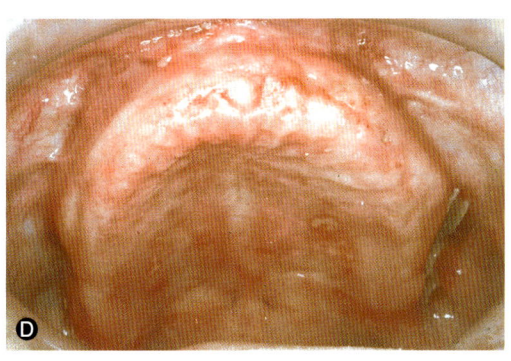

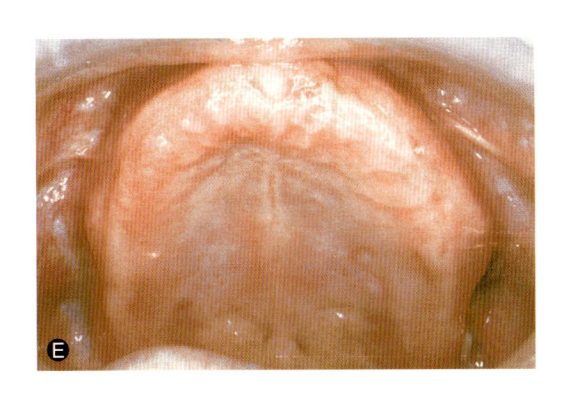

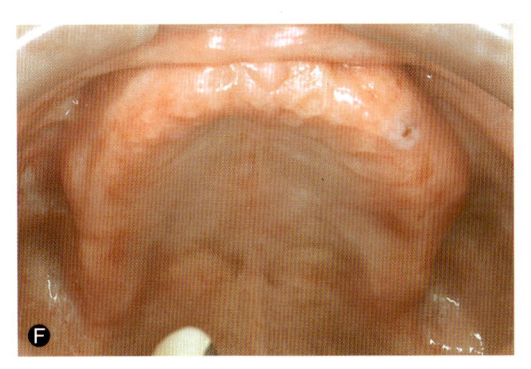

カーの使用説明書によれば，FDr®には，義歯を使用しながら患者の口腔内で筋形成ができるという特徴がある．

FDr®による上顎義歯のリラインの翌日，患者は口蓋部に軽い痒みと灼熱感を感じたが，義歯を外したまま旅行に出かけたという．

リライン後4日目に来院したときの口蓋部の状態をCに示す．患者は，リラインの日から来院当日までの4日間は義歯を使用しなかったという．口腔外科に併診を依頼して，患部を生理食塩水で清拭し，副腎皮質ホルモン剤のサルコート（プロピオン酸ベクロメタゾン）3Caps×7日分および含嗽用アズレン細粒2g×35包を処方し，義歯を使用しないように指示したうえ，栄養確保のために内科に診療を依頼した．

処置開始後3日目の口蓋部の状態をDに示す．処置開始後5日目になると，口蓋の一部と左側の上顎結節頰側に軽い炎症がみられたが，全体的にほぼ軽快した（E）と思われたので，義歯をトレーとしてシリコーン印象材により機能印象を採得し，フラスキングして低温加熱重合によりリラインを行った．

レジンアレルギーの処置開始後1週間が経過して，口蓋部の粘膜がほぼ健康な状態に治癒したので，リラインの終わった義歯を装着した．

◆経過観察

加熱重合レジンによるリライン義歯装着後2日では，口蓋部の義歯床下粘膜には異常は認められない（F）．

主訴であった咀嚼時の上顎義歯の維持・安定不良はほぼ解消したが，しばらくの間，経過観察を行いながら，状況に応じて義歯の修正を行う必要がある．

レジンアレルギーの発生原因の詳細については目下検討中であるが，反省点としては，患者の都合により，リライン翌日の診査ができなかったことと，手技的には初期硬化後の裏装面全体に塗布する表面滑沢材（TOPコート®）塗布後の水洗が十分でなかったのではないかと考えている．

この後，メーカーにレジンアレルギーの発生について連絡したところ，メーカーではすでにTOPコート®の構成成分を再検討し，構成成分を一部変更した改良品を販売しているという返事があった．

5 義歯装着後に問題が生じた症例

症例16 義歯の歯折が生じた症例

◆症例の概要
　主　訴：義歯の破折（68歳，男性）．
　現病歴：右側の顎関節部に関節雑音があり，下顎が左側に偏位していた．この治療のため治療用義歯を製作し，下顎位の修正を行っていたが，その途中で義歯が破折した．

◆診査および診断
　正中部で破折した上顎コンプリートデンチャーの義歯床を**A**に示す．下顎の左側偏位に対応して，左右側臼歯部の人工歯（レジン歯）が少し左側にずれて排列されている．

　義歯破折の原因：義歯破折の症例には日常の臨床の場でしばしば遭遇するが，その原因は以下によることが多い．
　(1) 応力の集中による床用材料の疲労
　　①義歯床粘膜面部の不適合
　　②リリーフの不足
　　③人工歯の排列位置の不良
　　④人工歯咬合面の支持咬頭の咬耗
　　⑤下唇小帯や舌小帯による床外形の狭小化
　(2) 患者の取り扱い上の不注意による義歯の落下などの偶発的な事故

　義歯破折の好発部位：義歯の破折が生じやすい部位は，上下顎ともに正中部に多い．

◆治療計画および処置
　偶発的な義歯破折の症例を除き，まず義歯破折の原因を考察し，その対策（補強法）について検討後に修理に取りかかる．

　義歯破折の原因を除去しなければ，修理後に再び同様な破折が生じやすい．

　義歯床の修理法には，フラスク内に石膏で埋没し，加熱重合により修理する方法と常温重合レジンによる筆積み法がある．加熱重合法による修理は操作が煩雑で，加熱により床の変形が生じやすく，一般には特別な理由がなければ，常温重合レジンの筆積み法により修理することが多い．

　また，修理に際して補強線と金属接着性モノ

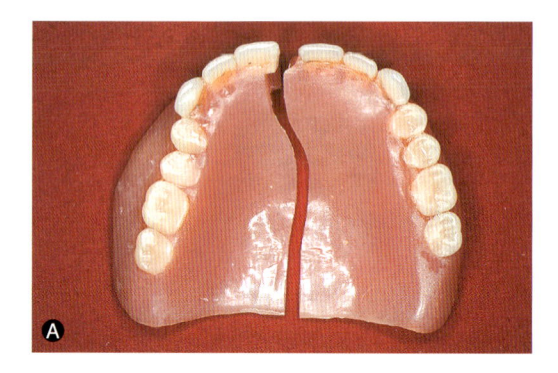

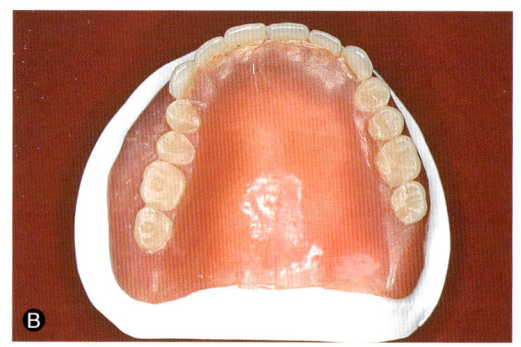

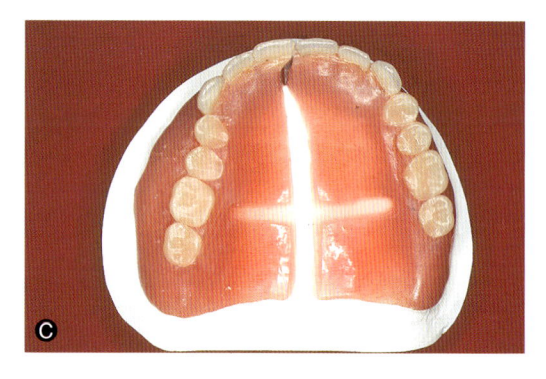

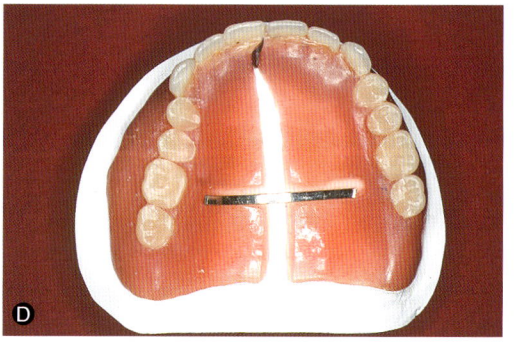

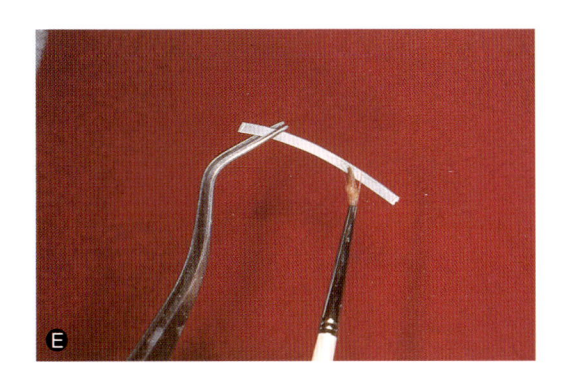

マーを併用すると補強効果が期待できる．

偶発的な義歯破折の症例の多くは義歯清掃時の落下によるものが多く，義歯の清掃時に洗面台に水を貯めるか濡れタオルを敷き，その上で義歯の清掃を行うように指導することにより防止できる．

修理の実際：まず，破折した義歯を流水下でよく洗浄し，食物残渣や微細な破折片を除去する．次に，二分した義歯を破折部で慎重に接合し，瞬間接着剤で仮着する．

義歯の粘膜面にアンダーカットがある場合は，あらかじめユーティリティワックスなどでブロックアウトしたのち，粘膜面から即硬性の石膏を填入して模型を製作する（**B**）．模型の完成後，義歯を模型から取り外し，義歯の破折線の両側を約3mmの幅で削除してレジンの新生面を出す．このとき，粘膜面から研磨面に向かって上に広がるように傾斜をつけて削合するとよい．模型の粘膜面に分離材を塗布し，破折した義歯を模型上に戻す．

再破折を防止する目的で補強線を埋入するときは，破折が起こりやすい部位（上顎では口蓋部の前方または後方，下顎では正中のやや舌側部）に溝を形成し（**C**），この溝に適合するように補強線（直径1.5mm前後のコバルトクロム半円線）を屈曲して，義歯上の溝に試適する（**D**）．

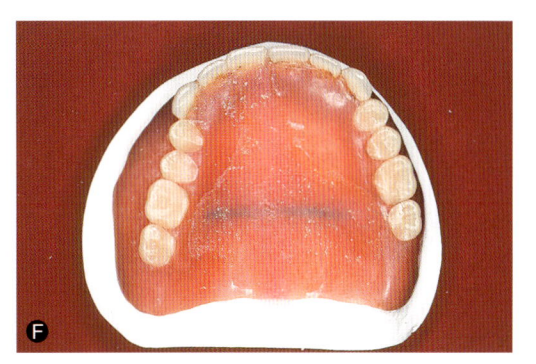

補強線にサンドブラスターによる表面処理を行う．修理用レジンと補強線との接着性を高めるために，サンドブラスト処理の終わった補強線の表面に，金属接着性モノマー（メタルプライマー）を筆で塗布する．このとき，補強線の処理面を手指で汚さないようにピンセットなどを用いて補強線を把持するとよい（**E**）．

破折した義歯によく似た色調の常温重合レジンを選び，補強線を入れた溝と床の破折部に筆積み法により積み上げ，レジンの硬化を待つ（**F**）．加圧式重合釜の中で重合させると強度の向上が期待できる．

通法により研磨して修理を完了する．義歯を口腔内に装着し，咬合関係の調整と粘膜面の適合性を診査し，調整する．

◆**経過観察**

破折したコンプリートデンチャー（とくに下顎の場合）は破折部の接合面が狭く，たとえ修理が終わっても，破折前の床粘膜面を再現させることはむずかしい．

義歯修理の当日は，その夜に限って義歯を装着したまま就寝させ，翌日来院させて咬合関係と粘膜面の適合状態などを慎重に診査して，再度調整する必要がある．

大幅な粘膜面の不適合がみられる場合には，さらにリライン処置が必要である．

5 義歯装着後に問題が生じた症例

症例17 リラインの必要があった症例

◆症例の概要

　主　訴：下顎のコンプリートデンチャーの不適合（78歳，男性）．

　現病歴：咬みしめ時に両側臼歯部の顎堤頂と頰側床縁部に疼痛があるという．

　高度の歯周疾患のために，10年前に下顎の $\overline{3+2}$ を抜去して無歯顎となった．

　若いころから剣道の選手として各種の大会に参加していたとのことで，現在も毎朝，自宅近くの子供たちを相手に剣道の指導をしているという．剣道指導時の強い咬みしめが影響するのか，$\overline{3+2}$ を抜去して無歯顎になってからは，顎堤の吸収が著しい．現在使用中の義歯は，約1年半前に製作したものである．

　全身的な健康状態にはとくに異常はみられない．

◆診査および診断

　義歯を装着してから長期間経過すると，義歯の床下組織が変化して義歯床粘膜面部に不適合が生じやすい．

　まず，咬みしめ時の疼痛部に対応する床粘膜面を削除・調整し，咬合時の疼痛を解消する．次に，適合検査材を下顎の義歯床粘膜面部に盛り，義歯を口腔内に挿入して咬合させ，粘膜面の適合状態を診査した．その結果，硬化した適合検査材には，厚薄の部分が地図状に混在し，義歯床粘膜面の不適合がうかがわれた．

　人工歯の異常な咬耗や咬合関係，床の形態に不備がなければ，義歯の粘膜面に床用材料を追加して，正しく粘膜面に適合させれば，義歯の延命をはかることができる．

　さらに，この方法は新義歯に対する適応能力の低下した高齢者に適用すれば，患者は修正後の義歯になじみやすく，来院回数を減らすことができて好都合である．

　また，破折したコンプリートデンチャー（とくに下顎）では，破折部の接合面が狭く，たとえ修理が終わっても，破折前の床粘膜面を再現

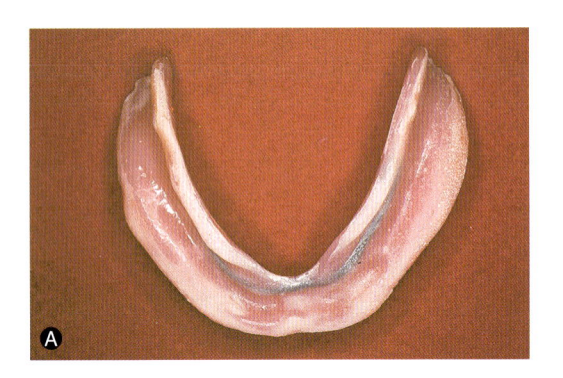

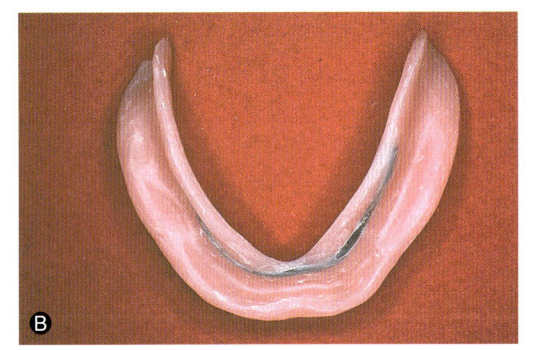

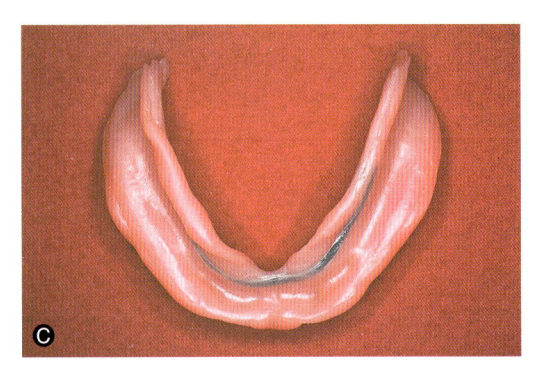

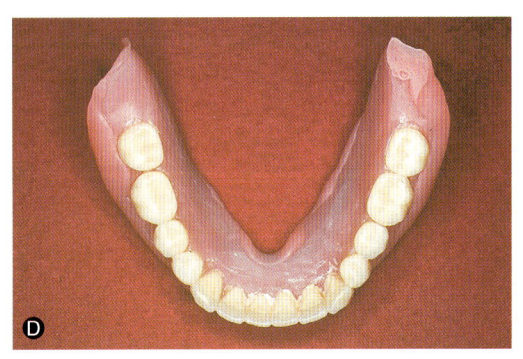

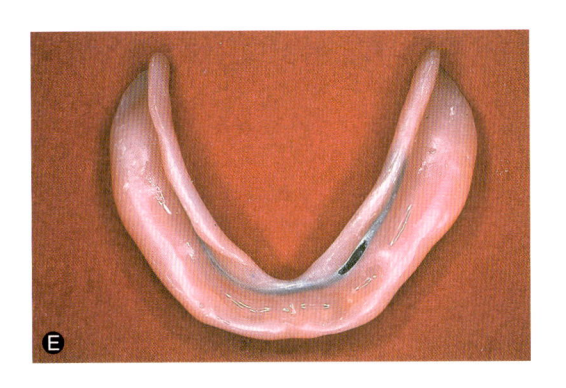

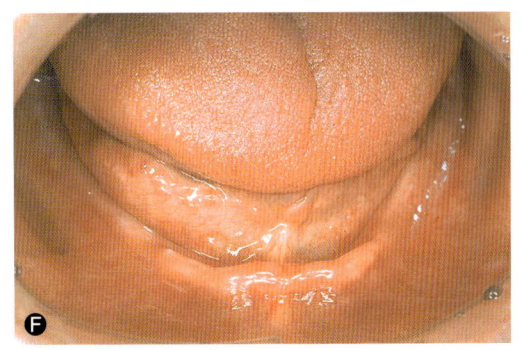

させることはむずかしく，リライン処置の追加を必要とする症例が多い．

◆ 治療計画および処置

リライン法には，口腔内で行う直接リライン法と，義歯をトレーとして機能印象を採得し，フラスコ内に埋没して低温で重合する間接リライン法がある．

直接リライン法は，操作が簡便で短時間で処置が終わるため，患者の義歯を預かる必要がないという利点があり，また，懸案であった裏装用レジンの発熱や粘膜に対する刺激性が改善され，最近では直接リライン法がさらに広く利用されるようになった．

一方，間接リライン法は印象材を自由に選択でき，動的印象などを応用して，義歯の機能時の粘膜面の状態を義歯床の粘膜面に再現させることができるという利点がある．

リライン処置の実際：最近利用度の高い直接リライン法について述べると，まず，リラインに先立ち，粘膜面適合検査を行い床外形の修正を行う．次に咬合関係の調整を行い，咬合高径，人工歯の排列位置，審美性に異常がないことを確かめる．さらに，粘膜調整を2～3回繰り返して行う（**A**）．義歯床粘膜面上の粘膜調整材の厚さがほぼ均等になったら，粘膜調整材を削除し，義歯床粘膜面上にレジンの新生面を露出させる（**B**）．直接リライン用常温重合レジン（トクソーリベース）をメーカーの指示に従って練和し，義歯床粘膜面上に盛り，口腔内に挿入して咬合させ，患者に指を吸う，口唇を突出させる，舌尖で下口唇を左右の口角部間の範囲をなめるなどの機能運動を行わせる．レジンの初期硬化が終わったら，口腔外に取り出してハサミ，ナイフなどで整形し，再度，口腔内に装着して硬化を待つ（**C，D**）．

光重合型リラインレジンを用いた場合は，光重合器にこの義歯を入れて，光重合によりリラインレジンを硬化させる．床縁の研磨後，再度，咬合調整を行い，その夜だけ就寝時に義歯を装着するように指示して，当日の診療を終了する．

◆ 経過観察

翌日，再び患者を来院させ，口腔内を慎重に観察して義歯を調整する．床下粘膜に軽度の充血や発赤が見られれば，褥瘡性潰瘍に発展する可能性が高い．必要に応じて，もう一度，粘膜面適合検査を行う．

本症例では，左側臼歯部の頰側に軽度の発赤がみられたので，その部を調整した（**E，F**）．

リライン後7日目の診査では，咬合関係や口腔粘膜には異常はみられず，患者によれば，義歯の維持・安定は回復し，咀嚼時にはとくに疼痛はなく快適で，日常生活には全く不便はないとのことである．

6 すべての歯の抜去が必要になった症例

症例 すべての歯の抜去が必要になった症例

◆症例の概要
主　訴：歯がぐらぐらになり，前に出っ張って格好がわるい（49歳，女性）．

現病歴：歯周疾患のため，765｜4567 を抜去し，4年前にパラタルバーを連結装置とするパーシャルデンチャーを装着した．下顎は 6321｜456 欠損で，レジン床義歯を上顎同様，4年前に装着した．全身的にはとくに異常はない．最近，とくに 1｜1 の前突と動揺が著しくなった．

◆診査および診断
2＋2 は，軽く閉口した状態で口唇から切縁が露出する．中心咬合位では，とくに 1｜ が前方に傾斜，突出して，歯間離開も著しい（**A**）．歯の動揺は残存歯はいずれも3～4度であり，歯周ポケットは8～10mmと深い盲のうを形成している．また，ポケットからの排膿が認められる．X線写真の所見では 4｜ は根尖部まで歯槽骨の吸収が進み，3｜3 は根尖付近にわずかに歯槽骨が残存している（**B**）．さらに，32｜3 は隣接面に齲蝕が認められる．7｜7 の骨吸収は軽度であるが，下顎の他の残存歯は上顎と同様で，高度の吸収が認められる．これらの所見から，歯周炎第4度と診断した．

◆治療計画および処置
患者は，1｜1 の前突による審美障害と歯の動揺による咀嚼障害の改善を強く希望した．歯周疾患の治療を行い，歯内治療により，歯根を残す可能性もわずかに残されてはいたが，①審美的改善を早くはかりたい，②通院する時間が多く取れない，③歯根を残すことによるプラークコントロールの実践が困難である，④歯の苦痛から解放されたい，などが患者の意見であった．そこで，上顎は残存歯を一度に抜去し，即日，コンプリートデンチャーを装着する方法を説明し，下顎は即時義歯の安定を待って改めて治療を行う方針で，患者の理解と同意を得た．即時コンプリートデンチャーの利点は，①抜歯と同

242

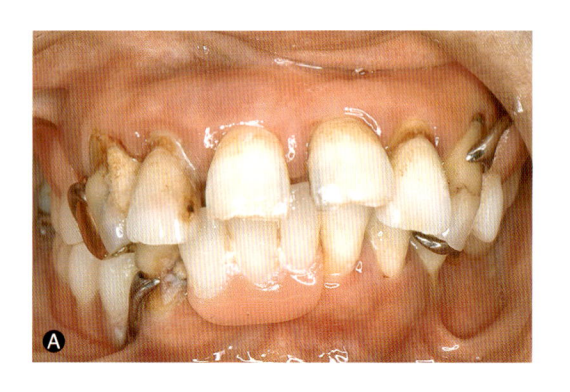

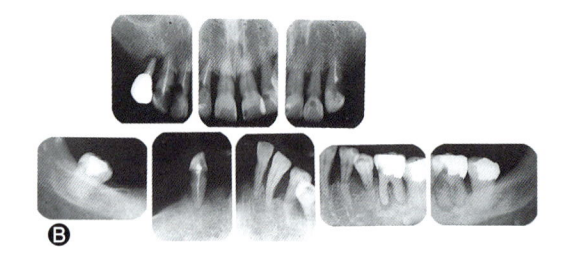

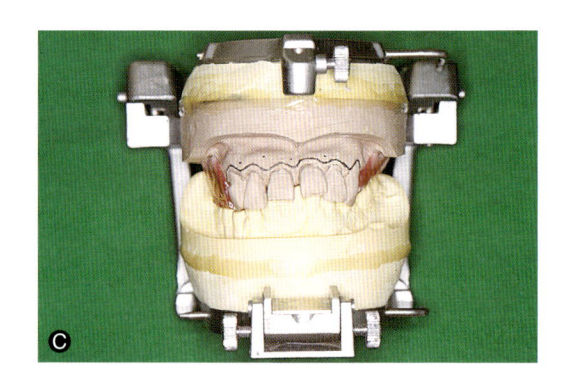

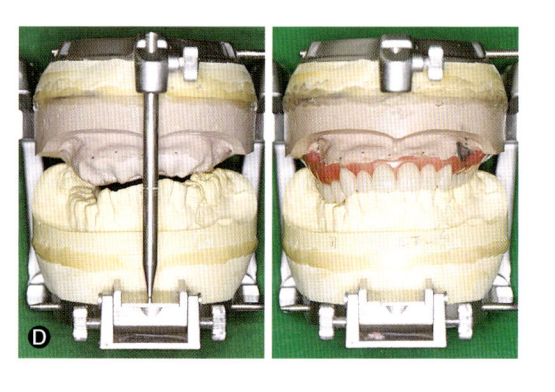

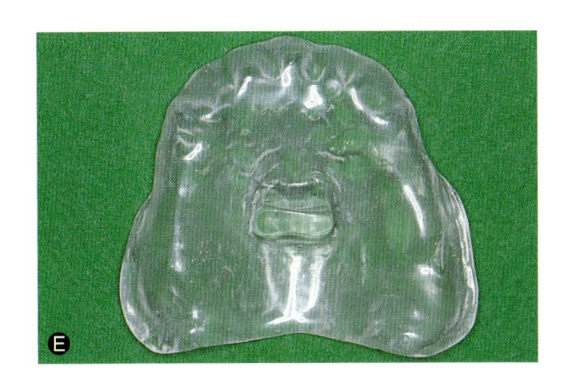

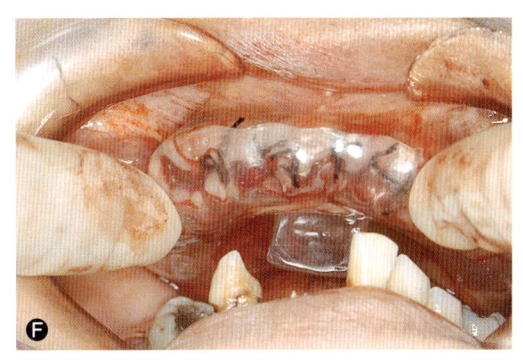

時に義歯を装着するので，歯の欠損に基づく外観の不良をみせずにすむ，②抜歯創が義歯で覆われるので，創面を保護し治癒を促進する，③前歯部の人工歯選択と排列が天然歯を参考にできるので，歯の形態，大きさ，色調に違和感がない，④有歯時の咬合高径に近い顎間関係を再現できる，⑤発音，咀嚼機能の回復が早い，などである．欠点は，①蠟義歯による前歯の試適ができない，②有歯顎から無歯顎に一挙に移行する，③顎堤の吸収に伴い，リライン，リベースが必要になる，などである．

概形印象は，上下顎ともにアルジネート印象材を用い，研究用模型を製作した．個人トレーを用いてポリサルファイドラバー印象材で精密印象後，咬合床を製作して咬合採得を行い，作業用模型を咬合器に付着した．歯周ポケットの深さを作業用模型上に記録し，抜歯後の顎堤吸収を予測して，模型上における欠損部形成ラインを設計した（C）．このラインに沿って残存歯を削り取り，模型上で無歯顎の状態に形成した後（D左），選択した人工歯を排列して蠟義歯を完成した（D右）．前歯部顎堤は唇側に著しいアンダーカットが存在し，唇側床縁を歯肉唇移行部まで延長できなかったので，補助的維持装置として弾性歯肉鉤を設定した．通法により，埋没，流蠟，重合，研磨を行い，レジン床義歯を完成した．なお，レジン床義歯と同一形態の透明なプラスチック製の口蓋床（テンプレート，サージカルガイドプレート）をあらかじめ製作しておき（E），即時義歯装着時に歯槽骨縁があたって義歯の装着が困難にならないように歯槽骨整形のガイドとした．

4+3 の抜歯を行い，テンプレートを試適して，床のあたりがないことを確認した（F）．製作しておいた義歯を口腔内に装着したところ，口蓋部の適合はよく，完全に吸着したが，唇側床縁部は，予想した模型の削除量が少なかったため，隙間が生じた．しかし，弾性歯肉鉤の設置により，義歯の維持は十分に得られた（G）．

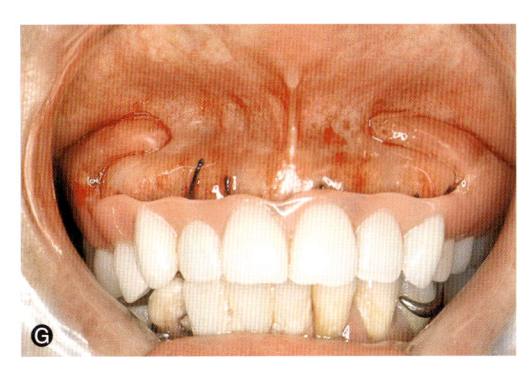

◆経過観察

即時義歯の装着により，患者の審美的不満は解消され，装着後1カ月で義歯になれ，咀嚼機能も回復した．抜歯後5カ月では，抜歯窩の治癒がほぼ完了し，義歯床と顎堤頂，唇側床縁と前庭部の不適合が著しくなったため，弾性歯肉鉤を除去し，暫間軟質裏装材を用いて床縁を延長した．即時義歯装着1年後，54|12 を抜去し，下顎のパーシャルデンチャー製作のための治療に入った．同時に上顎コンプリートデンチャーを新製した．上顎が無歯顎になり，完全に抜歯窩が治癒するまでの1年間，即時義歯により審美と咀嚼，発音機能が回復，維持され，有歯顎時代の顎口腔系のシステムを保持した状態で，コンプリートデンチャーに移行できた即時義歯の意義は大きいといえる．

7 リベースが必要になった症例

症例 リベースが必要になった症例

◆症例の概要

主　訴：上の入れ歯が，がたつく（63歳，男性）．

現病歴：3̲コーピングと7̲を支台歯としたレジン床義歯を装着，使用していたが，7̲は歯周疾患のため抜去に至り，人工歯の追加および床の延長が行われている．その後，3̲も抜去され，コンプリートデンチャーに移行した．一度リラインを行ったが，6年後に義歯の維持不良を訴え来院した．

現　症：顎堤の吸収は中程度で，発赤，疼痛もなく，良好な状態である．義歯床の正中に沿って破折修理がなされ，7̲抜去後，右側床後縁部は常温重合レジンにより床が延長されている．臼歯部人工歯は金属歯に置換されており，前歯部歯槽頂に補強線が埋入されている（**A**）．

◆診査および診断

①咬合平面，咬合高径および咬合状態，②適合試験材（フィットチェッカー）による義歯床粘膜面の適合状態，床翼の過不足および義歯床研磨面の状態，③義歯床用材料の状態，④前歯部人工歯の形態，色調および審美性，義歯の使用感などについて診査した．

臼歯部人工歯は金属歯に置換されていたため，咬合関係はほぼ適正な状態に維持されていた．適合試験では，義歯床粘膜面に部分的に不適合部分が，また義歯床研磨面の豊隆が不足している部分が認められた．義歯床は破折部，床延長部の常温重合レジンの変色が顕著であり，床全体に汚れがみられ，床用材料の劣化が認められた．しかし，人工歯排列，咬合関係については，修正の必要は認められなかった．以上のことから，リベースにより床用材料の置換を行い，維持力の向上をはかることが必要と診断した．

リベースとは，人工歯は保存して，義歯床を新しい床用材料に置き換え，口腔組織と再適合させることである．

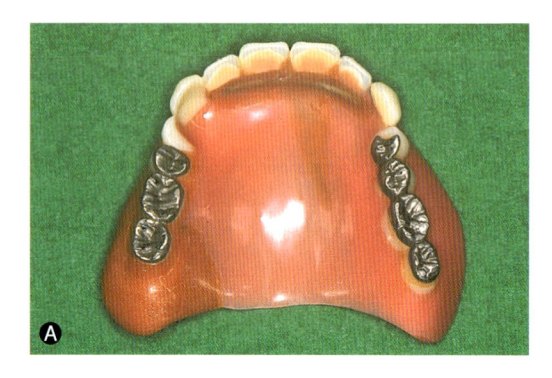

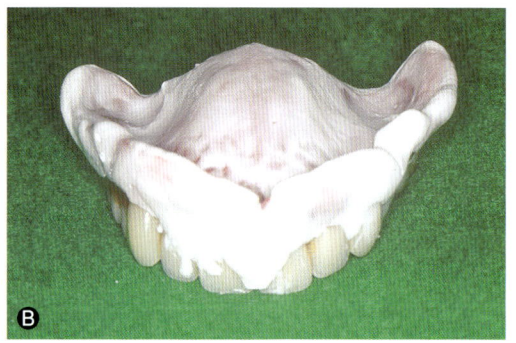

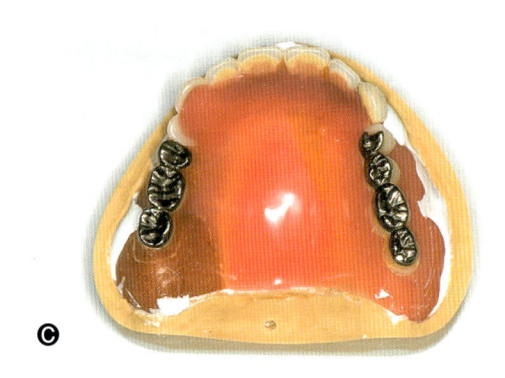

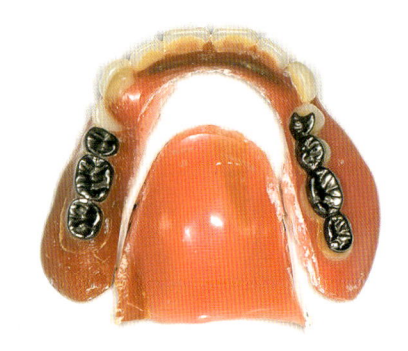

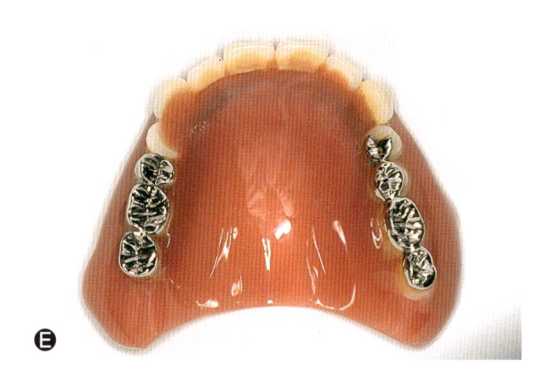

リベースの条件としては，
①咬合高径が正しいか，わずかに低い
②中心咬合位が安定している
③人工歯の極端な咬耗あるいは損傷がない
④人工歯が適切な位置に排列されている
⑤咬合平面が正しく設定されている
⑥顎堤粘膜に炎症あるいは病的状態がない
⑦顎関節に異常がない
などである．

適応症としては，
①リラインでは口蓋床が厚くなり，違和感や発音障害を起こす可能性がある
②義歯床がひどく変色しているか色調が好ましくない
③レジンの物性が低下している
④床翼部の豊隆が不足している
⑤患者が人工歯の形態，色調，排列に対して愛着をもっている
⑥床や人工歯を追加してコンプリートデンチャーに移行する
などがあげられる．

なお，下顎は無歯顎で，コンプリートデンチャーが装着されており，臼歯部人工歯に金属歯が使用されていた．

◆治療計画および処置

前処置として，咬合調整を行い，可能なかぎり咬合のバランスをはかるとともに，粘膜調整材を貼付し，顎堤粘膜の歪みを解消した．動的印象材で義歯床研磨面を含めて義歯床粘膜面の動態を記録し，その上からホワイトシリコーンでウォッシュインプレッションを行った（B）．超硬石膏を注入し，作業用模型を製作し（C），作業用模型をリライン用咬合器（本症例ではホッパーデュプリケーターを使用）に装着した．石膏で咬合面コアを採得し，粘膜面と人工歯咬合面の位置関係にずれが生じないように配慮した．人工歯部を除く義歯床部分を削除した後（D），人工歯部を咬合面コアに戻し，口蓋，唇，頬側をワックスで形成し，蠟義歯を完成した．埋没，重合（低温長時間重合），研磨を行い，義歯を完成した（E）．

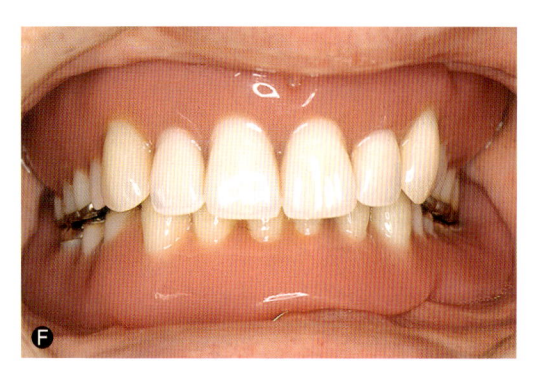

◆経過観察

改床した義歯を口腔内に装着した．適合状態は良好で維持力が増加し，口唇支持も改善された．移行義歯からリベースにより床の部分は新義歯同様となったが，全く違和感なく，現在も患者は満足し，義歯を継続して使用している（F）．少数歯残存症例の義歯設計を行う場合，コンプリートデンチャーへの移行が容易に行えるように考慮することが必要である．

文　献

1) 細井紀雄編：リライニング＆リペアー．第1版，医歯薬出版，東京，1997, p. 80-85.
2) 尾花甚一ほか編：講座歯科技工アトラス7．第1版，医歯薬出版，東京，1984, p. 287-302.
3) レビン：総義歯の臨床．第1版，書林，東京，1978, p. 264-269.

8 移行義歯により治療した症例

症例 移行義歯により治療した症例

◆ 症例の概要

主　訴：歯がぐらつく（66歳，男性）．

現病歴：現在使用中のパーシャルデンチャーは約5年前より使用，3～4カ月前から残存歯の動揺を自覚し来院．全身的な特記事項はない．

◆ 診査および診断

残存歯は上顎右側犬歯，第一小臼歯，下顎左側犬歯の3本であり，動揺はいずれも m_3 程度であった（**A**）．残存歯周囲は軽度の炎症症状を示し，歯周ポケットは3mm程度であった．X線写真により，歯内療法の必要を認めた．

使用中の義歯はレジン床レジン歯，残存歯にレストなしワイヤークラスプ，ノンバランスドオクルージョンのパーシャルデンチャーであり，床縁は短く設定され，適合状態は不良であった（**B**）．顎機能時には，残存歯の動揺に伴い維持・安定不良，疼痛を訴える状況であった．歯冠歯根比の改善により，残存歯は保存可能と診断した．

◆ 治療計画および処置

残存歯に対して保存療法，歯周療法を施し，旧義歯は移行義歯として改造して増歯，増床を行いオーバーデンチャーとする．床縁の延長と辺縁封鎖をはかり，クラスプによる歯根膜支持から義歯床による粘膜支持に改造する．治癒の状況に合わせて，残根上に支台装置の設置を検討する．

残存歯の処置（C）：残存歯の歯冠部の切除を行い，歯内治療，歯周治療を行う．

移行義歯の製作：移行義歯は，パーシャルデンチャーからコンプリートデンチャーへの移行までの期間に使用する義歯である．一般に，残存歯の抜去後から抜歯創の治癒期間を経て新義歯製作完了までの間，使用する義歯であり，通常は使用中のパーシャルデンチャーを改造して移行義歯とする．

移行義歯の目的には，治療期間中の顎口腔系機能の保全，抜歯創の保護と治癒の促進，審美

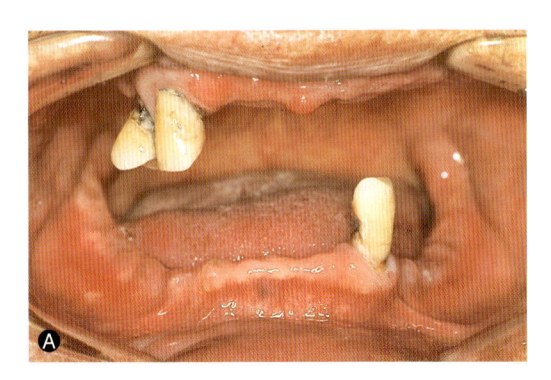

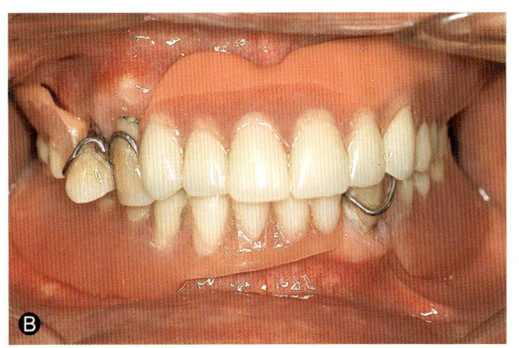

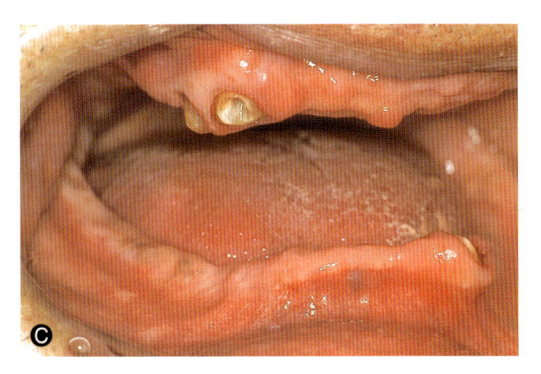

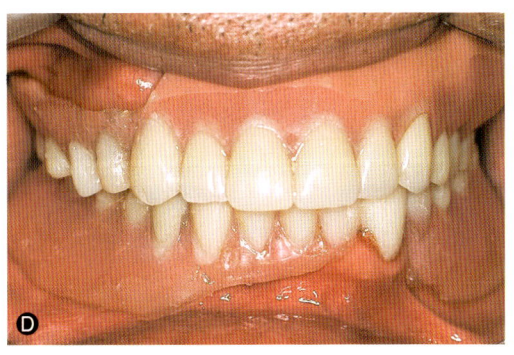

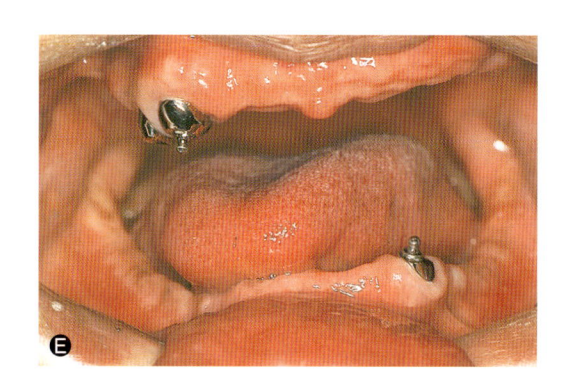

性の確保などがあげられる．また，パーシャルデンチャーからコンプリートデンチャーへの維持形態の変化や咬合接触関係の変化，義歯そのものの形態変化などにスムーズに移行させることも重要である．同時に，移行義歯による経験を新義歯の設計に反映させることにより，患者固有の個性に合わせた審美性，機能性をもつ義歯の設計が行えるようになる．

治療期間中，とくに抜歯後の形態変化による維持安定不良を防止して，機能的な障害を極力少なくすることが重要である．

旧義歯の改造（D）：増歯は，残存歯の歯冠部に相当する部位に人工歯を排列する．義歯床の外形は，床部分の不足を補い，機能的な辺縁形態を与え，辺縁封鎖をはかる．義歯床の適合性は，リラインにより改善をはかる．咬合接触関係は咬合調整により，ノンバランスドオクルージョンからフルバランスドオクルージョンへの変換をはかり，維持・安定の強化をはかる．補綴前処置としての歯内治療，歯周治療の完了後，新義歯製作を行う（**E，F**）．根面形成を行い，印象採得後，コーピングを製作し，根面アタッチメント（Oリング）を設置した．

その後，機能印象採得，咬合採得を行い，人工歯排列，蠟義歯の試適を行った後に，新義歯を完成した．新義歯は根面アタッチメントによるオーバーデンチャーであり，咬合接触様式はフルバランスドオクルージョンである．この義歯の主な維持力は辺縁封鎖によるものであり，アタッチメントによる維持力は補助的なものである．将来，残存歯の予後が不良となった場合にも，この義歯を継続して使用することが可能である．

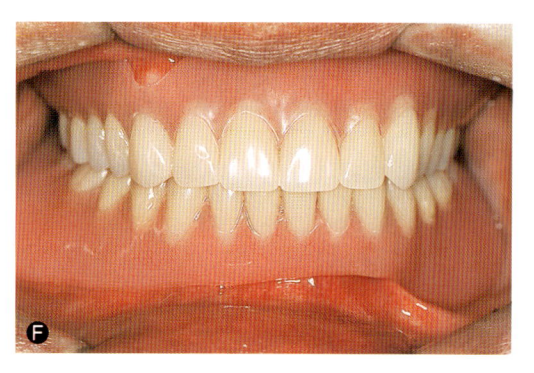

◆**経過観察**

移行義歯による治療が成功し，新しい義歯が装着される場合に微調整が必要な点は，技工操作時のエラーのみである．本症例では，残存歯は義歯の維持力の一部を負担するだけに設計されており，支持力の主体も顎堤粘膜であるため残存歯の負担は治療前に比較して軽減されているものと考えられる．このため，残存歯の予後に関しては咬合力や義歯を維持するための応力について十分な配慮がなされていると考え，歯周組織の衛生管理に重点をおいた経過観察が必要である．一般に孤立歯に対するブラッシングは歯列が整っている場合に比較して困難であり，衛生管理が不十分になりやすい．しかし，本症例の場合には歯冠部を切除して根面板の状態であるので，軟性のブラシで歯肉溝を傷つけないように配慮すれば衛生管理は治療前に比較して容易になっていると推察される．しかし，根面部は義歯によって被覆されているため，経年的に義歯内面に蓄積されるプラークの影響を受けることが予測されるため，定期的なリコールが不可欠となる．経過観察において残存歯が予後不良となった場合には段階的に，アタッチメントの維持力の解除，アタッチメントの除去，コーピング部のリリーフなどの処置により残存歯の負担を軽減することが可能であり，最終的に抜歯に至った場合にも義歯内面を部分的に再適合することで対応することができる．しかし，いずれにしても，定期的な経過観察によってのみ，良好な予後が保証されることはいうまでもない．また，このような残根上義歯では顎堤の吸収変化により，残根部が支点となる可能性が高いので注意が必要である．

9 片顎無歯顎（シングルデンチャー）の症例

症例 片顎無歯顎（シングルデンチャー）の症例

◆症例の概要

主　訴：上の入れ歯にひびが入り，噛みにくくなった（77歳，女性）．

現病歴：13年前に上顎無歯顎になり，その後，上顎の義歯を3個製作した．4年前に使用していた義歯の人工歯が高度に摩耗したため，臼歯部人工歯の咬合面を金属歯に置き換えた．その後，経過は良好であったが，3年経過した頃から義歯の破折を繰り返した（**A**）．

◆診査および診断

上顎は無歯顎で，口蓋は浅く，軽度の口蓋隆起が認められ，顎堤は低い（**B**）．下顎は $\overline{65|}$ クラウン，$\overline{|4}567$ ブリッジで，可撤性の義歯は装着されていない（**C**）．

破折の原因として，次のことが考えられた．①下顎臼歯部のクラウンとブリッジはいずれも無縫冠であり，頰側咬頭は舌側咬頭よりも低位で，いわゆるアンチモンソンカーブを呈していた．②口蓋が浅く，軽度な口蓋隆起があるため，義歯が頰舌的な変位（前頭面回転）を起こしやすかった．③上顎顎堤の吸収により，義歯の適合が不良になっていた．④上顎顎堤弓と下顎歯列弓の対向関係はⅢ級関係であり，下顎歯列弓の幅径は上顎の幅径よりも大きく，さらに上顎臼歯部は正常排列であったため，力学的安定が得られなかった．⑤機能時に正中を支点として，頰側に義歯の転覆・回転が繰り返され，応力が正中に集中した．

以上の所見から，上顎コンプリートデンチャーは，上唇小帯部の切痕を起点として，破折線が入ったと診断した．

◆治療計画および処置

①下顎が歯根膜負担であるのに対して，上顎は完全な粘膜負担であるため，支持能力は下顎よりも上顎が著しく低い．したがって，これを補うため支持域を可及的に広くするように，個人トレーを用いて機能印象を採得する．

②耐破折強度を向上し，義歯の剛性を高める

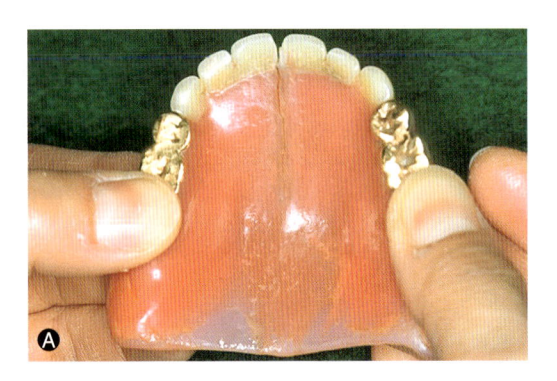

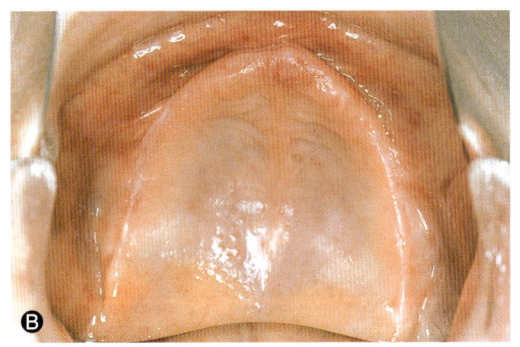

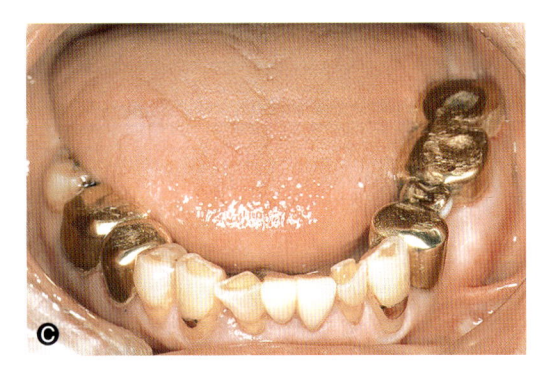

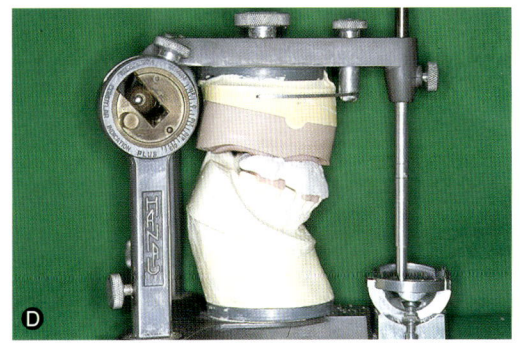

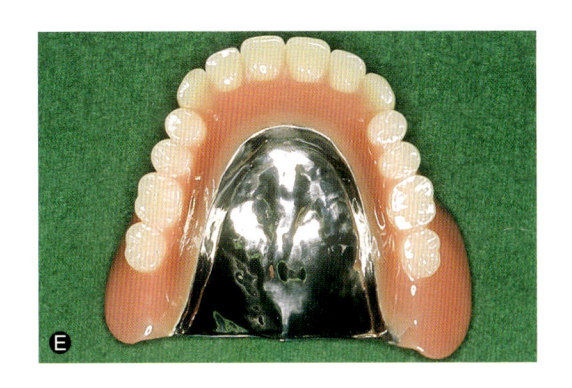

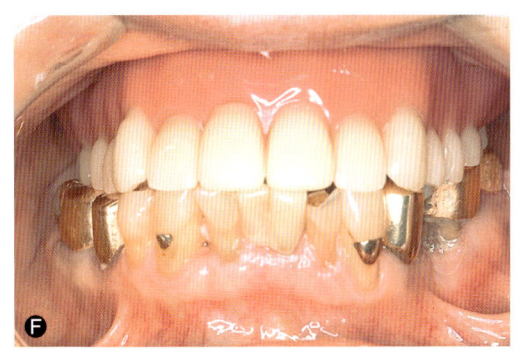

ため，口蓋は金属床義歯とする．

③義歯の力学的安定を考慮し，右側を交叉咬合排列にする．

④口蓋隆起をリリーフして，義歯の前頭面回転を抑える．

⑤患者が高齢であるため，装着されているクラウン・ブリッジを除去して，咬合面形態・咬合平面を改善することは困難なため，下顎の咬合面再構成は行わない．

⑥前方位での噛み癖があるため，水平的顎間関係をゴシックアーチを描記してチェックする．

⑦臼歯部はレジン歯とし，咬合調整を十分に行った後，耐摩耗性を考慮して金属歯に置換する．

以上の治療計画に従って，患者の同意を得て治療を進めた．精密印象採得は，個人トレーを使用し，コンパウンドにより辺縁形成を行い，後縁はアーライン・口蓋小窩を参考に，コンパウンドによりポストダムを形成し，酸化亜鉛ユージノール印象材でウォッシュインプレッションした．ゴシックアーチは下顎歯列上に描記板を設置して，口腔内で下顎の前方，側方運動を行わせた．最初は下顎後退位からの限界運動が描記できなかったが，練習を重ねるうちに，アペックスは明瞭となり，左右の側方限界運動路も描記可能となった．アペックスを基準に下顎模型を咬合器に再付着し，前方チェックバイトの記録から咬合器の矢状顆路傾斜を調節した（**D**）．

前歯部人工歯排列は，審美性を考慮するとともに，水平被蓋を大きくとれないため，垂直被蓋を小さくして前歯部での上顎への突き上げ現象が生じないように配慮した．臼歯部は，上顎歯槽頂が下顎歯列よりも舌側にあるため，破折防止の観点から力学的安定を考慮して排列した結果，右側は反対咬合となった．蠟義歯を完成した後，金属床のフィニッシュラインを設計するため，上顎歯槽部と口蓋床の移行部に金属とレジンの境界線を設定した．

金属は，軽量で剛性に富み，生体親和性の高い純チタンを選択し，鋳造した．鋳造床を口腔内で試適して適合が良好なことを確認した後，レジン重合を行い，義歯を完成した（**E**）．

◆経過観察

口腔内に装着し，中心咬合位で左右均等な咬合接触が得られるよう咬合調整を行った（**F**）．前方・左右側方咬合位の調整を行い，義歯の取扱い，清掃について指導した．6カ月後の経過観察では，新義歯にも慣れ，何でも噛めるようになった．また，顔貌も改善され，患者の満足が得られた．対合臼歯は金属冠であるため，上顎臼歯部レジン歯は摩耗の進行を防ぐ意味から，咬合面を金属に置き換える予定である．

10 金属床義歯により治療した症例

症例 金属床義歯により治療した症例

◆症例の概要
主　訴：上顎義歯に対する異物感（62歳，女性）．

現病歴：約1年前に，上下顎にコンプリートデンチャーを装着した．装着直後から上顎義歯の異物感を認めたものの，約1カ月の調整で痛みもなく咀嚼機能の改善は認められた．その後も口蓋部の薄床化をはかったが，上顎義歯に対する違和感は消失しなかった．とくに，口蓋隆起部を覆った部位が気になるとのことであった．そのほか，発音機能や審美性にはとくに問題はなかった．

現　症：口蓋床には，顎堤頂より約20mm舌側寄りに補強線が埋入されており，それに沿って段差を生じていた．補強線埋入部位の床の厚みは，平均約2mmであった．

上下顎の対合関係は正常で，人工歯には陶歯が使用され，咬合はリンガライズドオクルージョンが付与されていた．

◆診査および診断
上顎顎堤の吸収は軽度で，口蓋正中ヒダの後方部に口蓋隆起が認められた（**A**）．とくにこの部位で口蓋床に対する異物感が強く，適合試験材による舌運動の記録で同部位の被膜厚さが最も薄かった．第一大臼歯部相当部において，顎堤頂から口蓋最深部までの距離は8mmで，口蓋の深さはやや浅かった．

一般に，口蓋隆起は咀嚼時，上顎義歯の支点となり，義歯の破折や疼痛の原因になるため，リリーフの適応部位である．このため，口蓋部は突出した形態となり，とくにレジン床義歯の場合，固有口腔の狭小化が著しく異物感も大きくなったと診断した．したがって本症例では，患者の訴える上顎コンプリートデンチャーの異物感を極力少なくするため，口蓋部の厚みを1mm以下に設計することが可能な金属床義歯を選択することとした．また，より軽量化をはかる目的で，純チタンの鋳造床で製作すること

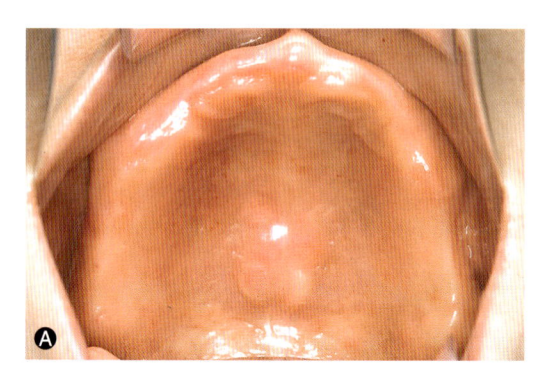

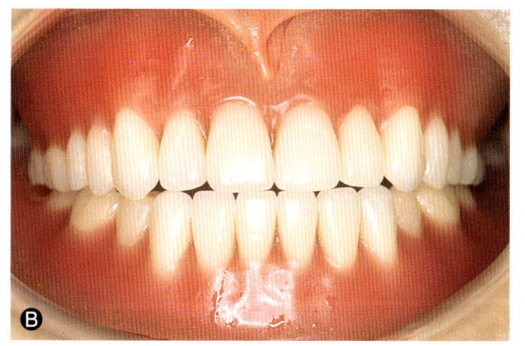

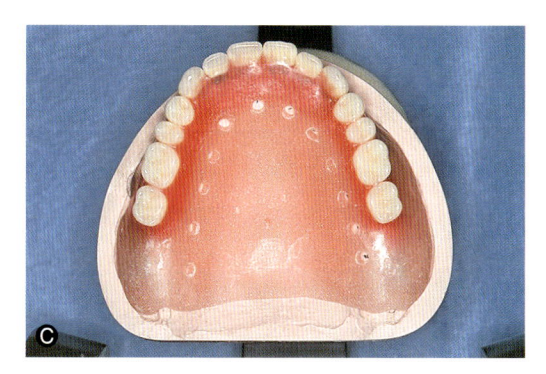

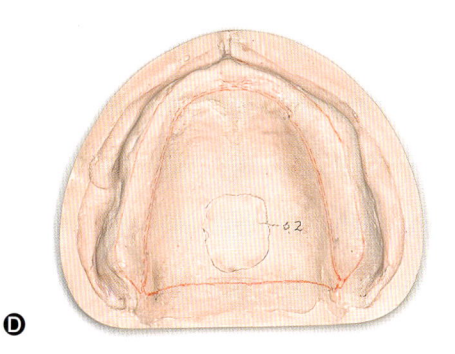

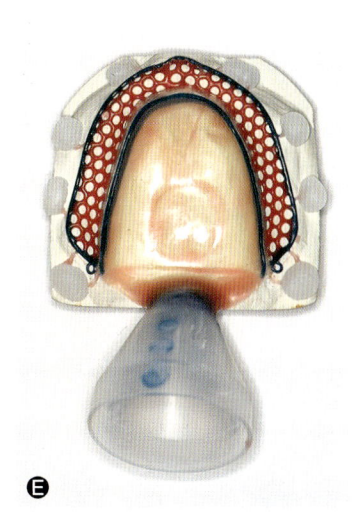

とした．

◆**治療計画および処置**

　異物感の少ない金属床義歯を設計するためには，口蓋床の部分を極力薄く，しかもメタルのみの範囲を広くする必要がある．そのためには，フィニッシュラインの設定位置が重要となる．フィニッシュラインの設定は，人工歯の排列位置，舌側歯肉形成の豊隆程度に左右される．

　人工歯は顎堤頂線よりやや頬側寄りに排列し，また舌側の歯肉形成も発音機能を障害しない範囲で豊隆を控えた．下顎前突傾向にあったため，下顎臼歯部では小臼歯1歯を削除して排列を行った．蠟義歯試適では，咬合関係や発音機能，審美性の確認のほか，舌運動が障害されていないことを確認した（**B**）．

　本症例では，通法に従い上顎金属床義歯の設計を行った．床後縁は硬軟口蓋境界部に設定して，口蓋を可及的に広く覆い，後縁部にポストダムを付与した．また，内フィニッシュラインの設定も原則に従った．外フィニッシュラインの設定については，可及的に顎堤頂側寄りに設定した（**C，D**）．

　床用金属には，軽量で生体親和性に優れた純チタンを使用した．純チタンの鋳造操作性は改善されたものの，鋳造欠陥や鋳巣がみられる場合も多い．したがって本症例では，口蓋床の厚さはCo-Crで製作される厚み0.5〜0.6mmよりやや厚めとした．また，フレーム周囲に湯だまりを設けることにより（**E**），良好な鋳造体が得られた．口蓋隆起部のリリーフ量は0.2mmとして，可能なかぎり異物感の解消に努めた．メタルフレームは形態修正，研磨終了後，50μmアルミナでサンドブラスト処理，メタルプライマー®を貼布して接着処理を行った．填入は加熱重合レジンを用い，低温長時間重合で義歯を完成した（**F**）．

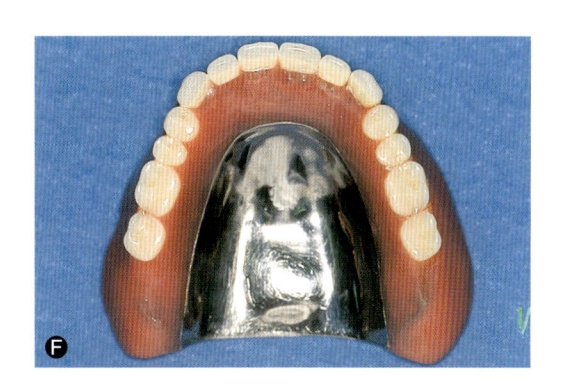

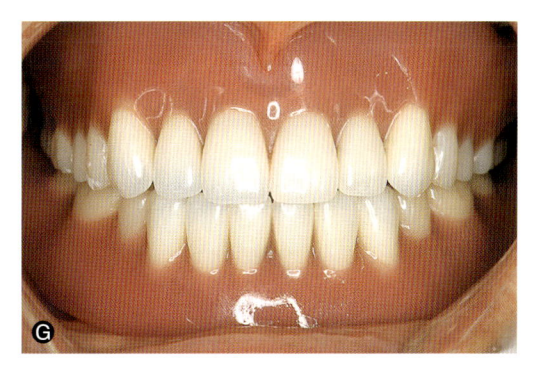

◆**経過観察**

　金属床義歯を装着，数回の咬合調整で患者の満足が得られた（**G**）．主訴である上顎に対する異物感も消失し，金属床義歯を装着したことによる効果が認められた．

　現在，装着後5年経過している．

11 インプラントにより治療した症例

症例 インプラントにより治療した症例

◆症例の概要

主　訴：下顎コンプリートデンチャー適合不良による疼痛ならびに咀嚼障害（71歳，女性）．

既往歴：全身疾患の既往は，1960年ごろに心疾患で半年入院，1970年ごろ子宮全摘で10日ほど入院の経験がある．また，自分自身で神経質であると述べている．局所的には肩こり，偏頭痛を訴える．

現病歴：無歯顎となって30年ほど経過する．現義歯は数年間装着するが，疼痛や咀嚼障害があり，1年ほど前にリラインを行い，その後，幾度かの義歯調整を行うも満足していない．上顎義歯に対しての問題は訴えていなかった．

◆処置方針および処置

患者に対するインフォームドコンセントとして，まず，患者に模型や図などで可撤式コンプリートデンチャーとインプラント補綴の術式や構造の違いについて詳細に説明した．次いで，インプラントの成功率に関するデータを提示し，今回埋入する部位は非常に成功率が高い部位であるが，埋入したインプラントの成功率は個体差を含め必ずしも100％ではないことを告知した．加えて，これまでに患者が歯を喪失した経緯から，インプラントの埋入後にはプラークコントロールを徹底し，インプラント周囲炎を予防しないと長期的に良好な経過が得られないことを説明した．さらに，埋入後の治癒期間を含めて治療期間が長期にわたること，定期的なメインテナンスが必要なこと，治療に際して費用がかかることも説明した．患者はインプラント補綴に関する可能性やデメリットを十分理解した様子であった．とくに患者は，コンプリートデンチャーを装着して30年経過したが，その大部分の期間が痛みとの戦いであったと訴え，インプラント補綴によっての解決を強く希望した．

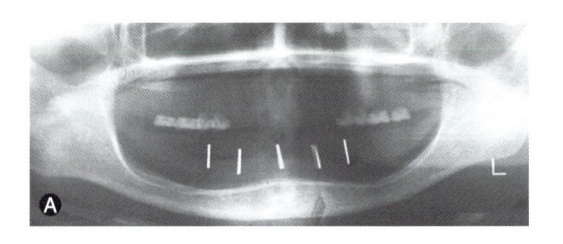

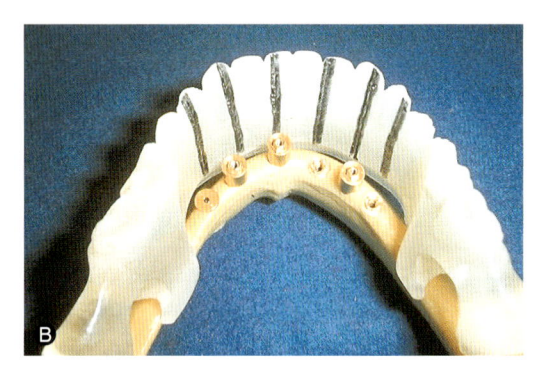

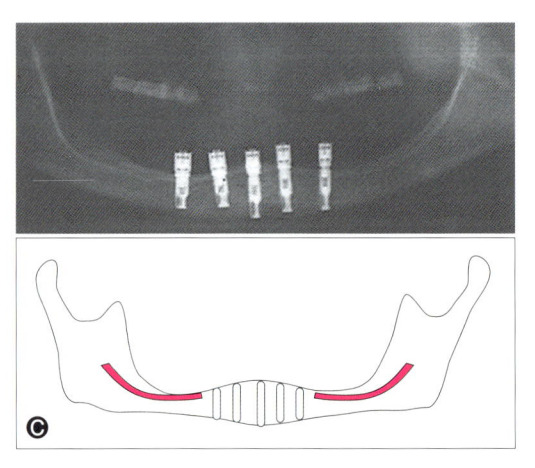

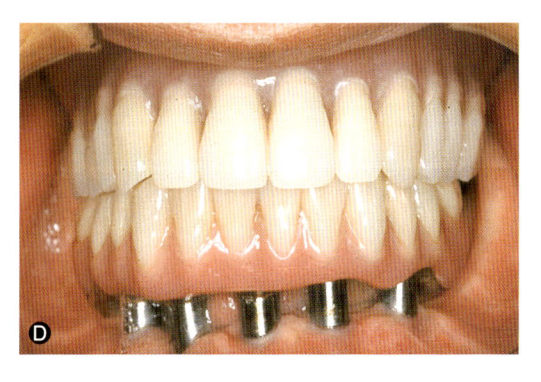

埋入部位の決定

インプラント埋入部位を決定するために印象採得を行い，コンプリートデンチャーを製作する手順と同様に，咬合採得を行った後，蠟義歯を製作し，その排列をもとにサージカルガイドステントを製作した．このステントと研究用模型，X線写真から推定できる両オトガイ孔間距離と，最終補綴物に障害を起こさない位置で何本のフィクスチャーが埋入できるかを検討し，埋入するフィクスチャーの数は5本となった．サージカルガイドステントにマーカーとなる直径2mmの針金を挿入してオルソパントモグラフィーを撮影し（A），埋入部位の歯槽骨の状態を確認した．その結果，埋入部位は高度に吸収しており，長いフィクスチャーを埋入するには下顎骨の上下の緻密骨を貫通させ，なおかつ強固な初期固定が期待されるバイコルチカルサポートを行う必要性があることが予想された．また，オトガイ孔の位置については，下顎骨体の上部に存在することが判明した．

インプラント補綴の成功率向上のために

インプラントの成功率を高めるには，上部構造を製作する技工士，咬合関係を確認する補綴医，インプラントを埋入する口腔外科医が，診断用模型上で上部構造の形態と埋入するフィクスチャーの位置について十分に検討を加える必要がある．また，必ずステントを用いて（B）埋入することが成功率を高める．もし，埋入方向の不正が生じると，上部構造の製作が困難になるばかりではなく，補綴物に加わる咬合力がインプラント長軸方向と一致せず，力の過重負担によってインプラント周囲炎やフィクスチャーの破折を惹起することがある．

本症例では，年齢や吸収状態から，使用するインプラントはセルフタッピング型のブローネマルクMKⅡを埋入した（C）．

埋入したインプラントと埋入直後のオルソパントモグラフィーをCに示す．

埋入後7カ月を経た後，オッセオインテグレーションの獲得を確認後，二次手術を行い，上部構造を装着した（D）．

◆経過観察

上部構造が装着された後，3回咬合調整を行い，その後は月に1回程度，来院した．術後1年2カ月で上顎義歯を新製することとなった．その後1年経過するが（E，F），インプラント周囲炎などは認められず，良好に経過をたどっている．

このようなシングルデンチャーの場合，インプラントと咬合する補綴物の診査を定期的に行わないと，感覚を受容する歯根膜が存在せず，リジットなインプラント補綴物が咬合するため，対合する義歯下の歯槽骨が容易に吸収する可能性がある（G）．

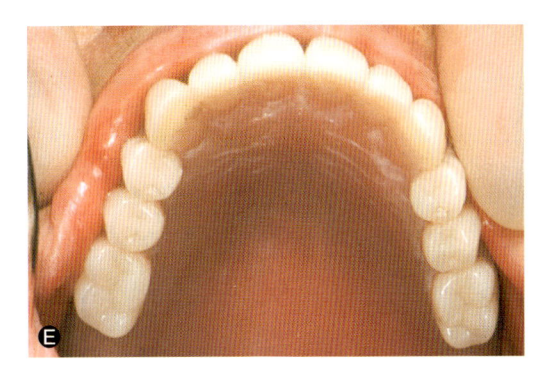

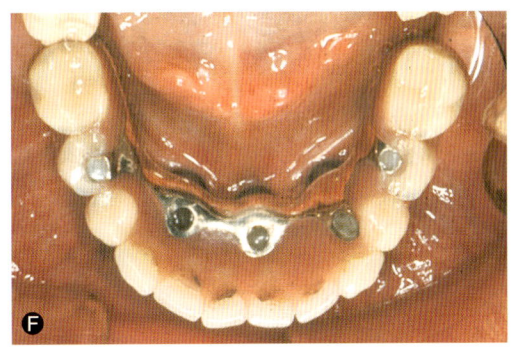

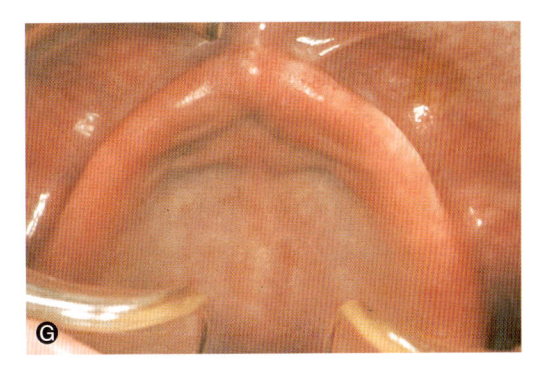

12 デンチャープラークコントロール

症例 デンチャープラークコントロール

　高齢者社会を迎え，義歯装着者人口は増加傾向にある．義歯を装着し使用するためには，その維持管理は快適な食生活を過ごすうえで重要な問題となる．義歯の汚れ（デンチャープラーク）について，その除去薬材のコマーシャルメッセージがマスメディアから大量に流されている現在，専門家としての知識を有することは，患者からの信頼を得るための必要条件と考えられる．

　義歯性口内炎の主たる原因として，口腔細菌である *Candida albicans* があげられる．*Candida albicans* が義歯性口内炎を引き起こすメカニズムとして，加水分解酵素を生成し，これが上皮表面の壊死を引き起こす．または，*Candida albicans* に対する過敏反応と報告されており，口腔カンジダ症の一例を **A** に示した．そこで，義歯に付着している *Candida albicans* を除去することにより，義歯を支持する口腔粘膜の健康を改善し義歯性口内炎の発症を予防する必要がある．義歯の清掃法としては，物理的および化学的清掃法がある．

　物理的清掃法としては，**B** に示すように多種類の義歯用ブラシが市販されており，通常の歯ブラシと違い義歯に適した形態をしている．

　毎食後，義歯を水洗し，1日1度はブラシで洗浄している義歯は一見きれいそうにみえるが，粘膜面や人工歯歯間乳頭部を染色すると，洗い残しが多く（**C**），赤く染め出される．また，パーシャルデンチャーなどはクラスプ内面や義歯の残存歯側がよく染め出され（**D**），このような部位はやはり専用のブラシで洗浄する必要がある（**E**）．また，義歯用歯磨剤が市販されているが，使用法を間違えたり使用回数を必要以上に行うと，レジン床表面が摩耗し凹凸が形成されてデンチャープラーク付着を促進することがあるため，十分注意する必要がある．しかし，ブラシによる清掃には限界があり，レジン床表面の細菌除去までには至らない．その

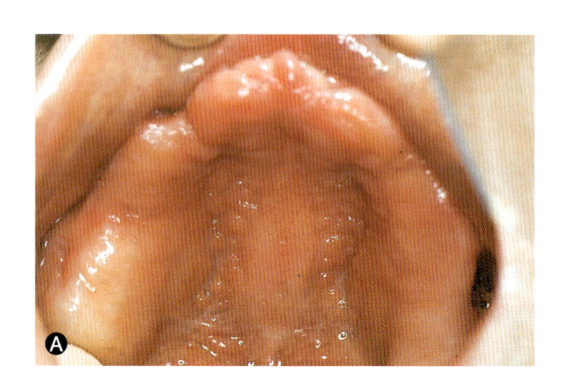

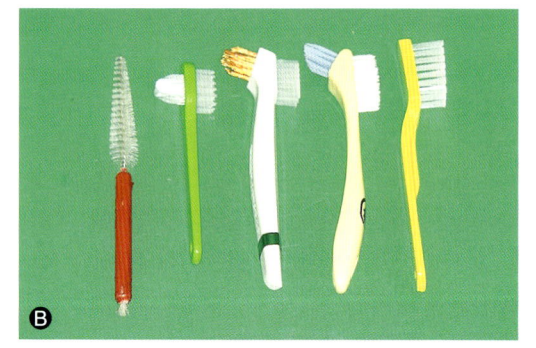

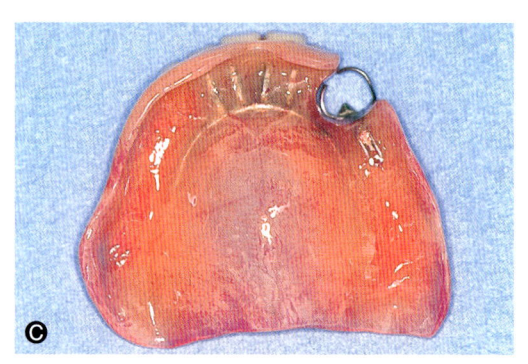

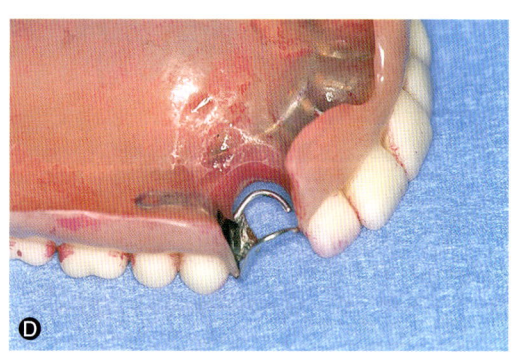

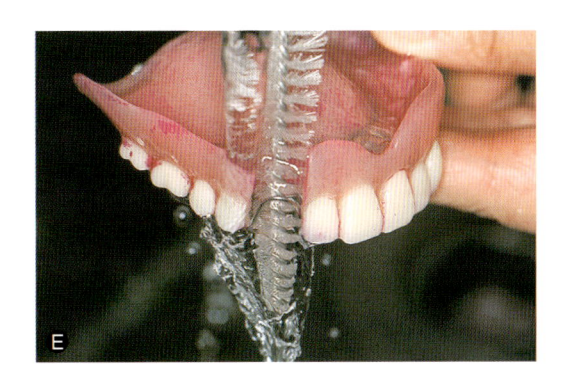

ため，化学的清掃は不可欠なものと考えられる．

化学的清掃法としては，義歯をブラシで清掃しデンチャープラークを十分に除去した後，義歯洗浄剤で洗浄を行うのがよい．義歯洗浄剤はアルカリ性過酸化物，次亜塩素酸系，酸，消毒薬，酵素などに分類され，その使用説明書に基づいた使用法を守ることが大切であり，使用法を誤ると義歯に対する変色や劣化など義歯の寿命をちぢめ，せっかく慣れた義歯を短期間で再製作することが必要となり，患者の肉体的，精神的負担は増大する．最近の義歯洗浄剤は，前述の義歯性口内炎原因菌である*Candida albicans*の細胞壁を溶解するような酵素系洗浄剤が大半である．

義歯の清掃法は，毎食後，ブラシで清掃を行い，就寝前にブラシと義歯用歯磨剤で物理的にプラークを除去した後，就寝中酵素系義歯洗浄剤に浸漬することにより，義歯性口内炎の原因菌である*Candida albicans*を除去できる．このとき超音波洗浄器を用いると，より効果的な洗浄が可能となる（**F**）．また，義歯装着により床下粘膜に加わっていた生理的な刺激を遮断するため，夜間義歯を外すことは組織に安静と回復の時間を与える効果がある．

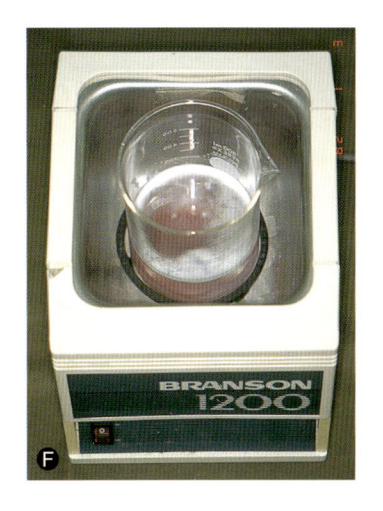

最後に，患者によるデンチャープラークコントロールだけではなく，歯科医師がリコール時に義歯の破損や適合性診査を行うとともに，デンチャープラークの染め出しを行い患者への義歯清掃に対する動機づけを行うことと，長期の使用によるレジン床義歯表面の劣化した凹凸を除去するため，研磨つや出しが必要となる．また，義歯に付着した歯石除去用洗浄剤（歯科医院，技工所専用）が市販されるようになり，研磨により除去していた歯石が簡単に溶解除去可能となった．

デンチャープラークコントロールは，義歯装着後の術後管理として義歯の清掃法と取り扱いの1項目としてではなく，術前指導の内容として行うことが，予後に大きく関係していることはいうまでもない．デンチャープラークコントロールを適切に行うことにより，義歯を良好な状態で長期間使用でき，豊かな食生活，すなわちQOLを高めることができる．

索　引

ア

アクセスホール　107
アーライン　212,221
アルコン型咬合器　197
アルタードキャスト法　111
アンダーカット（域）　120,194
アンチモンソンカーブ　183,248
アンテリアガイダンス　70,109
アンレー　71
悪習癖　3
Ah-1ine　212,220,221
Ante, Duchange の法則　96
apically positioned flap surgery　101
IAT FIT Ⅱインプラント　106
ITI Bonefit インプラント　83

イ

イミディエイトサイドシフト　110
イリゲーション　125
インフォームドコンセント　157,223
インプラント　82
インプラント周囲炎　253
医師-患者関係の確立　136
移行義歯　246
維持・安定（義歯の）　212
維持装置　145,151
維持力の不足　222
一次スプリント　139
一部被覆冠　70,85

ウ

うつ状態　228

エ

エレクトロサージェリー　80
塩酸トルペリゾン　16
LTM　90
MRI　202

MTM　90
S 隆起　216
SDA　127

オ

オクルーザルバイトプレーンスプリント　11
オッセオインテグレーション　253
オトガイ孔　230
オトガイ神経　230
オトガイ唇溝　224
オーバーデンチャ　156,166,168,246
オーラルディスキネジア　204
オーラルヘルスケア　233
オンレー　71
嘔吐　218
嘔吐反射　219
OPA アタッチメント　166,167
Orbita-Ramus 法　128

カ

カスタマイズドインサイザルガイドテクニック　70
カスタマイズドインサイザルガイドテーブル　109
ガイドプレーン　147
カチカチ音　216
下顎位　150
下顎顎堤　188
下顎義歯脱離　186
下顎前突　200
下顎頭安定位　9
下顎頭位　35,110
下顎頭の後方偏位　30,36
下顎隆起　194
可撤式有床ポンティック　175
加圧印象　141
窩洞形成　55
蝸牛神経　15
噛み癖　6

顆路調節　198
回転軸　146
回転装着義歯　118
回転挿入路　121
開口訓練　13
開口時の義歯の浮き上がり　222
外側バー　123
外側翼突筋　30
顎間距離　98
顎関節雑音　30
顎関節症　6,202,215
　──Ⅰ型　24,26
　──Ⅱ型　24
　──Ⅲ型　22,34
　──Ⅳ型　12
顎顔面の倦怠感　150
顎義歯　172,173
顎堤頂間線　190,201
顎堤粘膜　80
痒み　237
患者教育　227
間接法レジン築造　61
間接リライン法　241
関節円板前方転位　34
　復位性──　2
関節腔パンピング療法　22
緩圧型歯根アタッチメント　157
緩衝　194
簡易精神療法　28,228
含嗽用アズレン細粒　237
顔貌の非対称性　120
顔面計測　32,218
Candida albicans　233,254

キ

キャップクラスプ　153,162,167
基底面形態　98
機械的刺激　185
機能印象　135
機能運動　241

機能的咬合印象法　153		咬合のバランス　186
義歯異物感　140	**ケ**	咬合平面　93
義歯床縁　214	外科矯正　112	咬合面再形成　183
義歯床口蓋後縁部の設定位置　220	研究用模型　179,214	咬筋　30
義歯床の沈下量　130	限局矯正　90	咬傷の原因　210
義歯床の範囲　222	Kennedyの分類　145	頬の——　210
義歯床辺縁　184	Kennedy 1級　136	口唇の——　210
義歯床粘膜面　214	**コ**	舌の——　210
——の適合性の診査　234	コーヌステレスコープ義歯　125	咬頭干渉　25
義歯性口内炎　178,232	コーヌステレスコープクラウン　139	高度咬耗　108
義歯性線維腫　185,202	コーピング　247	硬固物嗜好　5
義歯洗浄剤　233,255	コンタクトゲージ　68	硬質レジン歯　137
義歯の維持・安定不良の原因究明　234	コンダイラー型咬合器　197	硬質レジン前装　79
義歯の浮き上がり（開口時の）222	コンビネーションクラスプ　136	心のトラウマ　128
義歯の不適合　138	コンポジットレジン　54	根分岐部病変　66
義歯破折の原因　238	ゴシックアーチ　202,249	根面アタッチメント　247
義歯不適応症　28	——描記　35,203	4/5冠　71
逆根管充填　58	固定性ブリッジ　78,84,95	**サ**
臼歯部咬合支持　128	口蓋小窩　221	サージカルガイドプレート　243
臼歯部人工歯の頬舌的排列位置　220	口蓋部の圧痕　178	サンドブラスティング処理　61
吸着　212	口蓋隆起　192,250	左右的すれ違い咬合　164
強電解酸性水　124	口蓋裂　174	最終印象　214
強迫観念　29	口腔衛生指導　185	最大咬合嵌合位　110
頬の咬傷の原因　210	口腔心身症　28	残存下顎骨　172
矯正治療　91,95	口唇の咬傷の原因　210	残存歯列の支台歯配置　159
矯正的挺出　63	口唇部のしびれ感　230	暫間義歯　138
金属構造義歯　152,166,167	交叉咬合排列　190,248	**シ**
金属床　117,248	抗うつ薬　228	シランカップリング処理　113
金属床義歯　135,192,250	後縁の適合　219	シンギュラムレストシート　147
金属スプリント　15	後方咬合位　26	支台歯形成　56,88
金属接着性モノマー　238,239	後方咬合支持　126	支台歯の傾斜　90
筋圧維持　147,187	咬合異常　25	支台歯の補綴的前処置　123
筋圧形成印象　214	咬合関係　234,235	支台装置　85,86,171
筋のバランス　186	——の調整　241	——の選択　72
ク	咬合挙上　93,108	支台築造　65
クラウンの保持力　56	咬合高径　182	歯牙粘膜複合支持様式　134
クレピタス　218	咬合再構成　108	歯冠形態修正　123
クレンチング　5,32,128	咬合支持　140	歯冠歯根比　92,149
——習癖　9	咬合時疼痛　206	歯冠破折　54
空隙歯列　50	咬合・咀嚼障害　138	歯冠崩壊　64
Christensen現象　35,198	——の臨床　41	歯間空隙　99
Crown and Sleeve-Coping　165	咬合調整　25	歯間離開度　68
	咬合治療　36	歯根アタッチメント　156

緩圧型── *157*
歯根尖切除手術　　*59*
歯根分割　　*67*
歯根露出　　*113*
歯軸傾斜　　*92*
歯周外科処置　　*101*
歯周病患者　　*125*
歯髄反応　　*55*
歯槽骨頂からクラウンのマージン
　　までの距離　　*63*
歯槽堤整形　　*80*
歯肉縁下深くまで及ぶ実質欠損
　　62
歯肉縁下齲蝕　　*101*
歯肉形成　　*225*
歯肉整形　　*99*
歯列の正中　　*51*
磁性アタッチメント
　　169,174,175
実質欠損（歯肉縁下深くまで及ぶ）
　　62
社会的離脱　　*229*
灼熱感　　*237*
主観的評価　　*143*
術者可撤式上部構造　　*83,106*
純チタン　　*250*
小矯正　　*90*
小帯切除術　　*112*
床縁形態　　*235*
床縁の形態・設定位置　　*234*
床外形線の設定位置　　*235*
床粘膜面と顎堤との適合状態
　　222
床の沈下　　*183*
床翼形態　　*220*
上顎顎堤　　*188*
上顎欠損　　*170*
上顎前突　　*196*
上下顎前端部の審美障害　　*77*
常温重合レジン　　*238,239*
食片圧入　　*68*
植立方向　　*94*
触診　　*10*
心身医学的アプローチ　　*229*
心身症傾向　　*14*
心理テスト　　*219*
唇面コア　　*73*

振動線　　*221*
真菌　　*232*
審美障害　　*76,78*
審美性　　*227,241*
審美的要求　　*151*
人工歯歯頸線　　*149*
人工歯の排列位置　　*234*
CSC テレスコープ　　*165*
CT　　*82,106*
Schüller 法　　*38*
Shortened dental arch　　*127*

ス

スタビリゼーション型スプリント
　　13,17,26,30,128
スプリント　　*138*
間接療法　　*13*
スポット適合試験材　　*231*
すり合わせ　　*119*
すれ違い咬合　　*162,167*
　　左右的──　　*164*
　　前後的──　　*146,162*
　　複合──　　*166*
水平的顎間関係　　*35*
垂直被蓋　　*224*

セ

セルフケア　　*3*
生活習慣の指導　　*3*
清掃性　　*99*
精神安定薬　　*228*
切端咬合　　*225*
接着　　*212*
接着修復　　*54*
接着性ブリッジ　　*88*
接着性レジン　　*88*
舌の咬傷の原因　　*210*
選択圧　　*207*
選択削合　　*209*
選択的加圧　　*137*
選択的加圧印象　　*193,214*
全顎的咬合再構成　　*164*
全部床顎義歯　　*170*
全部鋳造冠　　*86*
前後的すれ違い咬合　　*146,162*
前歯接触型バイトプレーン　　*9*
前歯被蓋度　　*216*

前歯部欠損　　*116*
前方整位型スプリント　　*23*
前方転移（復位を伴わない）
　　202
前方遊離端欠損症例　　*119*
segment の固定　　*174*

ソ

咀嚼障害　　*124*
咀嚼時の疼痛　　*156*
咀嚼疲労感　　*150*
早期接触　　*25,26,208*
相互回転変異　　*166,167*
喪失体験　　*229*
増歯　　*247*
即時義歯　　*242*
側方回転沈下　　*160*
側方遊離端欠損　　*160,161*

タ

タッピングポイント　　*203*
楕円型ポンティック　　*77*
対角線的配置　　*159*
対称的配置　　*159*
短縮歯列　　*127*
弾性歯肉鉤　　*243*

チ

チアプリド　　*204*
チェックバイト　　*35,198*
治療用義歯　　*31,36,219*
着力点　　*148*
中間欠損　　*121*
中間支台歯　　*78,94*
中心位　　*110*
鋳造床　　*250*
直接リライン法　　*236,241*

テ

ティッシュコンディショナー
　　180,214
テトラサイクリン　　*44*
テレスコープ義歯　　*140*
テンポラリーブリッジ　　*72*
デュアルキュア型支台築造用コン
　　ポジットレジン　　*61*
デンチャースペース　　*187*

デンチャープラーク　232
低位咬合　32
低温加熱重合　237
定期診査　135
適合試験　193
適合性試験用材料　208
電撃様の疼痛　230
DPレベル　14
Duchangeの指数　122

ト
トンネリング形態　67
透明レジン　183
陶材焼付鋳造冠　73
陶材焼付鋳造ブリッジ　76,77
動的機能（ダイナミック）印象　187

ナ
軟質裏装材　207

ニ
ニュートラルゾーン　234
二次固定　148
二次スプリント　139
　——効果　124
二重印象法　87
二重構造　167
二重構造フレームワーク　153

ネ
粘着　212
粘膜調製　168,179,202,234,236,241
粘膜調製材　180,182
粘膜の局所被圧変位量　130
粘膜面適合検査　241
粘膜面の適合状態の診査　240

ハ
ハミュラーノッチ　221
バイオロジックウィズス　63,101
バーティカルグルーブ　89
パーキンソン症状　204
パーシャルデンチャー　31,116,124,139

——の修理　148
パノラマX線撮影　202
パノラマX線写真　230
パラタルランプ　172,173
パラトグラフィー　216
パラトグラム　217
パラレルミリング　143
パンピング・マニピュレーション療法　22
パンピング療法　23
歯の延命　157
歯の接触異常　25
発語明瞭度　133
半球状ポンティック　121
半調節性咬合器　197
biologic width　101
Hardy法　191
Pound's line　201
7/8冠　71

ヒ
ピボット効果　15
ピンレッジ　71
非解剖的人工歯　191
被圧変位性　140
光重合型機能印象性裏装材　236
漂白法　45

フ
フィニッシュライン　114,249,251
フラップ手術　124
フラビーガム　182,225
フランクフルト平面　198
フリーウェイスペース　224
フルバランスドオクルージョン　139,189
フレームワーク　89
フレンジテクニック印象法　227
ブラキシズム　10,32
ブラッシング指導　138
ブリッジ　91
プラークコントロール　138
プラスチックパターン加圧成形　219

プロキシマルハーフクラウン　71
不良姿勢　3
負担能力　94
部分床顎義歯　171
副腎皮質ホルモン剤　237
復位性関節円板前方転位　2
復位を伴わない前方転位　202
腹式呼吸　33
複合すれ違い咬合　166
複合ブリッジ　79
複製義歯　37
筆積み法　238
粉末パラトグラム法　217
分割抜去　96

ヘ
ヘミセクション　96
片側性咬合平衡　213
片側性設計　131
片側咀嚼癖　5
辺縁封鎖　220
変色歯　44
偏側型ポンティック　76
偏咀嚼　5

ホ
ホーシュープレート　145
ポスト孔の形成　59
ポストダミング　212
ポストダム　249
　——形成　180
ポーセレンジャケットクラウン　47,49
ポーセレンラミネートベニア法　45
ポンティック基底面　81
保持力強化　101
補強線　239
補助的維持形態　57

マ
マウスプレパレーション　114
マニピュレーション　23

ミ
ミニピン　114

短い臨床的歯冠長　100
耳鳴り　14

ム
無口蓋義歯　219
無咬頭歯　191

ヤ
薬物療法　13

ユ
遊離端欠損症例　106

ヨ
予防歯科学的配慮　165
翼突上顎切痕　221
3/4冠　71

ラ
ラポール　29

リ
リコール　235
リジッドサポート　39,126,143
　——成立の条件　159
リッジラップ型ポンティック
　76,81,87
リベース　244
リマウント　111
リライン　235
　——処置　239,241
リリーフ　194
リンガライズドオクルージョン
　143,189
リンガルコンキャビティー
　70,109
リンガルバー　123,140,143
リンガルプレート　123,137
両側性設計　131,135
臨床的歯冠長　100,101
　——の延長　101
　短い——　100
隣接接触関係　69
隣接面板　145
Lindheの分類　66

レ
レジンアレルギー　237
レトロモラーパッド　190

ロ
ロキソプロフェンナトリウム
　16
漏斗状根管　61

ワ
ワックスによる機能印象　165
矮小歯　50

【編者略歴】

細井 紀雄 (ほそい としお)
- 1966年 東京医科歯科大学歯学部卒業
- 1970年 鶴見大学歯学部講師
- 1973年 同大学歯学部助教授
- 1982年 同大学歯学部教授
- 2008年 同大学名誉教授

川和 忠治 (かわわ ただはる)
- 1967年 東京医科歯科大学歯学部卒業
- 1977年 昭和大学歯学部助教授
- 1982年 同大学歯学部教授
- 2007年 同大学名誉教授

平井 敏博 (ひらい としひろ)
- 1969年 東京医科歯科大学歯学部卒業
- 1982年 同大学歯学部講師
- 1986年 北海道医療大学歯学部教授
- 2010年 同大学特任教授
- 2012年 同大学名誉教授,客員教授

五十嵐 順正 (いがらし よしまさ)
- 1972年 東京医科歯科大学歯学部卒業
- 1981年 同大学歯学部講師
- 1981年 昭和大学歯学部助教授
- 1993年 松本歯科大学教授
- 2006年 東京医科歯科大学大学院教授
- 2013年 東京医科歯科大学定年退職
- 2013年 大阪歯科大学客員教授

カラーアトラス 咬合・咀嚼障害の臨床
―症例別にみた歯科補綴学的対応― ISBN978-4-263-40456-0

2001年 1月10日 第1版第1刷発行
2019年 4月10日 第1版第7刷発行

編 者 細井 紀雄
　　　 川和 忠治
　　　 平井 敏博
　　　 五十嵐 順正
発行者 白石 泰夫
発行所 医歯薬出版株式会社
〒113-8612 東京都文京区本駒込1-7-10
TEL. (03)5395-7638(編集)・7630(販売)
FAX. (03)5395-7639(編集)・7633(販売)
https://www.ishiyaku.co.jp/
郵便振替番号 00190-5-13816

乱丁,落丁の際はお取り替えいたします　印刷・三報社印刷／製本・愛千製本所
© Ishiyaku Publishers, Inc., 2001. Printed in Japan

本書の複製権・翻訳権・翻案権・上映権・譲渡権・貸与権・公衆送信権(送信可能化権を含む)・口述権は,医歯薬出版(株)が保有します.
本書を無断で複製する行為(コピー,スキャン,デジタルデータ化など)は,「私的使用のための複製」などの著作権法上の限られた例外を除き禁じられています.また私的使用に該当する場合であっても,請負業者等の第三者に依頼し上記の行為を行うことは違法となります.

JCOPY < 出版者著作権管理機構 委託出版物 >
本書をコピーやスキャン等により複製される場合は,そのつど事前に出版者著作権管理機構(電話03-5244-5088,FAX 03-5244-5089,e-mail:info@jcopy.or.jp)の許諾を得てください.